中华传世医典

黄帝内经

主编 ◎ 闫松

线装书局

六元正纪大论第七十一

【要点解析】

一、总论六十年气化的一般规律，以及六气所致的自然现象，万物的变化，人们的疾病和治法宜忌等，教人更好地来适应气候常变而保持身体健康。

二、指出五运六气胜复、郁发的自然现象及其所致之病症和治法。

三、论治法不但须适应天时气候，更要根据疾病的性质，灵活运用。

四、提出孕妇患病的用药原则。

【内经原典】

黄帝问曰：六化六变①，胜复淫治，甘苦辛咸酸淡先后，余知之矣。夫五运之化，或从天气，或逆天气，或从天气而逆地气，或从地气而逆天气，或相得，或不相得，余未能明其事。欲通天之纪，从地之理，和其运，调其化，使上下合德，无相夺伦，天地升降，不失其宜，五运宣行，勿乖其政，调之正味，从逆奈何？岐伯稽首再拜对曰：昭乎哉问也。此天地之纲纪，变化之渊源，非圣帝孰能穷其至理欤！臣虽不敏，请陈其道，令终不灭，久而不易。

帝曰：愿夫子推而次之，从其类序，分其部主，别其宗司，昭其气数，明其政化，可得闻乎？岐伯曰：先立其年以明其气，金木水火土运行之数，寒暑燥湿风火临御之化，则天道可见，民气可调，阴阳卷舒，近而无惑，数之可数者，请遂言之。

帝曰：太阳之政奈何？岐伯曰：辰戌之纪也。

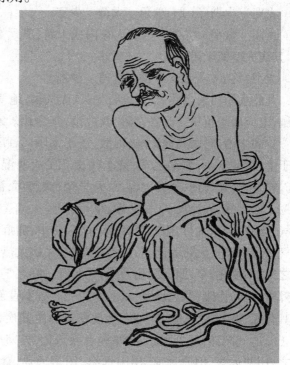

五气之郁，必有先兆，而后乃发生报复之气，都是在郁极的时候，开始发作，木郁的发作，没有固定的时间，水郁的发作，在君、相二火主时的前后。

太阳　太角　太阴　壬辰　壬戌,其运风,其化鸣紊启拆,其变振拉摧拔,其病眩掉目瞑。

太角(初正)　少徵　太宫　少商　太羽(终)

太阳　太徵　太阴　戊辰　戊戌同正征。其运热,其化暄暑郁燠,其变炎烈沸腾,其病热郁。

太徵　少宫　太商　少羽　少角(初)

太阳　太宫　太阴　甲辰岁会(同天符),甲戌岁会,其运阴埃,其化柔润重泽,其变震惊飘骤,其病湿下重。

太宫　少商　太羽(终)　太角(初)　少徵

太阳　太商　太阴　庚辰　庚戌,其运凉,其化雾露萧飋,其变肃杀凋零,其病燥背瞀胸满。

太商　少羽(终)　少角　太徵　少宫

太阳　太羽　太阴　丙辰天符丙戌天符,其运寒,其化凝惨凛冽,其变冰雪霜雹,其病大寒留于溪谷。

太羽(终)　太角　少徵　太宫　少商

凡此太阳司天之政,气化运行先天,天气肃,地气静,寒凝太虚,阳气不令,水土合德,上应辰星镇星。其谷玄黅,其政肃,其令徐。寒政大举,泽无阳焰,则火发待时。少阳中治,时雨乃涯,止极雨散,还于太阴,云朝北极,湿化乃布,泽流万物,寒敷于上,雷动于下,寒湿之气,持于气交。民病寒湿,发肌肉萎,足痿不收,濡泻血热。初之气,地气迁,气乃大温,草乃早荣,民乃厉,温病乃作,身热头痛呕吐,肌腠疮疡。二之气,大凉反至,民乃惨,草乃遇寒,火气遂抑,民病气郁中满,寒乃始。三之气,天政布,寒气行,雨乃降,民病寒,反热中,痈疽注下,心热瞀闷,不治者死。四之气,风湿交争,风化为雨,乃长乃化乃成,民病大热少气,肌肉萎,足痿,注下赤白。五之气,阳复化,草乃长,乃化乃成,民乃舒。终之气,地气正,湿令行,阴凝太虚,埃昏郊野,民乃惨凄,寒风以至,反者孕乃死。故岁宜苦以燥之温之②,必折其郁气,先资其化源,抑其运气,扶其不胜,无使暴过而生其疾,食岁谷以全其真,避虚邪以安其正。适气同异,多少制之,同寒湿者燥热化,异寒湿者燥湿化,故同者多之,异者少之,用寒远寒,用凉远凉,用温远温,用热远热,食宜同法。有假者反常,反是者病,所谓时也。

帝曰:善。阳明之政奈何? 岐伯曰:卯酉之纪也。

阳明　少角　少阴,清热胜复同,同正商。丁卯岁会,丁酉,其运风清热。

少角　太徵　少宫　太商　少羽(终)

阳明　少徵　少阴,寒雨胜复同,同正商。癸卯　癸酉,其运热寒雨。

少徵　太宫　少商　太羽(终)　太角(初)

阳明　少宫　少阴,风凉胜复同。己卯己酉,其运雨风凉。

少宫　太商　少羽（终）　少角（初）　太徵

阳明　少商　少阴，热寒胜复同，同正商。乙卯天符，乙酉岁会，太一天符，其运凉热寒。

少商　太羽（终）　太角（初）　少徵　太宫

阳明　少羽　少阴，雨风胜复同，辛卯少宫同。辛酉辛卯，其运寒雨风。

少羽（终）　少角（初）　太徵　太宫　太商

凡此阳明司天之政，气化运行后天，天气急，地气明，阳专其令，炎暑大行，物燥以坚，淳风乃治，风燥横运，流于气交，多阳少阴，云趋雨府，湿化乃敷，燥极而泽，其谷白丹，间谷命太者，其耗白甲品羽，金火合德，上应太白荧惑。其政切，其令暴，蛰虫乃见，流水不冰，民病咳嗌塞，寒热发暴，振慄癃闷，清先而劲，毛虫乃死，热后而暴，介

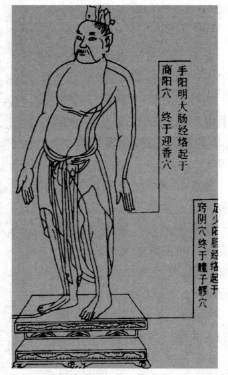

日本宫内厅藏正侧人图摹本，描绘了人体的手阳明大肠经及足少阳胆经

虫乃殃，其发躁，胜复之作，扰而大乱，清热之气，持于气交。初之气，地气迁，阴始凝，气始肃，水乃冰，寒雨化。其病中热胀，面目浮肿，善眠，鼽衄，嚏欠，呕，小便黄赤，甚则淋。二之气，阳乃布，民乃舒，物乃生荣。厉大至，民善暴死。三之气，天政布，凉乃行，燥热交合，燥极而泽，民病寒热。四之气，寒雨降，病暴仆，振慄谵妄，少气，嗌干引饮，及为心痛痈肿疮疡疟寒之疾，骨痿血便。五之气，春令反行，草乃生荣，民气和。终之气，阳气布，候反温，蛰虫来见，流水不冰，民乃康平，其病温。故食岁谷以安其气，食间谷以去其邪，岁宜以咸以苦以辛，汗之、清之、散之，安其运气，无使受邪，折其郁气，资其化源。以寒热轻重少多其制，同热者多天化，同清者多地化，用凉远凉，用热远热，用寒远寒，用温远温，食宜同法。有假者反之，此其道也。反是者，乱天地之经，扰阴阳之纪也。

帝曰：善。少阳之政奈何？岐伯曰：寅申之纪也。

少阳　太角　厥阴　壬寅（同天符）　壬申（同天符）

其运风鼓③，其化鸣紊启坼，其变振拉摧拔，其病掉眩，支胁惊骇。

太角（初正）　少徵　太宫　少商　太羽（终）

少阳　太徵　厥阴　戊寅天符　戊申天符　其运暑，其化喧嚣郁燠，其变炎烈

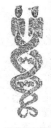

沸腾,其病上热郁,血溢血泄心痛。

太徵　少宫　太商　少羽（终）少角（初）

少阳　太宫　厥阴　甲寅甲申　其运阴雨,其化柔润重泽,其变震惊飘骤,其病体重,胕肿痞饮④。

太宫　少商　太羽（终）太角（初）　少徵

少阳　太商　厥阴　庚寅庚申　同正商。其运凉,其化雾露清切,其变肃杀凋零,其病肩背胸中。

太商　少羽（终）　少角（初）　太徵　少宫

少阳　太羽　厥阴　丙寅丙申　其运寒肃,其化凝惨凛冽,其变冰雪霜雹,其病寒浮肿。

太羽（终）　太角（初）　少徵　太宫　少商

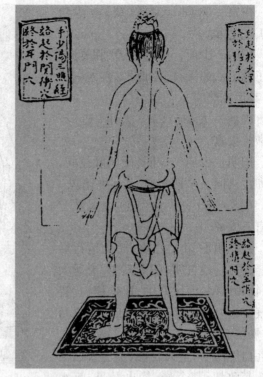

明抄本《普济方》中的铜人伏图,图中标注了人体的经脉及穴位

凡此少阳司天之政,气化运行先天,天气正,地气扰,风乃暴举,木偃沙飞,炎火乃流,阴行阳化,雨乃时应,火木同德,上应荧惑岁星。其谷丹苍,其政严,其令扰。故风热参布,云物沸腾,太阴横流,寒乃时至,凉雨并起。民病寒中,外发疮疡,内为泄满。故圣人遇之,和而不争。往复之作,民病寒热疟泄,聋瞑呕吐,上怫⑤肿色变。初之气,地气迁,风胜乃摇,寒乃去,候乃大温,草木早荣。寒来不杀,温病乃起,其病气怫于上,血溢目赤,咳逆头痛,血崩胁满,肤腠中疮。二之气,火反郁,白埃四起,云趋雨府,风不胜湿,雨乃零,民乃康。其病热郁于上,咳逆呕吐,疮发于中,胸胁不利,头痛身热,昏愦脓疮。三之气,天政布,炎暑至,少阳临上,雨乃涯。民病热中,聋瞑血溢,脓疮咳呕,鼽衄渴嚏欠,喉痹目赤,善暴死。四之气,凉乃至,炎暑间化,白露降,民气和平,其病满身重。五之气,阳乃去,寒乃来,雨乃降,气门乃闭,刚木早凋,民避寒邪,君子周密。终之气,地气正,风乃至,万物反生,霜雾以行。其病关闭不禁,心痛,阳气不藏而咳。抑其运气,赞所不胜,必折其郁气,先取化源,暴过不生,苛疾不起。故岁宜咸辛宜酸,渗之泄之,渍之发之,观气寒温,以调其过,同风热者多寒化,异风热者少寒化,用热远热,用温远温,用寒远寒,用凉远凉,食宜同

法，此其道也。有假者反之，反是者，病之阶也。

帝曰：善。太阴之政奈何？岐伯曰：丑未之纪也。

太阴　少角　太阳，清热胜复同，同正宫，丁丑丁未，其运风清热。

少角（初正）　太徵　少宫　太商　少羽（终）

太阴　少徵　太阳　寒雨胜复同，癸丑癸未，其运热寒雨。

少徵　太宫　少商　太羽（初）　太角

太阴　少宫　太阳，风清胜复同。同正宫，己丑太一天符，己未太一天符，其运雨风清。

少宫　太商　少羽（终）　少角（初）　太徵

太阴　少商　太阳，热寒胜复同，乙丑乙未，其运凉热寒。

少商　太羽　太角（初）　少徵　太宫

太阴　少羽　太阳，雨风胜复同，同正官。辛丑（同岁会）辛未（同岁会），其运寒雨风。

少羽　少角　太徵　少宫　太商

凡此太阴司天之政，气化运行后天，阴专其政，阳气退辟，大风时起，天气下降，地气上腾，原野昏霭，白埃四起，云奔南极，寒雨数至，物成于茅夏⑥。民病寒湿，腹满，身膜愤，胕肿，痞逆寒厥拘急。湿寒合德，黄黑埃昏，流行气交，上应镇星辰星。其政肃，其令寂，其谷黅玄。故阴凝于上，寒积于下，寒水胜火，则为冰雹，阳光不治，杀气乃行。故有余宜高，不及宜下，有余宜晚，不及宜早，土之利，气之化也，民气亦从之，间谷命其太也。初之气，地气迁，寒乃去，春气正，风乃来，生布万物以荣，民气条舒，风湿相薄，雨乃后。民病血溢，筋络拘强，关节不利，身重筋痿。二之气，大火正，物承化，民乃和，其病温厉大行，远近咸若，湿蒸相薄，雨乃时降。三之气，天政布，湿气降，地气腾，雨乃时降，寒乃随之。感于寒湿，则民病身重胕肿，胸腹满。四之气，畏火临，溽蒸化，地气腾，天气否隔，寒风晓暮，蒸热相薄，草木凝烟，湿化不流，则白露阴布，以成秋令。民病腠理热，血暴溢疟，心腹满热，胪胀，甚则胕肿。五之气，惨令已行，寒露下，霜乃早降，草木黄落，寒气及体，君子周密，民病皮腠。终之气，寒大举，湿大化，霜乃积，阴乃凝，水坚冰，阳光不治。感于寒，则病人关节禁固，腰脽痛，寒湿推于气交而为疾也。必折其郁气，而取化源，益其岁气，无使邪胜，食岁谷以全其真，食间谷以保其精。故岁宜以苦燥之温之，甚者发之泄之。不发不泄，则湿气外溢，肉溃皮拆而水血交流。必赞⑦其阳火，令御甚寒，从气异同，少多其判也，同寒者以热化，同湿者以燥化，异者少之，同者多之，用凉远凉，用寒远寒，用温远温，用热远热，食宜同法。假者反之，此其道也，反是者病也。

帝曰：善。少阴之政奈何？岐伯曰：子午之纪也。

少阴　太角　阳明　壬子　壬午，其运风鼓，其化鸣紊启折，其变振拉摧拔，其病支满。

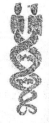

太角（初正） 少徵 太宫 少商 太羽（终）

少阴 太徵 阳明 戊子天符 戊午太一天符，其运炎暑，其化暄曜郁燠，其变炎烈沸腾，其病上热血溢。

太徵 少宫 太商 少羽（终） 少角（初）

少阴 太宫 阳明 甲子 甲午，其运阴雨，其化柔顺时雨，其变震惊飘骤，其病中满身重。

太宫 少商 太羽（终） 太角（初） 少徵

少阴 太商 阳明 庚子（同天符） 庚午，（同正商）其运凉劲，其化雾露萧飋，其变肃杀凋零，其病下清。

太商 少羽（终） 少角 太徵 少宫

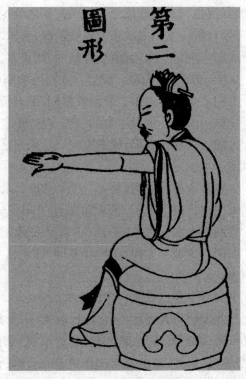

宋代《急备灸法》中骑竹马图中的第二图形

少阴 太羽 阳明 丙子岁会 丙午，其运寒，其化凝惨凛冽，其变冰雪霜雹，其病寒下。

太羽（终） 太角（初） 少徵 太宫 少商

凡此少阴司天之政，气化运行先天，地气肃，天气明，寒交暑，热加燥，云驰雨府，湿化乃行，时雨乃降，金火合德，上应荧惑太白。其政明，其令切，其谷丹白。水火寒热，持于气交而为病始也。热病生于上，清病生于下，寒热凌犯而争于中，民病咳喘，血溢血泄，鼽嚏，目赤，眦疡，寒厥入胃，心痛，腰痛，腹大，嗌干肿上。初之气，地气迁，燥将去，寒乃始，蛰复藏，水乃冰，霜复降，风乃至，阳气郁，民反周密，关节禁固，腰脽痛，炎暑将起，中外疮疡。二之气，阳气布，风乃行，春气以正，万物应荣，寒气时至，民乃和，其病淋，目瞑目赤，气郁于上而热。三之气，天政布，大火行，庶类蕃鲜，寒气时至。民病气厥心痛，寒热更作，咳喘目赤。四之气，溽暑至，大雨时行，寒热互至。民病寒热，嗌干，黄瘅，鼽衄，饮发[⑧]。五之气，畏火临，暑反至，阳乃化，万物乃生乃长荣，民乃康，其病温。终之气，燥令行，余火内格，肿于上，咳喘，甚则血溢。寒气数举，则霿雾翳，病生皮腠，内舍于胁，下连少腹而作寒中，地将易也。必抑其运气，资其岁胜，折其郁发，先取化源，无使暴过而生其病也。食岁谷以全真气，食间谷以辟虚邪。岁宜咸以软之，而调其上，甚则以苦发之，以酸收之，而安其下,甚则以苦泄之。适气同异而多少之,同天气者以寒清化,同地气者以温热化,用热远热,用凉远凉,用温远温,用寒远寒,食宜同法。有假则反,此其道也,反是者病作矣。

帝曰:善。厥阴之政奈何?岐伯曰:巳亥之纪也。

厥阴　少角　少阳　清热胜复同,同正角。丁巳天府　丁亥天府,其运风清热。

少角(初正)　太徵　少宫　太商　少羽(终)

厥阴　少徵　少阳　寒雨胜复同,癸巳同岁会,其运热寒雨。

少徵　太宫　少商　太羽(终)　太角(初)

厥阴　少宫　少阳　风清胜复同,同正角。己巳　己亥,其运雨风清。

少宫　太商　少羽(终)　少角(初)太徵

厥阴　少商　少阳　热寒胜复同,同正角。乙巳　乙亥,其运凉热寒。

少商　太羽(终)太角(初)少徵　太宫

厥阴　少羽　少阳　雨风胜复同。辛巳　辛亥,其运寒雨风。

少羽(终)少角(初)　太徵　少宫　太商

凡此厥阴司天之政,气化运行后天,诸同正岁,气化运行同天,天气扰,地气正,风生高远,炎热从之,云趋雨府,湿化乃行,风火同德,上应岁星荧惑。其政挠,其令速,其谷苍丹,间谷言太者,其耗文角品羽。风燥火热,胜复更作,蛰虫来见,流水不冰,热病行于下,风病行于上,风燥胜复形于中。初之气,寒始肃,杀气方至,民病寒于右之下。二之气,寒不去,华雪水冰,杀气施化,霜乃降,名草上焦,寒雨数至,阳复化,民病热于中。三之气,天政布,风乃时举,民病泣出耳鸣掉眩。四之气,溽暑湿热相薄,争于左之上,民病黄疸而为胕肿。五之气,燥湿更胜,沉阴乃布,寒气及体,风雨乃行。终之气,畏火司令,阳乃大化,蛰虫出见,流水不冰,地气大发,草乃生,人乃舒,其病温厉,必折其郁气,资其化源,赞其运气,无使邪胜,岁宜以辛调上,以咸调下,畏火之气,无妄犯之,用温远温,用热远热,用凉远凉,用寒远寒,食宜同法。有假反常,此之道也,反是者病。

帝曰:善。夫子言可谓悉矣,然何以明其应乎?岐伯曰:昭乎哉问也!夫六气者,行有次,止有位,故常以正月朔日平旦视之,睹其位而知其所在矣。运有余,其至先,运不及,其至后,此天之道,气之常也。运非有余非不足,是谓正岁,其至当其时也。帝曰:胜复之气,其常在也,灾眚①时至,候也奈何?岐伯曰:非气化者,是谓灾也。

帝曰:天地之数,终始奈何?岐伯曰:悉乎哉问也!是明道也。数之始,起于上而终于下,岁半之前,天气主之,岁半之后,地气主之,上下交互,气交主之,岁纪毕矣。故曰位时,气月可知乎,所谓气也。帝曰:余司其事,则而行之,不合其数,何也?岐伯曰:气用有多少,化洽有盛衰,衰盛多少,同其化也。帝曰:愿闻同化何如?

岐伯曰:风温春化同,热曛昏火夏化同,胜与复同,燥清烟露秋化同,云雨昏暝埃长夏化同,寒气霜雪冰冬化同,此天地五运六气之化,更用盛衰之常也。

帝曰:五运行同天化者,命曰天符,余知之矣。愿闻同地化者何谓也?岐伯曰:太过而同天化者三,不及而同天化者亦三,太过而同地化者三,不及而同地化者亦三,此凡二十四岁也。帝曰:愿闻其所谓也。岐伯曰:甲辰甲戌,太宫下加太阴,壬寅壬申,太角下加厥阴,庚子庚午,太商下加阳明,如是者三。癸巳癸亥少徵下加少阳,辛丑辛未少羽下加太阳,癸卯癸酉少徵下加少阴,如是者三。戊子戊午太徵上临少阴,戊寅戊申太徵上临少阳,丙辰丙戌太羽上临太阳,如是者三。丁巳丁亥少角上临厥阴,乙卯

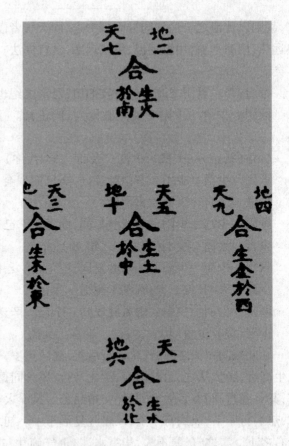

五位相得各有合图,选自宋代佚名辑《周易图》

乙酉少商上临阳明,己丑己未少宫上临太阴,如是者三。除此二十四岁,则不加不临也。帝曰:加者何谓?岐伯曰:太过而加同天符,不及而加同岁会也。帝曰:临者何谓?岐伯曰:太过不及,皆曰天符,而变行有多少,病形有微甚,生死有早晏耳。

帝曰:夫子言用寒远寒,用热远热,余未知其然也,愿闻何谓远?岐伯曰:热无犯热,寒无犯寒,从者和,逆者病,不可不敬畏而远之,所谓时兴与六位也。帝曰:温凉何如?岐伯曰:司气以热,用热无犯,司气以寒,用寒无犯,司气以凉,用凉无犯,司气以温,用温无犯,间气同其主无犯,异其主则小犯之,是谓四畏⑩,必谨察之。帝曰:善。其犯者何如?岐伯曰:天气反时,则可依时,及胜其主则可犯,以平为期,而不可过,是谓邪气反胜者。故曰:无失天信⑪,无逆气宜,无翼其胜,无赞其复,是谓至治。

帝曰:善。五运气行,主岁之纪,其有常数乎?岐伯曰:臣请次之。

甲子甲午岁,上少阴火,中太宫土运,下阳明金,热化二,雨化五,燥化四,所谓正化日也。其化上咸寒,中苦热,下酸热,所谓药食宜也。

乙丑乙未岁，上太阴土，中少商金运，下太阳水，热化寒化胜复同，所谓邪气化日也。灾七宫，湿化五，清化四，寒化六，所谓正化日也。其化上苦热，中酸和，下甘热，所谓药食宜也。

丙寅丙申岁，上少阳相火，中太羽水运，下厥阴木。火化二，寒化六，风化三，所谓正化日也。其化上咸寒，中咸温，下辛温，所谓药食宜也。

丁卯丁酉岁，上阳明金，中少角木运，下少阴火，清化热化胜复同，所谓邪气化日也。灾三宫，燥化九，风化三，热化七，所谓正化日也。其化上苦小温，中辛和，下咸寒，所谓药食宜也。

戊辰戊戌岁，上太阳水，中太徵火运，下太阴土。寒化六，热化七，湿化五，所谓正化日也。其化上苦温，中甘和，下甘温，所谓药食宜也。

己巳己亥岁，上厥阴木，中少宫土运，下少阳相火，风化清化胜复同，所谓

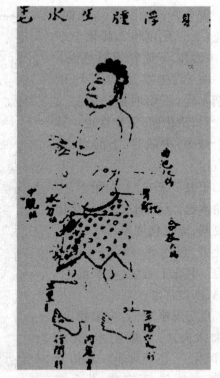

明抄本《针灸集成》针灸方图中的浑身浮肿取穴图

邪气化日也。灾五宫，风化三，湿化五，火化七，所谓正化日也。其化上辛凉，中甘和，下咸寒，所谓药食宜也。

庚午庚子岁，上少阴火，中太商金运，下阳明金，热化七，清化九，燥化九，所谓正化日也。其化上咸寒，中辛温，下酸温，所谓药食宜也。

辛未辛丑岁，上太阴土，中少羽水运，下太阳水，雨化风化胜复同，所谓邪气化日也。灾一宫，雨化五，寒化一，所谓正化日也。其化上苦热，中苦和，下苦热，所谓药食宜也。

壬申壬寅岁，上少阳相火，中太角木运，下厥阴木，火化二，风化八，所谓正化日也。其化土咸寒，中酸和，下辛凉，所谓药食宜也。

癸酉癸卯岁，上阳明金，中少徵火运，下少阴火，寒化雨化胜复同，所谓邪气化日也。灾九宫，燥化九，热化二，所谓正化日也。其化上苦小温，中咸温，下咸寒，所谓药食宜也。

甲戌甲辰岁，上太阳水，中太宫土运，下太阴土，寒化六，湿化五，正化日也。其化上苦热，中苦温，下苦温，药食宜也。

乙亥乙巳岁，上厥阴木，中少商金运，下少阳相火，热化寒化胜复同，邪气化日

也。灾七宫，风化八，清化四，火化二，正化度也。其化上辛凉，中酸和，下咸寒，药食宜也。

丙子丙午岁，上少阴火，中太羽水运，下阳明金，热化二，寒化六，清化四，正化度也。其化上咸寒，中咸热，下酸温，药食宜也。

丁丑丁未岁，上太阴土，中少角木运，下太阳水，清化热化胜复同，邪气化度也。灾三宫，雨化五，风化三，寒化一，正化度也。其化上苦温，中辛温，下甘热，药食宜也。

戊寅戊申岁，上少阳相火，中太徵火运，下厥阴木，火化七，风化三，正化度也。其化上咸寒，中甘和，下辛凉，药食宜也。

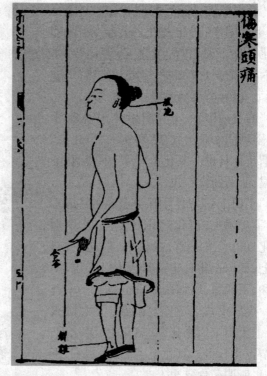

明万历刊本《杨敬斋针灸全书》针灸方图中的伤寒头痛取穴图

己卯己酉岁，上阳明金，中少宫土运，下少阴火，风化清化胜复同，邪气化度也。灾五宫，清化九，雨化五，热化七，正化度也，其化上苦小温，中甘和，下咸寒，药食宜也。

庚辰庚戌岁，上太阳水，中太商金运，下太阴土。寒化一，清化九，雨化五，正化度也。其化上苦热，中辛温，下甘热，药食宜也。

辛巳辛亥岁，上厥阴木，中少羽水运，下少阳相火，雨化风化胜复同，邪气化度也。灾一宫，风化三，寒化一，火化七，正化度也。其化上辛凉，中苦和，下咸寒，药食宜也。

壬午壬子岁，上少阴火，中太角木运，下阳明金。热化二，风化八，清化四，正化度也。其化上咸寒，中酸凉，下酸温，药食宜也。

癸未癸丑岁，上太阴土，中少徵火运，下太阳水，寒化雨化胜复同，邪气化度也。灾九宫，雨化五，火化二，寒化一，正化度也。其化上苦温，中咸温，下甘热，药食宜也。

甲申甲寅岁，上少阳相火，中太宫土运，下厥阴木。火化二，雨化五，风化八，正化度也。其化上咸寒，中咸和，下辛凉，药食宜也。

乙酉乙卯岁，上阳明金，中少商金运，下少阴火，热化寒化胜复同，邪气化度也。

灾七宫,燥化四,清化四,热化二,正化度也。其化上苦小温,中苦和,下咸寒,药食宜也。

丙戌丙辰岁,上太阳水,中太羽水运,下太阴土。寒化六,雨化五,正化度也。其化上苦热,中咸温,下甘热,药食宜也。

丁亥丁巳岁,上厥阴木,中少角木运,下少阳相火,清化热化胜复同,邪气化度也。灾三宫,风化三,火化七,正化度也。其化上辛凉,中辛和,下咸寒,药食宜也。

戊子戊午岁,上少阴火,中太徵火运,下阳明金。热化七,清化九,正化度也。其化上咸寒,中甘寒,下酸温,药食宜也。

己丑己未岁,上太阴土,中少宫土运,下太阳水,风化清化胜复同,邪气化度也。灾五宫,雨化五,寒化一,正化度也。其化上苦热,中甘和,下甘热,药食宜也。

庚寅庚申岁,上少阳相火,中太商金运,下厥阴木。火化七,清化九,风化三,正化度也。其化上咸寒,中辛温,下辛凉,药食宜也。

辛卯辛酉岁,上阳明金,中少羽水运,下少阴火,雨化风化胜复同,邪气化度也。灾一宫,清化九,寒化一,热化七,正化度也。其化上苦小温,中苦和,下咸寒,药食宜也。

壬辰壬戌岁,上太阳水,中太角木运,下太阴土。寒化六,风化八,雨化五,正化度也。其化上苦温,中酸和,下甘温,药食宜也。

癸巳癸亥岁,上厥阴木,中少徵火运,下少阳相火,寒化雨化胜复同,邪气化度也。灾九宫,风化八,火化二,正化度也。其化上辛凉,中咸和,下咸寒,药食宜也。

凡此定期之纪,胜复正化,皆有常数,不可不察。故知其要者一言而终,不知其要,流散无穷,此之谓也。

帝曰:善。五运之气,亦复岁乎?岐伯曰:郁极乃发,待时而作者也。帝曰:请问其所谓也?岐伯曰:五常之气,太过不及,其发异也。帝曰:愿卒闻之。岐伯曰:太过者暴,不及者徐,暴者为病甚,徐者为病持。帝曰:太过不及,其数何如?岐伯曰:太过者其数成,不及者其数生,土常以生也。

帝曰:其发也何如?岐伯曰:土郁之发,岩谷震惊,雷殷气交,埃昏黄黑,化为白气,飘骤高深,击石飞空,洪水乃从,川流漫衍,田牧土驹。化气乃敷,善为时雨,始生始长,始化始成。故民病心腹胀,肠鸣而为数后,甚则心痛胁䐜,呕吐霍乱,饮发注下,胕肿身重。云奔雨府,霞拥朝阳,山泽埃昏。其乃发也,以其四气。云横天山,浮游生灭,怫之先兆。

金郁之发,天洁地明,风清气切,大凉乃举,草树浮烟,燥气以行,霜雾数起,杀气来至,草木苍干,金乃有声。故民病咳逆,心胁满,引少腹善暴痛,不可反侧,嗌干面尘色恶。山泽焦枯,土凝霜卤,怫乃发也,其气五。夜零白露,林莽声凄,怫之兆也。

水郁之发,阳气乃辟,阴气暴举,大寒乃至,川泽严凝,寒雾结为霜雪,甚则黄黑昏翳,流行气交,乃为霜杀,水乃见祥。故民病寒客心痛,腰脽痛,大关节不利,屈伸不便,善厥逆,痞坚腹满。阳光不治,空积沉阴,白埃昏暝,而乃发也,其气二火前后。太虚深玄,气犹麻散,微见而隐,色黑微黄,怫之先兆也。

木郁之发,太虚埃昏,云物以扰,大风乃至,屋发折木,木有变。故民病胃脘当心而痛,上支两胁,鬲咽不通,食饮不下,甚则耳鸣眩转,目不识人,善暴僵仆。太虚苍埃,天山一色,或气浊色,黄黑郁若,横云不起,雨而乃发也,其气无常。长川草偃,柔叶呈阴,松吟高山,虎啸岩岫,怫之先兆也。

火郁之发,太虚曛翳,大明不彰,炎火行,大暑至,山泽燔燎,材木流津,广厦腾烟,土浮霜卤,止水乃减,蔓草焦黄,风行惑言,湿化乃

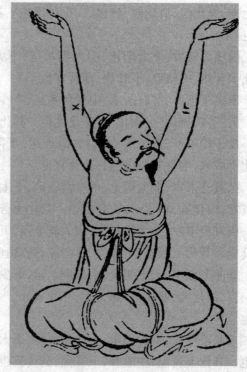

明代高濂《遵生八笺》陈希夷导引坐功图中的寒露九月节坐功图

后。故民病少气,疮疡痈肿,胁腹胸背,面首四支䐜愤,胪胀,疡痱,呕逆,瘛疭骨痛,节乃有动,注下温疟,腹中暴痛,血溢流注,精液乃少,目赤心热,甚则瞀闷懊侬,善暴死。刻终大温,汗濡玄府,其乃发也,其气四。动复则静,阳极反阴,湿令乃化乃成。华发水凝,山川冰雪,焰阳午泽,怫之先兆也。有怫之应而后报也,皆观其极而乃发也,木发无时,水随火也。谨候其时,病可与期,失时反岁,五气不行,生化收藏,政无恒也。

帝曰:水发而雹雪,土发而飘骤,木发而毁折,金发而清明,火发而曛昧,何气使然? 岐伯曰:气有多少,发有微甚,微者当其气,甚者兼其下徵其下气而见可知也。

帝曰:善。五气之发,不当位者何也? 岐伯曰:命其差。帝曰:差有数乎? 岐伯曰:后皆三十度而有奇也。

帝曰:气至而先后者何? 岐伯曰:运太过则其至先。运不及则其至后,此候之常也。帝曰:当时而至者何也? 岐伯曰:非太过,非不及,则至当时,非是者眚也。

帝曰:善。气有非时而化者何也? 岐伯曰:太过者当其时,不及者归其己胜也。

帝曰:四时之气,至有早晏高下左右,其候如何? 岐伯曰:行有逆顺,至有迟速,故太过者化先天,不及者化后天。

帝曰:愿闻其行何谓也? 岐伯曰:春气西行,夏气北行,秋气东行,冬气南行。故春气始于下,秋气始于上,夏气始于中,冬气始于标,春气始于左,秋气始于右,冬气始于后,夏气始于前,此四时正化之常。故至高之地,冬气常在,至下之地,春气常在。必谨察之。帝曰:善。

黄帝问曰:五运六气之应见,六化之正,六变之纪,何如? 岐伯对曰:夫六气正纪,有化有变,有胜有复,有用有病,不同其候,帝欲何乎? 帝曰:愿尽闻之。岐伯曰:请遂言之。夫气之所至也,厥阴所至为和平,少阴所至为暄,太阴所至为埃溽,少阳所至为炎暑,阳阴所至为清劲,太阳所至为寒雾;时化之常也。

厥阴所至为风府,为璺启^⑫;少阴所全为火府,为舒荣;太阴所至为雨府,为员盈;少阳所至为热府,为行出;阳明所至为司杀府,为庚苍;太阳所至为寒府,为归藏;司化之常也。

厥阴所至为生,为风摇;少阴所至为荣,为形见;太阴所至为化,为云雨;少阳所至为长,为蕃鲜;阳明所至为收,为雾露;太阳所至为藏,为周密;气化之常也。

厥阴所至为风生,终为肃;少阴所至为热生,中为寒;太阴所至为湿生,终为注雨;少阳所至为火生,终为蒸溽;阳明所至为燥生,终为凉;太阳所至为寒生,中为温;德化之常也。

厥阴所至为毛化,少阴所至为羽化,太阴所至为倮化,少阳所至为羽化,阳明所至为介化,太阳所至为鳞化;德化之常也。

厥阴所至为生化,少阴所至为荣化,太阴所至为濡化,少阳所至为茂化,阳明所至为坚化,太阳所至为藏化;布政之常也。

厥阴所至为飘怒大凉,少阴所至为大暄寒,太阴所至为雷霆骤雨烈风,少阳所至为飘风燔燎霜凝,阳明所至为散落温,太阳所至为寒雪冰雹白埃;气变之常也。

厥阴所至为挠动,为迎随;少阴所至为高明,焰为嘘;太阴所至为沉阴,为白埃,为晦暝;少阳所至为光显,为彤云,为嘘;阳明所至为烟埃,为霜,为劲切,为悽鸣;太阳所至为刚固,为坚芒,为立;令行之常也。

厥阴所至为里急;少阴所至为疡胗,身热;太阴所至为积饮否隔;少阳所至为嚏呕,为疮疡;阳明所至为浮虚;太阳所至为屈伸不利;病之常也。

厥阴所至为支痛;少阴所至为惊惑,恶寒,战慄,谵妄;太阴所至为蓄满,少阳所至为惊躁,瞀昧,暴病,阳明所至为鼽,尻阴股膝髀腨胻足病,太阳所至为腰痛;病之常也。

厥阴所至为缓戾;少阴所至为悲妄衄蔑;太阴所至为中满,霍乱吐下;少阳所至为喉痹,耳鸣呕涌,阳明所至为胁痛皴揭;太阳所至为寝汗,痉;病之常也。

厥阴所至为胁痛呕泄,少阴所至为语笑,太阴所至为重胕肿,少阳所至为暴注、瞤瘛、暴死,阳明所至为鼽嚏,太阳所至为流泄禁止;病之常也。

凡此十二变者,报德以德,报化以化,报政以政,报令以令,气高则高,气下则下,气后则后,气前则前,气中则中,气外则外;位之常也。故风胜则动,火胜则肿,燥胜则干,寒胜则浮,湿胜则濡泄,甚则水闭胕肿,随气所在,以言其变耳。

帝曰:愿闻其用也。岐伯曰:夫六气之用,各归不胜而为化。故太阴雨化,施于太阳;太阳寒化,施于少阴;少阴热化,施于阳明;阳明燥化,施于厥阴;厥阴风化,施于太阴。各命其所在以征之也。帝曰:自得其位何如?岐伯曰:自得其位,常化也。帝曰:愿闻所在也。岐伯曰:命其位而方月⑬可知也。

帝曰:六位之气盈虚何如?岐伯曰:太少异也,太者之至徐而常,少者暴而亡。帝曰:天地之气盈虚何如?岐伯曰:天气不足,地气随之,地气不足,天气从之,运居其中而常先也。恶所不胜,归所同和,随

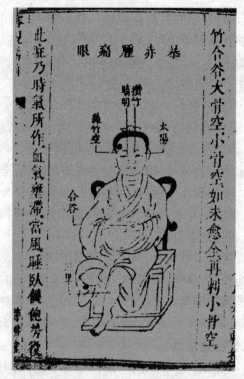

明代傅仁宇《审视瑶函》眼科针灸方图中的暴赤肿痛眼取穴图,为清·康熙六年刊本

运归从而生其病也。故上胜则天气降而下,下胜则地气迁而上,多少而差其分,微者小差,甚者大差,甚则位易气交易,则大变生而病作矣。《大要》曰:甚纪五分,微纪七分,其差可见,此之谓也。

帝曰:善。论言热无犯热,寒无犯寒。余欲不远寒,不远热奈何?岐伯曰:悉乎哉问也!发表不远热,攻里不远寒。帝曰:不发不攻而犯寒犯热,何如?岐伯曰:寒热内贼,其病益甚。帝曰:愿闻无病者何如?岐伯曰:无者生之,有者甚之。帝曰:生者何如?岐伯曰:不远热则热至,不远寒则寒至。寒至则坚否腹满,痛急下利之病生矣。热至则身热,吐下霍乱,痈疽疮疡,瞀郁注下,瞤瘛肿胀,呕,鼽衄头痛,骨节变,肉痛,血溢血泄,淋閟之病生矣。帝曰:治之奈何?岐伯曰:时必顺之,犯者治以胜也。

黄帝问曰:妇人重身,毒之何如?岐伯曰:有故无殒,亦无殒也。帝曰:愿闻其故何谓也?岐伯曰:大积大聚,其可犯也,衰其大半而止,过者死。

帝曰:善。郁之甚者治之奈何?岐伯曰:木郁达之,火郁发之,土郁夺之,金郁泄之,水郁折之,然调其气,过者折之,以其畏也,所谓泻之。帝曰:假者何如?岐伯曰:有假其气,则无禁也。所谓主气不足,客气胜也。帝曰:至哉圣人之道!天地大

化运行之节,临御之纪,阴阳之政,寒暑之令,非夫子孰能通之! 请藏之灵兰之室,署曰《六元正纪》,非斋戒不敢示,慎传也。

【难点注释】

①六化六变:六化,指六气的正常变化;六变,指六气的异常变化。

②故岁宜苦以燥之温之:按《新校正》云,此九字当在"避虚邪以安其正"句下。

③其运风鼓:"鼓"作"动"解。

④痞饮:水饮停聚,发为痞胀。

⑤上怫:指心肺郁结。

⑥莛夏:立秋之后,即夏末秋初。

⑦赞:辅佐,帮助的意思。

⑨饮发:指水饮病发作。

⑨眚:眚(shěng),灾异。

⑩四畏:寒热温凉。

⑪天信:客主气运,至必应时,谓之天信。

⑫璺启:璺(wèn),裂纹。王冰注,"璺,微裂也;启,开坼也。"

⑬方月:方,指方位;月,指月时。

【白话精译】

黄帝问道:六气的正常生化和异常变化,胜气复气等淫邪致病及其主治原则,甘苦辛咸酸淡诸气味所化的情况,我已经知道了。关于五运主岁的气化,或与司天之气相顺,或与司天之气相逆,或与司天之气相顺而与在泉之气相逆,或与在泉之气相顺而与司天之气相逆,或岁运与司天相生,或岁运与司天相制,我还未能完全明了其中的道理。我想通晓司天在泉的要领和道理,并据此以协调运气之所化,使上下之功德能相互应合,不致破坏正常的秩序,天地升降的正常规律,不失其宜,五运之气的布化运行,不致违背其应时的政令,根据运气的顺逆情况,调之以五味,应当怎样呢? 岐伯再次跪拜回答道:这个问题提得很高明啊! 这是有关天气和地气问题的一个总纲,是万物变化的本源,若非圣明之帝,谁能够穷尽这些至理要道呢! 我对这个问题虽然领会不深,愿意讲述其中的道理,使它永远不至灭绝,能长期流传而不被更改。黄帝说:希望先生把这些道理进一步推演,使其更加条理,根据干支的类属和一般的顺序,分析司天在泉等所主的部位,分别每年主岁之气与各步之气,明了司天岁运所属之气与数,及正化邪化的变化情况等,可以听你进一步讲述吗? 岐伯说:首先要确立纪年的干支,以明了主岁之气与金木水火土五运值年之数,及寒暑燥湿风火六气司天在泉的气化,则自然界的变化规律,就可以被发现,人们可以根据这种规律调养身体,阴阳之气屈伸的道理,也就浅近易知,不被迷惑。

关于它的一般理数可以加以推数的，我尽量讲给你听。

黄帝说：太阳寒水值年的施政情况是怎样的呢？岐伯说：太阳寒水施政在辰年与戌年。

壬辰年、壬戌年。太阳寒水司天，太阴湿土在泉。丁壬为木运，壬为阳年，故运为太角。水运之气为风，其正常气化为风声飒乱，物体启开，其反常变化为大风振撼摧毁折拔，其致病为头目旋晕，视物不明。

客运五步：初之运太角（客运与主运之气相同，气得正化），二之运少徵，三之运太宫，四之运少商，终之运太羽。主运五步与客运相同，起于太角，终于太羽。

戊辰，戊戌年（运火虽太过，但为司天之寒水所克，则与火运平气相同）。太阳寒水司天，太阴湿土在泉。戊癸为火运，戊为阳年，故运为太徵。火运之气为热，其正常气化为温暑郁热，其反常变化为火炎沸腾，其致病为热邪郁滞。

客运五步：初之运太徵，二之运少宫，三之运太商，四之运少羽，终之运太角。主运五步：初之运少角，二之运太徵，三之运少宫，四之运太商，终之运少羽。

甲辰年、甲戌年（此二年既是岁会，又是同天符）。太阳寒水司天，太阴湿土在泉。甲己为土运，甲为阳年，故运为太宫。土运之气为阴雨，其正常气化为柔软厚重润泽，其反常变化为风飘雨骤震撼惊骇，其致病为湿邪下重。

客运五步：初之运太宫，二之运少商，三之运太羽，四之运少角，终之运太徵。主运五步：初之运太角，二之运少徵，三之运太宫，四之运少商，终之运太羽。

庚辰年、庚戌年。太阳寒水司天，太阴湿土在泉。乙庚为金运，庚为阳年，故运为太商。金运之气为凉，其正常气化为雾露萧飓，其反常变化为肃杀凋零，其致病为津液干燥，胸背满闷。

客运五步：初之运太商，二之运少羽，三之运太角，四之运少徵，终之运太宫。主运五步：初之运少角，二之运太徵，三之运少宫，四之运太商，终之运少羽。

丙辰年、丙戌年（此二年均为天符）。太阳寒水司天，太阴湿土在泉。丙辛为水运，丙为阳年，故运为太羽。水运之气为寒冷肃杀，其正常气化为寒风溧冽，凝歜凄惨，其反常继冰雪霜雹，其致病为大寒留滞于筋肉关节空隙处。

客运五步：初之运太羽，二之运少角。三之运太徵，四之运少宫，终之运太商。主运五步：初之运太角，二之运少徵，三之运太宫，四之运少商，终之运太羽。

凡此辰戌年太阳司天之政，其气太过，先天时而至，太阳寒水司天，其气肃厉，太阴湿土在泉，其气沉静，寒水之气临于太空，阳气不得施令，水土二气相合，以为功德，上应于辰星与镇星之光较强。其在谷类，应于黑色与黄色者，其司天之政严肃，其在泉之令徐缓。由于寒水之政大起，阳气不得伸张，胡湖泽中不见阳热的气焰升腾，火气则需等到其相应之时，方能舒发。主气少阳居中为三之气，因火气过胜，则应时之雨水穷尽不降，四之气，在泉用事，雨水止极而云散，气还于太阴主令之时，云会于北极雨府之处，湿气乃得布化，万物为之润泽，太阳寒气布于高空，少阴雷火动而在下,寒湿之气则持续于气交之中。人们易患寒湿病发作,肌肉痿弱,两足痿软不收,大便泄泻,血液外溢等症。初之气,主气为厥阴风木,客气为少阳相火,上年在泉之气迁移退位,温气大行,草木繁荣较早,人们易患疫疠病,温热病发作,身热,头痛,呕吐,肌肤疮疡等病。二之气,主气为少阴君火,客气为阳明燥金,故凉气反而大行,阳气不得舒发,人们感到凄惨,草木因遇到寒凉之气,也不易生长,火气受到抑制,人们易患气郁不舒,腹中胀满等病,寒气开始发生。三之气,主气为少阳相火,客气为太阳寒水,司天之气布其政令,寒气大行,雨乃降下。人们易患寒病于外,热反病于内,痈疽,下利如注,心热烦闷等病,热郁于内,易伤心神,若不急治,病多死亡。四之气,主气为太阴湿土,客气为厥阴风木,风湿二气,交争于气交,温得风气乃化为雨,万物乃得盛长、化育、成熟,人们易患大热少气,肌肉萎弱,两足痿软,下利赤白等病。五之气,主气为阳明燥金,客气为少阴君火,阳气重新施化,草木之类又得盛长、化育而成熟,人们感到舒畅无病。终之气,主气为太阳寒水,客气为太阴湿土,在泉之气,得其正令,湿气大行,阴寒之气凝集太空,尘埃昏暗,笼罩郊野,人们感到凄惨,若寒风骤至,则土气不胜,脾不得长养,虽有妊娠,亦多主死而不能生。凡此太阳寒水司天之年,则火气郁而不行,宜食苦味以泻火,以燥治湿,以温治寒,必须折减其政郁之胜气,资助不胜之气的生化之源,抑制中运与天的太过之气,扶持被抑制的不胜之气,不要使运气猝暴太过而发生疾病,应当食用得岁气的谷类以保全真气,避免虚邪贼风以安定正气。根据中运与司天在泉阴阳五行之气的同异裁定药食性味的多少而制之,运与气寒湿相同者,用燥热之品以化之,运与气寒湿不同者,用燥湿之品以化之,所以运与气相同者,其气胜,可多用制其气之品,运与气不同者,其气微,可少用制其气之品。凡用寒性药品时,应避开寒气主令之时,用热性药品时,应避开热气主令之时,用凉性药品时,应避开凉气主令之时,用温性药品时,应避开温气主令之时,用饮食调养时,也应遵照这个原则,这是就一般情况而言。若气候有反常变化时,就不必拘守这一原则,若不遵守这些规律,就会导致疾病的发生。就是说要根据四时气候变化的具体情况,决定治疗原则。

黄帝说:好。阳明燥金值年的施政情况是怎样的呢?岐伯说:阳明燥金施政在卯年与酉年。

丁卯年(为岁会)、丁酉年。阳明燥金司天,少阴君火在泉。丁壬为木运,丁为阴年,故运为少角。水运不及,则克我之金的清气乃为胜气,胜气之后,则我生之火的热来复,此二年胜复之气相同。由于木运不及,司天之燥金胜之,则金兼木化,反得其政,故同金运平气。凡此二年,运气为风,胜气为清,复气为热。

客运五步:初之运少角(客运与主运之气相同,气得正化),二之运太徵,三之运少宫,四之运太商,终之运少羽。主运五步与客运相同,起于少角,终于少羽。

癸卯年,癸酉年(此二年俱为同岁会)。阳明燥金司天,少阴君火在泉。戊癸为火运,癸为阴年,故运少徵。火运不及,则克我之水的寒气乃为胜气,胜气之后,则我生之土的雨气来复,此二年胜复之气相同。由于火运不及,无力克金,司天之金气得政,故同金运平气。凡此二年,运气为热,胜气为寒,复气为雨。

客运五步:初之运少徵,二之运太宫,三之运少商,四之运太羽,终之运少角。

主运五步:初之运太角,二之运少徵,三之运太宫,四之运少商,终之运太羽。

己卯年、己酉年。阳明燥金司天,少阴君火在泉。甲己为土运,己为阴年。故运为少宫。土运不及,则克我之木的风气乃为胜气,胜气之后,则我生之金的凉气来复,此二年胜复之气相同。凡此二年,运气为雨,胜气为风,复气为凉。

客运五步:初之运少宫,二之运太商,三之运少羽,四之运太角,终之运少徵。

主运五步:初之运少角,二之运太徵,三之运少宫,四之运太商,终之运少羽。

已卯年(为天符)、己酉年(既是岁会,又是太一天符)。阳明燥金司天,少阴君火在泉。乙庚为金运,乙为阴年,故运为少商。金运不及则克我之火的热气乃为胜气,胜气之后则我生之水的寒气来复,此二年胜复之气相同。金运虽不及,但得司天之金气相且力,故同金运平气。凡此二年,运气为凉,胜气为热,复气为寒。

客运五步:初之运少商,二之运太羽,三之运少角,四之运太徵,终之运少宫。

主运五步:初之运太角,二之运少徵,三之运太宫,·四之运少商,终之运太羽。

辛卯年、辛酉年。阳明燥金司天,少阴君火在泉。丙辛为水运,辛为阴年,故运为少羽。水运不及,则克我之土的雨气乃为胜气,胜气之后,则我生之木的风气来复,此二年胜复之气相同。凡此二年,运气为寒,胜气为雨,复气为风。

客运五步:初之运少羽,二之运太角,三之运少徵,四之运太宫,终之远少商。

主运五步:初之这少角,二之运太徵,三之运少宫,四之运少商,终之运少羽。

凡此卯酉年阳明司天之政,其气不及,后天时而至,阳明燥金司天,其气急切,少阴君火在泉,其气盛明,金气不及,火气乘之,则阳气得专其令,炎暑之气大行,万物干燥而坚硬;金气不及则木无所畏,和风主治,风气与煤气相兼而流行于气交之内,使阳气多而阴气少,阳气盛极必衰,衰则阴气来复,当四之气主客二气,即太阴与太阳主令之时,云归于雨府,湿气敷布,干燥之气又变为润泽。其在谷类,应于白色与赤色者,间谷则为借间气太过而得成熟者,金气不及,火气乘之,损伤属金之白色甲虫类,待水气来复则损及属火之羽虫类,金气与火气相合,以为功德,上则应于太白星与荧惑星之光较强。其司天之政急切,其在泉之令猝暴,蛰虫不欲归藏,流水不得结冰。人们易患咳嗽,咽喉肿塞,寒热发作急暴,振动寒溧,大小便不通畅等病。如果燥金清凉之气早至而急切,则属木的毛虫类乃死,如在泉之热气后至而急暴,则属金的介虫类乃受灾殃。胜气与复气发作急暴,正常的气候,被扰乱而不定,司天之清气与在泉之热气,持续于气交之内。初之气,主气为厥阴风木,客气为太阴湿土,上年在泉之气迁移退位,阳明司天燥金用事,阴气开始凝集,天气肃厉,水乃结成冰,寒雨之气化。其发病为内热胀满,满目浮肿,善眠,鼻塞衄血,喷嚏呵欠,呕吐,小便黄赤,甚则淋沥不通。二之气,主气为少阴君火,客气为少阳相火,二火用事,阳气乃布,人们感到舒适,万物开始生长繁荣。若疫疠大行时,人们容易猝暴死亡。三之气,主气为少阳相火,客气为阳明燥金,司天之政乃布,凉气乃行,客气之燥气与主气之热气相互交合,燥气极则湿气复而润泽,人们易患寒热之病。四之气,主气为太阴湿土,客气为太阳寒水,水土气化,寒雨降下。发病为猝然仆倒,振动战栗,谵言妄语,少气,咽喉干燥而引饮,以及心痛,痈肿疮疡,疟疾寒冷,骨痿软,便血等痛。五之气,主气为阳明燥金,客气为厥阴风木,秋行春令,草木又得生长而繁荣,人们也平和无病。终之气,主气为太阳寒水,客气为少阴君火,在泉之气用事,阳气敷布,气反温暖,蛰虫现于外面,流水不得结冰,人们也健康平安,阳气盛刚易发温病。因而在阳明司天之年,应当食用得岁气的谷类以安定正气,食用得间气的谷类,以去邪气,本年当用咸味、苦味、辛味的药物以汗之、清之、散之的方法进行治疗,安定其不及的运气,使其免受邪气的干犯,折减其致郁的胜气,资助其不胜之气的生化之源。根据寒热的轻重,决定方宜的多少,若中运与在泉之热气相同时,应多用与司天凉气相同之品,若中运与司天之凉气相同时,应多用与在泉热气相同之品。用凉药时,应避开凉气主令之时,用热药时,应避开热气主令之时,用寒药时,应避开寒气主令之时,用温药时,应避开温气主令之时,用饮食调养时,也应遵照这个原则,这是就一般情况而言。若气候有反常变化时,就不必拘守这一原则,这是指的自然变化之道,若违背了它,就会扰乱天地阴阳的自然规律。

黄帝说:好。少阳相火值年的施政是怎样的呢?岐伯说:少阳相火施政在寅年与申年。

壬寅年、壬申年(此二年俱为同天府)。少阳相火司天,厥阴风水在泉。丁壬为木运,壬为阳年,故运为太角。木运之气为风气鼓动,其正常气化为风声紊乱,物体启开,其反常变化为大风振撼摧毁折拔,其致病为头目眩晕,两胁支撑,神魂惊骇。

客运五步:初之运太角(客运与主运之气相同,气得正化),二之运少徵,三之运太宫,四之运少商,终之运太羽。主运五步与客运相同,起于太角,终于太羽。

戊寅年、戊申年(此二年俱为天符)。少阳相火司天,厥阳风木在泉。戊癸为火运,戊为阳年,故运为太徵。火运之气为暑热,其正常气化为火盛热郁,其反常为火炎沸腾,其致病为热郁于上,热甚迫血妄行则血溢血泄,心痛。

客运五步:初之运太徵,二之运少宫,三之运太商,四之运少羽,终之运太角。主运五步:初之运少角,二之运太徵,三之运少宫,四之运太商,终之运少羽。

甲寅年、甲申年。少阳相火司天,厥阴风木在泉。甲己为土运,甲为阳年,故运为太宫。土运之气为阴雨,其正常气化为柔软厚重润泽,其反常变化为风飘雨骤震撼惊骇,其致病为身重浮肿,水饮痞满。

客运五步:初之运太宫,二之运少商,三之运太羽,四之运少角,终之运太徵。主运五步:初之运太角,二之运少徵,三之运太宫,四之运少商,终之运太羽。

庚寅年、庚申年。少阳相火司天，厥阴风木在泉。乙庚为金运，庚为阳年，故运为太商。金运虽太过，但被司天相火所克，故同金运平气。金运之气为凉，其正常气化为雾露清冷急切，其反常变化为肃杀雕零，其致病则发于肩背与胸中。

客运五步：初之运太商，二之运少羽，三之运大角，四之运少徵，终之运太宫。
主运五步：初之运少角，二之运太徵，三之运少宫，四之运太商，终之运少羽。

丙寅年、丙申年。少阳相火司天，厥阴风木在泉。丙辛为水运，丙为阳年，故运为太羽。水运之气为寒，其正常气化为凝敛凄惨，寒风凛冽，其反常变化为冰雪霜雹，其致病为寒气浮肿。

客运五步：初之运太羽，二之运少角，三之运太徵，四之运少宫，终之运太商。
主运五步：初之运太角，二之远少徵，三之运太宫，四之运少商，终之运太羽。

凡此寅申年少阳司天之政，其气太过，先天时而至，司天之气得其正化之位，厥阴风木在泉，其气扰动不宁，大风突然而起，草木卧倒，走石飞沙，少阳炎火之气为之流行，岁半之前，为君火相火与太阴湿土行令之时，阴气流行，阳气布化，雨乃应时而降，少阳司天为火，厥阴在泉为木，木火相生，故同为功德，上应于荧惑星与岁星之光较强。其在谷类应于赤色与青色者，其司天之政严厉，在泉之令扰动。所以司天之热与在泉之风相参而敷布，云物沸腾，流动不定，太阴湿土之气横行气交，寒气有时而至，则凉雨并起。人们易患寒病于内，外部发生疮疡，内为泄泻胀满等病。所以聪明圣智的人，遇到这种情况时，则调和而顺适之，不与之抗争。寒热之气，反复发作，人们易患疟疾，泄泻，耳聋，目瞑，呕吐，上部气郁肿胀而颜色改变等病。初之气，主气为厥阴风木，客气为少阴君火，上年在泉之气，迁移退位，风气胜时则摇动不宁，主客二气木火相生，寒气乃去，气候大温，草木早期繁荣。有时寒气虽来但不能行其杀伐之令，温热病发生，其发病为气郁于上，血液外溢，目赤，咳嗽气逆，头痛，血崩，胁部胀满，皮肤肌腠生疮等。二之气，主气为少阴君火，客气为太阴湿土，火气反为温土之气郁遏而不发，白色云埃四起，云气归于雨府，风气若不胜湿土之气，则雨水降下，人们身体安康。其发病为热郁于上部，咳嗽气逆，呕吐，疮疡发生于内部，胸中与咽喉不利，头痛身热，神志昏愦不清，脓疮等。三之气，主气为少阳相火，客气亦为少阳相火，主客气同，司天之气施布政令，炎暑乃至，少阳相火上临，火气过甚，故雨水穷尽而不降。人们易患热病在内，耳聋目瞑，血外溢，脓疮，咳嗽，呕吐，鼻塞衄血，口渴，喷嚏呵欠，喉痹，目赤等病，往往突然死亡。四之气，主气为太阴湿土，客气为阳明燥金，阳明主令，凉气乃至，炎暑之气间时而化，白露降下，人们平和无疾，其发病为胀满身重。五之气，主气为阳明燥金，客气为太阳寒水，阳气乃去，寒气乃至，雨水乃降，由于阳气敛藏，气门乃闭，刚硬的树木早为凋零，人们应避开寒邪，通晓养生之道者，居处周密，以避寒气。终之气，主气为太阳寒水，客气为厥阴风木，在泉之气得其正化之位，风气乃至，万物反而有生发之势，雾气流行。由于气机外泄，故其发病为应关闭者反而不能禁固，心痛，阳气不得敛藏，咳嗽等。

凡此少阳司天之年,必须抑制中运与司天的太过之气,赞助所不胜之气,折减其致郁的胜气,资助不胜之气的生化之源,则猝暴太过之气不能发生,重病可以不生。所以本岁当用咸味辛味及酸味药物,用渗泄水渍发散等方法进行治疗,观察气候的寒热变化,以调治其太过之邪气,若中运遇太角、太徵与岁气风热相同之年,应多用寒化之品,若中运遇太宫、太商、太羽与岁气风热不同之年,应少用寒化之品,用热性药品时,应避开热气主令之时,用温性药品时,应避开温气主令时,用寒性药品时,应避开寒气主令之时,用凉性药品时,应避开凉气主令之时,用饮食调养时,也应遵照这个原则,这乃是地一般的规律。若气候有反常变化时,就不必拘守这一原则,否则就会导致疾病的发生。

黄帝说:好。太阴湿土值年的施政情况是怎样的呢?岐伯说:太阴湿土施政在丑年与未年。

丁丑年、丁未年。太阴湿土司天,太阳寒水在泉。丁壬为木运,丁为阴年,故运为少角。木运不及,则克我之金的清气乃为胜气,清气之后,则我生之火的热气来复,此二年胜复之气相同。木运不及,无力克土,司天之土气得政,故同土运平气。凡此二年,运气为风,胜气为清,复气为热。

客运五步:初之运少角(客运与主运之气相同,气得正化),二之运太徵,三之运少宫,四之运太商,终之运少羽。主运五步与客运相同,起于少角,终于少羽。

癸丑年、癸未年。太阴湿土司天,太阳寒水在泉。戊癸为火运,癸为阴年,故运为少徵。火运不及,则胜我之水的寒气乃为胜气,胜气之后,则我生之土的雨气求复,此二年胜复之气相同。凡此二年,运气为热,胜气为寒,复气为雨。

客运五步:初之运少徵,二之运太宫,三之运少商,四之这太羽。终之运少角。主运五步:初之运太角,二之运少徵,三之运太宫,西之运少商,终之运太羽。

己丑年、己未年(此二年俱为太乙天符)。太阴湿土司天,太阳寒水在泉。甲己为土运,己为阴年,故运为少宫。土运不及,则克我之木的风气乃为胜气,胜气之后,则我生之金的清气来复,此二年胜复之气相同。土运虽不及,但得司天土气之助,故同土运平气。凡此二年,运气为雨,胜气为风,复气为清。

客运五步:初之运少宫,二之运太商,三之运少羽,四之运太角,终之运少徵。主运五步:初之运少角,二之这太徵,三之运少宫,四之运太商,终之运少羽。乙丑年、乙未年。太阴湿土司天,太阳寒水在泉。乙庚为金运,乙为阴年,故运为少商。金运不及,则克我之火的热气乃为胜气,胜气之后,则我生之水的寒气来复,此二年胜复之气相同。凡此二年,运气为凉,胜气为热,复气为寒。

客运五步:初之运少商,二之运太羽,三之运少角,四之运太徵,终之运少宫。主运五步:初之运太角,二之运少徵,三之运太宫,四之运少商,终之运太羽。

辛丑年、辛未年(此二年俱为同岁会),太阴湿土司天,太阳寒水在泉。丙辛为水运,辛为阴年,故运为少羽。水运不及,则克我之土的雨气乃为胜气,胜气之后,则我生之木的风气来复,此二年胜复之气相同。由于水运不及,司天之土气胜之,则土兼水化,反得其政,故同土运平气。凡此二年,运气为寒,胜气为雨,复气为风。

客运五步:初之运少羽,二之运太角,三之运少徵,四之运太宫,终之运少商。

主运五步:初之运少角,二之运太徵,三之运少宫,四之运太商,终之运少羽。

凡此丑未年太阴司天之政,其气不及,后天时而至。太阴司天,太阳在泉,其气皆阴,故阴专其令,阳气退避,时常有大风兴起,司天之气下降于地,在泉之气上腾于天,原野雾气昏暗,白色云埃四起,云奔于南极雨府,由于太阴湿土与太阳寒水主令,故寒雨频频降下,万物成熟于夏末秋初。人们易患寒湿,腹部胀满,全身肿胀,浮肿,痞满气逆,寒气厥逆,筋脉拘急等病。湿气与寒气相合,以为功德,黄黑色尘埃昏暗,流行于气交之内,上则应于镇星与辰星之光较强。司天之政严肃,在泉之令寂静,其在谷类应于黄色与黑色者。由于司天之阴气凝集于上,在泉之寒气积聚于下,寒水之气胜于火气,则为冰雹,阳光不得施治,阴寒肃杀之气乃行。所以对于谷物的种,太过年应在高地,不及年应在低地,在过年应晚,不及年应早,这不仅要看土地条件是否有利,而且要根据气化的情况而定,人们对于养生之道,也必须适应这些情况,间谷则借间气之太过而得以成熟。初之气,主气为厥阴风木,客气亦为厥阴风木,上年在泉之气,迁移退位,由于主客二气相同,则眷得气化之正,风气乃来,生发之气布化,万物因而繁荣,人们感到条畅舒适,由于湿气为风气所迫,降雨较迟。人们易患血液外溢,筋络拘急强直,关节不利,身体沉重,筋脉痿软等病。二之气,主气为少阴君火,客气亦为少阴君火,主客二气相同,故火得气化之正,万物因而生化,人们也感到平和,其发病为温热与疫疠大行,远近的患者病皆相同。温与热气相迫,雨水乃按时降下。三之气,主气为少阳相火,客气为太阴湿土,司天之气布化,湿气乃降,地气上升,雨水时常降下。寒气随之而来。如果感受寒湿之邪,则人们易患身体沉重浮肿,胸腹胀满等病。四之气,主气为太阴湿土,客气为少阳相火,相火加临于主气之上,湿热合化,地气上升,与天气否隔不通,早晚俱有寒风吹来,热气与寒气相迫,烟雾凝集于草木之上,湿化之气不得流动,则白露阴布,成为秋令。五之气,主气为阳明燥金,客气亦为阳明燥金,凄惨寒凉之气已行,寒露降下,霜乃早降,草木萎黄凋落,寒气侵及人体,善于养生的人们应居处周密,人们易患皮肤与腠理等部位的疾病。终之气,主气为太阳寒水,客气亦为太阳寒水,寒气大起,湿气大化,霜乃聚积,阴气凝结,水结成坚冰,阳光不得施治。感受寒邪,则人们易患关节强急,活动不灵,腰部与臀部疼痛等病,乃是由于寒湿之气相持于气交所致。凡此太阴司天之年,必须折减其致郁的邪气,而取其不胜之气的生化之源,补益不及的岁气,不使邪气过胜,食用得岁气的谷类以保全真气,食用得间气的谷类以保养精气。所以本年宜用苦味的药物,用燥性以去湿,用温性以去寒,甚则用发泄的方法以去湿邪。如果不发不泄,湿气向外溢出,肌肉溃烂,皮肤破裂,则水血交相外流。必须赞助阳火之气,使其能抵御严寒,应根据岁运与岁气之属性的异同，以制定药物性味的多少，岁运与岁气同为寒性的，用热性之品，岁运与岁气同为湿性的，用燥性之品，运与气不同者，少用调和之品，相同的，多用调和之品，用凉性药品时，应避开凉气主令之时，用寒性药品时，应避开寒气主令之时，用温性药品时，应避开温气主令之时，用热性药品时，应避开热气主令之时，用饮食调养时，也应遵照这个原则，这乃是就一般情况而言。若气候有反常变化时，就不必拘守这一原则，这是一般的规律，若不遵守这些规律，就会导致疾病的发生。

黄帝说：好。少阴君火值年的施政情况是怎样的呢？岐伯说：少阴君火施政在子年与午年。

壬子年、壬午年。少阴君火司天，阳明燥金在泉；丁壬为木运，壬为阳年，故运为太角。木运之气为风气鼓动，其正常气化为风声紊乱，物体启开，其反常变化为大风振撼摧毁折拔，其致病为胁下支撑胀满。

客运五步：初之运太角（客运与主运之气相同，气得正化），二之运少徵，三之运太宫，四之运少商，终之运太羽。主运五步与客运相同，起于太角，终于太羽。

戊子年（天符年）、戊午年（太一天符年）。少阴君火司天，阳明燥金在泉。戊癸为火运，戊为阳年，故运为太徵。火运之气为火炎暑热，其正常气化为温暖光曜郁热，其反常变化为火炎沸腾，其致病为热在上部，血液外溢。

客运五步：初之运太徵、二之运少宫，三之运太商，四之运少羽，终之运太角。主运五步：初之运少角，二之运太徵，三之运少宫，四之运太商，终之运少羽。

甲子年、甲午年。少阴君火司天，阳明燥金在泉。甲己为土运，甲为阳年，故运为太宫。土运之气为阴雨，其正常气化为柔软厚重润泽，其反常变化为风飘雨骤震撼惊骇，其致病为腹中胀满，肢体沉重。

客运五步：初之运太宫，二之运少商，三之运太羽，四之运少角，终之运太徵。主运五步：初之运太角，二之运少徵，三之这太宫，四之运少商，终之运太羽。

庚子年、庚午年（此二年俱为同天符）。少阴君火司天，阳明燥金在泉。乙庚为金运，庚为阳年，故运为太商。金运虽在过，但被司天之火克，故同金运平气。金运之气为清凉急切，其正常气化为雾露萧瑟，其反常变化为肃杀凋零，其致病为清气在下。

客运五步：初之运太商，二之运少羽，三之运太角，四之运少徵，终之运太宫。主运五步：初之运少角，二之这太徵，三之运少宫，四之运太商，终之运少羽。

丙子年（岁会年）、丙午年。少阴君火司天，阳明燥金在泉。丙辛为水运，丙为阳年，故运为太羽。水运之气为寒冷，其正常气化为凝敛凄惨，寒风凛冽，其反常变化为冰雪霜雹，其致病为寒气在下。

客运五步：初之运太羽，二之运少角，三之运太徵，四之运少宫，终之运太商。主运五步：初之运太角，二之运少徵，三之运太宫，四之运少商，终之运太羽。

凡此子午年少阴司天之政，其气太过，先天时而至，少阴司天，阳明在泉，在泉之气肃杀,司天之气光明,初之气,客气之寒,与上年终气少阳之暑相交,司天之热与在泉之燥气相加,云驰于雨府,湿化之气乃得流行,雨乃应时而降,金之燥气与火之热气相合,以为功德,上则荧惑星与太白星之光较强。司天之政光明,在泉之气急切,其在谷类应于赤色与白色者。水之寒气与火之热气相持于气交,为疾病发生的起因,热性病变发生在上部,凉性病变发生在下部,寒气与热气相互侵犯而争扰于中部,人们易患咳嗽气喘,血液上溢或下泄,鼻塞喷嚏,目赤,眼角疮疡,寒气厥逆入于胃部,心痛腰痛,腹部胀大,咽喉干燥,上部肿胀等病。初之气,主气为厥阴风木,客气为太阳寒水,上年在泉之气迁移退位,少阳之暑气将要退去,寒冷之气始至,蛰虫重又归藏,水结为冰,霜又降下,主气之风受客气之影响而凛冽寒冷,阳气因而被郁,不得宣发,人们反而居处周密,以避寒气,易患关节强硬,活动不灵,腰部与臀部疼痛等病,初气之后,炎暑之气即将发生,可致内部与外部疮疡之病。二之气,主气为少阴君火,客气为厥阴风木,阳气乃得舒布,风气乃得流行;春气属于正化之令,万物亦当繁荣,寒气虽然有时而至,但因主客二气均属阳,所以人们仍然感到平和。其发病为小便淋沥,目视不清,两眼红赤,气郁于上部则可发生热病。三之气,主气为少阳相火,客气为少阴君火,司天之气布化,主客二气皆为火,所以大火流行,万物蕃盛而鲜明,寒气有时而至。人们易患气厥逆而心痛,寒热交替发作,咳嗽气喘,目赤等病。四之气,主气为太阴湿土,客气亦为太阴湿土,暑湿俱至,大雨时常降下,寒热交互而至。人们易患寒热,咽喉干燥,黄疸,鼻塞,衄血,水饮发作等病。五之气,主气为阳明燥金,客气为少阳相火,少阳之烈火降临,暑气反而又至,阳热之气生化,万物又出现生长繁荣景象,人们感到安康,其发病为温病。终之气,主气为太阳寒水,客气为阳明燥金,燥气流行,由于燥金之收敛,使五之气的余火隔拒于内,不得外泄,则肿于上部,咳嗽气喘,甚则血液外溢。若寒气时常发起,则雾气弥漫,其为病多发生于皮肤,雅气居于胁部,向下连及少腹而发生内部寒冷的病,至终气之末,则在泉之气将要改变。凡此少阴司天之年,必须抑制其太过的运气,资助岁气所胜之气,折减其郁而将发之气,先取所不胜之气的化源,不要使运气猝暴太过而发生疾病。食用得岁气的谷类以保全真气,食用得间气的谷类以避虚邪。本年宜用咸味以烫之,以调其上部,甚则用苦味以发之,用酸味以收之,以安其下部,甚则用苦味以泄之。应根据中运与岁气的同异,而制定用多或用少,中运与司天之气同为热者,用寒凉之品以化之,中运与在泉之气同为凉者,用温热之品以化之,用热性药物时,应避开热气主令之时,用凉性药物时,应避开凉气主令之时,用温性药物时,应避开温气主令之时,用寒性药物时,应避开寒气主令之时,用饮食调养时,也应遵照这个原则,这仅是就一般的情况而言。若气候有反常变化时,就不必拘守这一原则,这就是一般的规律,若不遵守这些规律,就会导致疾病的发生。

黄帝说:好。厥阴风木值年的施政情况是怎样的呢?岐伯说:厥阴风木值年在

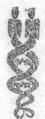

巳年与亥年。

丁巳年、丁亥年(此二年俱为天符年)。厥阴风木司天,少阳相火在泉。丁壬为木运,丁为阴年,故运为少角。木运不及,则克我之金的清气乃为胜气,胜气之后,则我生之火的热气来复,此二年胜复之气相同。凡此二年,运气为风,胜气为清,复气为热。

客运五步:初之运少角(客运与主运之气相同,气得正化),二之运太徵,三之运少宫,四之运太商,终之运少羽。主运五步与客运同,起于少角,终于少羽。癸巳年、癸亥年(此二年俱为同岁会)。厥阴风木司天,少阳相火在泉。戊癸为火运,癸为阴年,故运为少徵。火运不及,则克我之水的寒气乃为胜气,胜气之后,则我生之土的雨气来复,此二年胜复之气相同。凡此二年,运气为热,胜气为寒,复气为雨。

客运五步:初之运少徵,二之运太宫,三之运少商,四之运太羽,终之运少角。主运五步:初之运太角,二之运少徵,三之运太宫,四之运少商,终之运太羽。

己巳年、己亥年。厥阴风木司天,少阳相火在泉。甲己为土运,己为阴土,故运为少宫。土运不及,则克我之木的风气乃为胜气,胜气之后,则我生之金的清气来复,此二年胜复之气相同。由于土运不及,司天之木气胜之,则木兼土化,反得其政,故同木运平气。凡此二年,运气为雨,胜气为风,复气为清。

客运五步:初之运少宫,二之运太商,三之运少羽,四之运太角,终之运少徵。主运五步:初之运少角,二之运太徵,三之运少宫,四之运太商,终之运少羽。

乙巳年、乙亥年。厥阴风木司天,少阳相火在泉。乙庚为金运,乙为阴年,故运为少商。金运不及,则克我之火的热气乃为胜气,胜气之后,则我生之水的寒气来复,此二年胜复之气相同。金运不及,无力克木,司天之木气反而得政,故同木运平气。凡此二年,运气为凉,胜气为热,复气为寒。

客运五步:初之运少商,二之运太羽,三之运少角,四之运太徵,终之运少宫。主运五步:初之运太角,二之运少徵,三之运太宫,四之运少商,终之运太羽。

辛巳年、辛亥年。厥阴风木司天,少阳相火在泉。丙辛为运,辛为阴年,故运为少羽。水运不及,则克我之土的雨气乃为胜气,胜气之后,则我生之木的风气来复,此二年胜复之气相同。凡此二年,运气为寒,胜气为雨,复气为风。

客运五步:初之运少羽,二之运太角,三之运少徵,四之运太宫,终之运少商。主运五步:初之运少角,二之运太徵,三之运少宫,四之运太商,终之运少羽。

凡此巳亥年厥阴司天之政,其气不及,后天时而至。上述所谓同正角诸岁,其气化情况,中运与司天之气相同,均为木运平气。厥阴司天,少阳在泉,司天之气扰动,在泉之气正化,司天之风气,生于高远之处,在泉之炎热自下而从之,云归于雨府,湿化之气流行,司天之风气与在泉之火气相合,以为功德,上则应于岁星与荧惑星之光较强。司天之政扰动,在泉之令迅速,其在谷类应于青色与赤色者,间谷则为借间气太过而得成熟者,易耗损具有纹角虫类及羽虫类动物。风气燥气,火气热气,互为胜复,交替发作,蛰虫出现,流水不能结冰,热病生于人之下部,风病生于人之上部,风气与燥气则互为胜复,见于人体中部。初之气,主气为厥阴风木,客气为阴明燥金,寒气开始严厉,杀伐之气方来。人们易患寒病于右侧下方。二之气,主气为少阴君火,客气为太阳寒水,所以寒冷之气不去,雪花飘,水成冰,杀伐之气施化,霜乃降下,草类上部干焦,寒冷的雨水时常降下,若阳气来复则人们易患内部热症。三之气,主气为少阳相火,客气为厥阴风木,司天之政布化,大风时起,人们易患两目流泪,耳鸣,头目眩晕等病。四之气,主气为太阴湿土,客气为少阴君火,暑湿湿热之气交争于司天之左间,人们易患黄疸病,以至于浮肿。五之气,主气为阳明燥金,客气为太阴湿土,燥气与湿气互有胜负,阴寒沉降之气乃得布化,寒气侵及人体,风雨流行。终之气,主气为太阳寒水,客气为少阳相火,由于少阳之烈火主令,阳气大化,蛰虫出现,流水不得结冰,地中阳气发泄,草类生长,人们也感到舒适,其发病则为温热疫疬。凡此厥阴司天之年,必须折减其致郁之气,资助不胜之气的生化之源,赞助其不及的运气,不要使邪气太胜。本年宜用辛味以调治司天之风邪,用咸味以调治在泉之火邪,少阳相火,其性尤烈,不可轻易触犯,应当慎重调治。用温性药时,应避开温气主令之时,用热性药物时,应避开热气主令之时,用凉性药物时,应避开凉气主令之时,用寒性药物时,应避开寒气主令之时,用饮食调养时,也应遵照这个原则,这仅是就一般的情况而言。若气候有反常变化时,就不必拘守这一原则,这就是一般的规律。若不遵守这些规律,就会导致疾病的发生。

　　黄帝说:好。先生讲的,可以说是很详尽了,然而怎样才能知道它是应或不应的?岐伯说:你提的问题很高明啊!关于六气的问题,其运行有一定的次序,其终止有一定的方位,所以通常在正月初一日平旦时进行观察,根据六气主时所在的位置,就可以知道其气是应或不应。中运太过的,其气先时而至,中运不及的,其气后时而至,这是自然气象的一般规律和六气的正常情况。若中运既非太过亦非不及的平气,谓之"正岁",其气正当其时而至。黄帝说:胜气和复气是经常存在的,灾害的发生,怎样能够测知呢?岐伯说:不属正常气化的,就属于灾害。

　　黄帝说:司天在泉之气数的开始和终止是怎样的呢?岐伯说:你问得很详细啊!这是属于阐明气象变化规律的问题。司天在泉之数,开始于司天,终止于在泉,岁半以前,司天主其气,岁半以后,在泉主其气,天气地气相交之处,气交主其气,作为一年气数的纲领,乃尽于此。所以说司天在泉所主之方位既然明白了,六气之应于十二月,可以知道吗?就是六气分主六步的气数。黄帝说:我负责这件事情,并按照这些原则去运用它,有时与实际的气数不完全符合,是什么原因呢?岐伯说:岁气有太过不及的差别,四时主治的气化也有盛衰的不同,盛衰的多少与春、夏、长夏、秋、冬之气化相同。黄帝说:同化是怎样的?岐伯说:风温与春季之气化同,热曛昏火与夏季之气化同,胜气与复气的同化也是一样的,燥清烟露与秋季之气化同,云雨昏暝埃与长夏之气化同,寒气霜雪冰与冬季之气化同,这就是天地间五运六气之所化及运气互有盛衰的一般情况。

　　黄帝说:五运值年与司天之气同化的,叫作"天符",我已经知道了。我想听听五运与在泉之气同化是怎样的呢?岐伯说:岁运太过而与司天之气同化的有三,岁运不及而与司天之气同化的也有三,岁运太过而与在泉之气同化的有三,岁运不及而与在泉之气同化的也有三,属于这类情况的共有二十四年。黄帝说:请你把上述情况进一步加以说明。岐伯说:甲甲戌年中运太宫,为土运太过,下加太阴湿土在泉,壬寅壬申年中运太角,为木运太过,下加厥阴风木在泉。庚子庚午年中运太商,为金运太过,下加阳明燥金在泉,像这种情况的有三。癸巳癸亥年中运少徵,为火运不及,下加少阳相火在泉,辛丑辛未年中运少羽,为水运不及,下加太阳寒水在泉,癸卯癸百年中运少徵,为火运不及,下加少阴君火在泉,像这种情况的也有三。戊子、戊午年中运太徵,为火运太过,上临少阴君火司天,戊寅戊中年中运太徵,为火运太过,上临少阳相火司天,丙辰丙戌年中运太羽,为水运太过,上临太阳寒水司天,像这种情况的有三。丁巳丁亥年中运少角,为木运不及,上临厥阴风木司天,乙酉乙卯年中运少商,为金运不及,上临阳明燥金司天,己丑己未年中运少宫,为土运不及,上临太阴湿土司天,像这种情况的也有三。除此二十四年之外的,就是中运与司天在泉不加不临的年份。黄帝说:加是什么意思呢?岐伯说:岁运太过而与在泉相加的是"同天符",岁运不及而与在泉相加的是"同岁会"。黄帝说:临是什么意思呢?岐伯说:凡是岁运太过或不及与司天相临的,都叫作"天符",由于运气变化有太过不及的不同,病情变化则有轻微与严重的差异,生死转归也有早晚的区别。

　　黄帝说:先生说"用寒远寒,用热远热",我不明白其所以然,还想听听怎样叫作"远"。岐伯说:用热性药品者不要触犯主时之热,用寒性药品者,不要触犯主时之寒,适从这一原则时,就可以平和,违背这一原则时,就能导致疾病,所以对主时之气不可不畏而忌之,这就是所说的应时而起的六步之气的方位。黄帝说:温凉之气,次于寒热,应当怎样呢?岐伯说:主时之气为热的,用热性药品时不可触,主时之气为寒的,用寒性药品时不可触犯,主时之气为凉的,用凉性药品时不可触犯,主时之气为温的,用温性药品时不可触犯,间气与主气相同的,不可触犯,间气与主气不同的,可以稍稍触犯之,由于寒热温凉四气,不可随意触犯,所以谓之"四畏",必须谨慎地加以考察。黄帝说:好。在什么情况下则可以触犯呢?岐伯说:天气与主时之气相反的,可以主时之气为依据,客气胜过主气的,则可以触犯之,以达到平衡协调为目的,而不可使之太过,这是指邪气胜过主气者而言。所以说不要误了气候的常时,不要违背了六气之所宜,不可帮助胜气,不可赞助复气,这才是最好的治疗原则。

　　黄帝说:好。五运之气的运行与主岁之年,有一定的规律吗?岐伯说:让我把它排列出来,讲给你听吧:

甲子年、甲午年

上为少阴君火司天;中为太宫土运太过;下为阳明燥金在泉。司天之气数为热化二,中运之气数为雨化五,在泉之气数为燥化四,凡不出现胜气的,就是所谓正化日。其气化致病时,司天热化所致宜用咸寒,中运雨化所致宜用苦热,在泉燥化所致宜用酸温,这就是所谓适宜的药食性味。

乙丑年、乙未年:

上为太阴湿土司天;中为少商金运不及;下为太阳寒水在泉。金运不及,则可出现热化的胜气与寒化的复气,丑年与未年相同,凡出现胜气复气的,就是所谓邪化日。灾变发生在西方七宫。司天之气数为湿化五,中运之气数为清化四,在泉之气数为寒化六,若不出现胜气复气的,就是所谓正化日。其气化致病时,司天湿化所致宜用苦热,中运清化所致宜用酸和,在泉寒化所致宜用甘热。这就是所谓适宜的药食性味。

上为少阳相火司天;中为太羽水运太过;下为厥阴风木在泉。司天之气数为火化二,中运之气数为寒化六,在泉之气数为风化三,凡不出现胜气复气的,就是所谓正化日。其气化致病时,司天热化所致宜用咸寒,中运寒化所致宜用咸温,在泉风化所致宜用辛凉,这就是所谓适宜的药食性味。

丁卯年(属于岁会年)、丁酉年:

上为阳明燥金司天;中为少角木运不及;下为少阴君火在泉。木运不及,则可出现清化的胜气与热化的复气,卯年与酉年相同,凡出现胜气复气的,就是所谓邪化日。灾变发生在东方三宫。司天之气数为燥化九,中运之气数为风化三,在泉之气数为热化七,若不出现胜气复气的,就是所谓正化日。其气化致病时,司天燥化所致宜用苦小温,中运风化所致宜用辛和,在泉热化所致宜用咸寒,这就是所谓适宜的药食性味。戊辰年、戊戌年:上为太阳寒水司天;中为太徵火运太过;下为太阴湿土在泉。司天之气数为寒化六,中运之气数为热化七,在泉之气数为湿化五,凡不出现胜气复气的,就是所谓正化日。其气化致病时,司天寒化所致宜用苦温,中运热化所致宜用甘和,在泉湿化所致宜用甘温,这就是所谓适宜的药食性味。

己巳年、己亥年:

上为厥阴风木司天;中为少宫土运不及;下为少阳相火在泉。土运不及,则可出现风化的胜气与清化的复气,巳年与亥年相同,凡出现胜气复气的,就是所谓邪化日。灾变发生在中央五宫。司天之气数为风化三,中运之气数为湿化五,在泉之气数为火化七,若不出现胜气复气的,就是所谓正化日。其气化致病时,司天风化所致宜用辛凉,中运湿化所致宜用甘和,在泉火化所致宜用咸寒,这就是所谓适宜的药食性味。

庚午年、庚子年(二年俱为同天符):

上为少阴君火司天;中为太商金运太过;下为阳明燥金在泉。司天之气数为热化七,中运之气数为清化九,在泉之气数为燥化九,凡不出现胜气复气的,就是所谓正化日。其气化致病时,司天热化所致宜用咸寒,中运清化所致宜用辛温,在泉燥化所致宜用酸温,这就是所谓适宜的药食性味。

辛未年、辛丑年(二年俱为同岁会):

上为太阴湿土司天;中为少羽水运不及;下为太阳寒水在泉。水运不及,则可出现雨化的胜气与风化的复气,未年与丑年相同,凡出现胜气复气的,就是所谓邪化日。灾变发生在北方一宫。司天之气数为雨化五,中运之气数为寒化一,在泉的气数为寒化一,若不出现胜气复气的,就是所谓正化日。其气化致病时,司天热化所致宜用苦热,中运寒化所致宜用苦和,在泉寒化所致宜用甘热,这就是所谓适宜的药食性味。

壬申年、壬寅年(二年俱为同天符):

上为少阳相火司天;中为太角木运太过;下为厥阴风木在泉。司天之气数为火化二,中运之气数为风化八,在泉之气数亦为风化八,凡不出现胜气复气的,就是所谓正化日。其气化致病时,司天火化所致宜用咸寒,中运风化所致宜用酸和,在泉风化所致宜用辛凉,这就是所谓适宜的药食性味。

癸酉年、癸卯年(二年俱为同岁会):

上为阳明燥金司天;中为少徵火运不及;下为少阴君火在泉,火运不及,则可出现寒化的胜气与雨化的复气,酉年与卯年相同,凡出现胜气复气的,就是所谓的邪化日。灾变发生在南方九宫。司天之气数燥化九,中运之气数为热化二,在泉之气数为热化二,凡不出现胜气复气的,就是所谓正化日。其气化致病时,司天燥化所致宜用苦小温,中运热化所致宜用咸温,在泉热化所致宜用咸寒,这就是所谓适宜的药食性味。

甲戌年、甲辰年(二年既是岁会,又是同天符):

上为太阳寒水司天;中为太宫土运太过;下为大阴湿土在。泉。司天之气数为寒化六,中运之气数为湿化五,在泉之气数亦为湿化五,凡不出现胜气复气的,就是所谓正化日。其气化致病时,司天寒化所致宜用苦热,中运湿化所致宜用苦温,在泉湿化所致宜用苦温,这就是所谓适宜的药食性味。

乙亥年、乙巳年:

上为厥阴风木司天;中为少商金运不及;下为少阴相火在泉。金运不及,则可出现热化的胜气与寒化的复气,亥年与巳年相同,凡出现胜气复气的,就是所谓邪化日。灾变发生在西方七宫。司天之气数为风化八,中运之气数为清化四,在泉之气数为火化二,若不出现胜气复气的,就是所谓正化日。其气化致现时,司天热化所致宜用凉,中运清化所致宜用酸和,在泉火化所致宜用咸寒,这就是所谓适宜的药食性味。

丙子年(为岁会年)、丙午年:

上为少阴君火司天；中为太羽水运太过；下为阳明燥金在泉。司天之气数为热化二，中运之气数为寒化六，在泉之气数为清化四，凡不出现胜气复气的，就是所谓正化日。其气化致病时，司天热化所致宜用咸寒，中运寒化所致宜用咸温、在泉清化所致宜用酸温，这就是所谓适宜的药食性味。

丁丑年、丁未年：

上为太阴湿土司天；中为少角木运不及；下为太阳寒水在泉。木运不及，则可出现清化的胜气和热化的夏气，丑年与未年相同，凡出现胜气复气的，就是所谓邪化日。灾变发生在东方三宫。司天之气数为雨化五，中运之气数为风化三，在泉之气数为寒化一，若不出现胜气复气的，就是所谓正化日。其气化致病时，司天雨化所致宜用苦温，中运风化所致宜用辛和，在泉寒化所致宜用甘热，这就是所谓适宜的药食性味。

戊寅年、戊申年（二年俱为天符年）：

上为少阳相火司天；中为太徵火运太过；下为厥阴风木在泉。司天之气数为火化七，中运之气数为火化七，在泉之气数为风化三，凡不出现胜气复气的，就是所谓正化日。其气化致病时，司天火化所致宜用咸寒，中运火化所致宜用甘和，在泉风化所致宜用辛凉，这就是所谓适宜的药食性味。

已卯年、已酉年：

上为阳明燥金司天；中为少宫土运不及；下为少阴君火在泉。土运不及，则可出现风化的胜气和清化的复气，卯年与酉年相同，凡出现胜气复气的，就是所谓邪化日。灾变发生在中央五宫。司天之气数为清化九，中运之气数为雨化五，在泉之气数为热化七，若不出现胜气复气的，就是所谓正化日。其气化致病时，司天清化所致宜用苦小温，中运雨化所致宜用甘和，在泉热化所致宜用咸寒，这就是所谓适宜的药食性味。庚辰年、庚戌年：上为太阳寒水司天；中为太商金运太过；下为太阴湿土在泉。司天之气数为寒化一，中运之气数为清化九，在泉之气数为雨化五，凡不出现胜气复气的，就是所谓正化日。其气化致病时，司天寒化所致宜用苦热，中运清代所致宜用辛温，在泉雨化所致宜用甘热，这就是所谓适宜的药食性味。

辛巳年、辛亥年：

上为厥阴风木司天；中为少羽水运不及；下为少阳相火在泉。水运不及，则可出现雨化的胜气与风化的复气，巳年与亥年相同，凡出现胜气复气的，就是所谓邪化日。灾变发生在北方一宫。司天之气数为风化三，中运之气数为寒化一，在泉之气数为火化七，若不出现胜气复气的，就是所谓正化日。其气化致病时，司天风化所致宜用辛凉，中运寒化所致宜用苦和，在泉火化所致宜用咸寒，这就是所谓适宜的药食性味。

壬午年、壬子年：

上为少阴君火司天；中为太角木运太过；下为阳明燥金在泉。司天之气数为热化二,中运之气数为风化八,在泉之气数为清化四,凡不出现胜气复气的,就是所谓正化日。其气化致病时,司天热化所致宜用咸寒,中运风化所致宜用酸和,在泉清化所致宜用酸温,这就是所谓适宜的药食性味。

癸未年、癸丑年:

上为太阴湿土司天;中为少徵火运不及;下为太阳寒水在泉。火运不及,则可出现寒化的胜气与雨化的复气,未年与丑年相同,凡出现胜气复气的,就是所谓邪化日。灾变发生在北方九宫。司天之气数为雨化五,中运之气数为火化二,在泉之气数为寒化一,若不出现胜气复气的,就是所谓正化日,其气化致病时,司天雨化所致宜用苦温,中运火化所致宜用咸温,在泉寒化所致宜用甘热,这就是所谓适宜的药食性味。

甲申年、甲寅年:

上为少阳相火司天;中为太宫土运太过;下为厥阴风木在泉。司天之气数为火化二,中运之气数为雨化五,在泉之气数为风化八,凡不出现胜气复气的,就是所谓正化日。其气化致病时,司天火化所致宜用咸寒,中运雨化所致宜用咸和,在泉风化所致宜用辛凉,这就是所谓适宜的药食性味。

乙酉年(为太一天符年),乙卯年(为天符年):

上为阳明燥金司天;中为少商金运不及;下为少阴君火在泉。金运不及,则可出现热化的胜气和寒化的复气,酉年与卯年相同,凡出现胜气复气的,就是所谓邪化日。灾变发生在西方七宫。司天之气数为燥化四,中运之气数为清化四,在泉之气数为热化二,若不出现胜气复气的,就是所谓正化日。其气化致病时,司天燥化所致宜用苦小温,中运清化所致宜用酸和,在泉热化所致宜用咸寒,这就是所谓适宜的药食性味。

丙戌年、丙辰年(二年俱为天符年):

上为太阳寒水司天;中为太羽水运太过;下为太阴湿土在泉。司天之气数为寒化六,中运之气数为寒化六,在泉之气数为雨化五,凡不出现胜气复气的,就是所谓正化日。其气化致病时,司天寒化所致宜用苦热,中运寒化所致宜用咸温,在泉雨化所致宜用甘热,这就是所谓适宜的药食性味。

丁亥年、丁巳年(二年俱为天符年):

上为厥阴风木司天;中为少角木运不及;下为少阳相火在泉。木运不及,则可出现清化的胜气和热化的复气,亥年与巳年相同,凡出现胜气复气的,就是所谓邪化日。灾变发生在东方三宫。司天之气数为风化三,中运之气数为风化三,在泉之气数为火化七,若不出现胜气复气的,就是所谓正化日。其气化致病时,司天风化所致宜用辛凉,中运风化所致宜用辛和,在泉火化所致宜用咸寒,这就是所谓适宜的药食性味。

戊子年(为天符年)、戊午年(为太一天符年):

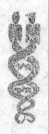

上为少阴君火司天;中为太徵火运太过;下为阳明燥金在泉。司天之气数为热化七,中运之气数为热化七,在泉之气数为清化九,凡不出现胜气复气的,就是所谓正化日。其气化致病时,司天热化所致宜用咸寒,中运热化所致宜用甘和,在泉清化所致宜用酸温,这就是所谓适宜的药食性味。

己丑年、己未年(二年俱为太一天符年):

上为太阴湿土司天;中为少宫土运不及;下为太阳寒水在泉。土运不及,则可出现风化的胜气和清化的复气,丑年与未年相同,凡出现胜气复气的,就是所谓邪化日。灾变发生在中央五宫。司天之气数为雨化五,中运之气数为雨化五,在泉之气数为寒化一,若不出现胜气复气的,就是所谓正化日。其气化致病时,司天雨化所致宜用苦热,中运雨化所致宜用甘和,在泉寒化所致宜用甘热,这就是所谓适宜的药食性味。

上为少阳相火司天;中为太商金运太过;下为厥阴风木在泉。司天之气数为火化七,中运之气数为清化九,在泉之气数为风化三,凡不出现胜气复气的,就是所谓正化日。其气化致病时,司天火化所致宜用咸寒,中运清化所致宜用辛温,在泉风化所致宜用辛凉,这就是所谓适宜的药食性味。

辛卯年、辛酉年:

上为阳明燥金司天;中为少羽水运不及;下为少阴君火在泉。水运不及,则可出现雨化的胜气与风化的复气,卯年与酉年相同,凡出现胜气复气的,就是所谓邪化日。灾变发生在北方一宫。司天之气数为清化九,中运之气数为寒化一,在泉之气数为热化七,若不出现胜气复气的,就是所谓正化日。其气化致病时,司天清化所致宜用苦小温,中运寒化所致宜用苦和,在泉热化所致宜用咸寒,这就是所谓适宜的药食性味。

壬辰年、壬戌年:

上为太阳寒水司天;中为太角木运太过;下为太阴湿土在泉。司天之气数为寒化六,中运之气数为风化八,在泉之气数为雨化五,凡不出现胜气复气的,就是所谓正化日。其气化致病时,司天寒化所致宜用苦温,中运风化所致宜用酸和,在泉雨化所致宜用甘温,这就是所谓适宜的药食性味。

癸巳年、癸亥年(二年俱为同岁会年):

上为厥阴风木司天;中为少徵火运不及;下为少阳相火在泉。火运不及。则可出现寒化的胜气与雨化的复气,巳年与亥年相同,凡出现胜气复气的,就是所谓邪化日。灾变发生在南方九宫。司天之气数为风化八,中运之气数为火化二,在泉之气数为火化二,若不出现胜气复气的,就是所谓正化日。其气化致病时,司天风化所致宜用辛凉,中运火化所致宜用咸温,在泉火化所致宜用咸寒,这就是所谓适宜的药食性味。

凡此五运六气之定期值年,胜气复气及正化邪化的不同变化,都有一定的规律可循,不可不加以考察。所以说,有关五运六气的问题,只要掌握了它的要领,一句话就可以结束,不能掌握它的要领,则漫无边际,就是这个意思。

黄帝说:好!五运之气也会有复气之年吗?岐伯说:五运之气郁到极点,就要暴发,不过需要等待一定的时机才能发作。黄帝说:请问其中的道理是什么呢?岐伯说:五运之气的太过年和不及年,其复气的发作是不一样的。黄帝说:我想请你详尽地讲讲。岐伯说:太过者,发作急暴,不及者,发作徐缓,急暴者,致病严重,徐缓者,致病持续。黄帝说:太过与不及的气化之数是怎样的呢?岐伯说:气太过的,其气化之数为五行的成数,气不及的,其气化之数为五行的生数,唯有土运,不管太过不及,其气化之数,皆为生数。

黄帝说:五气郁而发作是怎样的呢?岐伯说:土气郁发而发作的情况是,山谷惊动,雷声震于气交,尘埃黄黑昏暗,湿气蒸发则化为白气,疾风骤雨降于高山深谷,山崩石陷,撞击横飞,山洪暴发,大水随之而至,河流湖泊泛滥漫衍,土质破坏,水去之后,田土荒芜,只可牧畜而已。土郁发作,则土之化气得以敷布,喜降应时之雨,万物开始生长化成。湿气过胜则使人体水湿的运化受到影响,所以人们易患心腹部胀满,肠鸣,大便频数,甚则心痛,胁部胀满,呕吐霍乱,水饮发作,大便泄下如注,浮肿身重等病。云气奔向雨府,早霞映贯于朝阳之处,尘埃昏暗,山泽不清,这就是土郁开始发作的现象,发作时间多在四气之时。发现云雾横贯于天空与山谷,或聚或散,忽生忽灭,浮动不定,乃是土郁将发的先兆。

金气郁而发作的情况是:天气清爽,地气明净,风清凉,气急切,凉气大起,草木之上轻浮着云烟,燥所流行,时常有雾气弥漫,肃杀之气至,草木干枯凋落,发为秋声。燥气过胜则气化受到影响,所以人们易患咳嗽气逆,心与胁部胀满牵引少腹部,经常急剧疼痛,不能转动,咽喉干燥,面色如烟尘而难看等病。山泽干枯,地面凝聚着如霜一样的卤碱,这就是金郁开始发作的现象,发作时间多在五气之时。发现夜间降下白露,丛林深处风声凄凉,乃是金郁将发的先兆。

水气郁而发作的情况是,阳气退避,阴气骤起,大寒的气候乃至,川流湖泽,被严寒冻结,寒冷的雾气结为霜雪,甚则

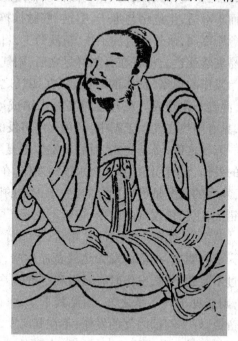

明代高濂《遵生八笺》陈希夷导引坐功图中的白露八月节坐功图

中华传世医典

黄帝内经

素问卷之八

雾气黄黑昏暗遮蔽,流行于气交,而为霜雪肃杀之气,水乃预先发现某些征兆。所以人们易患寒气侵犯人体而心痛,腰部与臀部疼痛,大关节活动不灵,屈伸不便,多厥逆,腹部痞满坚硬等病。阳气不得主治,阴气聚积于空中,白埃昏暗,这就是水都开始发作的现象,发作时间,多在君火与相火主时的前后。发现太空之气散乱如麻,深远昏暗,隐约可见,颜色黑而微黄,乃是水郁将发的先兆。

木气郁而发作的情况是,在空中尘埃昏暗,云物飘动,大风乃至,屋被刮坏,树木折断,草木之类发生变化。所以人们易患胃脘当心处疼痛,向上支撑两胁,咽喉鬲塞不通,食饮难以咽下,甚则耳鸣,头目眩晕旋转,两眼辨不清人物,多突然僵直仆倒等病。太空中尘埃苍茫,天空和山脉同样颜色,或呈现浊气,色黄黑郁滞不散,云虽横于空中,而雨水不降,这就是木郁开始发作的现象,发作的时间不固定。发现平野中的草皆低垂不起,柔软的树叶子皆背面翻转向外,高山之松,被风吹作响,虎叫于山崖峰峦之上,乃是木郁将发的先兆。

火气郁而发作的情况是:太空中有黄赤之气遮蔽,太阳光不甚明亮,火炎流行,大暑乃至,高山湖泽似被大火烧燎一样,木材流出液汁,广大的厦屋烟气升腾,地面上浮现出霜卤样物质,不流动的水减少,蔓草类焦枯干黄,风热炽盛,人们言语惑乱,湿之化气,乃后期而至。所以人们易患少气,疮疡痈肿,胁腹胸背,头面四肢,胀满而不舒适,生疮疡与痱子,呕逆,筋脉抽搐,骨节疼痛而抽动,泄泻不止,温疟,腹中急剧疼痛,血外溢流注不止,精液乃少,目赤,心中烦热,甚则昏晕烦闷懊恼等病,容易突然死亡。每日在百刻终尽之后,阳气来复,气候大温,汗湿汗孔,这就是火郁开始发作的现象,发作的时间,多在四气之时。事物动极则静,阳极则阴,热极之后,湿气乃化乃成。花开之时又见水结成冰,山川出现冰雪,则火乃被郁,而于午时,见有阳热之气生于湖中,乃是火郁将发的先兆。

五气之郁,必有先兆,而后乃发生报复之气,都是在郁极的时候,开始发作,木郁的发作,没有固定的时间,水郁的发作,在君、相二火主时的前后。细心地观察时令,发病的情况是可以预测的,失于正常的时令及岁气运行的规律,则五行之气运行错乱,生长化收藏的政令,也就不正常了。

黄帝说:水郁而发为冰雪霜雹,土郁而发为飘雨,木郁而发为毁坏断折,金郁而发为清爽明净,火郁而发为热气黄赤昏暗,这是什么气造成的呢? 岐伯说:六气有太过不及的不同,发作时有轻微和严重的差别,发作轻微的,只限于本气,发作严重的,则兼见于其下承之气,预见其下承之气的变化,则气发的情况就可以知道了。黄帝说:好。五郁之气的发作,不在其应发之时,是什么道理呢? 岐伯说:这属于时间上的差异。黄帝说:这种差异,有日数吗? 岐伯说:差异都在应发时之后三十日有余。黄帝说:主时之气,来时有先后的不同,是什么原因呢? 岐伯说:岁运太过,气先时而至,岁运不及,气后时而至,这属于正常的气候。黄帝说:岁运之气,正当应至之时而来的,属于什么呢? 岐伯说:没有太过和不及,则正当其时而至,不这样就要发生灾害。

黄帝说:好。气有非其时而有其化的,是什么道理呢?岐伯说:太过者,其气化则正当其时;气不及的,其气化则归之于胜己者之所化。黄帝说:四时之气,来时有早晚高下左右的不同,怎样测知呢?岐伯说:气的运行有逆有顺,气之来至有快有慢。所以气太过的,气化先于天时,气不及的,气化后于天时。黄帝说:我想听听关于气的运行情况是怎样的呢?岐伯说:春气生于东而西行,夏气生于南而北行,秋气生于西而东行,冬气生于北而南行。所以春气自下而升于上,秋气自上而降于下,夏气万物生长,其气布化于中,冬气严于外表,而气始于标。春气在东,故始于左,秋气在西,故始于右,冬气在北,故始于后,夏气在南,故始于前。这就是四时正常气化的一般规律。所以高原地带,气候严寒,冬气常在,下洼地带,气候温和,春气常在,必须根据不同的时间地点,仔细地加以考察。黄帝说:好。

黄帝问道:五运六气变化应于所见的物象,其正常气化与反常的变化是怎样的呢?岐伯回答说:关于六气正常与反常的变化,有气化,有变化,有胜气,有复气,有作用,有病气,各有不同的情况,你想了解哪一方面的呢?黄帝说:我想听你详尽地讲讲。岐伯说:我尽量地讲给你听吧。关于六气之所至,厥阴风木之气至时,则为平和;少阴君火之气至时,则为温暖;太阴湿土之气至时,则为尘埃湿润;少阳相火之气至时,则为火炎暑热;阳明燥金之气至时,则为清凉刚劲;太阳寒水之气至时,则为寒冷气氛。这是四时正常气化的一般情况。

厥阴之气至为风化之府,为物体破裂而开发;少阴之气至为火化之府,为万物舒发繁荣;太阴之气至为雨化之府,为物体充盈圆满;少阳之气至为热化之府,为气化尽现于外;阳明之气至为肃杀之府,为生发之气变更;太阳之气至为寒化之府,为阳气敛藏。这是六气司化的一般情况。

厥阴之气至,为万物发生,为和风飘荡;少阴之气至,为万物繁荣,为形象显现;太阳之气至,为万物化育,为湿化云雨;少阳之气至,为万物盛长,为蕃盛鲜明;阳明之气至为收敛,为雾露之气;大阳之气至为闭藏,为生机闭密。这是六气所化的一般情况。

厥阴之气至,为风气发生,厥阴之下,金气承之,故终则肃杀;少阴之气至,为热气发生,少阴之中见为太阳,故其中为寒化;太阴之气至为湿气发生,太阴之下,风气承之,风来湿化,故气终则大雨如注;少阳之气至,为火气发生,相火之下,水气承之,故气终为湿热交蒸;阳明之气至为燥气发生,其气终则为凉;太阳之气至,为寒气发生,太阳之中见为少阴,故其中为温化。这是六气德化的一般情况。

厥阴之气至,为毛虫类化育;少阴之气至,为羽虫类化育;太阴之气至,为倮虫类化育;少阳之气至,为有羽民办昆虫类化育;阳明之气至,为介虫类化育;太阳之气至,为鳞虫类化育。这是气化功德的一般情况。

厥阴之气至则万物生发,故为生化;少阴之气至则万物繁荣,故为荣化;太阴之气至则万物湿润,故为濡化;少阳之气至则万物茂盛,故为茂化;阳明之气至则万物坚实,故为坚化;太阳之气至则万物闭藏,故为藏化。这是六气施政的一般情况。

厥阴风木之气至,为旋风怒狂,风木亢盛则金气承而制之,其气大凉;少阴君火之气至,为气甚温暖,火气亢盛则阴精承而制之,其气寒冷;太阴温土之气至为雷雨剧烈,湿土亢盛则风气承而削之,其气为狂风;少阳相火之气至,为旋风及火热燔燎,火气亢盛刚水气承而制之,其气为霜凝;阳明燥金之气至,为物体散落,金气亢盛则火气承而制之,其气温暖;太阳寒水之气至,为寒雪冰雹,寒水亢盛则土气承而制之,其气为白色尘埃。这是六气变常的一般情况。

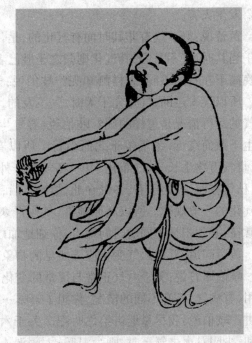

明代高濂《遵生八笺》陈希夷导引坐功图中的霜降九月中坐功图

厥阴风木之气至,为物体扰动,为随风往来;少阴君火之气至,为火焰高明,为空中有黄赤之气色;太阴湿土之气至,为阴气沉滞,为白色埃尘,为晦暗不明;少阳相火之气至,为虹电等光显,为赤色之云,为空中有黄赤之色;阳明燥金之气至,为烟尘,为霜冻,为刚劲急切,为凄惨之声;太阳寒水之气至,为坚硬,为锋利,为挺立。这是六气行令的一般情况。

厥阴风木之气至而致病,为腹中拘急;少阴君火之气至而致病,为疮疡皮疹身热;太阴湿土之气至而致病,为水饮积聚,阻塞不通;少阳相火之气至而致病,为喷嚏呕吐,为疟病;阳明燥金之气至而致病,为皮肤气肿;太阳寒水之气至而致病,为关节屈伸不利。这是六气致病的一般情况。

厥阴之气至而致病,为肝气不舒,胁部支撑疼痛;少阴之气至而致病,为心神不宁,易惊而惑乱,恶寒战栗,谵言妄语;太阴之气至而致病,为脾气不运,蓄积胀满;少阳之气至而致病,为胆气被伤,易惊、躁动不安,昏晕闷昧,常突然发病;阳明之气至而致病,为胃足阳明之经脉不适,鼻塞,尻阴股膝髀腨胫足等处发病;太阳之气至而致病,为膀胱足太阳之经脉不适,发为腰痛。这是六气致病的一般情况。

厥阴之气至而致病,为胁痛,呕吐泻利;少阴之气至而致病,为多言善笑;太阴之气至而致病,为身重浮肿;少阳之气至而致病,为急剧泻利不止,肌肉胸筋脉抽搐,常突然死亡;阳明之气至而致病,为鼻塞喷嚏;太阳之气至而致病,为大便泻利,津液之窍道闭止不通。这是六气致病的一般情况。

凡此十二变者,六气作用为德者,那么万物以德回应它;六气作用为化者,那么万物以化回应它;六气作用为政者,那么万物以政回应它;六气作用为令者,那么万物以令回应它;气在上的则病位高,气在下的则病位低;气在后的则病位在后;气在前的则病位在前,气在中的则病位在中;气在外的则病位在外;这是六气致病之病位的一般情况。所以风气胜者则动而不宁,热气胜者则肿,燥气胜者则干,寒气胜者则虚浮,湿气胜者则湿泻,甚则水气闭滞而为浮肿。随着六气所在之处,以知其病变的情况。

黄帝说:我想听听六气的作用是怎样的。岐伯说:关于六气的作用,各自归之于被我克之气而以为气化。所以太阴的雨化,作用于太阳;太阳的寒化,作用于少阴;少阴的热化,作用于阳明;阳明的燥化,作用于厥阴;厥阴的风化,作用于太阴。各随其所在的方位以显示其作用。黄帝说:六气自得其本位的,是怎样的呢? 岐伯说:六气自得其本位的,是正常的气化。黄帝说:我想听听六气本位的所在。岐伯说:确立了六气所居的位置,就可以知道它所主的方隅和时间了。

黄帝说:岁气六步之位的太过不及是怎样的呢? 岐伯说:太过和不及之气是不相同的,太过之气,来时缓慢而时间持续较长,不及之气,来时急骤而容易消失。黄帝说:司天与在泉之气的太过不及是怎样的呢? 岐伯说:司天之气不足时,在泉之气随之上迁,在泉之气不足时,司天之气从之下降,岁运之气居于中间,若在泉之气上迁则运气先上迁,司天之气下降则运气先下降,所以岁运之气的迁降,常在司天在泉之先。岁运不胜司天在泉之气时则相恶,岁运与司天在泉之气相和时,则同归其化,随着岁运与司天在泉之气所归从,而发生各种不同的病变。所以司天之气太过时,则天气下降,在泉之气太过时,则地气上迁,上迁下降的多少,随着天地之气胜之多少,存在着一定的差异,气微则差异小,气甚则差异大,甚则可以改变气交的时位,气交时位改变时则有大的变化,疾病就要发作。《大要》上说:差异大的有五分,差异小的有七分,这种差异就表现出来了。就是这个意思。

黄帝说:好。前面论述过用热品时,不要触犯主时之热;用寒品时,不要触犯主时之寒。我想不避热不避寒,应当怎样呢? 岐伯说:你问得很全面啊! 发表时可以不避热,攻里时可以不避寒。黄帝说:不发表不攻里而触犯了主时之寒热会怎样呢? 岐伯说:若寒热之气伤害于内,他的病就更加严重了。黄帝说:我想听听无病的人会怎样呢? 岐伯说:无病的人,能够生病,有病的人会更加严重。黄帝说:生病的情况是怎样的呢? 岐伯说:不避热时则热至,不避寒时则寒至。寒至则发生腹部坚硬痞闷胀满,疼痛急剧,下利等病;热至则发生身热,呕吐下利,霍乱,痈疽疮疡。昏冒郁闷泄下,肌肉瞤动,筋脉抽搐,肿胀,呕吐,鼻塞衄血,头痛,骨节改变,肌肉疼痛,血外溢或下泄,小便淋沥,癃闭不通等病。黄帝说:应当怎样治疗呢? 岐伯说:

主时之气,必须顺从之,触犯了主时之气时,可用相胜之气的药品加以治疗。

黄帝问道:妇女怀孕,若用毒药攻伐时,会怎样呢?岐伯回答说:只要有应攻伐的疾病存在,则母体不会受伤害,胎儿也不会受伤害。黄帝说:我想听听这是什么道理呢?岐伯说:身虽有妊,而有大积大聚这种病,是可以攻伐的,但是在积聚衰减一大半时,就要停止攻伐,攻伐太过了就要引起死亡。

黄帝说:好。郁病之严重者,应当怎样治疗呢?岐伯说:肝木郁的,应当舒畅条达之;心火郁的,应当发散之;脾土郁的,应当劫夺之;肺金郁的,应当渗泄之;肾水郁的,应当折抑之。这样去调整五脏的气机,凡气太过的,就要折服其气,因为太过则畏折,就

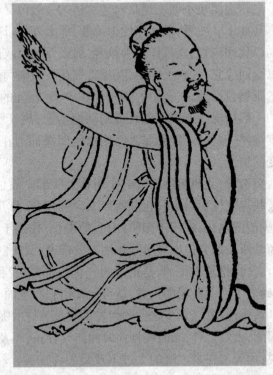

明代高濂《遵生八笺》陈希夷导引坐功图中的立冬十月节坐功图

是所谓泻法。黄帝说:假借之气致病,应当怎样治疗呢?岐伯说:如果主气不足而有假借之气时,就不必要遵守"用寒远寒,用热远热"等禁忌法则了。这就是所谓主气不足,客气胜之而有非时之气的意思。

黄帝说:圣人的要道真伟大呀!关于天地的变化,运行的节律,运用的纲领,阴阳的治化,寒暑的号令,不是先生谁能通晓它!我想把它藏在灵兰室中,署名叫六元正纪,不经过洗心自戒,不敢随意将其展示,不是诚心实意的人,不可轻易传授给他。

【专家评鉴】

一、五运之化的逆从

五运和六气的变化有其一定规律,归纳为六个方面:

(一)"五运之化,或从天气"

言五运的生化作用,与岁气中的司天之气相顺应。丙戌为水运之年,又逢太阳寒水司天,己丑、己未年,即是土运之年又逢太阴湿土司天,这种年份便是"五运之

化,或从天气"。当然,还应当包括或从地气。如甲辰甲戌年,土运逢太阴湿土在泉。

（二）"或逆天气"

指五运的生化作用违逆司天之气。张志聪:"或逆天气者,如丙子丙午年,火运司天而行水运,甲辰甲戌岁,水运司天而行土运也。"言岁运之气克制司天之气。若从字义上讲,还当包括岁运之气被司天之气所克亦当属之,如己巳、己亥年,便为土运之气被巳亥厥阴风木之气所克,同样是"逆天气"之属,当然,或逆地气也在其中。

（三）"或从天气而逆地气"

指岁运与司天之气相应而与在泉之气违逆,如己丑、己未年,便是土运与司天的太阴湿土之气相应,而与在泉之太阳寒水违逆。

（四）"或从地气而逆天气"

指岁运与在泉之气相应而与司天之气违逆,如甲辰、甲戌年,即为岁运土气与在泉的太阴土气顺从,而与司天的太阳寒水相违逆。

（五）"相得"

言气和运的五行属性相同或相生者,如年干是丁、壬、戊、癸,而年支是寅、申或巳、亥,即是运和气相得。1998 年为戊寅年,火运为中运,该年又为少阳相火司天,厥阴风木在泉。火运与司天火气,在泉的风气处于同气相助和相生关系,故属"相得"之列。

（六）"不相得"

指运气不和,或者运被气克,或气被运克,皆然。如年干为甲为己,而岁支是辰是戌者,即是当年之运被司岁之气所克。

上述六点,都属运气合治的规律,可用运气这种错综关系,去认识自然界复杂多变的气候。

二、掌握运与气的方法

原文说:"先立其年,以明其气,金木水火土运行之数,寒暑燥湿风火临御之化,则天道可见",指出要掌握运与气的规律,必须先确立该年的干支,如马莳说:"先立其年者,如下文某年为壬辰,某年为壬戌也。"年干纪运,年支司气,年之干支既立,当年的岁运岁气即明,在此基础上,再据"木火土金水"五运,及"寒暑燥湿风火"六气的五行属性及相互生克制胜理论进行演绎,那么,"五运之化,或从天气,或逆天气,或从天气而逆地气,或从地气而逆天气,或相得或不相得"的规律就能掌握,故曰"则天道可见矣"。

掌握运气规律的意义,是为了"通天之纪,从地之理,和其运,调其化",使人体和调于五运六气的生化规律之中,适应于天地升降之宜,还可用"甘苦辛咸酸淡先后",来调理机体的气化功能,如此则不会偏离运气的正常规律,阴阳和调,气机通畅,生机旺盛。所以原文说,只有做到"不失其宜,五运宣行,勿乖其政,调之正味",才能达到"民气可调,阴阳卷舒"之目的。

三、"先立其年,以明其气"

在推算当年的运和气时,首先要确定当年的年干年支。立年干,可知当年的中运和客运;立年支,以明当年的岁气。

以"太阳之政"为例:"太阳之政奈何?岐伯曰:辰戌之纪也。"指出,逢辰、戌之年,便为太阳寒水之气主岁。"辰戌之纪"分壬辰、壬戌、戊辰、戊戌、甲辰、甲戌、庚辰、庚戌、丙辰、丙戌十年,太阳之政的十年,由于均是阳干年,为五运太过,所以称为太角、太徵、太宫、

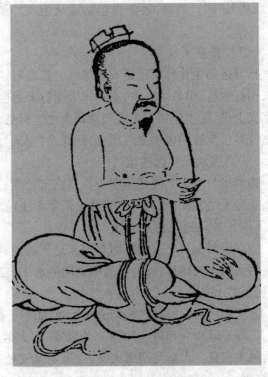

明代高濂《遵生八笺》陈希夷导引坐功图中的小雪十月节坐功图

太商、太羽。年干分阴阳,而五音则别太少,中运主运客运都按五音建运的方法,用角、徵、宫、商、羽分别代表木火土金水五运。"辰戌之纪":"太阳、太角、太阴,壬辰壬戌,其运风,其化鸣紊启坼,其变振拉摧拔,其病眩掉目瞑",指出壬辰壬戌两年,为太阳寒水司天,岁运属木,壬为阳干,故称太角,三阳司天则三阴在泉,故称太阴。木运主风,故风运正常则天地温和,微风吹拂树木的枝条,发出微鸣之声,植物的种芽也破土萌生,这是正常风运给自然所带来的正常物化特征。若风木之气无有制约而太过,则狂风大作,万物被震撼摧折,这是风运太过所带来的灾变特征。人体则见风气为患。《素问·至真要大论》说:"诸风掉眩,皆属于肝",风运司岁,人体肝脏应之,故眩晕振掉,目闭不欲睁,视物不清等肝风之症。余皆仿此。

"太角初正　少徵　太宫　少商　太羽终"是指客运而言的。客运与主运的不同点在于主运初运始于木,按五行相生顺序而终于水,客运之初运则随大运起运。因壬辰壬戌之岁为阳干木运,故其客运起止仍为起于木而终于水,它如戊辰戊戌则初运起于太徵,甲辰甲戌则起于太宫,庚辰庚戌起于太商,丙辰丙戌起于太羽。其五步规律为从初运开始,仍按五行相生顺序,阳干年起于太而终于太,反之,若遇阴干之年的客运,则起于少而终于少。余者均可以此例类推。

四、运太过"先天",运不及"后天"

凡阳干之年,如"太阳司天之政","少阳司天之政","少阴司天之政"的年份,其运皆为太过,故气候变化较节令到来的早,此所谓"先天",即先天时而至之意。王冰:"六步之气,生长化成收藏,皆先天时而应至也。余岁先天同之也。"凡阴干之年,如"阳明司天之政""太阴司天之政""厥阴司天之政"的年份,运皆不足,故气候较节令晚来,此所谓后天。王冰:"六步之气,生长化成,庶务动静,皆后天时而应,余少岁同。"张志聪在注释太阳司天之政时说:"主岁者,司天在泉,主时者,主气客气。六气虽各有分部,而司天之气,又为一岁之主,故曰凡此太阳司天之政,气化运行先天。夫子午寅申辰戌为六阳年,气主太过。丑未卯酉巳亥为六阴年,气主不及。凡主岁主时之气,太过之年,皆先天时而至,不及之年,皆后天时而至,故曰运太过,则其至先,运不及,则其至后"。所以,

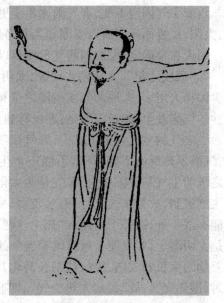

明代高濂《遵生八笺》陈希夷导引坐功图中的大雪十一月节坐功图

"先天"、"后天"是岁运太过不及的气化特征之一。

五、司天在泉,同司岁气

司天和在泉之气,一阴一阳,同主一岁之气。原文所说的"水土合德""金水合德""火木合德"等,都是指司天在泉之气各主半年。司天主初、二、三气;在泉司四、五、终气。每年的气候特征,均由当年司天在泉之气的性质及其德化政令特征决定。自然界也就会有相应的物化特征、五星应象及相应的谷物(称为岁谷)等,若司天在泉之气变化异常,就会给自然界带来相应的灾变,在人体就会发生相应的病症。

例如"太阳司天之政",太阴湿土在泉,"水土合德",共主岁气。太阳寒水之气有清肃凛冽之性,故其司天,寒气便充斥天空,作用太过,致使上半年的阳气被遏制而不得行其温煦之令,因此就有"寒政大举,泽无阳焰"之气象特征。待到中运三之气少阳相火主治之时,太阴湿土之气先时而至,故曰:"少阳中治,时雨乃涯"。待到太阴湿土在泉司政的四、五、终气,湿气大胜,出现"湿化乃布,泽流万物"的气象特征。在"太阳司天之政""水土合德"的年份,寒湿二气当令,所以"上应辰星镇星,

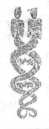

其谷玄黅"。同时也有"民病寒湿,发肌肉痿,足痿不收,濡泻血溢"的病症发生。这是司天在泉的一年总的变化趋势。余皆仿此。

六、六步不同,气候各异

六步主气固定不变,客气则逐年变更其六步,顺序是厥阴、少阴、太阴、少阳、阳明、太阳,往复循环。所以要测知当年各时气候变化状况,必先明白客气的迁移变化。司天在泉确定,左右四间气也便得以确立。

如"辰戌之纪",太阳寒水司天,太阴湿土在泉,初之气的主气为厥阴风木,客气为少阳相火用事,大地的气候也随之变得温暖,草木及早繁荣。在此节令,易有季节性传染病发生,如温病即是,表现有如身热头痛、呕吐、肌肤疮疡等属热的症状特点。二之气的主气是少阴君火,客气阳明燥金当令,主气被客气压制,所以凉气反至,气温不热反而下降,草木不能正常生长。人体阳气受郁于中,发为胸腹胀满。三之气的主气是少阳相火,客气是为太阳寒水司天之气,水寒之气当令,少阳相火之主气被制,故见寒气流行,雨水较多,夏季应热而反寒,由于气温低下,体内阳气不能布散于外,遏郁于内而有"热中、痈疽",心中烦热,头目不清等病。四之气的主气是太阴湿土,客气便是厥阴风木当令,风湿之气交争,"风从湿化"则多见雨,有利于万物的生长和成熟,故曰:"乃长乃化乃成"。由于厥阴风木内寄相火,且当暑热之时,湿热交蒸,故"民病大热少气",四肢肌肉痿弱无力,下痢赤白等。五之气的主气是阳明燥金,客气少阴君火行令,阳气开始旺盛,气温有所回升,草木能够因此而得以成熟,人体的阳气也能得以舒发。终之气的主气是太阳寒水,客气却是当年在泉的太阴湿土行令,寒湿气胜,凝滞于太虚,四野因此而昏蒙不清。人们受到阴凝之气的影响而为病。

从太阳司天之政十年的六步客气特征分析来看,各步气候和发病特征,主要取决于主气客气自身的性质,但也必须注意客气与主气的加临和相互制胜关系。客主关系表现有二:其一,如《素问·五运行大论》说:"气相得则合,不相得则病"。客气与主气相生,或客主同气,便为相得,如"辰戌之纪"太阳寒水司天的年份,初之气客主相生,此即"相得"。余气客主相克皆为"不相得"。再如"卯酉之纪",阳明燥金司天的年份,二之气的主气是少阴君火,客气为少阳相火,此为同气,也属"相得"。"寅申之纪"少阳相火司天年份的六气皆为相得。其二,客主关系有顺逆之别。客气生主气为顺,如"子午之纪"少阴君火司天的年份,二之气的主气是少阴君火,客气为厥阴风木用事,此便为客生主,为顺。若客气为少阴君火,而主气为少阳相火者亦为顺。如"子午之纪"的三之气便是。反之为逆,如"辰戌之纪"太阳寒水司天的年份,初气的主气是厥阴风木,客气是少阳相火,就是主生克,此为逆。

七、五味调治的目的和意义

为了避免或治疗因运气盛衰变化所带来的病患,药食五味调治是很重要的。

食物,要选择与当年岁气相应的谷物,如"辰戌之纪",太阳司天之岁,寒湿为司岁之气,要选择黑色和黄色的谷类,以保养真气。"卯酉之纪",阳明燥金司天,清热为司岁之气,要选择白色和红色谷物等。同时,还要防避虚邪贼风,以保正气。

药味的选择也同样如此,要和当年的运气相适应,才能从培补化源入手,减弱致郁的胜气,太过运气才能被抑制,不及的运气才得以扶植,不论是药物或饮食五味的选择,目的是调整机体与自然界的动态平衡,不要因运气偏盛偏衰的变化,而造成病害。所以在太阳司天之年,寒湿之气司岁,故"宜苦以燥之温之"。阳明司天之岁,清气热气司

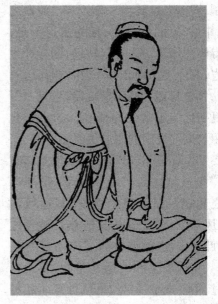

明代高濂《遵生八笺》陈希夷导引坐功图中的冬至十一月节坐功图

岁,故宜"以咸以苦以辛,汗之清之散之,安其运气,无使受邪"。少阳司天之年,热气风气司岁,故"宜咸辛宜酸,渗之泄之,溃之发之,观气寒温以调其过。"余皆类此。

八、六气行止迟早的观测方法

主客六气的迁移,有一定的秩序和方位。都是按五行相生之序,将一岁等分为六岁,每步为六十日又八十七刻半。主气固定主时,年年如此。客气每年迁移一气,其"行有次,止有位",有一定规律可循,观测的方法,"常以正月朔日平旦视之,睹其位而知其所在矣。"正月建寅,为一岁之首,朔日即初一,为一月之初,平旦则天刚亮,为一旦之始。于是在此时观察气候变化,以判断当年六气所在的气位。

观测六气行至迟早及所在之位的标准有三:

(一)"运有余,其至先"

凡阳干之年,皆为中运太过,从大寒节前十三日交接,故正月初一寅时观察气候变化,则是先于节令而至,诸如"辰戌之纪""寅申之纪""子午之纪"皆如此。

(二)"运不及,其后至"

凡阴干之年,皆为中运不及,从大寒节后十三日交接,故正月初一寅时观察气候,则是晚于节令而至。诸如"卯酉之纪""丑未之纪""巳亥之纪"皆属之。

(三)"运非有余,非不足,是谓正岁"

凡运太过而被抑制,运不及而得助,就为平气,或曰正岁。如"辰戌之纪"中的戊辰年为火运太过,戊属阳火,辰是太阳寒水司天,火虽太过,却被司天之太阳寒水

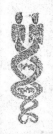

抑制，即由太过转为"正岁"。"卯酉之纪"中的辛卯、辛酉年，虽为水运不足，但得阳明燥金司天之气扶助，同样产生正岁，和平气（即正岁）合称"五运三气"，都是自然界的正常规律，也是六气胜复变化的正常规律所在。如果气化作用与运气之间的制胜关系不相符合，就要发生灾害，故曰"非气化者，是谓灾也。"张志聪注云："非气化者，谓非运气之化也。如丁卯丁酉岁，其运风清热，风乃少角之气化，其清热乃胜复之气，此邪化也，是谓灾眚。"基本精神是说，气化现象要和岁运相符合，不论是太过、不及或平气，皆如此，如果不相符合，就是"非气化"，就是生灾害。

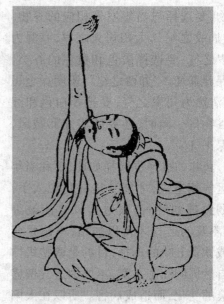

明代高濂《遵生八笺》陈希夷导引坐功图中的小寒十二月节坐功图

每年的客气变化迁移，都是以司天之气开始，终止于在泉之气。因此，从大寒节至小暑之间为岁半之前，气候变化由司天之气主持，故曰"岁半之前，天气主之"；从大暑至小寒节为岁半之后，气候变化由在泉之气主持，故曰"岁半之后，地气主之"。岁运之气则在司天在泉之气的合德下，发挥基础作用。司天在泉之位已明，那么六步之气所分布的月份也便确定。这便是一年之中的气化规律。

九、运气同化规律

如果按运气常规去判断气候，有时也有不符合的，究其原因，是由于六气的作用有有余、不足之别，运与气相合时又有偏盛偏衰的差异，这当中就有个同化的问题。所谓同化，就是指运和气，在五行归类中，属于同类而有同化的作用，所以原文说："气用有多少，化治有盛衰，衰盛多少，同其化也"就是此意。同化的类别虽有不同，但其基本规律有五：木同风化，火同暑化，土同湿化，金同燥化，水同寒化。所以原文说："风温春化同，热曛昏火夏化同，胜与复同，燥清烟露秋化同，云雨昏瞑埃长夏化同，寒气霜雪冰冬化同，此天地五运六气之化，更用盛衰之常也。"但是，岁气又有司天在泉之别，故运气同化又有同天化、同地化之别：

（一）同天化

"五运行同天化者，命曰天符"。是指中运与司天之气性质相符之岁，归纳如下：

$$
同天化\begin{cases}
运太过\begin{cases}
戊子、戊午太征上临少阴 \\
戊寅、戊申太征上临少阳 \\
丙辰、丙戌太羽上临太阳
\end{cases} \\
运不及\begin{cases}
丁巳、丁亥少角上临厥阴 \\
乙卯、乙酉少商上临阳明 \\
己丑、己未少宫上临太阴
\end{cases}
\end{cases}
"太过不及,皆曰天符"
$$

（二）同地化

"太过而加同天符,不及而加同岁会也。"指出同地化与同天化的区别。同天化不论岁运"太过不及,皆曰天符"。所谓同天符,指凡逢阳干年,太过的中运与当年在泉之气相合。所谓同岁会,指凡逢阴干年,不及的中运与在泉之气相合,归纳如下:

$$
同地化\begin{cases}
运太过\begin{cases}
甲辰、甲戌太宫下加太阴 \\
壬寅、壬申太角下加厥阴 \\
庚子、庚午太商下加阳明
\end{cases}
太过而加谓同天符 \\
运不及\begin{cases}
癸巳、癸亥少徵下加少阳 \\
辛丑、辛未少羽下加太阳 \\
癸卯、癸酉少征下加少阴
\end{cases}
不及而加谓同岁会
\end{cases}
$$

十、顺时用药,是谓至治

张志聪云:"一岁之中,有应时而起之六位,各主六十日另八十七刻半,各有寒热温凉之四气,皆宜远而无犯。如初之气,天气尚寒,时宜用热,时值少阳相火司令,又当远此而无犯也。如二之气,天气已温,时宜用凉,时值太阳寒水之令,又当远此一位而用凉也。每岁之六气皆然,从则和,逆则病,不可不敬畏而远之。"所以本段原文,从用药禁忌,进一步阐述掌握运气理论,应时用药原则的重要性。

一般的用药原则是"司气以热,用热无犯,司天以寒,用寒无犯,司气以凉,用凉无犯,司气以温,用温无犯。"即气候温热者,温热之品不能用;气候寒凉,则不能用寒凉之品。所以,药物的寒热温凉,在运用时当与岁气的寒热温凉气候敬畏而避忌,故称

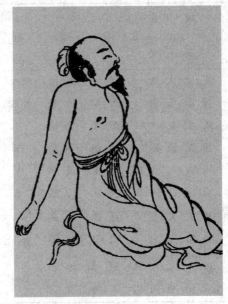

明代高濂《遵生八笺》陈希夷导引坐功图中的大寒十二月坐功图

此为"四畏"。用药无犯，这是针对主岁的司天在泉之气而言的。

对间气如何处理？原文说："间气同其主无犯，异其主则小犯之。"指出若间气的性质与主岁之气性质一致时，仍按"四畏"原则处理，而"无犯"寒热。若间气的性质与主气不同，在间气主时季节，可犯"四畏"。但应掌握一定尺度，不可太过，故曰"异其主则小犯之。"

但气候反常，也可采用特殊的用药方法，如炎夏气候反凉，感寒而致病，虽为火热之气主令，但仍可用辛温之品以发其汗，以去其寒邪。严冬反热，热郁于里，非寒凉之品不能除，虽是水寒之气当令，仍可用苦寒之剂以泻里热。但要严格掌握尺度，所以原文说："天气反时，则可依时，及胜其主则可犯，以平为期，而不可过也，是谓邪气反胜者。"

不论是"无犯""小犯"或"可犯"，其目的，都是在于协调和纠正人与自然环境的不平衡状况。其必须要掌握"四无"的用药原则，即"无失天信，无逆气宜，无翼其胜，无赞其复"，如此则能收到理想的效果，故曰"是谓至治"。

十一、六十年司天、在泉、岁运及气化、灾变与发病

本篇详细论述了六十年的司天、在泉、岁运及其气化、灾变与发病规律，《黄帝内经素问校释》做了系统归纳，现将其附表录此，以资参考。

（一）太阳司天之政

表71-1　太阳司天之政表

纪年	司天	中运	在泉	化	变	病	初之运 客	初之运 主	二之运 客	二之运 主	三之运 客	三之运 主	四之运 客	四之运 主	五之运 客	五之运 主	备注
壬辰壬戌	太阳	太角	太阴	风　鸣紊启坼	振拉摧拔	眩掉目瞑	太角	太角	少徵	少徵	太宫	太宫	少商	少商	太羽	太羽	
戊辰戊戌	太阳	太徵	太阴	热　暄暑郁燠	炎烈沸腾	热郁	太徵	太角	少宫	少徵	太商	太宫	少羽	少商	太角	太羽	同正徵
甲辰甲戌	太阳	太宫	太阴	阴雨　柔润重泽	震惊飘骤	湿下重	太宫	太角	少商	少徵	太羽	太宫	少角	少商	太徵	太羽	同天符
庚辰庚戌	太阳	太商	太阴	凉　雾露萧飂	肃杀凋零	燥　背瞀胸满	太商	太角	少羽	少徵	太角	太宫	少徵	少商	太宫	太羽	
丙辰丙戌	太阳	太羽	太阴	寒　凝惨凛冽	冰雪霜雹	大寒留于溪谷	太羽	太角	少角	少徵	太徵	太宫	少宫	少商	太商	太羽	天符

（二）阳明司天之政

表71-2　阳明司天之政表

纪年	司天	中运	在泉	胜气	复气	初之运客	初之运主	二之运客	二之运主	三之运客	三之运主	四之运客	四之运主	终之运客	终之运主	备注
丁酉 丁卯	阳明	少角	少阴	风清	热	少角	少角	太微	太微	少宫	少宫	太商	太商	少羽	少羽	丁卯岁会 同岁会 同正商
癸酉 癸卯	阳明	少微	少阴	热寒	雨	少微	太角	太宫	少微	少商	太宫	太羽	少商	少角	太羽	同正商
己酉 己卯	阳明	少宫	少阴	雨风	凉	少宫	少角	太商	太微	少羽	少宫	太角	太商	少微	少羽	
乙酉 乙卯	阳明	少商	少阴	凉热	寒	少商	太角	太羽	少微	少角	太宫	太微	少商	少宫	太羽	太一天符 乙酉岁会 乙卯天符 同正商
辛酉 辛卯	阳明	少羽	少阴	寒雨	风	少羽	少角	太角	太微	少微	少宫	太宫	太商	少商	少羽	同少宫

（三）少阳司天之政

表71-3　少阳司天之政表

纪年	司天	中运	在泉	运	化	变	病	初之运客	初之运主	二之运客	二之运主	三之运客	三之运主	四之运客	四之运主	终之运客	终之运主	备注
壬寅 壬申	少阳	太角	厥阴	风	鸣紊启坼	振拉摧拔	掉眩支胁惊骇	太角	太角	少微	少微	太宫	太宫	少商	少商	太羽	太羽	同天符
戊寅 戊申	少阳	太微	厥阴	暑	喧嚣郁燠	炎烈沸腾	上热郁血溢血泄心痛	太微	少角	少宫	太微	太商	少宫	少羽	太商	太角	少羽	天符
甲寅 甲申	少阳	太宫	厥阴	阴雨	柔润重泽	震惊飘骤	体重肘肿痞饮	太宫	太角	少商	少微	太羽	太宫	少角	少商	太微	太羽	
庚寅 庚申	少阳	太商	厥阴	凉	雾露萧飋	肃杀凋零	肩背胸中	太商	少角	少羽	太微	太角	少宫	少微	太商	太宫	少羽	同正商
丙寅 丙申	少阳	太羽	厥阴	寒	凝惨慄冽	冰雪霜雹	寒肿浮	太羽	太角	少角	少微	太微	太宫	少宫	少商	太商	太羽	

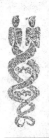

(四)太阴司天之政

表71-4　太阴司天之政表

纪年	司天	中运	在泉	胜气	复气	初之运客	初之运主	二之运客	二之运主	三之运客	三之运主	四之运客	四之运主	五之运客	五之运主	备注
丁丑丁未	太阴	少角	太阳	风清热	清热	少角	少角	太徵	太徵	少宫	少宫	太商	太商	少羽	少羽	同正宫
癸丑癸未	太阴	少徵	太阳	热寒雨	寒雨	少徵	太角	太宫	少徵	少商	太宫	太羽	少商	少角	太羽	
己丑己未	太阴	少宫	太阳	雨风清	风清	少宫	少角	太商	太徵	少羽	少宫	太角	太商	少徵	少羽	太一天符 同正宫
乙丑乙未	太阴	少商	太阳	凉热寒	热寒	少商	太角	太羽	少徵	少角	太宫	太徵	少商	少宫	太羽	
辛丑辛未	太阴	少羽	太阳	寒雨风	雨风	少羽	少角	太角	太徵	少徵	少宫	太宫	太商	少商	少羽	同正宫 同岁会

(五)少阴司天之政

表71-5　少阴司天之政表

纪年	司天	中运	在泉	运	化	变	病	初之运客	初之运主	二之运客	二之运主	三之运客	三之运主	四之运客	四之运主	终之运客	终之运主	备注
壬子壬午	少阴	太角	阳明	风鼓	鸣紊启拆	振拉摧拔	支满	太角	太角	少徵	少徵	太宫	太宫	少商	少商	太羽	太羽	
戊子戊午	少阴	太徵	阳明	炎暑	暄曜郁燠	炎烈沸腾	上热血溢	太徵	太角	少宫	少徵	太商	太宫	少羽	少商	太角	太羽	太一天符 戊子天符戊午
甲子甲午	少阴	太宫	阳明	阴雨	柔润时雨	震惊飘骤	中满身重	太宫	太角	少商	少徵	太羽	太宫	少角	少商	太徵	太羽	
庚子庚午	少阴	太商	阳明	凉劲	雾露萧飋	肃杀凋零	下清	太商	太角	少羽	少徵	太角	太宫	少徵	少商	太宫	太羽	同天符 同正商
丙子丙午	少阴	太羽	阳明	寒	凝惨凓冽	冰雪霜雹	寒下	太羽	太角	少角	少徵	太徵	太宫	少宫	少商	太商	太羽	丙子岁会

(六)厥阴司天之政

表 71-6　厥阴司天之政表

纪年	司天	中运	在泉	胜气	复气	初之运 客	初之运 主	二之运 客	二之运 主	三之运 客	三之运 主	四之运 客	四之运 主	终之运 客	终之运 主	备注
丁巳 丁亥	厥阴	少角	少阳	风清热	清热	少角	少角	太微	太微	少宫	少宫	太商	太商	少羽	少羽	同正角 天符
癸巳 癸亥	厥阴	少徵	少阳	热寒雨	寒雨	少徵	太角	太宫	少徵	少商	太宫	太羽	少商	少角	太羽	同岁会
己巳 己亥	厥阴	少宫	少阳	雨风清	风清	少宫	少角	太商	太徵	少羽	少宫	太角	太商	少徵	少羽	同正角
乙巳 乙亥	厥阴	少商	少阳	凉热寒	热寒	少商	太角	太羽	少徵	少角	太宫	太徵	少商	少宫	太羽	同正角
辛巳 辛亥	厥阴	少羽	少阳	寒雨风	雨风	少羽	少角	太角	太徵	少徵	少宫	太宫	太商	少商	少羽	

(七)六十甲子五运气行主岁之纪

表 71-7　六十甲子五运气行主岁之纪表

纪年	司天	中运	在泉	邪化日 胜气	邪化日 复气	灾宫	正化日 司天	正化日 中运	正化日 在泉	药食宜 司天	药食宜 中运	药食宜 在泉
甲子 甲午	少阴火	太宫土运	阳明金				热化二	雨化五	燥化四	咸寒	苦热	酸热
乙丑 乙未	太阴土	少商金运	太阳水	热化	寒化	七	湿化五	清化四	寒化六	苦热	酸和	甘热

干支	干支	司天	中运	在泉	胜化	复化	灾宫	司天之化	中运之化	在泉之化	药食宜（司天）	药食宜（中运）	药食宜（在泉）
丙寅	丙申	少阳相火	太羽运	厥阴木				火化二	寒化六	风化三	咸寒	咸温	辛温
丁卯岁会	丁酉	阳明金	少角运	少阴火	清化	热化	三	燥化九	风化三	热化七	苦小温	辛和	甘温
戊辰	戊戌	太阳水	太徵运	太阴土				寒化六	热化七	湿化五	苦温	甘和	甘温
己巳	己亥	厥阴木	少宫运	少阳相火	风化	清化	五	风化三	湿化五	火化七	辛凉	甘和	咸寒
庚午同天符	庚子同天符	少阴火	太商运	阳明金				热化七	清化九	清化九	咸寒	辛温	酸温
辛未同岁会	辛丑同岁会	太阴土	少羽运	太阳水	雨化	风化	一	雨化五	寒化一	寒化一	苦热	苦和	甘热
壬申同天符	壬寅同天符	少阳相火	太角运	厥阴木				火化二	风化八	风化三	咸寒	酸和	辛凉
癸酉同岁会	癸卯同岁会	阳明金	少徵运	少阴火	寒化	雨化	九	燥化九	热化二	热化二	苦小温	咸和	咸寒
甲戌岁会同天符	甲辰岁会同天符	太阳水	太宫运	太阴土				寒化六	湿化五	湿化五	苦热	苦温	酸热
乙亥	乙巳	厥阴木	少商运	少阳相火	热化	寒化	七	风化八	清化四	火化二	辛凉	酸和	咸寒
丙子岁会	丙午	少阴火	太羽运	阳明金				热化七	寒化六	清化四	咸寒	咸温	酸温
丁丑	丁未	太阴土	少角运	太阳水	清化	热化	三	雨化五	风化三	寒化六	苦温	辛和	甘温

续表

干支	干支	司天	中运	在泉	灾宫	司天之化	中运之化	在泉之化	药食宜·上	药食宜·中	药食宜·下
戊寅 天符	戊申 天符	少阳相火	太微运（火）	厥阴木		火化七	火化七	风化三	咸寒	甘和	辛凉
己卯	己酉	阳明金	少宫运（土）	少阴火	五	清化九	雨化五	热化七	苦小温	甘和	咸寒
庚辰	庚戌	太阳水	太商运（金）	太阴土		寒化一	清化九	雨化五	苦热	辛温	甘和
辛巳	辛亥	厥阴木	少羽运（水）	少阳相火	一	风化三	寒化一	火化七	辛凉	咸和	咸寒
壬午	壬子	少阴火	太角运（木）	阳明金		热化二	风化八	清化四	咸寒	酸温	酸温
癸未	癸丑	太阴土	少微运（火）	太阳水	九	雨化五	火化二	寒化一	苦热	咸温	甘热
甲申	甲寅	少阳相火	太宫运（土）	厥阴木		火化二	雨化五	风化八	咸寒	咸和	辛凉
乙酉 太一天符	乙卯 天符	阳明金	少商运（金）	少阴火	七	燥化四	清化四	热化二	苦小温	苦和	咸寒
丙戌 天符	丙辰 天符	太阳水	太羽运（水）	太阴土		寒化六	寒化六	雨化五	苦热	咸温	甘热
丁亥 天符	丁巳 天符	厥阴木	少角运（木）	少阳相火	三	风化三	风化三	火化七	辛凉	辛和	咸寒
戊子 天符	戊午 太一天符	少阴火	太微运（火）	阳明金		热化七	火化七	清化九	咸寒	甘和	酸温
己丑 太一天符	己未 太一天符	太阴土	少宫运（土）	太阳水	五	雨化五	雨化五	寒化一	苦热	甘和	甘热

岁	岁	司天	中运	在泉	胜化	复化	灾宫	司天化	中运化	在泉化	药食	药食	药食
庚寅	庚申	少阳相火	太商金运	厥阴木				火化七	清化九	风化三	咸寒	辛温	辛凉
辛卯	辛酉	阳明金	少羽水运	少阴火	雨化	风化	一	清化九	寒化一	热化七	苦小温	苦和	咸寒
壬辰	壬戌	太阳水	太角木运	太阴土				寒化六	风化八	雨化五	苦温	酸和	甘温
癸巳同岁会	癸亥同岁会	厥阴木	少徵火运	少阳相火	寒化	雨化	九	风化八	火化二	火化二	辛凉	咸温	咸寒

十二、五运主岁与司天在泉的关系

本文从运气胜复正化的规律入手，阐述司天、在泉、中运所化生的气数，药食所宜及灾变方位，故此节以"五运气行主岁之纪"起论，依次论述了六十年的运气胜复正化的一般规律。

(一)运太过，运气同化

凡逢阳干之年，中运皆为太过。如甲子甲午年，少阴君火司天，故火同热化，中运太宫土运，故土同湿化，阳明之气在泉，故金同燥化。余皆仿此。

(二)气化有其常数

据河图中的五行生成数："天一生水，地六成之；地二生火，天七成之；天三生木，地八成之；地四生金，天九成之；天五生土，地十成之。"此处言运气生化之数，皆合于五行生成数。故有"热化二，雨化五，燥化四"，"寒化六"，"寒化一"，"火化七"等。

(三)运太过"正化"，运不及"邪化"

所谓"正化"，张介宾谓"正气所化"。至于文中所言的所化之数，是根据五生成之数确定的，如火热化为二、七；水之正化数为一、六；土的正化数为五、十；木的正化数为三、八；金的正化数为四、九。无论太过、不及都是如此。司天、在泉、中运皆同然。

所谓"邪化"，均非本身之气所化。是指运不及时，发生胜复之气，才会有"邪化日"。如乙丑、乙未岁，由于中运少商，金运不及，火气过胜，但又因水气来复母仇，于是就有热化寒化的胜复之气发生，于是就有"邪气化日"。邪化的发生有其固定的方位，据不足的岁运而定，如金运不及，灾变发生在西方(七宫)；木运不及，灾变发生在东方(三宫)；土运不及，灾变发生在中央(五宫)；水运不及，灾变发生于北方(一宫)；火运不及，灾变发生在南方(九宫)。

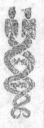

（四）六气正化的用药规律

饮食药味的选择，要依据六气正化之常数而定。少阴君火司岁，用寒药；太阴湿土司岁，用"苦热"；阳明燥金司岁，其性清凉，用温药；厥阴风木司岁，用辛凉之剂；少阳相火司岁，所用药物同少阴。总之，根据岁气的正化规律用药，仍当遵照"热无犯热，寒无犯寒"的一般原则。食亦同法。

（六）根据五运正化的用药规律

五运之气的正化规律不同，对药食的选择亦有区别，与六气正化的用药规律也不同。这是五运主岁有太过不及之别的缘故。岁运不及之年，皆用相应之味以"和"之，如金运不及以"酸

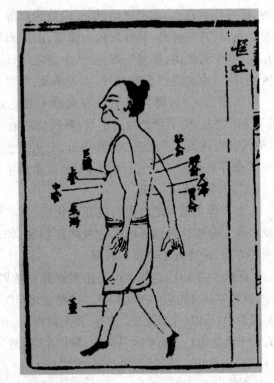

明万历刊本《杨敬斋针灸全书》针灸方图中的呕吐取穴图

和"之，土运不及，用"甘和"之，水运不及用"苦和"之，木运不及用"辛和"之，火运不及，用"咸温"和之。岁运太过其用药规律与六气相仿。如金运太过，药用"辛温"，土运太过药用"苦温"等。食亦同法。

综上所述，六十年的甲子周期中，运气的胜复正化，有其一定规律可循，掌握这一规律是认识和研究运气学说的关键，否则就只能感到茫然无措。因此本节末尾说："凡此定期之纪，胜复正化，皆有常数，不可不察。故知其要者，一言而终，不知其要，流散无穷，此之谓也。"

十三、五运郁发与主气十二变

本文论述六十甲子周期时，对六气的胜复关系作了阐发，于是本节以"五运之气，亦复岁乎"为问，展开了运气郁极而发的讨论。

（一）"郁极乃发，待时而作"

"郁极乃发，待时而作"，这是对五运之气，有无"复岁"的肯定回答。因为五运之间也有制胜关系，有胜必有复，所以也有郁发之时，张介宾说："五运被胜太甚，其郁必极，郁极者必复，其发各有其时也。"由于五运之气有太过不及的区别，所以其郁发的时间有迟早的区别。岁运太过，其气较盛，郁发急暴，与其成数相应，如太角

之运,郁发应数在八,太羽之运,郁发应数为六等。给人体所造成的病患也较严重。而岁运不及,其气轻微,其郁发较为徐缓,由此而引起的病症缠绵持久,因而与其生数相应,如少角之运,郁发应数为三,少商之运,郁发所应之数为四等。正因为有上述区别,所以原文说:"五常之气,太过不及,其发异也。"

应当指出,土运郁发虽然也有太过不及之别,发作时也有徐暴之异,致病有"甚""持"之差,但不论是太过不及,其所应之数,皆为生数,"土常以生也",即是指此,故倪仲宣注云:"土位中央,其数五,合天之生数,五得五而成干,天地之数在五之中。"张介宾也说:"土气长生于四季,故常以生数而待于成也。"

(二)五郁之发的表现

本文在肯定五运之气也有胜复变化后,逐一地论述了土、金、水、木、火五运的郁发表现。分别从自然界的变化及病症特征,郁发所应之数,郁发前的征兆,气象特征等方面,论述五郁之发的表现。

1.自然界的变化:运气学说是用来解释自然界变化规律的学说,五运郁久,复气发作,自然界就有相应的变化特征。这些变化与所郁之发的运的性质相一致,土从湿化为湿为雨,所以"土郁之发"就有"善为时雨","川流漫行"等雨湿太盛表现,雨水充沛有利于植物生长。再如木从风化,风性主动,故"木郁之发",就有尘埃飞扬,"太虚埃昏""云物以扰",甚则"大风乃至,屋发折木"。火性热,燔灼,所以"火郁之发"则见"太虚曛翳,大明不彰,炎火行,大暑至,山泽燔燎,材木流津,广厦腾烟","止水乃减,蔓草焦黄"等变化。

2.人体病象:根据五行归类的内容看,五运变化与人体内脏有相互对应关系。五运郁发,就会引起相对应的内脏发病,病症性质与五运的性质一致。如"土郁之发",就会引起脾胃功能失调,升清降浊障碍,就会有"心腹胀,肠鸣而为数后,甚则心痛胁膜,呕吐霍乱,饮发注下,胕肿身重"等病症。再如"金郁之发",就会引起肺失宣降,呼吸障碍,气机壅滞,津液不布等病理,故见"民病咳逆,心胁满引少腹,善暴病,不可反侧,嗌干面尘色恶"之病状。余皆仿此。

3.郁发时数:"五郁之发"有一定时数,但不拘泥于上文所言的生数和成数。归纳其郁发时数有三种情况:一是发于本气主时的节令。如土气被郁时,在太阴湿土所主之气,便应时而发。金气被郁,在阳明燥气主事的五之气应时而发。此有同气相助之义。二是在其所不胜之气主时的节令发作,火为水之所胜,二之气、三之气分别为少阴君火、少阳相火主事,故"水郁之发"在"二火前后",即二之气或三之气。三是木郁之发,发无定时,张介宾说:"木动风生,四时皆有,故其气无常。"所以木郁之发,可见于一年之中的任何一个气数。此处所言郁发之时数是就一般情况而言,有时也有"不当位"而发作,叫"令差",相差的日数约30天。

4.郁发的特征:五郁发作有一定气象特征可辨,各运的郁发特征,主要取决于其属太过或不及。凡为运不及而郁发,发作轻微,只表现本运的变化特征。凡为太过之运的郁发,发作较重,其表现不但有本运特征,还兼其下承之气(所不胜之气)的变化。所以观察下承之气变化的有无与轻重,就可知道郁发的微甚。所以原文说:"气有多少,发有微甚,微者当其气,甚者兼其下,徽其下气而见可知也。"概括地说,五郁之发的特点是:"水发而雹雪,土发而飘骤,木发而毁折,金发而清明,火发而曛昧。"

5.郁发的先兆:五郁之发,是由于相互制胜"郁极乃发"所造成的,因而有其一定的先兆表现。纵观其先兆,与本运郁发之气的性质及所不胜一方性质有关。如土郁之发的先兆有"云横天山,浮游生灭"等土受压抑的先兆。再如水郁之发的先兆有"太虚深玄,气犹麻散,微见而隐,色黑微黄",等郁积将发的先兆。余仿此。

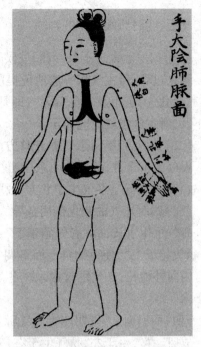

《产经》十脉图中的手太阴肺脉图

结论:在论述五郁之发的各种表现特征后,原文又对此做了总结,认为,其一,"有怫之应而后报",指出有胜必有复,有郁必然发,这是物极必反的必然结果,故曰"皆观其极而乃发也。"其二,原文列举"木发无时,水随火发"为例,说明五郁之发,在一般情况下,皆有定数的道理。有时也会有"令差",但前后相差不过约30日。

十四、五运制化

五运之气有太过不及之别,所以其所主的气候及制化作用的到来就有先后的差异。归纳有三:

(一)"运太过则其至先"

是指岁运太过,其所主的气候来得早,对自然界所带来的变化也就早,"故太过者化先天",但运太过也可在其所主时间行使制化,此即"太过者当其时"之意。

(二)"运不及则其至后"

是指岁运不及,所主的气候到来也迟,给自然界所带来的变化也较时令晚,故曰"不及者化后天",但也可在本气主时的时候出现制己之气行制化,此即"不及者归其己胜也"。

(三)"非太过非不及,则至当时"

指出若运气既不是太过,也不是不及,则其所主的气候按时到来,否则就要产生灾害。

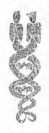

十五、四时气候变化的判断

（一）据岁运太过不及，判断气候变化到来的迟早

运太过者，所主气候一般地说提前到来。运不及，所主气候一般说来晚到，故"太过者化先天，不及者化后天"，即是据岁运的太过不及判断四时气候变化。无太过不及，所主气候就应时而至。

（二）四时方位不同，气候迁移方向有别

春气生于东方，故春气由东向西行；夏气生于南方，故"夏气北行"；秋气生于西方，故"秋气东行"；冬气生于北方，故"冬气南行"。

（三）四时之气的制化作用各异

春气主生主长，故"春气始于下"，自下而上，有利万物萌生。秋气有肃杀之性，故"秋气始于上"，使万物自上而下凋零；夏气主盛长，故"夏气始于中"，有利于万物自内向外盛长；冬气主收藏，故"冬气始于标（表也）"，以利于万物之阳气自外潜藏于内。

（四）面南而立，以明四时之气所生方位

故曰"春气生于左，秋气生于右，冬气生于后，夏气生于前"，即是言此。

（五）地势高下不同，四时之气变迁有别

地势高拔者，气候多寒冷，故曰"至高之地冬气常在"。地势低平的地区，气候多炎热，故曰"至下之地，春气常在"，指出春温、夏热、秋凉、冬寒四时气候变化是一般规律，因其地势高低之别而有不同，所以在运用运气学说时，一定要与当地的地理环境相结合。

十六、六气十二变的一般规律

原文用相当的篇幅详细地阐述了六气十二变的一般规律，先列表归纳，再行剖析。

（一）六气所至的时令特征

"时化之常"是言六气所主时令的特征。厥阴所在初之气，阳气初生，气象平和，故曰"和平"；少阴所在二之气，气温回升，天气转暖，故曰"为暄"；太阴所在三之气，雨水集中，空气湿度较大，故曰"为埃溽"，此皆言其时令特征，故曰"时化之常"。余皆仿此。

（二）六气所至的性质和作用

"德化之常"言自身性质。"司化之常"指六气作用表现。如厥阴之德为"风生"，故其所至的节令为刮风较为集中的季节，风性主动，故厥阴所至，就会对自然界产生"璺启"之作用。少阴所至为"热生"，故其所主节令气温较高，故为"火府"，温热气候利于万物生长荣茂，故曰其至"为火府为舒荣"。余类此。

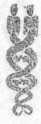

（三）六气所至的气候变化特征

六气自身特征必然对所临时令的气候带来相应的影响，其中"司化之常"中的"风府""火府""雨府""热府""司杀府""寒府"，皆是本气对气候所产生的影响。"令行之常"则是由此而产生的气象特征，如"挠动迎随"，"为高明焰为曛"，"为沉阴为白埃为晦暝"，"为光显为彤云为曛"，"为烟埃为霜为劲切为凄鸣"等，皆属在相应气候中，所表现出的气象特征。

（四）六气所至的物化特征

在一定的节令和气候环境中会有相应的物化表现，六气的"气化之常"，"布政之常"，"德化之常"中的动物育化，皆属于物化表现。如厥阴气化"为生为风摇"，可有"生化"的布政作用，万物随风飘摇晃动，有毛的动物因此而育化正常。再如，少阴布政为"荣化"，故少阴气至，有"为荣为形见"的气化常规，有羽之虫化育正常。余皆仿此。

表71-8　六气十二变的一般规律表

变化	六气					
	厥阴所至	少阴所至	太阴所至	少阳所至	阳明所至	太阳所至
时化之常	和平	暄	埃溽	炎暑	清劲	寒雾
司化之常	风府 墨启	火府 舒荣	雨府 员盈	热府 行出	司杀府 庚苍	寒府 归藏
气化之常	生，风摇	荣，形见	化，云雨	长，蕃鲜	收，雾露	藏，周密
德化之常	风生 终为肃 毛化	热生 中为寒 羽化	湿生 终为注雨 倮化	火生 终为蒸溽 羽化	燥生 终为凉 介化	寒生 中为温 鳞化
布政之常	生化	荣化	濡化	茂化	坚化	藏化
气变之常	飘怒大凉	大暄寒	雷霆骤注烈风	飘风燔燎霜凝	散落温	寒雪冰雹白埃
令行之常	挠动，迎随	高明焰，曛	沉阴，白埃，晦暝	光显，彤云，曛	烟埃，霜，劲切，凄鸣	刚固，坚芒，立
病（症）之常	里急，支痛，缓戾，胁痛，呕泄	疡胗身热，惊惑，恶寒战栗，谵妄，悲妄，衄蔑，语笑	积饮，痞隔，稸满，中满，霍乱吐下，重，胕肿	嚏呕，疮疡，惊躁，瞀昧，暴病，喉痹，耳鸣，呕涌，暴注，眴瘛等。	浮虚，尻阴股膝髀腨胻足病，皴揭，尻阴股膝髀腨胻足病，皴揭，鼽嚏。	屈伸不利，腰痛，寝汗，痉，流泄禁止。

中华传世医典　黄帝内经　素问卷之八

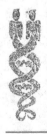

（五）六气胜复承制引起的气候变化特征

六气有太过不及的区分,有相互承制胜复的变化。所以六气的相互作用就会产生复杂的气候变化,"气变之常"就是言此。如太过的厥阴之气所临,则狂风怒吼,木亢金来承制,故气候变得大凉;太过的少阴之气加临,则为大热,火亢水来承制,故气候或又转寒;太过的太阴之气所临,则为雷霆暴雨,土亢木来承制,故伴狂风大作。余皆仿此。

（六）六气所至的发病特征

六气所至引起的气候变化不同,因而也就会产生不同性质的致病因素,加之人体内脏分别与不同节令相适应,所以六气所临的节令不同,就会引起肌体不同部位,发生与六气性质相一致的病症。如厥阴之气为风,其至易发风病,因肝与之相应,故以肝和足厥阴肝经的病变为主,可见"里急""支痛""緛戾""胁痛呕泄"症状。少阴之气为火,易发热病,因心与小肠与之相应,故病为"疡胗身热","惊惑""恶寒战栗""谵妄""悲妄衄衊",为"语笑"等病状。此与病机十九条中"诸痛痒疮,皆属于心","诸病胕肿,痛酸惊骇,皆属于火","诸禁鼓栗,如丧神守,皆属于火"的精神一致。余皆仿此。

十七、十二变产生的机制

（一）总的机制

六气所赋予万物的德化政令,都能在万物的生长过程中产生相应的反应。六气的性质不同,所产生的"德化政令"互有区别,加之万物种类繁杂,不同的物种,对六气各有报应,因而就会有上述种种的变化。不论这种变化是多么复杂,然而总不外乎"报德以德,报化以化,报政以政,报令以令"的总的规律。

（二）六气与病位的关系

六气所至的病位与六气所至位置相应,其所至有高下、前后、中外的不同,由此带来的病变部位也就有区别,而且是相互对应的。

（三）六气与病变性质的关系

六气所至可以产生不同性质的气候特征,同样,也会产生不同性质的致病因素,于是就会引起人体发生性质各异的病理变化。原文所说的"风胜则动,热胜则肿,燥胜则干,寒胜则浮,湿胜则濡泄,甚则水闭胕肿",即是此意。

十八、六气移施规律

表 71-9　六气移施规律表

规律	表现	五行关系
各归不胜而为化	太阴雨化太阳寒化少阴	土火水
	少阴热化阳明燥化厥阴	火金木
	厥阴风化太阳湿化太阳	木土水
	阳明燥化厥阴风化太阴	金木土
	太阳寒化少阴火化阳明	水火金
	少阳火化阳明燥化厥阴	火金木

【临床应用】

一、"先立其年，以明其气"

原文开篇即言，"先立其年，以明其气，金木水火土运行之数，寒暑燥湿风火临御之化，则天道可见，民气可调"。提出"先立其年，以明其气"，这是进行运气演绎时一条重要原则。所谓"先立其年"，是指进行任何一年的运气推算，必须首先确立当年的干支甲子。当年的干支已定，其岁运的太过不及，岁气的司天在泉，以及运气合治规律，客主之气的加临变化等，都可由此推论，当年的气候变化、物化特征、疾病发生状况，以及顺应节令和气候变化以调治民病等，都可据此而明。否则，就无法结合时令气候变化，判断疾病，以及防治用药。《素问·六节藏象论》："不知年之所加，气之盛衰，虚实之起，不可以为工矣"就是这一思想的具体运用和说明。

二、"运太过则至先"与"太过者当其时"的问题

所谓"运太过则至先"是指中运太过之年，当年的气候变化，先于当年的时令而至。而"太过当其时"则不是指岁运，而是指岁气。言岁气太过，其气候变化可先于时令而至。因为原文是在回答"气有非时而化者何也？"的发问时说："太过者当其时，不及者归其己胜也。"因此岁运的太过不及变化与岁气的太过不及变化，是有明显区别的，不能相混淆。

三、"至高之地，冬气常在，至下之地，春气常在"

这是原文在阐述运气迁移胜复，太过不及所形成气候变化的一般规律后提出的，并且告之曰"必谨察之"。这段原文的意义在于，提示人们运用运气学说的时候，必须结合当地的地理环境，因为运气学说和任何一个自然科学原理一样，是就

一般的规律而言的。因此,在特殊的环境和条件下运用运气学说,就要考虑到这些干扰因素,在按一般方法演绎的基础上,也还要参考当地的特殊的附加条件并作以校正。因此,该语的意义不仅在于提示我们在特殊环境中如何运用运气学说,而且还能纠正人们对运气学说的某些偏见。不能不顾客观条件的影响和特殊环境,一味地死搬硬套,或者因硬套而有不相符合便轻易否定,都是不对的。就此精神讲,该语有其广泛指导意义。

四、关于"五郁"治疗问题

原文在回答"郁之甚者,治之奈何?"时说:"木郁达之,火郁发之,土郁夺之,金郁泄之,水郁折之"。后世在此精神指导下,发展为五种重要的治疗方法。就其本意来说,此处之五郁,则是指五运的迁移过程中,由于五运之间的胜复变化以及运与气间的制胜作用,导致五运的迁移障碍,形成气候变化过程中的郁发异常状况。本篇上文所言的"五郁之发"的物化特征和发病,均与此有关。这里所言"五郁"治疗,则是指在五运迁移,发生郁发之时,人们所生病患的治疗,据天人相应观点,五运迁移时,木运有郁发异常变化,那么人身便有肝之病症,各运郁发,皆有相对应之脏发病。但运用或理解时一定要明白,所谓的达、发、夺、泄、折等方法,都是根据不同岁运变化所制定的治疗方法。通俗一点讲,就是因时制宜,因为岁运的郁发不同,其所在的年份节令及气候特征皆异。决不可认为"木就是肝,土就是脾"。如此理解则有悖经旨。

刺法论第七十二

【要点解析】

一、六气升降不前致郁发病的刺法。
二、六气未得迁正与不得退位而发病的刺法。
三、司天在泉刚柔失守病发疫疠的治法。
四、预防与治疗五疫的方法。
五、外邪干犯脏腑十二官发病的刺法。

【内经原典】

黄帝问曰:升降不前①,气交有变,即成暴②郁,余已知之。如何预救生灵③,可得却④乎?

岐伯稽首再拜对曰:昭乎哉问!臣闻夫子⑤言,既明天元,须穷法刺⑥,可以折

郁扶运,补弱全真,泻盛蠲⑦
余,令除斯苦。

帝曰:愿卒闻之。

岐伯曰:升之不前,即有
甚凶也。木欲升而天柱窒抑
之⑧,木欲发郁,亦须待时⑨,
当刺足厥阴之井⑩。火欲升
而天蓬窒抑之⑧,火欲发郁,
亦须待时,君火相火同刺包
络之荣⑩。土欲升而天衡窒
抑之⑧,土欲发郁,亦须待时,
当刺足太阴之俞⑩。金欲升
而天英窒抑之⑧,金欲发郁,
亦须待时,当刺手太阴之
经⑩。水欲升而天芮窒抑
之⑧,水欲发郁,亦须待时,当
刺足少阴之合⑩。

帝曰:升之不前,可以预

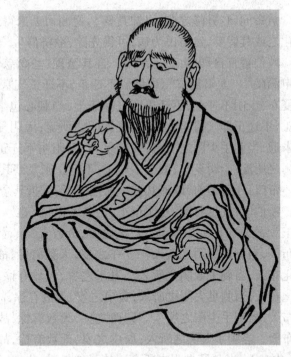

五疫发病而不受感染的,是由于正气充实于内,邪气不
能触犯,还必须避其毒气,邪气自鼻孔而入,又从鼻孔而出,
正气出自脑,则邪气便不能干犯。

备,愿闻其降,可以先防。

岐伯曰:既明其升,必达
其降也。升降之道,皆可先治也。木欲降而地皛窒抑之⑪,降而不入,抑之郁发,散
而可得位⑫,降而郁发,暴如天间之待时也⑬,降而不下,郁可速⑭矣,降可折其所胜
也⑮,当刺手太阴之所出⑯,刺手阳明之所入⑰。

火欲降而地玄窒抑之⑪,降而不入,抑之郁发,散而可矣,当折其所胜,可散其
郁,当刺足少阴之所出,刺足太阳之所入。

土欲降而地苍窒抑之⑪,降而不下,抑之郁发,散而可入,当折其胜,可散其郁,
当刺足厥阴之所出,刺足少阳之所入。

金欲降而地彤窒抑之⑪,降而不下,抑之郁发,散而可入,当折其胜,可散其郁,
当刺心包络所出,刺手少阳所入也。

水欲降而地阜窒抑之⑪,降而不下,抑之郁发,散而可入,当折其土,可散其郁,
当刺足太阴之所出,刺足阳明之所入。

帝曰:五运之至,有前后与升降往来,有所承抑之⑱,可得闻乎刺法?

岐伯曰:当取其化源⑲也。是故太过取之,不及资之⑳。太过取之,次抑其郁㉑,
取其运之化源,令折郁气;不及扶资,以扶运气,以避虚邪也。资取之法,令出《密
语》。

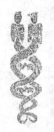

黄帝问曰：升降之刺，以知其要㉒，愿闻司天未得迁正㉓，使司化之失其常政，即万化之或其皆妄，然与民为病，可得先除，欲济群生㉔，愿闻其说。

岐伯稽首再拜曰：悉乎哉问！言其至理，圣念慈悯，欲济群生，臣乃尽陈斯道，可申洞微㉕。太阳复布㉖，即厥阴不迁正，不迁正气塞于上，当泻足厥阴之所流㉗；厥阴复布，少阴不迁正，不迁正即气塞于上，当刺心包络脉之所流；少阴复布，太阴不迁正，不迁正即气留于上，当刺足太阴之所流；太阴复布，少阳不迁正，不迁正则气塞未通，当刺手少阳之所流；少阳复布，则阳明不迁正，不迁正则气未通上，当刺手太阴之所流；阳明复布，太阳不迁正，不迁正则复塞其气，当刺足少阴之所流。

帝曰：迁正不前，以通其要。愿闻不退，欲折其余，无令过失㉘，可得明乎？

岐伯曰：气过有馀，复作布正，是名不退位㉙也。使地气不得后化，新司天未可迁正㉚，故复布化令如故也。巳亥之岁，天数有㉛余，故厥阴不退位也，风行于上，木化布天，当刺足厥阴之所入㉜；子午之岁，天数有馀，故少阴不退位也，热行于上，火馀化布天，当刺手厥阴之所入。丑未之岁，天数有馀，故太阴不退位也，湿行于上，雨化布天，当刺足太阴之所入；寅申之岁，天数有馀，故少阳不退位也，热行于上，火化布天，当刺手少阳之所入。卯酉之岁，天数有馀，故阳明不退位也，金行于上，燥化布天。当刺手太阴之所入；辰戌之岁，天数有馀，故太阳不退位也，寒行于上，凛水㉝化布天，当刺足少阴之所入。故天地气逆，化成民病，以法刺之，预可平痾㉞。

黄帝问曰：刚柔二干㉟，失守其位，使天运之气皆虚乎㊱？与民为病，可得平乎？

岐伯曰：深乎哉问！明其奥旨，天地迭移，三年化疫，是谓根之可见㊲，必有逃门㊳。

假令甲子，刚柔失守㊴，刚未正，柔孤而有亏㊵，时序不令，即音律非从㊶，如此三年，变大疫也。详其微甚，察其浅深，欲至而可刺，刺之，当先补肾俞，次三日，可刺足太阴之所注。又有下位己卯不至，而甲子孤立者㊷，次三年作土疠㊸，其法补泻，一如甲子同法也。其刺以毕，又不须夜行及远行，令七日洁，清净斋戒，所有自来。肾有久病者，可以寅时面向南，净神不乱思，闭气不息七遍，以引颈咽气顺之，如咽甚硬物，如此七遍后，饵舌下津令无数。

假令丙寅，刚柔失守㊹，上刚干失守，下柔不可独主之，中水运非太过㊺，不可执法而定之，布天有馀，而失守上正，天地不合，即律吕音异㊻，如此即天运失序，后三年变疫。详其微甚，差有大小，徐至即后三年，至甚即首三年，当先补心俞，次五日，可刺肾之所入。又有下位地甲子㊼，辛巳柔不附刚，亦名失守，即地运皆虚，后三年变水疠，即刺法皆如此矣。其刺如毕，慎其大喜欲情于中，如不忌，即其气复散也，令静七日，心欲实，令少思。

假令庚辰，刚柔失守㊽，上位失守，下位无合，乙庚金运，故非相招㊾，布天未退，中运胜来㊿，上下相错，谓之失守，姑洗林钟51，商音不应也，如此则天运化易，三年变大疫。详其天数，差有微甚，微即微，三年至，甚即甚，三年至，当先补肝俞，次三日，可刺肺之所行。刺毕，可静神七日，慎勿大怒，怒必真气却散之。又或在下地甲子、乙未失守者，即乙柔干，即上庚独治之，亦名失守者，即天运孤主之，三年变疬，名曰金疬，其至待时也，详其地数之等差，亦推其微甚，可知迟速尔。诸位乙庚失守，刺法同，肝欲平，即勿怒。

假令壬午，刚柔失守㉜，上壬未迁正，下丁独然，即虽阳年，亏及不同㉝，上下失守，相招其有期，差之微甚，各有其数也㉞，律吕二角，失而不和，同音有日㉟，微甚如见，三年大疫。当刺脾之俞，次三日，可刺肝之所出也。刺毕，静神七日，勿大醉歌乐，其气复散，又勿饱食，勿食生物，欲令脾实，气无滞饱，无久坐，食无太酸，无食一切生物，宜甘宜淡。又或地下甲子，丁酉失守其位，未得中司，即气不当位，下不与壬奉合者，亦名失守，非名合德㊱，故柔不附刚，即地运不合，三年变疬，其刺法一如木疫之法。

假令戊申，刚柔失守㊲，戊癸虽火运，阳年不太过也㊳，上失其刚，柔地独主㊴，其气不正，故有邪干，迭移其位，差有浅深，欲至将合，音律先同㊵，如此天运失时，三年之中，火疫至矣，当刺肺之俞。刺毕，静神七日，勿大悲伤也，悲伤即肺动，而真气复散也，人欲实肺者，要在息气也㊶。又或地下甲子，癸亥失守者，即柔失守位也，即上失其刚也，即亦名戊癸不相合德者也，即运与地虚，后三年变疬，即名火疬。

是故立地五年，以明失守，以穷法刺，于是疫之与疬，即是上下刚柔之名也，穷归一体也，即刺疫法，只有五法，即总其诸位失守，故只归五行而统之也。

黄帝曰：余闻五疫之至，皆相染易，无问大小，病状相似，不施救疗，如何可得不相移易者？

岐伯曰：不相染者，正气存内，邪不可干，避其毒气，天牝从来㊷，复得其往，气出于脑，即不邪干。气出于脑，即室先想心如日㊸。欲将入于疫室，先想青气自肝而出，左行于东，化作林木；次想白气自肺而出，右行于西，化作戈甲㊹；次想赤气自心而出，南行于上，化作焰明；次想黑气自肾而出，北行于下，化作水；次想黄气自脾而出，存于中央，化作土。五气护身之毕，以想头上如北斗㊺之煌煌，然后可入于疫室。

又一法，于春分之日，日未出而吐之㊻。又一法，于雨水日后，三浴以药泄汗。又一法，小金丹方：辰砂二两，水磨雄黄一两，叶子雌黄㊼一两，紫金半两，同入合中，外固，了地一尺筑地实㊽，不用炉，不须药制，用火㊾二十斤煅之也，七日终，候冷七日取，次日出合子，埋药地中，七日取出，顺日㊿研之三日，炼白沙蜜为丸，如梧桐子大，每日望东吸日华气[51]一口，冰水下一丸，和气咽之，服十粒，无疫干也。

黄帝问曰：人虚即神游失守位，使鬼神外干，是致夭亡，何以全真？愿闻刺法。

岐伯稽首再拜曰：昭乎哉问！谓神移失守，虽在其体，然不致死，或有邪干，故令夭寿。只如厥阴失守，天以虚，人气肝虚，感天重虚[52]。即魂游于上，邪干厥大气[53]，身温犹可刺之，刺其足少阳之所过[54]，次刺肝之俞。

人病心虚，又遇君相二火司天失守，感而三虚[55]，遇火不及，黑尸鬼[56]犯之，令人暴亡，可刺手少阳之所过，复刺心俞。人脾病，又遇太阴司天失守，感而三虚，又遇土不及，青尸鬼邪犯之于人，令人暴亡，可刺足阳明之所过，复刺脾之俞。人肺病，遇阳明司天失守，感而三虚，又遇金不及，有赤尸鬼干人，令人暴亡，可刺手阳明之所过，复刺肺俞。入肾病，又遇太阳司天失守，感而三虚，又遇水运不及之年，有黄尸鬼干犯人正气，吸⑦人神魂，致暴亡，可刺足太阳之所过，复刺肾俞。

黄帝问曰：十二藏之相使，神失位，使神彩⑱之不圆⑲，恐邪干犯，治之可刺，愿闻其要。

岐伯稽首再拜曰：悉乎哉问！ 至理道真宗，此非圣帝，焉究斯源，是谓气神合道⑳，契符上天㉑。心者，君主之官，神明出焉，可刺手少阴之源㉒。肺者，相傅之官，治节出焉，可刺手太阴之源。肝者，将军之官，谋虑出焉，可刺足厥阴之源。胆者，中正之官，决断出焉，可刺足少阳之源。膻中者，臣使之官，喜乐出焉，可刺心包络所流㉓。脾为谏议之官，知周出焉㉔，可刺脾之源。胃为仓廪之官，五味出焉，可刺胃之源。大肠者，传道之官，变化出焉，可刺大肠之源。小肠者，受盛之官，化物出焉，可刺小肠之源。肾者，作强之官，伎巧出焉，刺其肾之源。三焦者，决渎之官，水道出焉，刺三焦之源。膀胱者，州都之官，精液藏焉㉕，气化则能出矣，刺膀胱之源。凡此十二官者，不得相失也。是故刺法有全神养真之旨，亦法有修真之道，非治疾也。故要修养和神也。道贵常存，补神固根，精气不散，神守不分，然即神守而虽㉖不去，亦能全真。人神不守，非达至真，至真之要，在乎天玄㉗，神守天息㉘，复入本元，命曰归宗㉙。

【难点注释】

①升降不前：岁气的左右四间气，随着岁支的变动而变动，旧岁在泉的右间气升为新岁的司天之左间，故为升；旧岁司天的右间，降为新岁在泉的左间，故为降。例如1998年戊寅年，到1999年己卯年时，戊寅年在泉之右间太阳寒水到己卯年就升为司天的左间，而戊寅年司天的右间太阴湿土就会降到己卯年在泉的左间。不前，指未表现出本气主岁的司天、在泉之气的作用。

②暴：剧烈。

③生灵：指人类。

④却：退却、免去之意。明张介宾："却，言预却其气，以免病也。"

⑤夫子：指僦贷季。唐王冰："夫子者，祖师僦贷季也。"明张介宾："夫子，岐伯之师僦贷季也。"

⑥"既明天元"二句：谓已懂得天地六元之气的变化规律，还必须精通穷究针刺治疗方法。天元，指天地六元之气，即风、寒、暑、湿、燥、火六气。详见《素问·六元正纪大论》。法刺：当作"刺法"。郭霭春："马注本《类经》卷二十八第三十七引并作'刺法'。"

⑦蠲：祛除。

⑧天柱、天蓬、天冲、天英、天芮（rui 音瑞）：指金星、水星、木星、火星、土星的别称。即金星又称天柱，水星又称天蓬，木星又称天冲，火星又称天英，土星又称天

芮。《类经图翼·天地五星图》:"五星之在天地,名号各有不同。木星在天曰天冲,在地曰地苍。火星在天曰天英,在地曰地彤。土星在天曰天芮,在地曰地阜。金星在天曰天柱,在地曰地晶。水星在天曰天蓬,在地曰地玄。以分主东南西北中,而土则寄位西南也。"此处五星之名,既指木火土金水五星,及其所居天地间不同方位的别名,有时则分别指代木、火、土、金、水五运之气。

⑨"木欲发郁"二句:指木气的郁发,一定是在木气得位之时发作。明张介宾:"木郁欲发,亦必待其得位之时而后作。"

⑩井、荥、俞、经、合:指经穴中的五输穴。如足厥阴之"井"即大敦穴,"荥"即行间穴,"输"即太冲穴,"经"即中封穴,"合"即曲泉穴。合穴属水,经穴属金,输穴属土,荥穴属火,井穴属木(详见《灵枢·本输》)

⑪地晶(hǎo 音好)、地玄、地苍、地彤、地阜:也是金、水、木、火、土五星的别名。即金星为地晶,水星为地玄,木星为地苍,火星为地彤,土星为地阜。明马莳:"地晶,西方金司;地玄,北方水司;地苍,东方木司;地彤,南方火司;地阜,中央土司。"

⑫"降而不入"三句:欲降而不得入,抑而成郁,待郁气散才能得位。明张介宾:"丑未岁,厥阴当降为地之左间,而金胜室之,降不得入,则郁发为变,必待郁散,木乃得位也。"

⑬暴如天间之待时:此言气郁发作,其暴烈的程度如同司天间气应升不升时的郁气待时发作的情况一样。明张介宾:"言与司天之间气同也。"

⑭"降而不下"二句:应降而不能降,则郁滞可急速形成。清高士宗:"如当降而终不降,是降而不下矣,降而终不下,则不能待时,郁可速发矣。"明张介宾解为治法,云:"可速者,当速治之渭。"亦通,但以高注为允。

⑮降可折其所胜也:欲使其降,可折减其所胜之气。明张介宾:"治降之法,当折其所胜,如木郁则治金,金郁则治火之类也。"与上文升之不前,治其本经者异。余仿此。

⑯所出:即井穴,指脉气所发出之处。《灵枢·九针十二原》:"所出为井。"手太阴之井穴是少商,足少阴是涌泉,足厥阴是大敦,心包络是中冲,足太阴是隐白等。

⑰所入:即合穴。指脉气所入而内行之处。《灵枢·九针十二原》:"所入为合。"手阳明之合穴是曲池,足太阳是委中,足少阳是阳陵泉,手少阳是天井,足阳明是足三里。下文"所入"指手足三阴经的合穴。

⑱"五运之至"三句:五运有太过不及的不同,运太过者气候提前到来,运不及者气候推迟到来,五运与六气值年时,运和气互相影响,所以五运的太过不及与六气的升降往来,存在着相承相抑的关系,文中所说的升降不前,就是对此的具体说明。明张介宾:"五运之气,各有所承所制也。"

⑲取其化源:治其六气生化之本源。明张介宾:"取,治也。化源,气化之本源也。此取字,总言当治之谓,与下文资取之取不同。"

⑳"太过取之"二句：岁运太过者，所致的病症应采取泻法；岁运不及所致病症的治法应予以资助扶植。明张介宾："治化源之法，亦盛者当写，虚者当补也。"可见，此皆属"取其化源"的具体措施。

㉑次抑其郁：按照升降的次序，抑制其郁滞的发作。明张介宾："次抑其郁者，在取其致抑之化源，则郁气可折矣。"

㉒以知其要：已经知其大要。以，通"已"。

㉓迁正：上年司天左间迁为次年司天行令，或上年在泉左间，迁为次年在泉行令。明张介宾："《天元玉册》云：六气常有三气在天，三气在地。每一气升天作左间气，一气入地作左间气，一气迁正作司天，一气迁正作在泉，一气退位作天右间气，一气退位作地右间气。气交有合，常得位所在至当其时，即天地交，乃变而泰，天地不交，乃作病也。"

㉔群生：即众生。指人类。

㉕可申洞微：可以把深奥微妙的理论阐发明白。申，阐发明白。洞。幽深，指奥理精深。明张介宾："申，明也；洞，幽也。"

㉖太阳复布：指上一年的太阳寒水司天之气继续布施，行使其权力。复布，在此指上一年的司天之气继续施布，发挥作用。

㉗所流：即荥穴。《灵枢·九针十二原》："所溜为荥。"足厥阴所流为行间穴，心包络之所流为劳宫穴，足太阴之所流为鱼际穴，足少阴之所流为然谷穴。清高士宗："人身经气出于井，溜于荥，注于俞，行于经，入于合流，谓荥俞穴也。"流，在此同"溜"。

㉘"欲折其余"二句：折服有余之气，不使其太过而形成疾病。

㉙不退位：指上一年的岁气有余太过，到新的一年还不能退居到司天或在泉的间气之位，继续布施政令，新岁的岁气不能迁居于正位，就称为不退位。

㉚"使地气不得后化"二句：由于上一年的岁气有余不退位，所以旧岁的在泉之气也不能退后以行间气之化，因而新一年的司天之气也就不能迁居正位。例如1998年为戊寅年少阳相火司天之气有余，如果到1999年为己卯年少阳相火不退位，则阳明燥金不能迁于司天正位，戊寅年的在泉厥阴风木之气也不后退而行至在泉的右间，这样1998年的少阳相火值年之气仍行其令。地气，指在泉。

㉛天数有余：指司天的气数有余太过，不能按时退位。

㉜当刺足厥阴之所入：指司天之气退位后又施布化，此时应当针刺与新一年的司天之气相应的经脉之穴，所以太阳复布，厥阴风木不迁正位，就针刺足厥阴经脉的合穴。凡司天之气不退位就刺与之相应的经脉。退位而复布者，就刺与新一年司天之气相应的经脉，不迁正者，刺与旧岁司天之气相应之经，这有明显的不同。明张介宾："按上文云复布者。以旧气再至，新气被郁，郁散则病除，故当刺新气之经。此下言不退者，以旧气有余，非写不除，旧邪退则新气正矣。故当刺旧气之经，二治不同，各有深意。"

㉝凛水:指凛冽的寒水之气。

㉞预可平疴(ke 音科,旧读 e 音阿):预先可以治疗将要发生的疾病。平,治疗。疴,疾病。

㉟刚柔二干:指十天干。天干中单数为阳干,其气刚强为刚干,即甲、丙、戊、庚、壬;天干中双数力阴干,其气柔弱为柔干,即乙、丁、己、辛、癸。明张介宾:"十干五运,分属阴阳。阳干气刚,甲、丙、戊、庚、壬也。阴干气柔,乙、丁、己、辛、癸也。故曰刚柔二干。"

㊱天运之气皆虚:指司天、在泉与中运之气皆不足。

㊲"天地迭移"三句:司天在泉之气的不断更替变换,发生刚柔失守的情况,经三年左右,造成时疫流行,这是因司天在泉之气的更换而失守,是导致疾病发生的根源。明张介宾:"根,致病之本也。"

㊳逃门:指有避免时疫所伤的门路、办法。明张介宾:"逃门,即治之之法。"逃,《广韵》:"避也,去也。"

㊴"甲子"二句:在甲子年,甲与己都属土运,甲为刚干,己为柔干。子与午都属少阴司天,子、午为刚支。凡少阴司天,必阳明在泉,阳明属卯酉而与土运相配,卯酉为柔支,而己卯为甲子年的在泉之化,这样上甲则下己,上子则下卯,上刚而下柔,上下不相协调,不能呼应,故称刚柔失守。以下丙寅与辛巳,庚辰与乙末,壬午与丁酉,戊申与癸亥照此类推。明张介宾:"甲与己合,皆土运也。子午则少阴司天,凡少阴司天,必阳明在泉,阳明属卯西,而配于土运,则己卯为甲子年在泉之化。故上甲则下己,上刚则下柔。此天地之合,气化之常也。甲午己酉,其气皆同。"清高士宗:"甲丙戊庚壬为刚干,乙丁己辛癸为柔干,子寅辰午申戌为刚支,丑卯巳未酉亥为柔支。"

㊵"刚未正"二句:刚柔失守,司天之气未能迁正,则在泉之柔气便孤立而空虚。明张介宾:"若上年癸亥,厥阴司天,木不退位,则甲子虽以阳年,上犹不正,甲子刚土未正于上,则己卯在泉亦柔孤而有亏也。"

㊶"时序不令"二句:四时次序失于常令的寒温,则对应的律吕不能相从。此言刚柔失调,阳律与阴吕不能相从。明张介宾:"甲子阳律,太宫也。己卯阴吕,少宫也,刚失守则律乖音,柔孤虚则吕不应。"

㊷"下位己卯不至"二句:下位指在泉,甲子年己卯在泉,己卯不能迁正,而使司天的甲子阳刚之气孤立无配。明张介宾:"若己卯之柔不至于下,则甲子之刚亦孤立于上。"

㊸土疠:土运之年,因在泉不迁正而酿成的疠病流行。明张介宾"疠,杀疠也,即瘟疫之类。"清高士宗:"天气病则为疫,地气病则为疠,疫病气而疠病形也。"后文水疠、金疠、木疠、火疠义同。

㊹"丙寅"二句:指丙寅年,若司天之气不得迁正,则上配司天之刚干丙,不能与下配在泉之阴干辛配合,就是刚柔失守。明张介宾:"丙与辛合,皆水运也,寅申年,

少阳司天,必厥阴在泉,厥阴属巳亥而配于水运,则辛巳为在泉之化,故上丙则下辛,丙刚辛柔,一有不正,皆失守矣。"

㊺中水运非太过:丙年本为水运太过,但由于司天不得迁正,丙之水运不能得到应有的气化,所以就不属于太过。明张介宾:"若上年之乙丑司天,土不退位,则丙寅之水运虽刚,亦不迁正,其气反虚,丙不得正,则辛柔在泉,独居于下,亦失守矣。丙虽阳水,若或有制,即非太过。"

㊻律吕音异:阳律阴吕之音不相协调。音律分阴阳,阳者为律,阴者为吕。明张介宾:"律乃天地之正气,人之中声也。律由声出,音以声生。《礼》曰:声成文谓之音,音之数五,律之数六,分阴分阳。则音以宫、商、角、徵、羽分为太少而为十。故音以应日。律以黄钟、太簇、姑洗、蕤宾、夷则、无射为阳,是为六律;林钟、南吕、应钟、大吕、夹钟、仲吕为阴,是为六吕。合而言之,是为十二律。"又注云:"在丙寅阳律,则太羽无声,在辛巳阴吕,则少羽不应。"

㊼下位地甲子:指在泉的年干支。下位地,即在泉。甲子,在此泛指干支。以下诸"甲子"皆属此意。

㊽"庚辰"二句:指庚辰年,如果司天之气不得迁正,则上配司天之刚干庚,不能与下配的在泉之阴干乙配合,就是刚柔失守。明张介宾:"乙庚皆金运也,辰戌年太阳司天,必太阴在泉,太阴属丑未而配于金运,刚乙未为在泉之化,庚刚乙柔。设有不正,则失守矣。"

㊾"乙庚金运"二句:指太阳司天不迁正,司天之刚干庚不守于上。上位刚干失守,则下位之柔干亦不能相合,刚柔失守,上下不能相互呼应招引。明张介宾:"若上年己卯天数有余,阳明不退位,则本年庚辰失守于上,乙未无合于下,金运不全,非相招矣。"

㊿"布天未退"二句:上一年己卯为阳明燥金司天,少阴君火在泉,本年庚辰中运属金,如果上一年司天的燥金之气未退位,则在泉的少阴君火就会在本年制胜中运之金。故明张介宾:"上年己卯天数不退,则其在泉之火,来胜今年中运也。"

○51姑洗林钟:庚辰属金运太过,为太商,应于阳律姑洗,配司天;乙未属金运不及,应于阴吕林钟,即在泉。明张介宾:"庚辰阳律,太商也,其管姑洗。乙未阴吕,少商也,其管林钟。"清高士宗:"姑洗,阳律也。林钟,阴律也。"

○52"壬年"二句:指壬午年,如果司天之气不得迁正,则上配司天刚干壬,不能与下配的在泉之阴干丁配合,就是刚柔失守。明张介宾:"丁壬皆木运也,子午年少阴司天,必阳明在泉,以阳明配合木运,则丁卯丁酉为在泉之化,刚柔不正,则皆失守矣。"

○53"即虽阳年"二句:壬属木运太过,因壬年的司天不能迁正,属丁之年的在泉单独迁正,木运不能气化,必见亏虚。所以虽是阳年,却不同于阳年为太过的规律。明张介宾:"若上年辛巳司天有余,厥阴不退位,则本年壬丁不合,木运太虚,则不正于上,柔孤立于下,虽曰阳年,亏则不同也。"

(54)“上下失守”四句：司天不得迁正，上刚与下柔各守其位，虽有相合之期的远近迟速之数，应根据差异的大小不同而定。明张介宾：“招，合也。得位之日，即其相招之期，微者远，甚者速，数有不同耳。”

(55)“律吕二角”三句：阳律太角，阴吕少角，如果壬丁失守，司天在泉不能同时迁正，则律吕二角不能相合，待到上下同时迁正之日，律吕二角就协调同音。明张介宾：“阳律太角，木音上管，阴吕少角，木音下管，壬丁失守，则二角不和，必上下迁正之日，其音乃同也。”

(56)合德：指司天之干支与在泉的干支，能按时就位，阴阳相会，刚柔相配，上下相合，共同发挥应有的作用。德，得也。此指司天、在泉之气所产生的作用得到体现。

(57)“戊申”二句：指戊申年，如果司天之气不得迁正，则上配司天的刚干戊，不能与下配的在泉之阴干癸配合，就是刚柔失守。明张介宾：“戊癸皆火运之年，寅申岁必少阳司天，厥阴在泉，以厥阴而配火运，则癸亥为在泉之化，戊申之刚在上，癸亥之柔在下，一有不正，俱失守矣。”

(58)“戊癸虽火运”二句：戊癸化火，戊年为火运太过之年，但由于司天不得迁正，配司天之刚干戊失于上守，火运不能得到应有的气化，那也就不是太过之运了。

(59)“上失其刚”二句：如果上一年丁未司天之气太过有余，太阴湿土不得退位，则本年戊申不得守于上，则上失其刚，而癸亥阴柔之干独主于下，所以说柔地独主。

(60)音律先同：指戊申年如果不发生司天不迁正时，刚柔相会，那么上戊申阳律太徵与下癸亥阴吕少徵首先表现出气和音协而和同。明张介宾：“若刚柔将合，故音律先同，盖戊申阳律太徵也，癸亥阴吕少徵也，其气和，其音叶矣。”

(61)息气：即深吸气后进行闭气。明张介宾：“肺主气，息气乃可以补肺，即闭气存神之道。”息，止也。

(62)天牝：鼻。明马莳：“天牝者，鼻也，毒气从鼻而来，可嚏之从鼻而出。”清高士宗：“天牝，即玄牝，人身真元之气也。天牝从来，从鼻息而下丹田，得其从来，复得其往，合五藏元真之气。”

(63)即室先想心如日：指入病室之前，振作精神，如像阳气很充足一样，没有恐惧的心理。即，到也。即室，同后文“入于疫室”。日，太阳。这里代表阳气如太阳光一样充足。明张介宾：“日为太阳之气，应人之心，想心如日，即所以存吾之气，壮吾之神，使邪气不能犯也。”

(64)戈甲：皆以金属制成，应于金戈，古时的一种兵器。甲，古时作战时所穿的用金属制作的防护衣。

(65)北斗：即北斗星，属于大熊星座的一部分，由天枢、天璇、天玑、天权、玉衡、开阳、摇光七颗亮星组成，常被作为指示方向和认识星座的重要标志。

(66)日未出而吐之：古代避疫的一种方法。在日出之前，将远志去心后所煎的药液，漱吐出，可以达到预防疫气感染的作用。明马莳：“用远志去心，以水煎之，日未出饮二盏而吐,吐之不疫。"

⑥叶子雌黄:即上好的雌黄。因其纹理层叠如叶,故名。

⑧了地一尺筑地实:入地一尺筑一坚实的地穴。清高士宗:"了地,入地也。"

⑥火:此指木炭一类的燃料。

⑦顺日:逐日或每日。又清高士宗:"顺日,就日,犹向日也。"

⑦日华气:指日出时的精华之气。

⑦重虚:指脏气已虚,又感受天之虚邪,谓之重虚。清高士宗:"人虚肝虚而感天之虚,是谓重虚。"

⑦邪干厥大气:因外邪侵入致大气厥逆。清高士宗:"邪干,即病厥。厥,厥逆也。大气,肝气上逆也。"明张介宾"大气。元气也"。当从高注。

⑦刺其足少阳之所过:即刺取足少阳胆经的原穴。缘肝胆相表里,肝病亦可刺其相表里之脉的经穴。以下诸脏有病的刺治,义同于此。

⑦三虚:人体内伤而虚,司天在泉失守所造成的天虚,复感虚邪贼风为三虚。清高士宗:"人虚、天虚、而感邪,是为三虚。"又,明马莳:"此人气天气同虚也。又遇惊而夺精,汗出于心,因而三虚。"

⑥黑尸鬼:即感水疫邪气而死亡的人。因疫邪所致的死亡者,其死尸仍有传染性,他人接触后亦可感而发病,所以称尸鬼,因接触患传染病而亡的死尸之后所感染的病叫尸传。以下青尸鬼、黄尸鬼等义皆同此。

⑦吸:此有消耗、损伤之意。

⑦神彩:显现于外表的精神、神气、光彩。

⑦不圆:失去丰满充实的状态。明张介宾:"一有失位,则神光亏缺,是谓不圆。"

⑧气神合道:指人身精气神要合乎正常规律。清高士宗:"人身气神,合于天道。"

⑧契符上天:符合司天之气。契,合也。

⑧可刺手少阴之源:即通过刺治手少阴心经的原穴,达到补益心气的作用。明马莳:"凡刺各经之原者,皆所以补之也。"源,在此同原,即原穴。

⑧可刺心包络所流:即取手厥阴心包经的荥穴。清高士宗:"手少阴心既刺其源,故心包络,刺其所流。"流,在此义同"溜",即荥穴。

⑧"谏议之官"二句:脾主思虑,有协助心主意志的作用,且志意周于万物。明张介宾:"脾藏意,神志未定,意能通之,故为谏议之官。虑周万物,皆由乎意,故智周出焉。"

⑧精液藏焉:指膀胱有贮藏津液的功能。因津液亦为人身之精微,生命赖依生存的物质,故亦曰"精液"。与《素问·灵兰秘典论》中之津液义同。明张介宾:"膀胱为三焦之下泽,津液所聚,故曰州都。"

⑧虽:通唯。

⑧⑦天玄：即人身之精。明张介宾："玄者，水之色。天玄者，天一之义。以至真之要，重在精也。"

⑧⑧神守天息：即胎息。明马莳："儿在母腹，息通天元，人能绝想念，亦如此，命曰返天息。"又，明张介宾："天息者，鼻息通乎天也。守息则气存，气存则神存，故曰神守天息。"

⑧⑨归宗：谓返其本来的元气。明张介宾："夫人始生，先成精，精其本也。儿在母腹，先通胎息，气其元也。既宝其精，又养其气，复其本，返其元矣。精气充而神自全，谓之内三宝。三者合一，即全真之道也，故曰归宗。"

【白话精译】

黄帝问道：岁气的左右间气不得升降，气交发生反常的变化，即可成为暴烈的邪气，我已经知道了。怎样进行预防、挽救人类的疾患，可以得到一种却退郁气的办法吗？岐伯再次跪拜回答说：你提这个问题很高明啊！我听老师说，既明白了天地六元之气的变化，还必须深知刺法，它可以折减郁气，扶助运气，补助虚弱，保全真气，泻其盛气，除去余邪，使其消除此种疾苦。黄帝说：我想听你详尽地讲讲。岐伯说：气应升而不得升时，便有严重的凶灾。厥阴风木欲升为司天之左间，遇金气过胜，而天柱阻抑之，用木气郁，木之郁气欲发，必须等到木气当位之时，在人体则应当刺足厥阴之井穴大敦，以泻木郁。火欲升为司天之左间，遇水气过胜，而天蓬阻抑之，则火气郁，火之郁气欲发，必须等到火气当位之时，在人体则不管君火还是相火，同样应当刺心包络手厥阴之荥穴劳宫，以泻火郁。太阴湿土欲升为司天之左间，遇水气过胜，而天冲阻抑之，则土气郁，土气欲发，必须等到土气当位之时，在人体则应当刺足太阴之俞太白穴，以泻土郁。阳明燥金欲升为司天之左间，遇火气过胜，而天英阻抑之，则金气郁，金之郁气欲发，必须等到金气当位之时，在人体则应当刺手太阴之经经渠穴，以泻金郁。太阳寒水欲升为司天之左间，遇土气过胜，而天芮阻抑之，则水气郁，水之郁气欲发，必须等到土气当位之时，在人体则应当刺足少阴之合阴谷穴，以泻水郁。

黄帝说：岁气之间气应升而不能升的，可以预防，我想听听岁气之间气应降而不降的，是不是也可以事先防备？岐伯说：既然明白气升的道理，也必然能通达气降的道理。间气升降不前所致的疾患，都可以预先调治。厥阴风木欲降为在泉之左间，遇金气过胜，而地晶阻抑之，则木欲降而不得入，木被抑则发为郁气，待郁气散则木可降而得位，气应降而不得降之郁气发作，其暴烈程度和司天间气应升不升之郁气待时发作相同，应降不得降，能够很快地形成郁气，降则可以折减其胜气，在人体则应当针刺手太阴之井穴少商与手阳明之合穴曲池。火欲降为在泉之左间，遇水气过胜，而地玄阻抑之，则火欲降而不得入，火被抑则发为郁气，待郁气散则火气可入，应当折减其胜气，可以散其郁气，在人体则应当针刺足少阴之井穴涌泉与足太阳之合穴委中。太阴湿土欲降为在泉之左间，遇木气过胜而地苍阻抑之，则土欲降而不能下,土被抑则发为郁气,待郁气散则土气可入,应当折减其胜气,可以散其郁气。在人体则应当针刺足厥阴之井穴大敦与足少阳之合穴阳陵泉。阳明燥金欲降为在泉之左间,遇火气过胜而地彤阻抑之,则金欲降而不能下,金被抑则发为郁气,待郁气散金气可入,应当折减其胜气,可以散其郁气,在人体则应当针刺手厥阴心包络之井穴中冲与手少阳之合穴天井。太阳寒水欲降为在泉之左间,遇土气过胜而地阜阻抑之,则土欲降而不能下,水被抑则发为郁气,待郁气散则水气可入,应当折减其胜气,可以散其郁气,在人体则应当针刺足太阴之井穴隐白与足阳明之合穴足三里。

黄帝说:关于五运之太过不及,气至有先后,与天气升降往来,互有相承相抑的问题,我可以听听其致病时所运用的针刺法则吗?岐伯说:应当取六气生化之源。所以气太过者取治之,气不及者资助之。太过取之,应据其致郁之次第以抑其郁气,取治于运气生化之源,以折减其郁气。不及资之,是用以助运气之不足,避免虚邪之气。

黄帝问道:关于六气升降不前致病的刺法,已知其大要,我想再听听司天之气未能迁于正位,使司天之气化政令失常,也就是一切生化或都失于正常。这样则使百姓患病,可否使其预先解除,以救济人类,请你讲讲这个问题。岐伯再次跪拜回答说:你问的很全面啊!谈到这些至理要言,体现了圣王仁慈怜悯之心,要拯救人类的疾苦,我一定详尽地来陈述这些道理,申明其深奥微妙的意义。若上年司天的太阳寒水,继续施布其政令,则厥阴风木,不能迁居于司天之正位,厥阴不迁正则气郁塞于上,应当泻足厥阴脉气所流的荥穴行间。若上年司天的厥阴风木,继续施布其政令,则少阴君火不能迁居于司天之正位,少阴不迁正则气郁塞于上,应当针刺手厥阴心包络脉气所流的荥穴劳宫。若上年司天的少阴君火,继续施布其政令,则太阴湿土不能迁居于司天之正位,太阴不迁正,则气留居于上,应当针刺足太阴脉气所流的荥穴大都。若上年司天的太阴湿土,继续施布其政令,则少阳相火不能迁居于司天之正位,少阳不迁正,则气闭塞而不通,应当针刺手少阳脉气所流的荥穴液门。若上年司天的少阳相火继续施布其政令,则阳明燥金不能迁居于司天之正位,阳明不迁正,则气郁不能上通,应当针刺手太阴脉气所流的荥穴鱼际。若上年司天的阳明燥金继续施布其政令,则太阳寒水不能迁居于司天之正位,太阳不迁正,则气又闭塞不通,应当针刺足少阴脉气所流的荥穴然谷。

黄帝说:关于岁气应迁正而不能迁正的,我已经通晓了它的要点,还想听听关于岁气不退位的问题,要想折减它的有余之气,不使其因太过而有失,你可以使我晓得吗?岐伯说:若旧岁的岁气太过而有余,继续居于正位,施布其政令,名叫不退位。使在泉之气,也不能后退而行间气之化,新岁的司天之气不能迁居于正位,所以旧岁的岁气仍旧布化其本气的政令。如巳年与亥年,司天的气数有余,到了午年与子年,则厥阴风木之气,不得退位,风气运行于上,木气布化于天,应当针刺足厥阴的合穴曲泉。子年与午年,司天的气数有余,到了丑年与未年,则少阴君火之气,不得退位，热气运行于上，火的余气布化于天，应当针刺手厥阴的合穴曲泽。丑年与未年，司天的气数有余，到了寅年与申年，则太阴湿土之气，不得退位，湿气运行于上，雨气布化于天，应当针刺足太阴的合穴阴陵泉。寅年与申年，司天的气数有余，到了卯年与酉年，则少阳相火之气，不得退位，热气运行于上，火气布化于天，应当针刺手少阳的合穴天井。卯年与酉年，司天的气数有余，到了辰年与戌年，则阳明燥金之气，不得退位，金气运行于上，燥气布化于天，应当针刺手太阴的合穴尺泽。戊年与戌年，司天的气数有余，到了巳年与亥年，则太阳寒水之气，不得退位，寒气行于上，凛冽的水气布化于天，应当针刺足少阴的合穴阴谷。所以说司天在泉之气，出现异常变化，就要导致人们的疾病，按照前法进行针刺，可以预先平定将要发生的疾病。

黄帝说：刚干与柔干，失守其司天在泉之位，能使司天与中运之气都虚吗？给人们造成的疾病，能够使其平和吗？岐伯说：你提这个问题很深奥啊！需要明白其奥妙的意义，司天在采之气，逐年更迭迁移，若刚柔失守，其气被窒，三年左右，化而为疫，因此说，认识了它的根本所在，必定能有避去疫病的法门。

假如甲子年，刚柔失守，司天之刚气不得迁正，在泉之柔气也必孤立而亏虚，四时的气候，失去正常的秩序，相应的音律，不能相从，这样，在三年左右，就要变为较大的疫病。应审察其程度的微甚与浅深，当其将要发生而可刺之时，用针刺之，土疫易伤水脏，当先取背部之肾俞穴，以补肾水，隔三日，再刺足太阴脉之所注太白穴，以泻土气。又有在泉之气卯不能迁正，而司天甲子阳刚之气，则孤立无配，三年左右，也可发作土疠，其补泻方法，和上述甲子司天不得迁正致疫之法是一样的。针刺完毕，不可夜行或远行，七日内，务须洁净，素食养神。凡是原来肾脏有久病的人，可以在寅时，面向南方，精神集中，消除杂念，闭住气息，吸而不呼，连作七次，伸直颈项，用力咽气，要像咽很硬的东西那样，这样连作七遍，然后吞咽舌下的津液，不拘其数。

假如丙寅年，刚柔失守，司天的刚干失守其位，不得迁正，在泉的柔干不能独主其令，由于司天之气不迁正，故丙虽阳干，则水运不为太过，不可拘执常法以论定。司天之气虽属有余，但不得迁正则上失其位，天地上下，不相配合，阳律阴吕其音各异，这样，就是天气运行失去正常的秩序，其后三年左右，就要变为疫病。审察其程度的微甚和差异的大小，徐缓的可在三年后发生疾病，严重的可在头三年发生疫病，水疫易伤心火，当先取背部的心俞穴，以补心火，隔五日，再刺肾足少阴脉气所入的阴谷穴，以泻肾水。又有在泉干支辛巳不能迁正附于上刚的，也叫作失守，就会使运与在泉之气都虚，其后三年左右，变成水疫，其补泻刺法，也和上述司天不得迁正致疫的刺法相同。针刺完毕，慎无大喜情动于中，如不加以禁忌，就会使气再度耗散。应使其安静七日，心要忠实，不可有过多的思念。

假如庚辰年，刚柔失守，司天之位失守，在泉之位无所配合，乙庚为金运，刚柔失守，上下不能相招，上年阳明燥金司天之气不退，其在泉之火，来胜今年中运之金,司天在泉,其位相错,叫作失守,使太商阳律之姑洗与少商阴吕之林钟,不能相应,这样,则天运变化失常,三年左右,就要变为较大的疫气。审察其天运的变化规律,及差异的微甚,差异微的疫气微,三年左右乃至,差异甚的疫气甚,也在三年左右疫气至,金疫易伤肝木,当先取背部肝俞穴,以补肝木,隔三日,再刺肺手太阴脉气所行的经渠穴,以泻肺金。针刺完毕,可安静神志七日,慎不可大怒,大怒则使真气散失。又或在泉干支乙未失守,不得迁正,即下乙柔干不至,上庚刚干独治,也叫作失守,即司天与中运独治之年,三年左右,变为疠气,名叫金疠,其发作须等待一定的时机,审察其在泉变化规律的差异,推断其疠气之微甚,即可知道发病的迟速。凡是乙庚刚柔失位,其刺法都相同,肝应保持平和,不可发怒,以伤其气。

假如壬午年,刚柔失守,配司天之壬不得迁正,配在泉之丁,孤独无配,壬虽阳年,不得迁正则亏,不同于正常之气,上下失守,则其相应当有一定的时间,其差异的微甚,各有一定之数,太角的阳律与少角的阴吕相失而不能配合,待上下得位之时,则律吕之音相同有日,根据其微甚的差异,三年左右便可发生较大的疫气,木疫易伤脾土,当先取背部的脾俞穴,以补脾土,隔三日,再刺肝足厥阴脉气所出的大敦穴,以泻肝木。行刺完毕,安静神志七日,不可大醉及歌唱娱乐,使其气再度消散,也不要过饱或吃生的食物,要使脾气充实,不可滞塞饱满,不可久坐不动,食物不可太酸,不可吃一切生的食物,宜于食甘淡之味。又或在泉干支丁酉,不得迁正,失守其位,不能与中运司天之气相应,即下位不能奉合于上,也叫作失守,不能叫作合德,因而为柔不附刚,即在泉之气,与中运不合,三年便可变为疫疠,其针刺方法,与上述针刺木疫之法相同。

假如戊申年,刚柔失守,戊癸虽然是火运阳年,若刚柔失守,则阳年也不属火运太过,司天之气不得迁正,上失其刚,在泉之柔,独主无配,岁气不正,因而有邪气干扰,司天在泉之位,更迭变移,其差异有深浅,刚柔之位,将欲应合,阳律与阴吕必先应而同,像这样天运失去正常时位的,在三年之中,火疫就要发生,火疫易伤肺金,应取背部的肺俞穴,以补肺金。针刺完毕,安静神志七日,且不可大悲伤,悲伤则动肺气,使真气再度散失,人们要使肺气充实,重要的方法是闲气养神。又或在泉干支癸亥失守,不得迁正,则司天之刚气无配,也叫作戊癸不能合德,也就是运与在泉之气俱虚,三年之后变为疠气,名叫火疠。

所以用五运之气,分立五年,以明刚柔失守之义,以尽针刺之法,于是可知疫与疠,就是根据上下刚柔失守而定名的,虽有二名,全归一体,就是刺疫的方法,也只有上述五法,也就是汇总了诸刚柔之位失守的治法,全归之于五行而统之。

黄帝说:我听说五疫发病,都可互相传染,不论大人与小儿,症状都像一样,若不用上法治疗,怎样能使它不至互相传染呢? 岐伯说:五疫发病而不受感染的,是由于正气充实于内,邪气不能触犯,还必须避其毒气,邪气自鼻孔而入,又从鼻孔而出,正气出自于脑,则邪气便不能干犯。所谓正气出之于脑,就是说,在屋内先要集

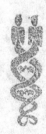

中神思,觉得自心好像太阳一样的光明。将要进入病室时,先想象有青气自肝脏发出,向左而运行于东方,化作繁荣的树木,以诱导肝气。其次想象有白气自肺脏发出,向右而运行于西方,化作干戈金甲,以诱导肺气。其次想象有赤气自心脏而出,向南而运行于上方,化作火焰光明,以诱导心气。其次想象有黑气自肾脏发出,向北而运行于下方,化作寒冷之水,以诱导肾气。其次想象黄气自脾脏发出,存留于中央,化作黄土,以诱导脾气。有了五脏之气护身之后,还要想象头上有北斗星的光辉照耀,然后才可以进入病室。

又有一种方法,在春分日,太阳尚未出时,运用吐法,以吐故纳新。又有一种方法,在雨水节后,用药水洗浴三次,使汗液外泄,以驱除邪气。又有一种方法,小金丹方:辰砂二两,水磨的雄黄一两,上好雌黄一两,紫金半两,一起放入盒中,外面封固,入地一尺筑一个坚实的地坑,不用火炉,不须其他药物炮制,用燃料二十斤火煅,七天完毕,等到冷却,七日后取出,等到第二天,从盒中取出,将药埋在土中,七日后取出,每日研之,三日后,炼成白沙蜜做为药丸,像梧桐子那样大,每天清晨日初出时,向东吸取精华之气一口,用冰水送服药丸一颗,连同吸气一起咽下,服用十粒,便没有疫气触犯了。

黄帝问道:人体虚弱,就会使神志游离无主,失其常位,从而使邪气自外部干扰,因而导致不正常的死亡,怎样才能保全真气呢?我想听听关于针刺救治的方法。岐伯再次跪拜回答说:你提这个问题很高明啊!神志虽然游离无主,失其常位,但并没有离开形体,这样也不至于死亡,若再有邪气侵犯,因而便会造成短命而亡。例如厥阴司天不得迁正,失守其位,天气因虚,若人体肝气素虚,感受天气之虚邪,谓之重虚,使神魂不得归藏而游离于上,邪气侵犯则大气厥逆,身体温暖的,尚可以针刺救治,先刺足少阳脉气所过的原穴"丘墟",再刺背部肝脏的俞穴"肝俞",以补本脏之气。人体素痛心气虚弱,又遇到君火或相火司天不得迁正,失守其位,若脏气复伤,感受外邪,谓之三虚,遇到火不及时,水疫之邪侵犯,使人突然死亡,可以先刺手少阳脉气所过的原穴"阳池",再刺背部心脏的俞穴"心俞",以补本脏之气。人体素病脾气虚弱,又遇到太阴司天不得迁正,失守其位,若脏气复伤,感受外邪,谓之三虚,又遇到土不及时,木疫之邪侵犯,使人突然死亡,可以先刺足阳明脉气所过的原穴"冲阳",再刺背部脾脏的俞穴"脾俞",以补本脏之气。人体素病肺气虚弱,遇到阳明司天不得迁正,失守其位,若脏气复伤,感受外邪,谓之"三虚",又遇到金不及时,火疫之邪侵犯,使人突然死亡,可以先刺手阳明脉气所过的原穴"合谷",再刺背部肺脏的俞穴"肺俞",以补本脏之气。人体素病肾气虚弱,又遇到太阳司天,不得迁正,失守其位,若脏气复伤,感受外邪,谓之"三虚",又遇到水运不及之年,土疫之邪侵犯,伤及正气,人的神魂像被取去一样,致使突然死亡,可以先刺足太阳脉气所过的原穴"京骨",再刺背部肾脏的俞穴"肾俞",以补本脏之气。

黄帝问道:十二个脏器是相互为用的,若脏腑的神气,失守其位,就会使宰彩不能丰满,恐怕为邪气侵犯,可以用刺法治疗,我想听听关于这些刺法的要点。岐伯再次跪拜回答说:你问得很详尽啊!问及这些至要的道理,真正的宗旨,若不是圣明的帝王,岂能深究这些根源。这就是所谓精、气、神,合乎一定的自然规律,符合司天之气。心之职能比如君主,神明由此而出,可以刺手少阴脉的原穴"神门"。肺的职能,比如相傅,治理与调节的作用,由此而出,可以刺手太阴脉的原穴"太渊"。肝的职能,比如将军,深谋远虑,由此而出,可以刺足厥阴脉的原穴"太冲"。胆的职能,比如中正,临事决断,由此而出,可以刺足少阳脉的原穴"丘墟"。膻中的职能,比如臣使,欢喜快乐,由此而出,可以刺心包络脉所流的荣穴"劳宫"。脾的职能,比如谏议,智慧周密,由此而出,可以刺脾足太阴脉的原穴"太白"。胃的职能,比如仓廪,饮食五味,由此而出,可以刺足阳明脉的原穴"冲阳"。大肠的职能,比如传导,变化糟粕,由此而出,可以刺大肠手阳明脉的原穴"合谷"。小肠的职能,比如受盛,化生精微,由此而出,可以刺小肠太阳脉的原穴"腕骨"。肾的职能,比如作强,才能技巧,由此而出,可以刺肾足少阴脉的原穴"太溪"。三焦的职能,比如决渎,水液隧道,由此而出,可以刺三焦手少阳脉的原穴"阳池"。膀胱的职能,比如州都,为精液储藏之处,通过气化,才找排出,可以刺膀胱足太阳脉的原穴"京骨"。以上这十二脏器的职能,不得相失,因此刺法有保全神气调养真元的意义,也具有修养真气的道理,并不只能单纯治疗疾病,所以一定要修养与调和神气。调养神气之道,贵在持之以恒,补养神气,巩固根本,使精气不能离散,神气内守而不得分离,只有神守不去,才能保全真气,若人神不守,就不能达到至真之道,至真的要领,在于天玄之气,神能守于天息,复入本元之气,叫作归宗。

【专家评鉴】

一、升降不前发病的刺治方法

原文从篇首至"资取之法,令出《密语》",讨论了六气升降失常,升之不前,降而不入,于是抑阻而成郁气为害的机理,以及运用针刺防治的方法。

(一)六气升之不前,抑之郁发,须待时而刺治

1.六气正常的升降前移规律:本篇所讲的升迁规律都是针对客气讲的。客气分六步,先三阴(厥阴风木为一阴在前,少阴君火为二阴居中,太阴湿土为三阴在后),后三阳(少阳相火为一阳在前,阳明燥金为二阳居中,太阳寒水为三阳在后)。六步的顺序是:一厥阴、二少阴、三太阴、四少阳、五阳明、六太阳。客气六步包括司天之气,位当三之气,其右间为二之气,左间为四之气;在泉之气位当终之气,其左间为初之气,右间为五之气。客气六步随年支的递迁,各步的客气均要沿着逆时针方向推移一步,一年推移一步,六年六步为一周期。原文所说的"升",是指每年的在泉右间(即五之气)随中运的变动而上升为司天的左间(即四之气),因为在泉位于下方,司天位于上方,所以从在泉右间迁移到司天左间就为升,年年如此。所谓

"降",就是指司天之右间(即二之气)随着中运之气的变动而沿逆时针方向移动到在泉的左间(即初之气),因为在泉位于下方,司天位于上方,所以从司天右间下移到在泉左间就称之为"降",也是年年如此。其他各步都会随着年份变化而递次迁移。同样道理,随着年份的变动,在泉的左间之气(即初之气)向前移动成为在泉之气(即终之气),而司天的左间气(即四之气)也同时向前移动到司天的气位(即三之气)。现将各年份六步之气的升、降、前移规律列于表72-1。

表72-1 客气六步的升降前移规律表

岁支	初之气 在泉左间	二之气 司天右间	三之气 司天	四之气 司天左间	五之气 在泉右间	终之气 在泉
子午岁	太阳寒水	厥阴风木	少阴君火	太阴湿土	少阳相火	阳明燥金
丑未岁	厥阴风木	少阴君火	太阴湿土	少阳相火	阳明燥金	太阳寒水
寅申岁	少阴君火	太阴湿土	少阳相火	阳明燥金	太阳寒水	厥阴风木
卯酉岁	太阴湿土	少阳相火	阳明燥金	太阳寒水	厥阴风木	少阴君火
辰戌岁	少阳相火	阳明燥金	太阳寒水	厥阴风木	少阴君火	太阴湿土
巳亥岁	阳明燥金	太阳寒水	厥阴风木	少阴君火	太阴湿土	少阳相火

(二)升之不前,抑之郁发的机理:六气之所以能发生郁阻不升,都是由于司天岁气太过,于是阻遏上一年在泉的右间气(即五之气)不能按时升迁至来年的司天左间(即四之气),于是就使这一不能迁升之气受抑而成郁气,必须等到该气当位的时候,该气郁发暴作,就成为灾害性气候,对人体也会产生伤害。例如从卯酉年过度到辰戌年,如果这年的司天的金气太过,金克木,金是木的所不胜,所以卯酉年在泉右间(五之气)厥阴风木就不能在辰戌年上升为司天左间(即四之气),风木就被太过的金运抑阻为郁气,当风木之郁气在木气主位时就会郁发暴作。其余各气皆仿此。

3.六气升之不前的星象反应:天地间的变化是一个整体,岁气发生阻抑,不但可以产生相应的气候特点,而且太空中的星辰也为之相应,例如司天金气太过,风木之气受抑而不能上升,所以天柱金星就应之。同样的道理,司天水气太过,火气受抑不能上升之时,天蓬水星应之,君火热气、相火暑气相同。司天木气太过,湿土之气受抑不能上升之时,天冲木星应之;司天火气太过,燥金之气受抑不能上升之时,天英火星应之;司天土气太过,寒水之气受抑不能上升,天芮土星应之。

4.六气升之不前的发病及刺治规律:六气受到抑阻而成为郁气,待其当位时就会郁发暴作,就会产生伤人致病的邪气。六气郁发致病有一定的规律,往往是与郁气的五行属性一致的内脏受邪发病,如厥阴风木郁发则肝脏受邪发病;少阴君火、少阳相火郁发,则心、心包受邪发病;太阴湿土郁发则脾脏受邪发病;阳明燥金郁发,则肺脏受邪发病;太阳寒水郁发则肾脏受邪发病。

五脏受邪发病的刺治取穴,肝木受邪发病刺取足厥阴肝经的井穴(木)大敦穴;

心火受邪发病刺取手厥阴心包经之荥穴(火)劳宫;脾土受邪发病刺取足太阴脾经腧穴(土)太白;肺金受邪发病刺取手太阴肺经的经穴(金)经渠;肾水受邪发病时刺取足少阴肾经的合穴(水)阴谷。所取的经脉是受病之脏的经脉,所取之穴为五腧穴中与受邪而病的脏之五行属性一致者。不同的是心病取手厥阴心包经刺治,这就是《灵枢·邪客》中所说:"手少阴之脉独无腧,何也? 岐伯曰:少阴,心脉也。心者,五藏六府之大主也,精神之所舍也,其藏坚固,邪弗能容也。容之则心伤,眩伤则神去,神去则死矣。故诸邪之在于心者,皆在于心之包络,包络者,心主之脉也,故独无腧焉。黄帝曰:少阴独无腧者,不病乎? 岐伯曰:其外经病而藏不病,故独取其经于掌后锐骨之端。其余脉出入屈折,其行之徐疾,皆如手少阴心主之脉行也。"现将六气升之不前,发为诸郁的机理及刺治方法纳之如下表(表72-2)。

表72-2   六气升之不前发为诸郁的机理及刺治方法

诸郁	致郁机理	刺治方法
木郁	天柱窒抑,司天金气太过,厥阴飙木受抑而郁	刺取足厥阴肝经之井(木)大敦穴
君相火郁	天蓬窒抑,司天水气太过,君火相火受抑而郁	刺取手厥阴心包经之荥(火)劳宫穴
土郁	天冲窒抑,司天木气太过,太阴湿土受抑而郁	刺取足太阴脾经之输(土)太白穴
金郁	天英窒抑,司灭火气太过,阳明燥金受抑而郁	刺取手太阴肺经之经(金)经渠穴
水郁	天芮窒抑,司天土气太过,太阳寒水受抑而郁	刺取足少阴肾经之合(水)阴谷穴

(二)降而不入,抑之郁发,当折其所胜

1.降而不入,抑之郁发的机理:六气之所以能发生郁阻不降,都是由于岁运太过,于是阻遏上一年的司天右间(即二之气)不能降入在泉的左间(即初之气),于是就使这一不能下降之气受抑而成为郁气,郁气的发作时间都在该气当位的季节,其发作时就会产生灾害性气候,也会因此而产生致人于病的邪气。例如从子午年到丑未年,厥阴风木应当从子午年司天的右间(二之气)下降到丑未年在泉的左间(初之气),如果在泉的金气太过,就会阻抑厥阴风木之气的下移,不能降至在泉的左间(初之气)而成为郁气。其余各气均类此。

2.六气降而不入的星象反应:天地间的一切事物是相互关联的,岁气发生阻抑,不但会产生相应的气候变化,而且太空中的星辰也为之产生相应的反应,例如在泉的金气太过,风木之气受抑而不能降入,所以地畠金星应之;同样道理,在泉水气太过,君火相火之气受抑不能降入之时,地玄水星应之;在泉木气太过,湿土之气受抑而不能降入之时,地苍木星应之;在泉的君火相火之气太过,燥金之气受抑而不能降入之时,地彤火星应之;在泉土气太过,寒水之气受抑而不能降入之时,地阜土星应之。

3.六气降之不入的发病及刺治规律:六气受到太过的在泉之气抑阻而成为郁

气,须待其当位之时就会郁发暴作,就会产生伤人致病的邪气。六气郁发致病有一定的规律,都是与郁气五行属性一致的内脏受邪而发病,如厥阴风木受郁则肝脏受邪发病,少阴君火、少阳相火郁发,则心、心包受邪发病,太阴湿土受郁则脾脏受邪发病,阳明燥金郁发则肺脏受邪发病,太阳寒水郁发则肾脏受邪发病。

五脏受邪发病的刺治取穴原则,先刺治与太过的在泉之气相应的内脏经脉的井穴,再刺其相表里的阳经之合穴。在泉的金气太过,木气受抑,不能降入,于是先刺手太阴肺经脉的井穴少商,再刺手阳明大肠经的合穴曲池;在泉的水气太过,君火相火受抑不能降入,先刺足少阴肾经之井穴涌泉,再刺足太阳膀胱经之合穴委中;在泉之木气太过,土气受抑不能降入,先刺足厥阴肝经之井穴大敦,再刺足少阳胆经之合穴阳陵泉;在泉的火气太过,金气受抑不能降入,先刺手厥阴心包经的井穴中冲,再刺手少阳三焦经的合穴天井;在泉的土气太过,水气受抑不能降入,先刺足太阴脾经之井穴隐白,再刺足阳明胃经的合穴足三里。

现将六气降而不入所产生郁发之气的机理和发病后的刺治方法归纳如下表(表72-3)。

表 72-3　降而不入发为诸郁的机理及刺治规律

诸郁	致郁机理	刺治规律
木郁	地晶窒抑,燥金在泉太过,厥阴风木受抑而郁	刺手太阴肺经井穴少商刺手阳明大肠经合穴曲池
火郁	地玄窒抑,寒水在泉太过,君火、相火受抑而郁	刺足少阴肾经井穴涌泉刺足太阳膀胱经合穴委中
土郁	地苍窒抑,风木在泉太过,太阴湿土受抑而郁	刺足厥阴肝经井穴大敦刺足少阳胆经合穴阳陵泉
金郁	地彤窒抑,少阴、少阳火气太过,阳明燥金受抑而郁	刺手厥阴心包经井穴中冲刺手少阳三焦经合穴天井
水郁	地阜窒抑,湿土在泉太过,太阳寒水受抑而郁	刺足太阴脾经井穴隐白刺足阳明胃经合穴足三里

(三)升降不前的刺治原则

对升降失常致郁而发病的治疗原则就是"取其化源"。源者,引起气郁而致病症之缘由。因岁气的升降迁移失常,导致郁气发生,当郁气发作时,就会产生致病邪气,伤害人体相应的脏腑,使其气机失常而发病,所以治疗时应当认真审察岁气变化规律,以确立相应刺治取穴规律,这就是"取其化源"之意。具体方法仍应遵照"有余者泻之,不足者补之"的刺治原则,正所谓原文所说的"太过者取之,不及者

二、岁气不迁正与岁气不退位的刺治方法

原文说:"升降之刺,以知其要……故天地气逆,化成民病,以法刺之,预可平痼。"这段原文进一步论述了六气司天在泉不迁正、不退位的异常变化,从而导致气化失常、致人于病的机理和针刺防治的方法。

（一）岁气不迁正的刺治方法

1.岁气不迁正的机理:所谓岁气不能迁正,是指上一年的司天左间(四之气)不能迁入本年度的司天(三之气)之位,因而不能发挥其岁气的作用,就叫"不迁正"。何以能产生"不迁正"的现象呢? 这是由于上一年的司天之气(三之气)太过,到新的一年(尤其是上半年)仍行使其主时的作用,这样就阻止了位于其下方,也即左间(四之气)不能升迁其应当主管的司天之位(三之气)。例如辰戌年,太阳寒水司天,如果这年的寒水之气太过,到了巳亥之年,太阳寒水仍然行令,就是不退位,那么在其左间的厥阴风木之气就无法升迁于司天(三之气)的正位,这就是原文所说的"太阳复布,即厥阴不迁正"之意。"厥阴复布,少阴不迁正",指巳亥年司天的厥阴风木太盛,到了子午之年,仍然行令,其左间的少阴君火无法升迁于司天之正位;"少阴复布,太阴不迁正",指子午之年司天的少阴君火太盛,到了丑未之年仍然行令,其左间的太阴湿土无法升迁于司天之正位;"太阴复布,少阳不迁正",指丑未之年司天的太阴湿土太盛,到了寅申之年仍然行令,其左间的少阳相火无法升迁于司天之正位;"少阳复布,则阳明不迁正",指寅申之年司天的少阳相火太盛,到了卯酉之年仍然行令,其左间的阳明燥金不能升迁于司天之正位;"阳明复布,太阳不迁正",指卯酉之年的阳明燥金太盛,到了辰戌之年仍然行令,其左间的太阳寒水不能升迁于司天之正位。

2.岁气不迁正的刺治方法:凡是不能迁正的岁气便成为郁气,也就是该年的致病邪气,其致病的一般规律是先伤害与之五行属性相同的内脏而发病,因而就刺治该脏经脉的荥穴,以扶正固本,以泻其郁气。如"厥阴不迁正",取足厥阴经之荥穴行间,用泻法刺治;"少阴不迁正",取手厥阴经心包络之荥穴劳宫刺治。该年份取心包络经刺治的道理已如上文所引《灵枢·邪客》之论,此处不赘。其余各年皆类此。

现将岁气不迁正的形成机理及刺治方法归纳如下表(表72-4)。

表 72-4　诸气不迁正的机理及刺治方法

岁支	机理			刺法
巳亥岁	太阳寒水复布	厥阴风木不迁正	气郁不伸	泻足厥阴肝经荥穴行间
子午岁	厥阴风木复布	少阴君火不迁正	气郁不伸	泻手厥阴心包经荥穴劳宫
丑未岁	少阴君火复布	太阴湿土不迁正	气郁不伸	泻足太阴脾经荥穴大都
寅申岁	太阴湿土复布	少阳相火不迁正	气郁不伸	泻手少阳三焦经荥穴液门
卯酉岁	少阳相火复布	阳明燥金不迁正	气郁不伸	泻手太阴肺经荥穴鱼际
辰戌岁	阳明燥金复布	太阳寒水不迁正	气郁不伸	泻足少阴肾经荥穴然谷

（二）岁气不退位的刺治方法

1.岁气不退位的机理：所谓"不退位"，是指上一年的司天之气太过有余，继续行使其岁气的作用，气候、物化等仍然表现为上一年岁气的特点，就叫"不退位"。司天之气不退位，就会使在泉之气也不能退居其右间（五之气），于是新的司天之气（即上一年的司天左间，四之气）应迁正而不能迁正，在这种情况下，左右四间气都会因此而应升不升，应降不降，使整个六步客气的运行失序。

例如，巳亥年风木之气司天有余，到了子午年仍不退位，继续发挥作用，风气行于上，布散生化之气，而少阴君火不能迁正。子午年少阴君火司天有余，到了丑未年仍不退位，继续发挥作用，热气行于上，布散长化之气，而太阴湿土不能迁正。丑未年太阴湿土司天有余，到了寅申年仍不退位，继续发挥作用，湿气行于上，雨化布天，而少阳相火不能迁正。寅申年少阳相火司天有余，到了卯酉年仍不退位，继续发挥作用，火气行于上，热气施化，而阳明燥金不能迁正。卯酉年阳明燥金司天有余，到了辰戌年仍不退位，继续发挥作用，金气行于上，燥气施化，而太阳寒水不能迁正。辰戌年太阳寒水司天有余，到了巳亥年仍不退位，继续发挥作用，水气行于上，寒冷施化，而厥阴风木不能迁正。

2.岁气不退位的刺治方法：由于"不退位"的岁气继续行令，就成为不当其位的异常气候，也是致人于病的邪气，其发病规律是，何气太过而不退位，就会使人体与之五行属性相同的脏气偏盛有余，于是就取该脏之经的"所入"之合穴刺治，以散其盛气。如子午年厥阴风木不退位，肝气有余，刺取足厥阴肝经之合曲泉穴；丑未年少阴君火不退位，心气有余，刺取手厥阴心包经之合曲泽穴；寅申年太阴湿土不退位，脾气有余，刺取足太阴脾经之合阴陵泉穴；卯酉年少阳相火不退位，三焦气盛有余，刺取手少阳三焦之合天井穴；辰戌年阳明燥金不退位，肺气有余，刺取手太阴肺经之合尺泽穴；巳亥年太阳寒水不退位，肾气有余，刺取足少阴肾经之合阴谷穴。

表 72-5　诸年岁气不退位的机理及刺治方法

年份	机理	气化特点	发病内脏	刺治方法
子午岁	上年"天数有余,厥阴不退位"	风行于上木化布天	肝气有余	刺足厥阴肝经合穴曲泉
丑未岁	上年"天数有余,少阴不退位"	热行于上火化布天	心气有余	刺手厥阴心包经合穴曲泽
寅申岁	上年"天数有余,太阴不退位"	湿行于上雨化布天	脾气有余	刺足太阴脾经合穴阴陵泉
卯酉岁	上年"天数有余,少阳不退位"	热行于上火化布天	三焦之气有余	刺手少阳三焦经合穴天井
辰戌岁	上年"天数有余,阳明不退位"	金行于上燥化布天	肺气有余	刺手太阴肺经合穴尺泽
巳亥岁	上年"天数有余,太阳不退位"	寒气行于上凛冽水气布天	肾气有余	刺足少阴肾经合穴阴谷

三、刚柔失守化疫及其防治

原文用大篇幅对于刚柔失守所化疫气的机理和刺治避疫方法做了十分详尽的论述。

(一)诸年刚柔失守的气运变化规律

刚干,即指阳干,甲、丙、戊、庚、壬五干为刚干;柔干,即阴干,指乙、丁、己、辛、癸五干为柔干。所以张介宾说:"十干五运,分属阴阳,阳干气刚,甲、丙、戊、庚、壬也;阴干气柔,乙、丁、己、辛、癸也。故曰刚柔二干。"原文论述了上位司天、下位在泉之气的变换,发生刚柔失守的机理。例如甲子年,假设甲子司天之年刚柔失守,甲子司天,则甲主土运,甲与己合,甲为阳为刚,己为阴为柔。子午少阴君火司天,卯酉阳明燥金在泉,与土运相配。午刚支,卯酉为柔支,岁甲土运与子午、卯酉刚柔失守,上刚之司天未能迁正,则下柔之在泉孤立无援而亏虚,上下不相协调,四时寒温的次递失序。同时又论述了己卯年刚柔失守气运变化规律。所不同的是甲予年中运太过,气化运行提前出现;己卯年土运不及,气化运行推迟到来。

再如丙寅司天之年刚柔失守,丙寅司天,则丙主水运,丙与辛合,丙为阳为刚,辛为阴为柔,水运有余太过。寅申少阳相火司天,巳亥厥阴风木在泉,与太过水运相配。寅申阳支为刚,巳亥阴支为柔,岁丙水运与寅申巳亥刚柔失守,上刚之司天之气未能迁正,下柔之在泉孤立而亏虚,上下不协调,四时的寒温失序。同时又论述了辛巳年刚柔失守气化规律,所不同的是丙寅年水运太过,气化运行提前出现;辛巳年水运不及,气化运行推迟到来。

再如庚辰年刚柔失守,庚辰司天,庚为金运,庚与乙合,乙为阴为柔,庚为阳为刚,庚主金运太过。辰戌太阳寒水司天,丑未太阴湿土在泉,与金运相配。辰戌阳支为刚,丑未阴支为柔,岁庚金运与辰戌丑未刚柔失守,上刚司天未能迁正,下柔的在泉孤立而亏虚,上下不协调,四时的寒热失序。同时又论述了乙未年的刚柔失守气化规律,所不同的是庚辰年金运太过,气化运行提前到来,乙未年金运不及,气化运行推迟出现。其余的壬午、戊申年情况类此。

（二）诸年刚柔失守的疫病流行规律

诸年刚柔失守,司天在泉之气的变换失常,经过3年左右的时间,就会发生疫病流行。疫病流行的规律是:甲子、己卯岁的司天在泉刚柔失守,经过3年,中运土气被在泉之气抑制,将要发生土疫;丙寅、辛巳岁的司天在泉刚柔失守,经过3年,中运水气被在泉之气抑制,将要发生水疫;庚辰、乙未岁司天在泉刚柔失守,经过3年,中运金气被在泉之气抑制,将发生金疫;壬午、丁酉岁司天在泉刚柔失守,经过3年,中运木气被在泉之气抑制,将发生木疫;戊申、癸亥岁司天在泉刚柔失守,经过3年,中运火气被在泉之气抑制,将发生火疫。

（三）诸年刚柔失守为疫的发病规律

诸年刚柔失守为疫,多伤其所胜之脏而发病。如甲子、己卯岁所致的土疫易伤肾脏;丙寅、辛巳岁所致的水疫易伤心脏;庚辰、乙未岁所致金疫易伤肝脏;壬午、丁酉岁所致木疫易伤脾脏;戊申、癸亥岁所致火疫易伤肺脏等。

（四）诸年刚柔失守的刺治方法

防治诸年刚柔失守致疫,应先审察郁气的微甚,病邪的深浅,在疫病发生之前进行针刺预防。由于疫气易伤其所胜之脏。所以均先取该脏的背俞穴用补法刺治,先固其本,再隔3日或5日对与疫气五行属性一致的脏进行刺治,刺治时选用与该脏经脉五腧穴中的五行属性相同的穴,以泻其郁气。如甲子、己卯岁的土疫流行前,先取肾俞穴用补法刺治,隔3天再刺本经足太阴脾经的腧穴（土）太白穴,以泻土郁之气。其他诸年类此（详见表72-6）。

（五）五疫刺治后的养护方法

原文在对五疫的防治论述之后,为了增强预防效果,还提出了配合导引吐纳的养护方法。例如对预防土疫而用针刺治疗之后,在7天内不能远行和夜行,还要静居密室,宁神静气,神情安静地休养。如果原来有肾气素虚之人,可在早晨寅时,面向南方,集中思想,排除杂念,屏住气连续吸气7口,伸着颈项如同咽很硬的东西一样用力咽下,如此7遍之后,再把舌下的津液吞下,有多少就吞咽多少。余者类此（详见表72-6）。

表72-6　刚柔失守化疫及其防治表

年份	形成机理	化疫	防治	防治机理	养护方法
甲子岁	刚未正，柔孤有亏，时序不令	土疫	先补肾俞，后三日，可刺足太阴脾经的输穴（土）太白	补水，泻土	不须远行及夜行，令七日洁，清净斋戒。肾有久病者，可寅时面向南，净神不乱思，闭息七遍，下津
己卯岁	己卯不至，甲子孤立				
丙寅岁	上刚干失守，下柔不可独主	水疫	先补心俞，次五日，可刺足少阴肾经的合穴（水）阴谷	补火，泻水	慎其大喜，欲情于中，令静七日，心欲实，令少思
辛巳岁	柔不附刚，地运皆虚				
庚辰岁	刚柔失守，上位失守，下位无合	金疫	先补肝俞，次三日可刺手太阴肺经的经穴（金）经渠	补木，泻金	静神七日，慎勿大怒
乙未岁	上庚独治，天运孤主				
壬午岁	刚柔失守，上壬未迁正，下丁独然	木疫	先补脾俞，次三日，可刺足厥阴肝经的井穴（木）大敦	补土，泻木	静神七日，勿醉歌乐，又勿饱食，勿食生物，气无滞饱，无久坐，食无太酸，宜食甘淡
丁酉岁	柔不附刚，地运不合				
戊申岁	刚柔失守，上失其刚，柔地独立	火疫	当补肺俞，次三日，可刺手厥阴心包经的荥穴（火）劳宫	补金，泻火	静神七日，勿大悲伤
癸亥岁	上失其刚，运与地虚				

四、全神养真，避疫诸法

本文在论述时疫流行的机理及用针刺预防的基础上，进一步介绍了几种避毒、免疫的方法。

（一）五气护身法

疫疠虽是一种传染性较强的致病因素，但只要人体正气充实于内，能防御外邪的侵袭，就不会感染。故曰："不相染者，正气存内，邪不可干。"在接触患者时，可配合精神因素以避免疫毒，其机理是根据五行归类，振作精神，无所恐惧，使五脏之气壮实，正气出于脑，像北斗一样煌煌有光，阳气充足以护卫身体，抗御外邪，其方法归纳如下表。

中华传世医典

黄帝内经

素问篇

表 72-7　五气护身方法表

五行	次序	五色	五脏	方位	机理
木	先想	青气	自肝出	左行于东	化作林木,以壮肝气
金	次想	白气	自肺出	右行于西	化作戈甲,使肺气充足
火	次想	赤气	自心出	南行于上	化作焰明,壮实心气
水	次想	黑气	自肾出	北行于下	化作水,充实肾气
土	次想	黄气	自脾出	存于中央	化作土,化生万物

（二）药物预防方法

1.吐法:春分节这一天,太阳尚未露出地平面,用中药远志去心煎成药液,漱口后取吐。

2.浴法:雨水节后,用药物煎液洗浴三次,使汗外出,达到驱除邪气的目的。

3.服小金丹法:小金丹方剂组成:辰砂二两,水磨雄黄一两,上好雌黄一两,紫金半两。

小金丹制作方法:上述四药一同放入炼丹的盒子中,外面密封牢固,挖地一尺深,筑一个坚实的地坑,用燃料(最好用木炭)火煅七天,冷却后取出盒子,再把盒内的丹药再埋入土中。七天后取出研末,并用炼制白沙蜜做成像梧桐籽一样大的药丸。

每天清晨日刚出地平线时,面向东方,先吸自然界精华之气一口,再用冰水送服小金丹药丸一粒,连同所吸的气一同咽下,连服十粒。

（三）诸虚刺法

原文此处指出了五脏之虚、重虚和三虚。所谓重虚,就是人体脏气已虚,复感天之虚邪。所谓三虚,是指人体本虚,司天在泉失守造成的天虚,又加之汗出后加重脏气的损害。无论是重虚和三虚,都以内脏之虚为虚之根本,对此救治的针刺方法是:可刺与本脏相表里之经的原穴,再刺各脏的背俞穴。例如厥阴风木司天失守,天运空虚,如果肝脏内虚,神魂失守,二者并至为重虚,此时所不胜之金疫乘虚侵犯(白尸鬼干人),于是发生肝气厥逆、突然昏倒不省人事的病变。当取足少阳胆经的原穴丘墟用泻法针刺,再取肝俞补肝。又如心气素虚之人,又遇少阴君火或少阳相火司天之气不得迁正而失守,如果脏气复伤,感受外邪,为三虚,若再逢火气不及,水疫之邪就会干犯,会使人突然死亡,可先刺手少阳三焦经的原穴阳池,再刺心俞穴以补心。余者皆同于此,现归纳如下表。（表72-8）

表 72-8　诸虚刺法

脏气内虚	天运空虚	疫邪侵犯	针刺方法
肝气虚	厥阴风木司天不迁正	金疫侵犯（白尸鬼干犯）	刺足少阳胆经原穴丘墟，复补肝俞
心气虚	少阴君火、少阳相火司天不迁正	水疫侵犯（黑尸鬼干犯）	刺手少阳三焦经原穴阳池，复补心俞
脾气虚	太阴湿土司天不迁正	木疫侵犯（青尸鬼干犯）	刺足阳明胃经原穴冲阳，复补脾俞
肺气虚	阳明燥金司天不迁正	火疫侵犯（赤尸鬼干犯）	刺手阳明大肠经原穴合谷，复补肺俞
肾气虚	太阳寒水司天不迁正	土疫侵犯（黄尸鬼干犯）	刺足太阳膀胱经原穴京骨，复补肾俞

（四）刺十二脏全神养真法

关于原文在篇末所论人体十二官的功能及其相使为用的内容，与《素问·灵兰秘典论》基本相同，其原文分析详见前篇，此处不赘。

人是一个有机的整体，十二脏器各有其神，并相互联系，任何一脏神亏，都会影响整体而容易受病邪的侵犯，同时，人与自然环境息息相关。因此最重要的养生防病之道，是内环境的精、气、神要合乎正常规律，要树立补神固本的观念，注意修养真气，调和精神，使精、气、神不失守，于是十二脏协调配合，能适应自然，就能健康长寿，不受疫疠的侵袭。假如任何一脏失常，可用刺法补本经的原穴加以调整。这样，刺法不仅治病，还起到了全神养真的作用。例如，心藏神，为一身之大主，若情欲等伤心，则神不守舍，产生病变，治疗可用补法，刺手少阴经的原穴神门。余脏同理。

【临床应用】

本篇是《内经》关于疫疠的专论，以针刺防治疫病为主要内容，对不同年份所引起的疫病的发生机制，具体针刺方法以及预防措施都做了比较详细的论述，是研究古代传染病学的宝贵资料。就其指导意义，归纳为如下几点：

一、认为疫疠的发生与气候变化有直接关系

五运六气是古人研究自然界气候变化及其与人体发病等方面知识的总结，运气的失常，就代表所在年份的气候变异状况。所以文中认为运气的"升降不前""不迁正""不退位""刚柔失守"就是指疾病发生的年份的气候条件，也就是运气失常。所以，一定的气候失常，其当年的运气变化也必然不正常，就会引起机体功能失调而发生相应病症。

二、指出疫疠的发生，有一渐变过程

原文说:刚柔失守,"天地迭移,三年化疫,是谓根之可见。"就明确指出,疫疠不是在所有气候失常情况下都能发生,而是有一个渐变过程,是在特定的条件下才能在个体上发生疫疠病患。这便是文中提到"三虚"的基本机制。《灵枢·岁露论》:"三虚者,暴死,暴疾也。"又说:"乘年之衰,逢月之空,失时之和,因为贼风所伤,是谓三虚。"这就不同于在一般的运气失常、气候变异之下的"民病",而是有其复杂的气候条件。这为后世进一步研究疫疠致病的原因及机制,作了有意义的提示。

三、明确地指出疫病的传染途径和病变特征

认为疫疠传播的根源是"毒气",是"尸鬼",是外界一种传染性强、伤人毒烈的病邪,并能通过尸体传播。其传布途径是"天牝从来"(自口鼻而入)。明确了疫疠的传布途径,并明确指出"五疫之至,皆相染易,无问大小,病状相似",而且认为死亡率高。至今仍指导人们对疫疠致病机理的研究,并为进一步预防提供了依据。

四、有关疫病的治疗

文中以针刺"五行输"为主,所介绍的刺法有其现实价值,尤其是"五行输"的运用,补泻原则是值得临床验证和研究的。这里应当重视的是,文中反复强调用针之后的调养措施,这些护理调养措施既包括了调摄精神,要"慎勿大怒","勿大醉歌乐","勿大悲伤"等,还要注意饮食护理,"勿饱食,勿食生物","食无太酸,无食一切生物,宜甘宜淡"等;也不要过劳,"不须夜行及远行","无久坐"等;同时还要配合气功导引之术,如"寅时面向南,净神不乱思,闭气不息七遍,以引颈咽气顺之,如咽甚硬物,如此七遍后,饵舌下津令无数"等。这不但丰富了治疗方法,对中医的临床护理学也是有重要价值的。

五、关于疫疠的预防知识

本篇不但提出了防病的原则,而且还制订了具体的预防措施。既然疫疠的发生是运气失常,郁气"待时"而发,这就启迪人们必须掌握气候变化的规律,在其未发作之前就采取有效措施,从而防止疫邪的侵犯。如文中提到"欲将入于疫室"之前,要振奋精神,先使自身正气强壮,"然后可入于疫室",就能避免疫气伤犯。于是得出的结论是"正气存内,邪不可干,避其毒气",就辩证地概括了疫邪与人体正气间的关系。在此思想指导下,本篇还制定了防疫三法。不论从理论或实践上,都有不容忽视的价值。

另外,本篇还在《素问·灵兰秘典论》的基础上,提出包括针刺十二官病症在内,其作用都在于"全神养真之首",这就对针刺治疗的临床意义作了中肯的评价。

总之。尽管限于历史条件,文中所论的内容虽未脱粗略之嫌,且用了非医学中常用的一些词语,然其基本精神,仍不失为中医研究传染病的宝贵资料。

六、关于"肾气久虚"的咽气法

本篇中说:"肾有久病者,可以寅时面向南,净神不乱思,闭气不息七遍,以引颈咽气顺之,如咽甚硬物,如此七遍后,饵舌下津令无数。"这种咽气之法,属于养生方法之一,当属于气功吐纳之术。要求患者在清晨寅时(3~5时)面向南方方站立,精神集中,排除一切杂念,闭住气息,吸而不呼,连作七次,当气吸入后要伸长脖子用力咽气,就好像吞咽很硬的食物一样,如此这般,连作七次,然后把舌下的津液全部吞下。其精神是强调精、气、神的保养,精、气、神谓之人身三宝,是生命活动的重要物质,三者互相联系,相互影响,是养生家所当珍贵之事。实践证明,气功吐纳养生法,不仅可以养生长寿,而且可以祛病健身,消除某些慢性疾病,颇有其他方法不能替代的效果。张介宾对此法的注释说:"此即养气还精之法也。旧注曰:仙家咽气,令腹中鸣至脐下,子气见母元气,故曰反本还元。久饵之,令深根固蒂也。故咽气津者,名天池之水,资精气血,荡涤五藏,先溉元海,一名离宫之水,一名玉池,一名神水,不可唾之,但可饵之,以补精血,可益元海也。"

七、导引法

张介宾在本篇精神引发下,对诸家的导引方法作了发挥,实乃本篇原文精神的具体运用,现摘录于此:人生之本,精与气耳,精能生气,气亦生精,气聚精盈则神王,气散精衰则神去,故修真诸书,千言万语,无非发明精、气、神三字。然三者之用,尤先于气。故《悟真篇》曰:道自虚无生一气,便从一气产阴阳。又古歌曰:气是添年药,津为续命芝。世上慢忙兼慢走,不知求我更求谁?盖以天地万物皆由气化,气存数亦存,气尽数亦尽,所以生者由乎此,所以死者亦由乎此,此气之不可不宝,能宝其气,则延年之道也。故晋道成论长生养性之旨曰:其要在于存三、抱元、守一。三者,精气神,其名曰三宝。抱元者,抱守元阳真气也。守一者,神灵也。神在心,心有性,属阳,是为南方丙丁之火。肾者能生元阳为真气,其泄为精,是为北方壬癸之水。水为命,命系于阴也。此之谓性命。为三一之道,在于存想,下入丹田、抱守元阳,逾三五年,自然神定气和,功满行毕,其道成矣。诸如此类,虽道家议论尽多,然无非祖述本经精气之义耳。

此章言闭气者,即所以养气也。饵津者,即所以益精也。其下手工夫,惟蒋氏《调气篇》、苏氏《养生诀》、李真人《长生十六字诀》皆得其法,足为入门之阶。如蒋氏《调气篇》曰:天地虚空中皆气,人身虚空处皆气。故呼出浊气,身中之气也;吸入清气,天地之气也。人在气中,如鱼游水中,鱼腹中不得水出人即死,人腹中不得气出人亦死,其理一也。善摄生者,必明调气之故。欲修调气之术者,当设密室闭户、安床暖席、偃卧瞑目,先习闭气,以鼻吸入,渐渐腹满,及闭之久,不可忍,乃从口细细吐出,不可一呼即尽,气定复如前闭之,始而十息,或二十息,不可忍,渐熟渐多,但能闭至七八十息以上,则藏府胸膈之间,皆清气之布濩矣。至于纯熟,当其气闭之时,鼻中唯有短息一寸余,所闭之气,在中如火,蒸润肺宫,一纵则身如委蛇,神在身外,其快其美,有不可言之状,盖一气流通表里上下彻泽故也。其所闭之气渐消,则恍然复旧。此道以多为贵,以久为功,但能于日夜间行得一两度,久久耳目聪明,精神完固,体健身轻,百病消灭矣。凡调气之初,务要体安气和,无与气意争。若不安和且止,俟和乃为之,久而弗倦则善矣。闭气如降龙伏虎,须要达其神理。胸膈常宜虚空,不宜饱满。若气有结滞,不得宣流,觉之,便当用吐法以除之,如呬、呵、呼、嘻、嘘、吹,六字诀之类是也。不然则泉源壅遏,恐致逆流,疮疡中满之患作矣。

又如苏氏《养生诀》曰:每夜于子时之后,寅时之前,披衣拥被,面东或南,盘足而坐,叩齿三十六通,两手握固,拄腰腹间,先须闭目静心,扫除妄念,即闭口并鼻,不令出气,谓之闭息,最是道家要妙。然后内观五藏,存想心为炎火,光明洞彻,降下丹田中,待腹满气极,则徐徐出气,不得令耳闻声,候出息匀调,即以舌搅唇齿内外,漱炼津液,津液满口,即低头咽下,令津与气谷谷然有声,须用意精猛,以气送入丹田中。气定又依前法为之,凡九闭气,三咽津而止。然后以左右手擦摩两脚心,使涌泉之气,上彻顶门,及脐下腰脊间皆令热彻。次以两手摩熨眼角耳项皆令极热,仍按捏鼻梁左右五七次,梳头百余梳而卧,熟卧至明。

本病论第七十三

【要点解析】

一、六气升降不前气候变化与发病情况。
二、六气不得迁正、退位的气候变化与发病情况。
三、五运失守的气候变化与化疫致病情况。
四、五脏虚实与运气失常发病的关系。

【内经原典】

黄帝问曰:天元九窒①,余已知之,顾闻气交,何名失守②?

岐伯曰:谓其上下升降,迁正退位③,各有经论④,上下各有不前⑤,故名失守也。是故气交失易位⑥,气交乃变⑦,变易非常⑧,即四时失序,万化不安⑨,变民病也。

帝曰:升降不前,顾闻其故,气交有变,何以明知?

岐伯曰:昭乎问哉!明乎道矣。气交有变,是为天地机⑩,但欲降而不得降者,地窒刑之⑪。又有五运太过,而先天而至者,即交不前,但欲升而不得其升,中运抑之;但欲降而不得其降,中运抑之⑫。于是有升之不前,降之不下者,有降之不下,升而至天者,有升降俱不前,作如此之分别,即气交之变。变之有异,常各各不同,灾有微甚者也⑬。

帝曰:顾闻气交遇会胜抑⑭之由,变成民病,轻重何如?

岐伯曰:胜相合,抑伏使然⑮。是故辰戌之岁,木气升之,主逢天柱,胜而不前⑯。又遇庚戌,金运先天,中运胜之,忽然不前。木运升天⑰,金乃抑之,升而不前,即清生风少,肃杀于春,露霜后降,草木乃萎。民病温疫早发,咽嗌乃干,四肢满⑱,肢节皆痛。久而化郁,即大风摧拉,折陨鸣紊。民病卒中偏痹,手足不仁。

是故巳亥之岁,君火升天,主室天蓬⑲,胜之不前。又厥阴木迁正,则少阴未得升天,水运以至其中者⑳。君火欲升,而中水运抑之㉑。升之不前,即清寒后作,冷生旦暮。民病伏阳,而内生烦热,心神惊悸,寒热间作。日久成郁,即暴热乃至,赤风肿翳㉒,化疫,温疠暖作㉓,赤气彰而化火疫,皆烦而躁渴,渴甚,治之以泄之可止。

是故子午之岁,太阴升天,主室天衡,胜之不前㉔;又或遇壬子,木运先天而至者,中木运抑之也㉕。升天不前,即风埃四起,时举埃昏,雨湿不化。民病风厥涎潮㉖,偏痹不随,胀满。久而伏郁,即黄埃化疫也,民病夭亡,脸肢府黄疸满闭㉗,湿令弗布,雨化乃微㉘。

是故丑未之年,少阳升天,主室天蓬,胜之不前㉙。又或遇太阴未迁正者,即少阳未升天也,水运以至者㉚。升天不前,即寒雰反布,凛冽如冬,水后涸,冰再结,暄暖乍作,冷后布之,寒暄不时㉛。民病伏阳在内,烦热生中,心神惊咳,寒热间争。以成久郁,即暴热乃生,赤风气瞳翳,化成郁疠,乃化作伏热内烦,痹而生厥,甚则血溢。

是故寅申之年,阳明升天,主室天英,胜之不前㉜。又或遇戊申戊寅,火运先天而至㉝。金欲升天,火运抑之,升之不前,即时雨不降,西风数举,咸卤燥生㉞。民病上热,喘嗽血溢。久而化郁,即白埃翳雾㉟,清生杀氯,民病胁满悲伤,寒鼽嚏嗌干,手拆㊱皮肤燥。

是故卯酉之年,太阳升天,主室天芮,胜之不前㊲。又遇阳明未迁正者,即太阳未升天也,土运以至㊳。水欲升天,土运抑之,升之不前,即湿而热蒸,寒生两间㊴。民病注下,食不及化。久而成郁,冷来客热,冰雹卒至。民病厥逆而哕,热生于内,气痹于外,足胫痠疼,反生心悸懊热㊵,暴烦而后厥。

黄帝曰:升之不前,余已尽知其旨。顾闻降之不下,可得明乎?

岐伯曰:悉乎哉问!是之谓天地微旨,可以尽陈斯道,所谓升已必降也㊶。至天三年,次岁必降,降而入地,始为左间也㊷。如此升降往来,命之六纪㊸者矣。

是故丑未之岁,厥阴降地,主室地晶,胜而不前㊹;又或遇少阴未退位,即厥阴未降下,金运以至中㊺。金运承之㊻,降之未下,抑之变郁,木欲降下,金承之,降而不下,苍埃远见,白气承之,风举埃昏,清躁㊼行杀,霜露后下,肃杀布令。久而不降,抑之化郁,即作风躁相伏,暄而反清,草木萌动,杀霜乃下,蛰虫未见,惧清伤藏。

是故寅申之岁,少阴降地,主室地玄,胜之不入。又或遇丙申丙寅,水运太过,先天而至。君火欲降,水运承之,降而不下,即彤云才见,黑气反生㊽,暄暖如舒,寒常布雪,凛冽后作,天云惨凄。久而不降,伏之化郁,寒腾后热,赤风化疫,民病面赤心烦,头痛目眩也,赤气彰而温病欲作也。

是故卯酉之岁,太阴降地,主室地苍,胜之不入㊾。又或少阳未退位者,即太阴未得降也,或木运以至⑤。木运承之,降而不下,而黄云见青霞彰,郁蒸作而大风,雾翳埃胜,折损乃作。久而不降也,伏之化郁,天埃黄气,地布湿蒸,民病四肢不举,昏眩肢筛痛,腹满填臆⑤。

是故辰戌之岁,少阳降地,主窒地玄,胜之不入⑤。又或遇水运太过,先天而至也⑤。水运承之,水降不下,即彤云才见,黑气反生,暄暖欲生,冷气卒至,甚即冰雹也。久而不降,伏之化郁,冷气复热,赤风化疫,民病面赤心烦,头痛目眩也,赤气彰⑤而热病欲作也⑤。

是故巳亥之岁,阳明降地,主窒地彤,胜而不入⑤。又或遇太阴未退位,即少阳未得降,即火运以至之⑤。火运承之不下,即天清⑤而肃,赤气乃彰,暄热反作。民皆昏倦,夜卧不安,咽干引饮,懊热内烦,天清朝暮,暄送复作。久而不降,伏之化郁,天清薄寒,远生白气。民病掉眩,手足直而不仁,两胁作痛,满目晾疏。

是故子午之年,太阳降地,主窒地阜胜之,降而不入⑤。又或遇土运太过,先天而至⑥。土运承之,降而不入,即天彰黑气,瞑暗凄惨,才施黄埃而布湿,寒化令气,蒸湿复令。久而不降,伏之化郁,民病大厥,四肢重怠,阴萎少力,天布沉阴,蒸湿间作。

帝曰:升降不前,晰知其宗,顾闻迁正,可得明乎?

岐伯曰:正司中位,是谓迁正位,司天不得其迁正者,即前司天以过交司之日⑥。即遇司天太过有余日也,即仍旧治天数,新司天未得迁正也。

厥阴不迁正,即风暄不时,花卉萎瘁,民病淋溲,目系转,转筋喜怒,小便赤。风欲令而寒由不去,温暄不正,春正失时⑥。

少阴不迁正,即冷气不退⑥,春冷后寒,暄暖不时。民病寒热,四肢烦痛,腰脊强直。木气难有余,位不过于君火也⑥。

太阴不迁正,即云雨失令,万物枯焦,当生不发⑥。民病手足肢即肿满,大腹水肿,填臆不食,飧泄胁满,四肢不举。雨化欲令,热犹治之,温煦于气,亢而不泽。

少阳不迁正,即炎灼弗令,苗莠不荣,酷暑于秋,肃杀晚至,霜露不时。民病痎疟骨热,心悸惊骇;甚时血溢。

阳明不迁正,则暑化于前,肃杀于后⑥,草木反荣。民病寒热鼽嚏,皮毛折,爪甲枯焦,甚则喘嗽息高,悲伤不乐。热化乃布,燥化未令,即清劲未行,肺金复病。

太阳不迁正,即冬清反寒,易令于春,杀霜在前,寒冰于后⑥,阳光复治,凛冽不作,雾之待时。民病温疠至,喉闭嗌干,烦燥而渴,喘息而有音也。寒化待燥,犹治天气,过失序,舆民作灾⑥。

帝曰:迁正早晚,以命⑥其旨,顾闻退位,可得明哉?

岐伯曰:所谓不退者,即天数未终,即天数有馀,名曰复布政,故名曰再治天也,即天令如故,而不退位也。

厥阴不退位,即大风早举,时雨不降,湿令不化,民病温疫,疵废⑦风生,民病皆肢节痛,头目痛,伏热内烦,咽喉干引饮。

少阴不退位,即温生春冬,蛰虫早至,草木发生,民病膈热咽干,血溢惊骇,小便赤涩，丹瘤疹疮疡留毒。

太阴不退位，而取寒暑不时，埃昏布作，湿令不去，民病四肢少力，食饮不下，泄注淋满，足胫寒，阴痿闭塞，失溺，小便数。

少阳不退位，即热生于春，暑乃后化，冬温不冻，流水不冰，蛰虫出见，民病少气，寒热更作，便血上热，小腹坚满，小便赤沃⑦，甚则血溢。

阳明不退位，即春生清冷，草木晚荣，寒热间作，民病呕吐暴注，食饮不下，大便干燥，四肢不举，目瞑掉眩。

太阳不退位，即春寒后作，冰雹延降，沉除昏翳，二之气寒犹不去，民病痹厥，阴痿失溺，腰膝皆痛，温疠晚发⑫。

帝曰：天岁早晚，余以知之，顾闻地数⑬，可得闻乎？

岐伯曰：地下迁正升天及退位不前之法，即地土产化，万物失时之化也⑭。

帝曰：余闻天地二甲子⑮，十干十二支，上下经纬天地⑯，数有迭移⑰，失守其位，可得昭乎？

岐伯曰：失之迭位者，谓虽得岁正，未得正位之司⑱，即四时不节，即生大疫。注《玄珠密语》⑲云：阳年三十年，除六年天刑，计有太过二十四年，除此六年，皆作太过之用，令不然之旨。今言迭支迭位，皆可作其不及也。

假令甲子阳年，土运太窒⑳，如癸亥天数有馀者，年难交得甲子，厥阴犹尚治天，地已迁正，阳明在泉，去岁少阳以作右间，即厥阴之地阳明，故不相和奉者也㉑。癸已相会㉒，土运太过，虚反受木胜，故非太过也㉓，何以言土运太过？况黄钟不应太窒㉔，木既胜而金还复，金既复而少阴如至㉕，即木胜如火而金复微，如此则甲已失守，后三年化成土疫，晚至丁卯，早至丙寅，土疫至也。大小善恶，推其天地，详乎太一㉖。又只如甲子年，如甲至子而合，应交司而治天，即下已卯未迁正，而戊寅少阳未退位者，亦甲已下有合也，即土运非太过，而木乃乘虚而胜土也，金次又行复胜之，即反邪化也。阴阳天地殊异尔，故其大小善恶，一如天地之法旨也。

假令丙寅阳年太遇，如乙丑天数有馀者，虽交得丙寅，太阴尚治天也，地已迁正，厥阴司地，去岁太阳以作右间，即天太阴而地厥阴，故地不奉天化也。乙辛相会，水运太虚，反受土胜，故非太过。即太簇之管㉗，太羽不应㉘，土胜而雨化，水复即风。此者丙辛失守，其会后三年，化成水疫，晚至己巳，早至戊辰，甚即速，微即徐，水疫至也。大小善恶，推其天地数，乃太乙游宫。又只如丙寅年，丙至寅且合，应交司而治天，即辛巳未得迁正，而庚辰太阳未退位者，亦丙辛不合德也，即水运亦小虚而小胜，或有复，后三年化疠，名曰水疠，其状如水疫，治法如前㉙。

假令庚辰阳年太过，如己卯天数有馀者，虽交得庚辰年也，阳明犹尚治天，地已迁正，太阴司地，去岁少阴以作右间，即天阳明而地太阴也，故地下奉天也。乙已相会，金运太虚，反受火胜，故非太遇也。即姑洗之管，太商不应㉚，火胜热化，水复寒刑。此乙庚失守，其后三年化成金疫也，速至壬午，徐至癸未，金疫至也。大小善恶，推本年天数及太一也。又只如庚辰，如庚至辰，且应交司而治天，即下乙未未得迁正者，即地甲午少阴未退位者，且乙庚不合德也，即下乙未干失刚㉛，亦金运小虚也,有小胜,或无复,后三年化疠,名曰金疠,其状如金疫也,治法如前。

假令壬午阳年太过,如辛巳天数有馀者,虽交后壬午年也,厥阴犹尚治天,地已迁正,阳明在泉,去岁丙申少阳以作右间,即天厥阴而地阳明,故地不奉天者也。丁辛相合会,木运太虚,反受金胜,故非太过也。即蕤宾之管,太角不应㉒,金行燥胜,火化热复。甚即速,微即徐,疫至大小善恶,推疫至之年天数及太一。又只如壬至午,且应交司而治之,即下丁酉未得迁正者,即地下丙申少阳未得退位者,见丁壬不合德也,即丁柔干失刚,亦木运小虚也,有小胜小复。后三年化疠,名曰木疠,其状如风疫,法治如前。

假令戊申阳年太过,如丁未天数太过者,虽交得戊申年也,太阴犹尚治天,地已迁正,厥阴在泉,去岁壬戌太阳以退位作右间,即天丁未,地癸亥,故地不奉天化也。丁癸相合会,火运太虚,反受水胜,故非太过也。即夷则之管,上太徵不应㉓。此戊癸失守,其会后三年化疫也,速至庚戌。大小善恶,推疫至之年天数及太一。又只如戊申,如戊至申,且应交司而治天,即下癸亥未得迁正者,即地下壬戌太阳未退位者,见戊癸未合德,即下癸柔干失刚,见火运小虚也,有小胜,或无复也,后三年化疠,名曰火疠也,治法如前。治之法可寒之泄之。

黄帝曰:人气不足,天气如虚,人神失守,神光㉔不聚,邪鬼㉕干人,致有夭亡,可得闻乎?

岐伯曰:人之五藏,一藏不足,又会㉖天虚,感邪之至也。人忧愁思虑即伤心,又或遇少阴司天,天数不及,太阴作接间至㉗,即谓天虚也,此即人气天气同虚也。又遇惊而夺精,汗出于心,因而三虚㉘,神明失守,心为君主之官,神明出焉,神失守位,即神游上丹田㉙,在帝太一帝君泥丸宫下㉚,神既失守,神先不聚,却遇火不及之岁,有黑尸鬼㉛见之,令人暴亡。

人饮食劳倦即伤脾,又或遇太阴司天,天数不及,即少阳作接间至,即谓之虚也,此即人气虚而天气虚也。又遇饮食饱甚,汗出于胃,醉饱行房,汗出于脾,因而三虚,脾神失守。脾为谏议之官,智周出焉㉜,神既失守,神光失位而不聚也,却遇土不及之年,或己年或甲年失守,或太阴天虚,青尸鬼见之,令人卒亡。

人久坐湿地,强力入水即伤肾,肾为作强之官,伎巧出焉,因而三虚,肾神失守。神志失位,神光不聚,却遇水不及之年,或辛不会符,或丙年失守,或太阳司天虚,有黄尸鬼至,见之令人暴亡。

人或恚怒,气逆上而不下,即伤肝也,又遇厥阴司天,天数不及,即少阴作接间至,是谓天虚也,此谓天虚人虚也。又遇疾走恐惧,汗出于肝。肝为将军之官,谋虑出焉,神位失守,神光不聚,又遇木不及年,或丁年不符,或壬年失守,或厥阴司天虚也,有白尸鬼见之,令人暴亡也。

已上五失守者,天虚而人虚也,神游㉝失守其位,即有五尸鬼干人,令人暴亡也,谓之曰尸厥。人犯五神易位,即神光不圆也㉞,非但尸鬼,即一切邪犯者,皆是神失守位故也。此谓得守者生,失守者死㉟,得神者昌,失神者亡㊱。

【难点注释】

①九窒:指九星运行阻滞不畅。即《素问·刺法论》所指五星在天之五窒与在地之五窒合为十窒,此言九窒,乃应九宫九星之数。窒,阻抑。

②何名失守:此指客气六步的迁正退位失常。名,名称概念。失守,六步之气升降运动失常。

③"上下升降"二句:是对客气中司天、在泉、左右间气各种正常运动的概括。上下升降,指客气的司天、在泉、左右四间气的正常运动。上,指司天。下,指在泉。升,指旧岁在泉之右间气升为新岁的司天之左间气。降,指旧岁司天之右间气下降为新岁的在泉之左间气。由于司天主前半年,气位在上,在泉之气主后半年,气位在下,所以客气运行中从在泉右间迁移到司天左间的过程称之为"升";而客气运行从司天右间迁移到在泉左间的过程谓之"降"。迁正退位,则专指司天、在泉而言。旧岁的司天之左间(四之气)在新岁能顺利行至司天(三之气)的正位,旧岁在泉之左间(初之气)在新岁能顺利行至在泉(终之气)就叫"迁正"。退位是指旧岁的司天(三之气)、在泉(终之气)在新岁中能顺利移至司天右间(二之气)、在泉右间(五之气)。

④经论:常论,常理。经,常理,规范。又,清高士宗:"各有经以论之也。"

⑤上下各有不前:一年六步气位中,必有一气升天,作为司天之左间气;一气入地,作为在泉的左间气;有一气迁正为司天,一气迁正为在泉。有一气退位为司天之右间,一气退位为在泉之右间。这些情况统称为"上下"。但因升降迁退都有可能不到位而失其守位,此即"上下各有不前"。

⑥气交失易位:指天地之气的升降运行失常,客气六步气位发生变异。

⑦气交乃变:指天地之气的上下运动规律紊乱。

⑧非常:超越常规。

⑨万化不安:万物的生长化收藏的运动规律受到干扰。

⑩天地机:指气交之变是天地运动变化的关键。机,机要,关键。清高士宗:"天地机,旋转者也。"明张介宾:"气交之变,吉凶之症也,故谓天地机。"

⑪地窒刑之:即《素问·刺法论》所谓木欲降而地气晶窒抑之,火欲降而地玄窒抑之,土欲降而地苍窒抑之,金欲降而地彤窒抑之,水欲降而地阜窒抑之。刑,指胜气不退,对被抑窒的气产生制约作用,有如刑罚。

⑫"但欲升而不得其升"四句:指阳平之年,中运太过,抑制了客气。如甲岁土运太过,可抑太阳寒水气的升降。明张介宾:"甲年土运太过,能抑水之升降;丙年水运太过,能抑二火之升降,戊年火运太过,能抑金之升降;庚年金运太过,能抑木之升降;壬年木运太过,能抑土之升降。"

⑬灾有微甚者也:天星窒于上则升之不前,地星窒于下则降之不下,中运又有太过阻抑,因气的交变情况不同,所造成的灾害必有轻重之别。明张介宾:"有天星窒于上者,有地气窒于下者,有中运抑于中者,凡此三者之分,则气交之变,各各不

同,而灾有微甚矣。"

⑭遇会胜抑:明张介宾:"六气有遇、有会、有胜、有抑,则抑伏者为变。"

⑮抑伏使然:胜气相会,必致抑窒而伏,这是造成气交有变的原因。

⑯"辰戌之岁"四句:辰戌年为太阳寒水司天,厥阴风木之气应从旧年的在泉右间(五之气),上升为司天的左间(四之气),如果遇到天柱金气偏胜的窒抑,则木气升之不前。明张介宾:"辰戌岁,太阳当迁正司天,而厥阴风木,以上年在泉之右间,当升为今岁司天之左间,故畏天柱,金星胜之也。"金星之别称,在天谓"天柱",在地曰"地晶"。

⑰木运升天:运,当作"欲"。因此节论木气升之不前的问题,与木运无关,且无"木运升天"之说,故以后文律之,当为"木欲升天"。

⑱四肢满:此症与木气升之不前发病规律不合,据金刻本,当为"两胁满"。

⑲天蓬:水星之别称。水星在天称天蓬,在地为地玄。

⑳"又厥阴木迁正"三句:凡辛巳、辛亥年,水运不及,厥阴风木司天,少阴君火应从旧岁的在泉右间,升为新岁的司天左间,如果逢水运之气先时而至,也可以使少阴君火升之不前。

㉑中水运抑之:指辛巳、辛亥年,虽为水运不及之年,但不及的水运亦可阻抑四之气(司天左间)少阴君火,使其不能升迁司天之正位。明张介宾:"辛巳、辛亥,皆水运之不及者,而亦能制抑君火,以巳亥阴年,气本不及,则弱能制弱,然或以天蓬窒之,或以水运抑之,有一于此,皆能胜火不前也。后仿此。"

㉒赤风肿翳:热风聚集掩盖。肿,《释名》:"肿,钟也。寒热气所钟聚也。"又,一作瞳。翳,《扬子方言》:"翳,掩也。"有遮蔽之义。

㉓温疠暖作:指温疠病在气候温暖时发作。

㉔"子午之岁"四句:子午年为少阴君火司天,太阴湿土之气应从旧岁的在泉右间,升为新岁的司天左间,若遇天冲木气太过,土气受抑而升之不前。天冲,木星别称。木星在天名天冲,在地曰地苍。

㉕"又或遇壬子"三句:壬子年木运太过,少阴君火司天,太阴湿土之气应从旧岁的在泉右间,上升为新岁司天左间,木运太过,先天时而至,木胜抑土,太阴湿土之气升之不前。运,原作"遇",据马注本改。

㉖涎潮:涎液上涌如潮。

㉗脸肢府黄疸满闭:明张介宾:"脸为阳明之经,四肢皆主于脾,府言大肠小肠皆属于胃,故为黄疸满闭等。"

㉘"湿令弗布"二句:太阴湿土受抑,湿气不能布化行令,雨水减少。

㉙"丑未之年"四句:丑未年太阴湿土司天,少阳相火之气应从旧岁的在泉右间,上升为新岁的司天左间,如果遇到天蓬水气太过,水胜制火,则少阳相火之气升之不前。天蓬,水星别号,在天为天蓬,在地为地玄。

㉚"又或遇太阴未迁正者"三句:凡辛丑、辛未年,水运不及,太阴湿土司天,少阳相火之气应从旧岁的在泉右间,上升为新岁的司天左间,如果太阴湿土尚未迁

正,不足的水运也可制火,则少阳相火也必然出现升之不前。

㉛寒暄不时:忽冷忽热,发作不时。

㉜"寅申之年"四句:寅申年少阳相火司天,阳明燥金之气应从旧岁的在泉右间,上升为新岁的司天左间,如果遇到天英火气太过,火胜制金,则燥金之气升之不前。

㉝"又或遇戊申戊寅"二句:戊申、戊寅年为火运太过,寅申少阳相火司天,阳明燥金之气应从旧岁的在泉右间,上升为新岁的司天左间,在此二年,火运太过,先天时而至,火胜制金,阳明燥金之气必然升天受阻。

㉞咸卤燥生:因阳明燥金之气不升而成郁气发作,气候干燥,使卤硝生于地面。明张介宾:"燥金气郁于地,故时雨不降,硝咸卤见而燥生。"

㉟白埃翳雾:言尘雾之气障目。白埃,尘埃。翳,遮掩。

㊱手拆:因肃杀之气大行,气候干燥,手的皮肤皲裂脱皮。

㊲"卯酉之年"四句:卯酉年阳明燥金司天,太阳寒水之气应从旧岁的在泉右间,上升为新岁的司天左间,如果逢天芮土气太过,土胜制水,则太阳寒水之气升之不前。天芮,土星别名。土星在天为天芮,在地为地阜。

㊳"又遇阳明未迁正者"三句:凡己卯、己酉年,土运不及,卯酉阳明燥金司天,太阳寒水之气应从旧岁的在泉右间,上升为司天的左间,如果在太阳寒水之气还未升天之时,不及的土运已至,土能制水,此种情况下,太阳寒水之气也会升之不前。

㊴两间:指天地之间。《宋史》胡安国传:"至刚可以塞两间,一怒可以安天下矣。"又,清高士宗:"寒生两间,寒兼湿也。"

㊵懊热:心中烦热。懊,烦闷。

㊶升已必降:六气中任何一气必先由在泉上升至司天,然后逐年下降至在泉,所以说:"升已必降。"

㊷"至天三年"四句:明张介宾:"每气在天各三年,凡左间一年,司天一年,右间一年,三年周尽,至次岁乃降而入地,为在泉之左间,亦周三年而复升于天也。"

㊸六纪:每年六步,每一气一年向前移动一步,六年一周期有规律地迁移。在天三年(司天左间一年,司天一年,司天右间一年),在地三年(在泉左间一年,在泉一年,在泉右间一年)。

㊹"丑未之岁"四句:丑未之年,太阴湿土司天,厥阴风木应从旧年的司天右间,下降为新岁的在泉左间,如果遇到地晶金气太过,金胜制木,则厥阴风木之气降之不前。

㊺"又或遇少阴未退位"三句:凡乙丑、乙未年,金运不及,丑未太阴湿土司天,厥阴风木应从旧岁的右间下降至新岁的在泉左间,如果上岁少阴司天之气不退位,厥阴风木就不能在新岁降为在泉左间,金运之气居气交之中,厥阴风木降之不前。

㊻承之:在此指阻抑。司天之右间在上,岁运居中,所以司天右间气下降时,如果逢到岁运太过就会阻抑下降之气。下文"承之"均有此义。

㊼清躁:诸本均作"清燥",似是。下"风躁"之"躁",亦同。

㊽"彤云才见"二句：红色的云才出现，黑色云气反生。明张介宾："皆寒水胜火之化。"

㊾"卯酉之岁"四句：卯酉年，阳明燥金司天，太阴湿土之气应从旧岁的司天右间，下降为新岁的在泉左间，如果逢地苍木气太过，木胜制土，则太阴湿土之气降之不前。

㊿"又或少阳未退位者"三句：凡丁卯、丁酉年，木运不及，卯酉阳明燥金司天，太阴湿土之气应从旧岁的司天右间下降为新岁的在泉左间，如果旧岁的少阳相火司天之气不退位，中运木气先至，木胜制土，则太阴湿土之气降之不前。

51臆：指胸部。《说文》："胸骨也。"

52"辰戌之岁"四句：辰戌年，太阳寒水司天，少阳相火应从旧岁的司天右间，下降为新岁的在泉左间，如果逢地玄水气太过，水胜制火，则少阳相火之气降之不前。

53"又或遇水运太过"二句：凡丙辰、丙戌年，水运太过，辰戌太阳寒水司天，少阳相火之气应从旧岁的司天右间，下降为新岁的在泉左间，在此二年水运太过，先天时而至，水胜制火，则少阳相火之气降之不前。

54赤气彰：指少阳相火不降而成为郁气，待其郁发，火热之气显露。彰，显明也。

55热病欲作：寅申之岁云"温病欲作"，是少阴君火不降之故。此言"热病欲作"，是少阳相火不降之故。气不同，病各异。

56"巳亥之岁"四句：巳亥之年，厥阴风木司天，阳明燥金之气应从旧岁的司天右间，下降为新岁在泉左间，如果逢到地彤火气太过，火胜制金，阳明燥金之气降之不前。

57"又或遇太阴未退位"三句：凡癸巳、癸亥年，火运不及，巳亥厥阴风木司天，阳明燥金之气应从旧岁的司天右间，下降为新岁的在泉左间，如果逢上一年太阳寒水未退位，中运火气已至，火胜制金，阳明燥金之气降之不前。太阴，当作"太阳"。《类经·卷二十八》作"太阳"。

58天清：《素问注证发微》《类经》卷二十八均作"大清"。下文"天清"同此。作"大清"义胜。

59"子午之年"四句：子午年，少阴君火司天，太阳寒水之气应从旧岁的司天右间，下降为新岁的在泉左间，如果逢地阜土运之气太过，土胜制水，所以太阳寒水之气降之不前。

60"又或遇土运太过"二句：凡甲子、甲午年，土运太过，子午少阴君火司天，太阳寒水之气应从旧年天之右间，下降为新岁的在泉之左间，此二年土运太过，先天时而至，土胜制水，所以寒水之气降之不前。

61交司之日：每年的大寒节这一天，是新旧岁中运及岁气交接之日。明张介宾："新旧之交，大寒日也。"

62"风欲令而寒由不去"三句：由于太阳寒水之气不退位，厥阴风木之气就不能按时迁正，寒气不去，风令不行，温暖之气不能按时而至，春季的政令就失去正常之序。

(63)“少阴不迁正”二句：由于旧岁司天的厥阴风木不退位，新岁的君火不能居于司天正位，所以寒冷之气不消退，春寒持久。

(64)“木气虽有余”二句：木气虽然太过不退位，但其作用的时间不会超过二之气君火当令之时。明张介宾：“上年厥阴阴气，至本年初气之末，交于春分，则主客君火，已皆得位，木虽有余，故不能过此。”

(65)“太阴不迁正”四句：太阴不能迁正的原因是由于少阴君火不退位的缘故，所以湿气不行，云雨失去正令，君火之热气过盛反而使万物焦枯，得不到滋润而不能生发。

(66)“暑化于前”二句：卯酉年，如果旧岁的少阳相火不退位，则新岁的阳明燥金不迁正，少阳为相火暑气，不退位则暑气施化于前。阳明燥金主肃杀，迁正推迟，所以肃杀之气布于后。明张介宾：“金为火制，故暑在前，肃杀在后。”

(67)“杀霜在前”二句：辰戌年，如果旧岁阳明燥金不退位，新岁的太阳寒水不迁正。燥金不退位则肃杀霜冻在前；太阳寒水推迟迁正，所以严寒冰雪发生在后。

(68)“寒化待燥”四句：由于阳明燥金不退位，所以太阳寒水施于寒化之令，必须在阳明燥金施化之后才能主司天之气，由于寒化失于时序，于是就成为致人于病的灾害性气候。

(69)命：告也。

(70)疵废：皮肤起黑斑，肢体偏废。明张介宾：“疵，黑斑也。废，肢体偏废也。”

(71)赤沃：指小便短赤，排尿灼疼。明张介宾：“赤尿也。”据《素问·痹论》之“若沃以汤”，可知“赤沃”指小便色赤，且排尿有灼热疼痛之状。

(72)“太阳不退位”九句：此四十一字原脱，据金刻本补。

(73)地数：指在泉的有关理论。

(74)“地下迁正升天及退位不前之法”三句：明张介宾：“天气三，地气亦三。地之三者，左间当迁正，右间当升天，在泉当退位也，若地数不前而失其正，即应于地土之产化。”

(75)天地二甲子：明张介宾：“天地二甲子，言刚正于上，则柔合于下，柔正于上，则刚合于下。如上甲则下己，上己则下甲，故曰二甲子。”甲子，泛指干十支十二。

(76)上下经纬天地：指天干地支所主的五运六气，应于司天在泉，主治天地间的气候变化。上下，指干支甲子。经纬，治理，主治。

(77)数有迭移：指十天干和十二地支相合，交错变化。数，指干支。迭移，所主的岁气更移其位。

(78)“虽得岁正”二句：指六气按节气虽已得一年中应值之时，但时至而气不至，没有出现当司之气。明张介宾：“应司天而不司天，应在泉而不在泉，是未得正位之司也。”

(79)《玄珠密语》：《内经评文》云：“此数语上，明有注字以冠之，即前篇资取之法，今出《密语》，亦注文也。《玄珠密语》乃王冰所撰，二篇固伪托，亦何至以此语入黄帝口中,是可知注者之陋极矣。"此后四十六字与原文不相谐,疑注文衍人。此文说明三十阳年之中可以去庚子、庚午、庚寅、庚申、戊辰、戊戌六个天刑之年,只剩二十四个阳刚太过之年,此与"虽得岁正,未得正位之司"文并无关系,故当删去不译。

⑧⑩土运太窒:明张介宾:"窒,抑塞也。此下皆重明前章刚柔失守之义。"

⑧①不相和奉:以癸亥年之司天,临甲子年之在泉,上癸下己,不相和合。

⑧②癸己相会:甲子年,上甲为刚干,下己为柔干,甲己相合,刚柔相配,为正常之会。今上年癸亥天数有余而不退位,则上为癸为柔干,而地气已经迁正,己卯当其位,就是癸己相会,则土运失其正常之化。以下丙寅、庚辰等年同此之义。

⑧③"虚反受木胜"二句:明张介宾:"癸己相会,则甲失其位,虽曰阳土,其气已虚,土虚则受木胜,尚何太过之有?"又,《素问直解》此前无"过"字,"虚"与上文连读,理顺义长。

⑧④"况黄钟不应太窒"五句:明张介宾:"黄钟为太宫之律,阳土运窒则黄钟不叶,木乃胜之,木胜必金复,金既复而子年司天,少阴忽至,则木反助火克金,其复必微,而甲己之土皆失守矣。"黄钟是五音十二律之一。五音即宫、商、角、徵、羽。十二律即黄钟、大吕、太簇、夹钟、姑洗、仲吕、蕤宾、林钟、夷则、南吕、无射、应钟。十二律又分阴阳各六,黄钟、太簇、姑洗、蕤宾、夷则、无射为阳,称为六律;林钟、南吕、应钟、大吕、夹钟、仲吕为阴,称为六吕。五音和十二律相互对应,都应于五行。此外,《札记·月令》还将十二律应十二月。此处黄钟应太宫,主土运太过。阳土被窒,木气胜土,木胜之后金气必复,由于少阴同至,使木得火助而胜金,所以金气之复微小,故曰甲己之土皆失守。

⑧⑤如:有顺从的意思。《说文》:"如,从随也。一曰若也,同也。"

⑧⑥"大小善恶"三句:即详察北极星的运行情况,测知司天在泉的盛衰,土疫致病的轻重及预后吉凶。太一,即北极星,此与下文丙寅年太一游宫义同。太一游宫内容详见《灵枢·九宫八风》篇。

⑧⑦管:指律管。阴六吕和阳六律,合称十二律,分别指长度不一的管乐。如蔡邑《月令章句》云:"黄钟之管长九寸,孔径三分,围九分。其余皆稍短,唯大小无增减。"

⑧⑧太羽不应:明张介宾:"太簇之管,羽音阳律也。丙运失守,故太羽不应。"

⑧⑨治法如前:指前篇《素问·刺法论》中所举诸种刺治方法。下文同。

⑨⑩"姑洗之管"二句:明张介宾:"庚金失守,则太商不应,姑洗之管,乃其律也。"姑洗为太角阳律。

⑨①下乙未干失刚:"干"前当加一"柔"字,方与文例合。即庚辰年,庚辰刚干在上,乙未柔干在下,为刚柔相济,今下乙未不得迁正,则上刚干孤而无配,故曰"柔干失刚"。

⑨②"蕤宾之管"二句:明张介宾:"蕤宾之管,太角之律也,阳木不正,故蕤宾失音。"

⑨⑬"夷则之管"二句:明张介宾:"夷则之管,火之律也,上管属阳,太徵也,下管属阴,少徵也。戊不得正,故上之太徵不应。"

⑨④神光:明张介宾:"神光,神明也。"又,《黄帝内经素问校注》:"或为气功者所见之光。"似以后者为得。

⑨⑤邪鬼:即病邪。后文"五鬼",即五种病邪。

⑨⑥会:遇、逢的意思。

⑨⑦太阴作接间至:明张介宾:"少阴司天之年,太阴尚在左间,若少阴不足,则太阴作接者,未当至而至矣。"

⑨⑧三虚:即人气之虚,天气虚,心气虚。明张介宾:"先有忧愁之伤,又有少阴不及,再遇惊而夺精。"

⑨⑨上丹田:道家谓人身脐下三寸为丹田。又,《抱朴子·地真篇》认为丹田有三:脐下为下丹田,心下为中丹田,两眉之间为上丹田。又,明张介宾认为,"人之脑为髓海,是谓上丹田。"

⑩⑩帝太一帝君泥丸宫:明张介宾:"太乙帝君所居,亦曰泥丸君,总众神者也。"《黄庭内景经》;"脑神精根字泥丸"。可见经义在于强调脑在一身之主宰功能。

⑩①黑尸鬼:明张介宾:"尸鬼者,魄之阴气,阳脱阴孤,其人必死,故尸鬼见也。"可知尸鬼是人体阴阳离决的危状。

⑩②"脾为谏议之官"二句:此说与《素问·灵兰秘典论》不同,将脾与胃功能分而论之,又是一家之言。智周,谓智能周全,考虑全面。明张介宾:"脾神失守,言智乱也。"从病理反证脾主智周的功能。

⑩③神游:明张介宾:"神游者,神气虽游,未离于身,尚不即死,若脉绝身冷,口中涎塞,舌短卵缩,则无及矣,否则速救可苏也。"

⑩④神光不圆:指五脏神明运转不达。与上文"神光不聚"义近,亦可从气功师所见的光解之。

⑩⑤"得守则生"二句:明张介宾:"得守则神全,失守则神散。神全则灵明圆聚,故生。神散则魂魄分离,故死。"

⑩⑥"得神者昌"二句:明张介宾:"阳气为神,阳盛则神全,阴气为鬼,阳衰则鬼见。阴阳合气,命之曰人。其生在阳,其死在阴,故曰得神者昌,得其阳也。失神者亡,失其阳也。"

【白话精译】

黄帝说:关于天元之气窒抑的情况,我已经知道了,还想听听气交变化,怎样叫失守呢?岐伯说:说的是司天在泉迁正退位与左右间气升降的问题,司天在泉的迁正与退位,各有经文论述之,左右间气各有升降不前的反常现象,所以叫作失守。由于气交失守,不能移易其时位,气交就要发生非常大的变化,也就是四时节令失去正常的秩序,万物生化不得平安,人类就要发生疾病。

黄帝说:关于升降不前的问题,我想听听它的原因,气交发生变化,怎样才能晓得呢？岐伯说：你提的问题很高明啊！必须明白其中的道理。气交所以发生一定的变化，乃是天地运转固有的机理，气欲降而不得降的，是由于地之五气窒抑相胜所致。又有五运之气太过，先天时而至，使气交升降不前。岁气但欲升而不能升，是受中运的阻抑，但欲降而不得降，也是受中运的阻抑。于是有升之不前的，有降之不下的，有降之不下而升者至天的，有升降俱不得前进的，做出这样的分别，乃是由于在气交的各种变化中，异常的变化，各不相同，因此，发生的灾害也就有轻有重了。

黄帝说：我想听听关于气交相遇相会相胜相抑的原因，变而为疾，其病情轻重是怎样的呢？岐伯说：气交有胜气相会时，就可以抑伏而使气交有变。因此在辰戌之年，厥阴风木应从上年在泉的右间，升为本年司天的左间，若遇到天柱金气过胜，是木气升之不前。又若遇到庚戌年，金运之气先天时而至，中运之胜气，乃使木气忽然升之不前。木气欲升天，金气抑制之，升而不前，则发生清凉之气，风气反而减少，肃杀之气行于春季，露霜再次降下，草木因而枯萎。人们易患瘟疫早发，咽喉干燥，两胁胀满，肢节皆痛等病。木气不升，久而化为郁气，郁极则发，就要出现大风摧拉折损，鸣声紊乱。人们易患卒中，半身麻痹，手足不仁等病。

因此在巳亥之年，少阴君火应从上年在泉的右间，升为本年司天的左间，若遇到天蓬水气过胜，则君火升之不前。又若遇到厥阴司天，未得迁居于正位，则少阴君火也就不能升于司天的左间，这是由于水运在中间阻抑所致。少阴君火欲升为司天的左间，受到水运的阻抑，而升之不前，则清凉寒冷的气候再度发作，早晚都有冷气发生。人们易患阳气伏郁于内，而生烦热，心神惊悸，寒热交作等病。君火不升，久而化为郁气，郁极则发，就要出现暴热发作，火热之风气聚积覆盖于上，化为疫气，温疠逢温暖之时乃作，由于火气暴露化为火疫，则可发生心烦而躁动口渴等症，渴甚的，可以泻其火热，则诸症可止。

因此在子午年，太阴湿土应从上年在泉的右间，升为本年司天的左间，若遇到天冲木气过胜，则上气升之不前。又若遇到壬子年，木运之气先天时而至，中运木气阻抑土气。土气升天不前，则风土埃尘四起，时常有埃尘昏暗，雨湿之气不得布化。人们易患风厥，涎液上涌，半身麻痹不遂，腹部胀满等病。土气不升，久而化为郁气，郁极则发，就要发生土气尘埃化为疫病，人们患病容易猝然死亡，易患面部四肢六腑胀满闭塞黄疸等病，湿气不能布化，雨水就要减少。

因此在丑未年，少阳相火应从上年在泉的右间，升为本年司天的发间，若遇到天蓬水气过胜，则少阳相火升之不前。又或遇到太阴司天，未得迁居于正位，则少阳相火也就不能升于司天的左间，这是由于水运已至而阻抑所致。少阳之气欲升为司天的左间，受到水运的阻抑升之不前，则寒冷的雾露反而布化，气候凛冽如似冬季，河水又干涸，冰冻再次凝结，突然出现温暖的气候，接着就有寒气的布化，忽冷忽热，发作不时。人们易患阳气伏郁在内，烦热生于心中，心神惊骇，寒热交作等病。相火不繁荣昌盛，久而化为郁气，郁极则发，就要出现暴热之气，风火之气聚积覆盖于上，化为疫疠，变为伏热内烦，肢体麻痹而厥逆，甚则发生血液外溢的病变。

因此在寅申年,阳明燥金应从上年在泉的右间,升为本年司天的左间,若遇到天英火气过胜,则金气升之不前。又或遇到戊申戊寅年,火运之气则先天时而至。金气欲升为司天之左间,中运之火阻抑之,金气升之不前,则应时之雨不得降下,西风频作,土地干燥,咸卤发生。人们易患上部热病,气喘咳嗽,血液外溢等病。燥气不升,久而化为郁气,郁极则发,就要发生白色埃雾,笼罩天空,清冷而生肃杀之气,人们易患胁下胀满,喜悲伤,伤寒鼻塞喷嚏,咽喉干燥,手部皲裂,皮肤干燥等病。

因此在卯酉年,太阳寒水应从上年在泉的右间,升为本年司天的左间,若遇到天芮土气过胜,则太阳寒水升之不前。又或遇到阳明司天,未得迁居于正位,则太阳寒水也就不能升于司天的左间。土运应时而至。寒水之气欲升于司天之左间,受到土运的阻抑,升之不前,则湿热相蒸,寒气发生于天地之间。人们易患泄泻如注,食谷不化等病。寒水不升,久而化为郁气,郁极则发,冷气又胜过客热之气,冰雹突然降下。人们易患厥逆呃逆,热病生于内,阳气痹于外,足胫酸疼,反而发生心悸懊忱烦热,暴烦而又厥逆等病。

黄帝说:六气升之不前的问题,我已经完全明白了它的意义。还想听听关于六气降之不下的问题,可以让我了解清楚吗?岐伯说:你问得很全面啊!这其中讲的是天气与地气变化的精妙意义,我可以全面来讲述其道理。简言之,就是说六气上升之后,必然还要下降。六气中的每一气,上升至天,居时三年,至次年即第四年,必然下降入地,成为地之左间,又在地居时三年。这样一升一降,一往一来,共为六年,叫作六纪。因此,丑未之年,厥阴风木应从上年司天的右间,降为本年在泉的左间,若遇到地晶金气过胜,则厥阴风木降之不前。又或遇到少阴司天,不得退位,则厥阴风木也就不能降于在泉的左间,居中的金运则应时而至。金运居于司天之下而承其气,则厥阴风木,降之不下,其气被抑而变为郁气,本被金承,降之不下,则青色的尘埃远见于上,白气承之于下,大风时起,尘埃昏暗,清燥之气行杀令,霜露再次降下,肃杀之气施布其令。若木气日久不降,其气被抑则化为郁气,就会发生风气与燥气伏郁,气才温暖而反见清冷,草木虽已萌芽生长,严寒霜冻又至,蛰虫不能出现,人们也惧怕这种清凉之气要伤害脏气。

因此寅申之年,少阴君火应从上年司天的右间,降为本年在泉的左间,若遇到地玄水气过胜,则少阴君火不得降入地下。又或遇到丙申丙寅年,则水运太过,先天时而至。少阴君火欲降,水运居中承之,使君火不得降下,则赤色之云气始现,黑色云气反生,温暖的气候使万物舒适,又有寒雪降下,严寒发作,天云凄凉。少阴君火久伏而不降,则化为郁气,郁久必发,所以寒气过胜之后,又有热气发生,火风化为疫气,则人们易患面赤心烦,头痛目眩等病,火气暴露之后,温病就要发作。

因此卯酉之年,太阴湿土应从上年司天的右间,降为本年在泉的左间,若遇到地苍木气过胜,则太阴湿土不得降入地下。又或遇到少阳司天不得退位,则太阴湿土也就不能降入在泉的左间,或木运应时已至。木运居于司天之下而承其气,太阴湿土降之不下,则出现黄云而又有青色云霞显露,云气郁蒸而大风发作,雾气遮蔽,尘埃过胜,草木为之折损。若太阴湿土日久不降,伏而不布则化为郁气,天空出现尘埃黄气,地上湿气郁蒸,人们易患四肢不能举动,头晕眩,肢节疼痛,腹胀胸满等病。

因此在辰戌年,少阳相火应从上午司天的右间,降为本年在泉的左间,若遇到地玄水气过胜,则少阳相火不得降入地下。又或遇到水运太过,则先天时而至。水运居中承之,相火欲降而不得降下,则赤云始见,黑气反而发生,温暖之气才欲发生,冷气又突然而至,甚则降下冰雹。若少阳相火日久不得降下,伏而不布则化为郁气,冷气之后随又生热,火风之气化为疫气,人们易患面赤心烦,头痛目眩等病,火气显露则热病即将发作。

因此在巳亥年,阳明燥金应从上年司天的右间,降为本年在泉的左间,若遇到地彤火气过胜,则阳明燥金不得降入地下。又或遇到太阳司天不得退位,则阳明燥金也就不能降入在泉的左间,或火运应时而至。火运居于司天之下而承其气,阳明燥金降之不下,则天气清冷而肃降,火气显露则温热反作。人们感到昏沉困倦,夜卧不安,易患咽喉干燥,口渴引饮,懊恼烦热等病,早晚有大凉之气,而湿热之气却又发作。若阳明燥金日久不降,伏而不布则化为郁气,天气清凉而寒冷,远处有白气发生。人们易惠眩晕,手足强直,麻木不仁,两胁作痛,双目视物不清等病。

因此在子午年,太阳寒水应从上年司天的右间,降为本年在泉的左间,若遇到地阜土气过则太阳寒水不得降入地下。又或遇到土运太过,则先天时而至。土运居中承之,太阳寒水欲降而不得降下,则天空暴露黑气,昏暗凄惨,才出现黄色尘埃,而又湿气弥漫,寒气布化之后,又出现热化与湿化之令。若太阳寒水日久不得降下,伏而不布则化为郁气,人们易患大厥,四肢沉重倦怠,阴萎少力等病,天气阴沉,热气与湿气交替发作。

黄帝说:关于间气升降不前的问题,我已经明白了它的意义,还想听听有关六气迁正的问题,可以使我明白吗?岐伯说:值年的岁气,迁居于一年的中位,叫作迁正位。司天之气不得迁居于正位,就是上年司天之气超过了交司之日。也就是上年司天之气太过,其值时有余日,仍旧治理着本年的司天之数,所以使新司天不得迁正。巳亥年,若上年太阳不退位,则本年厥阴不得迁正,风木温暖之气不能应时施化,则花卉枯萎,人们易患淋病,目系转,转筋,善怒,小便赤等病。风气欲施其令而寒气不退,温暖的气候不得正时,则失去正常的春令。子午年,若上年厥阴不退位,则本年少阴不得迁正,冷气不退,春天先冷而后又寒,温暖之气不能应时施化。人们易患寒热,四肢烦痛,腰脊强直等病。上年厥阴木之气虽有余,但其不退位的情况,不能超过主气二之气君火当令之时。丑未年,若上年少阴不退位,则本年太阴不得迁正,雨水不能及时,万物枯焦,应当生长发育的不能生发。人们易患手足肢节肿满,大腹水肿,胸满不食,飧泄胁满,四肢不能举动等病。雨气欲布其令,但由于少阴君火仍居天位而治之,所以温暖之气化亢盛而缺少雨泽。寅申年,若上年太阴不退位,则本年少阳不得迁正,炎热的气候不得施布其令,植物的苗莠不能繁荣,少阳之气晚治,则酷暑见之于秋季,肃杀之气亦必晚至,霜露不得应时而降。人们易患痎疟,骨蒸,心悸惊骇,甚则血液外溢等病。卯酉年,若上午少阳不退位,则本年阳明不得迁正。因而阳暑热之气施化于前，阳明燥金肃杀之气则见于后，草木反而繁荣，人们易患寒热，鼻塞喷嚏，皮毛脆折，爪甲枯焦，甚则喘嗽上气，悲伤不乐等病。由于热化之令继续施布，燥令不行，也就是清冷急切之气不行，肺金又要患病。辰戌年。若上年阳明不退位，则本年太阳不得迁正，致使冬季寒冷之令，反而改行于春季，肃杀霜冻之气在前，严寒冰雪之气在后，若阳光之气复得而治，则凛冽之气不得发作，雾云待时而现。人们易患温疠病发作，喉闭咽干，烦燥口渴，喘息有音等病。太阳寒化之令，须待燥气过后，才能司天主治，若燥气过期不退，时令失去正常规律，对人们就会发生灾害。

黄帝说：对于迁正早晚的问题，你已将它的意义告知了我，还想听听有关退位的情况，可以使我明白吗？岐伯说：所谓不退位，就是指司天之数不尽，也就是司天之数有余，名叫复布政，所以也叫再治天，是由于司天之气有余，依然如故而不得退位的缘故。厥阴风木不退位时，则大风早起，时雨不得降下，湿令不能施化，人们易患瘟疫，斑疵偏废，风病发生，普遍出现肢节痛，头目痛，伏热在内而心烦，咽喉干燥，口渴引饮等病。

少阴君火不退位时，则温暖之气发生于春冬季节，蛰虫早期出现，草木提前发芽生长，人们易患膈热咽干，血液外溢，惊骇，小便赤涩，丹瘤疹疮疡留毒等病。太阴湿土不退位时，则寒冷与暑热不时发生，尘埃昏暗弥布天空，湿令一去，人们易患四肢少力，饮食不下，泄泻如注，小便淋沥，腹满，足胫寒冷，阴萎，大便闭塞，小便失禁或小便频数等病。

少阳相火不退位时，则炎热的气候发生于春季，由于暑热在后期布化，故冬季温暖而不冻，流水不冰，蛰虫出现，人们易患少气，寒热交替发作，便血，上部发热，小腹坚硬而胀满，小便赤，甚则血液外溢等病。阳明燥金不退位时，则春天发生清冷之气，草木繁荣推迟，寒气与热气相间发作。人们易患呕吐，暴发泄泻，饮食不下，大便干燥，四肢不能举动，头目眩晕等病。太阳寒水不退位时，则春季又发生寒冷的气候，冰雹降下，阴沉之气昏暗覆盖，至二之气时，寒气尚未退去，人们易患寒痹厥逆，阴痿不用，小便失禁，腰膝皆痛等病，温疠之发作较晚。

黄帝说：岁气司天的早晚，我已经知道了。还想听听在泉之数，你可以告知我吗？岐伯说：地之三气，每年有一气迁正，一气升天，一气退位，其不得前进，便应于土地的生化，使万物的生化失于正常的时令。

黄帝说：我听说天地二甲子，十干与十二支配合。司天在泉，上下相合而主治天地之气，其数能互相更移，有时失守其位，你可以使我明白吗？岐伯说：失其更移之正位的，就是说虽然已得岁时之正位，但是未得司正位之气，就会四时不节，发生大疫。

假如甲子年，本为阳年，而土运受到抑塞，如果上年癸亥年，司天的气数太过而有余，在时间上虽已交得甲子年，但厥阴风木仍居于司天之位，本年地气已经迁正，阳明在泉，去年在泉之少阳，已退为本年在泉的右间，这样，去年司天之厥阴不退位在上，本年在泉之阳明已迁正在下，因此两者不相奉和。

由于在上之癸与在下之己反而相会,则本应太过的土运,却变虚而为木气所胜,所以就不是太过了,况且应于土运之黄钟阳年不应受到抑塞,今木气既胜,则土之子金气来复,金气来复,若少阴君火随之而至,则木之胜气随从君火之气,故金之复气乃微,这样,上甲与下己失守其位,其后三年则化成土疫,晚至丁卯年,早在丙寅年,土疫就要发作,发作的大小和善恶,可以根据当年司天在泉之气的盛衰及太乙游宫的情况去推断。又如甲子年,在上的甲与子相结合,交于司天以治天之位,而在下的己卯未得迁正,上年戊寅在泉之少阳不得退位,也属于上甲与下己未能合德,也就是土运不算太过,而木气也要乘虚克土,土之子金气又有复气,以反其邪气之化。司天在泉,阴阳属性不同,其变为疫疠之气的大小善恶,和司天在泉失守其位的变化规律是一致的。

假如丙寅年,本为阳年太过,如果上年乙丑年司天的气数太过而有余,在时间上虽已交得丙寅年,但太阴湿土仍居于司天之位,本年地气已经迁正,厥阴在泉,去年在泉之太阳,已退为本年在泉的右间,这样,去年司天之太阴不退位在上,本年在泉之厥阴已迁正在下,因此,在泉的厥阴不能奉和于司天的气化。

由于在上的乙与在下的辛相合,则本应太过的水运,却变虚而为土气所胜,所以就不是太过了,也就是太簇之律管,不应太羽之音。土胜而雨气施化,水之子木气来复为风化,这样,上丙与下辛失守其位而不得相会,其后三年则化成水疫,晚至己巳年,早在戊辰年,水疫甚者发作迅速,水疫微者发作徐缓,水疫发作的大小善恶,可以根据当年司天在泉之气的盛衰及太乙游宫的情况去推断。

又如丙寅年,在上的丙与寅相合,交于司天以治天之位,而在下的辛巳未得迁正,上年庚辰在泉的太阳不得退位,也属于上丙与下辛未能合德,便使水运小虚而有小的胜气,或有小的复气,其后三年化而为疠,名叫水疫,其症状如水疫,治法同前。

假如庚辰年,本为阳年太过,如果上年己卯年司天的气数太过而有余,在时间上虽已交得庚辰年,但阳明燥金仍居于司天之位,本年地气已经迁正,太阴在泉,去年在泉的少阴已退为本年在泉的右间,这样,去年司天之阳明不退位在上,本年在泉之太阴已迁正在下,因此,在泉的太阴不能奉和于司天的气化。

由于在上的己与在下的乙相会,则本应太过的金运,却变虚而为火气所胜,所以就不是太过了,也就是姑洗之律管,不应太商之音。火之胜气热化,则金之子水气来复,寒而制热,这样上庚与下乙失守其位而不得相会,其后三年化成金疫,迅速的至壬午年,徐缓的至癸未年,金疫就要发作,发作的大小善恶,可以根据当年司天之气的盛衰及太乙游宫的情况去推断。

又如庚辰年,在上的庚与辰相合,交于司天以治天之位,而在下的乙未未得迁正,也就是上年甲午在泉的少阴未得退位,也属于上庚与下乙未能合德,也就是下乙的柔干失于与上庚刚干的配合,使金运小虚而小有胜气,或虽有胜气而无复气,其后三年化为疫疠,名叫金疠,治法同前。

假使壬午年,本为阳年太过,如果上年辛巳年司天的气数太过而有余,在时间上虽已交得壬午年,但厥阴风木仍居于司天之位,本年地气已经迁正,阳明在泉,去年丙申在泉的少阳已退为本年在泉的右间,这样,去年司天之厥阴不退位在上,本年在泉之阳明已迁正在下,因此,在泉的阳明不能奉和于司天的气化。由于在上的辛与在下的丁相会,则本应太过的木运,却变虚而为金气所胜,所以就不是太过了,也就是蕤宾之律管,不应太角之音。金气行而燥气胜,木之子火气来复则热化,其后化成木疫,疫甚的发作迅速,疫微的发作徐缓,木疫发作的大小善恶,可以根据当年司天之数的盛衰和太乙游宫的情况去推断。又如壬午年,在上的壬与午相会,交于司天以治天之位,而在下的丁酉未得迁正,上年丙申在泉的少阳未得退位,也属于上壬与下丁未能合德,也就是下丁的干失于与上壬刚干的配合,也可以使木运小虚,并有小胜气与小复气,其后三年化而为疠,名叫水疠,其症状与风疫相似,治法同前。

假使戊申年,本为阳年太过,如果上年丁未年司天的气数太过而有余,在时间上虽已变得戊中年,但太阴湿土仍居于司天之位,本年地气已经迁正,厥阴在泉,去年壬戌在泉的太阳已经退为本年在泉的右间,这样,去年丁未司天之太阴不退位而仍在上,本年癸亥在泉之厥阴已迁正而在下,因此在泉的厥阴不能奉和于司天的气化。由于在上的丁与在下的癸相会,则本应太过的火运,却变虚而为水气所胜,所以就不是太过了,也就是夷则之律管,不应太徵之音。

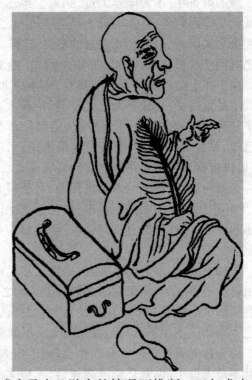

这样上戊与下癸失守其位而不得相会,其后三年则化为疫,迅速的至庚戌年便要发作,发作的大小善恶,可以根据当年司天之气的盛衰及太乙游宫的情况而推断。又如戊申年,在上的戊与申相会,且应交于司天以治天之位,而在下的癸亥未得迁正,也就是上年壬戌在泉的太阳未得退位,属于上戊与下癸未能合德,即下癸的柔干失于与戊刚干的配合,使火运小虚,有小胜气,或虽有胜气而无复气,其后三年化而为疠,名叫火疠,治法同前,其治法可以用寒法与泄法。

黄帝说:人的正气不足,天气如不正常,则神志失守,神光不得聚敛,邪气伤人,导致暴亡,我可以听听这是什么道理吗?岐伯说:人的五脏,只要有一脏不足,又遇上岁气不及,就要感受邪气。人若过度忧愁思虑就要伤心,又或遇少阴司天之年,天气不及,则间气太阴接之而至,这就是所谓天虚,也就是人气与天气同虚。又遇因惊而劫夺精气,汗出而伤心之液,因而形成三虚,则神明失守。

心为一身之君主,神明由此而出,神明失守其位,则游离于上丹田,也就是泥丸宫下,神既失守而不得聚敛,却又遇到火运不及之年,必有水疫之邪气发病,使人突然死亡。人若饮食不节,劳倦过度就要伤脾,又或遇太阴司天之年,天气不及,则间气少阳接之而至,这就是所谓天虚,也就是人气虚与天气虚。又遇饮食过饱,汗出伤胃之液,或醉饱行房,汗出伤脾之液,因而形成三虚,则脾之神志失守。脾的职能比之于议,智谋周密自此而出,神既失守其位而不得聚敛,却又遇土运不及之年,或己年或甲年失守其位而天地不能合德,或太阴司天不及之年,必有土疫之邪气发病,使人突然死亡。人若久坐湿地,或强力劳动而又入水则必伤肾脏。肾的职能是作强,一切技巧都由此而出,由于人虚加以天气虚,因而形成三虚,使肾的神志失守,神志失守其位而不得聚敛,却又遇水运不及之年,或上辛与下丙不相符合,或上丙与下辛失守其位,或太阳司天不及之年,必有土疫雅气发病,使人突然死亡。人或愤怒,气上逆而不下,就要伤肝。又或遇厥阴司天,天气不及,则间气少阴接之而至,这就是所谓天虚,也就是天虚与人虚。又或遇急走恐惧,则汗出而伤肝之液。肝的职能,比之于将军,人的谋虑自此而出,神志失守其位而不聚敛,又遇木运不及之年,或丁年上丁与下壬不相符合,或上壬与下丁失守其位,或厥阴司天天气不及,必有金疫邪气发病,使人突然死亡。上述五种失守其位,乃是由于天气虚与人气虚,致使神志游离失守其位,便会有五疫之邪伤人,使人突然死亡,名叫尸厥。人犯了五脏神志易位,就会使神光不圆,不但是疫邪,一切邪气伤人,都是由于神志失守其位的缘故。所以说,神志内守的就可以生,神志失守的就要死亡,得神者就会安康,失神者就要死亡。

【专家评鉴】

一、客气六步的升降失常的机理

(一)六气升、降、迁、退概念的含义

客气六步的司天、在泉、左右四间气,每年都有升、降、迁、退的变化。如果客气六步不能按时互为司天,互为在泉,互为间气,就称作"气交有变",也就是不能按其六步所主的节气时令表现其气候变化。"气交有变"的原因,一是由于受五运之气窒抑相胜所致("地窒刑之");二是五运太过的影响形成的。它分为"升之不前""降之不下""不迁正""不退位"四种情况。自在泉之右间升为司天之左间称为"升",如果未表现出司天之左间气,就叫作"升之不前";自司天之左间升居司天之气(三之气)称"迁正;如果未表现出司天之气,就叫"不迁正";自司天之右间气降至在泉之左间称为"降",如果未表现出在泉之左间气,就叫"降之不下";自司天之气降至司天之右间称"退位",如果未表现出司天之气,就叫作"不退位"。所谓"气交有变"即指此四种情况而言。但由于升、降、迁、退的原因不同,所以"变之有异……灾有微甚者也"。

（二）六气"升之不前"的机理

1.辰戌年厥阴风木之气"升之不前"的机理：辰戌年,是太阳寒水司天,太阴湿土在泉,厥阴风木之气应从上一年(卯酉)在泉的右间升为本年司天的左间,如果发生了"升之不前",其原因有二：一是上一年司天的金气过胜,金胜木,所以木气升之不前;二是又逢庚戌年金运太过,岁运居于司天、在泉的中位,中运金气太胜,也会使木气升之不前。

2.巳亥年少阴君火"升之不前"的机理：巳亥年是厥阴风木司天,少阳相火在泉,少阴君火应从上一年(辰戌)的在泉右间升为本年司天的左间,如果发生了"升之不前",其原因有三：一是上一年司天的水气过胜,水胜火,所以使本年火气升之不前;二是本年的厥阴风木未能迁居司天的正位,也会阻抑少阴君火的上升;三是逢乙巳、乙亥水运之年,居于司天、在泉中位的水运也会阻抑少阴君火的上升。

3.子午年太阴湿土"升之不前"的机理：子午年是少阴君火司天,阳明燥金在泉,太阴湿土应从上一年(巳亥)的在泉右间上升为本年司天的左间,如果发生了"升之不前",其原因有二：一是上一年司天的风木之气过胜,木克土,所以使本年的湿土之气升之不前;二是若遇丁壬岁,居于司天在泉中位的木运阻抑,太阴湿土也就不能上升。

4.丑未年少阳相火"升之不前"的机理：丑未年是太阴湿土司天,太阳寒水在泉,少阳相火应从上一年(子午)在泉的右间升为本年司天的左间,如果发生了"升之不前",其原因有二：一是上一年司天的太阴湿土未能迁居正位,就会阻抑紧随其后的少阳相火升迁;二是在乙丑、乙未午,岁运为水运,水运居于司天在泉的中位,也会阻抑少阳相火的升迁。

5.寅申年阳明燥金"升之不前"的机理：寅申年是少阳相火司天,厥阴风木在泉,阳明燥金应从上一年(丑未)在泉右间升为本年司天的左间,如果发生了"升之不前",其原因有二：一是本年司天的少阳相火过胜,火克金,所以使本年的燥金之气升之不前;二是在戊申戊寅年,火运太过,阻抑阳明燥金的升迁。

6.卯酉年太阳寒水"升之不前"的机理：卯酉年是阳明燥金司天,少阴君火在泉,太阳寒水应从上一年(寅申)在泉右间上升为司天左间,如果发生了"升之不前",其原因有三：一是上一年司天右间的太阴湿土太胜不能入地,土克水,阻抑了在泉的右间太阳寒水的升迁;二是本年阳明燥金司天未能迁居正位;三是在己卯己酉年中运土气太胜。

（三）六气"降而不下"的机理

岁气值年,六气六步,每一年都有下降为在泉左间的,有迁居在泉、司天正位的,有上升为司天左间的。每一年从在泉左间以次移位六步,共须六年,所以岁气循环以六年为一周期。

1.丑未年厥阴风木不降的机理：丑未年是太阴湿土司天,太阳寒水在泉,厥阴风木应从上一年(子午)司天右间降为本年在泉的左间,如果发生了"降而不下",

其原因有三:一是上一年在泉的阳明燥金太胜;二是上一年少阴君火司天太过不能退位;三是乙丑乙未年中运金气阻抑。任何一种原因出现,都会导致厥阴风木"降而不下"。

2.寅申年少阴君火不降的机理:寅申年是少阳相火司天,厥阴风木在泉,少阴君火应从上一年(丑未)司天右间降为本年在泉的左间,如果发生于"降而不下",其原因有二:一是上一年在泉的太阳寒水太胜而未退位;二是丙申丙寅年中运水气太过而窒抑之。上述两种原因,出现任何一种情况,都会导致少阴君火"降而不下"。

3.卯酉年太阴湿土不降的机理:卯酉年是阳明燥金司天,少阴君火在泉,太阴湿土应从上一年(寅申)司天右间降为本年在泉间,如果发生了"降而不下",其原因有三:一是上一年厥阴风木在泉太胜;二是上一年少阳相火司天之气太胜不得退位;三是丁卯丁酉年中运木气应时而至,木克土。以上三种情况都会导致太阴湿土"降而不下"。

4.辰戌年少阳相火不降的机理:辰戌年是太阳寒水司天,太阴湿土在泉,少阳相火应从上一年(卯酉)的司天右间降为本年在泉左间,如果发生了"降而不下",其原因有二:一是上一年司天左间太阳寒水过胜,会影响同为司天之间气(右)少阳相火的下降;二是丙戌丙辰年中运水气太过,水克火,都会导致少阳相火"降而不下"。

5.巳亥年阳明燥金不降的机理:巳亥年是厥阴风木司天,少阳相火在泉,阳明燥金应从上一年(辰戌)司天右间降为本年的在泉左间,如是发生了"降而不下",其原因有三:一是上一年在泉右间少阴君火之气太胜不上升;二是上一年太阳寒水司天过胜不退位;三是癸巳癸亥年中运火气应时而至,火克金,都会导致阳明燥金"降而不下"。

6.子午年太阳寒水不降的机理:子午年是少阴君火司天,阳明燥金在泉,上一年(巳亥)位于司天右间的太阳寒水之气应降为本年的在泉左间,如果发生了"降而不下",其原因有二:一是上一年位于在泉右间的太阴湿土太胜;二是甲子甲午年中运土气太过,土克水,都会导致太阳寒水"降而不下"。

(四)六气"不迁正"的机理

所谓"不迁正"是指六气不能迁居于司天正位(三之气)的现象。产生的原因主要是上一年的司天之气太过,值时有余日所以就影响本年应当迁位的司天之气。如巳亥年本应厥阴风木司天迁正,但若上一年(辰戌)太阳寒水司天不退位,本年的厥阴风木受阻就不得按时迁正;子午年本应少阴君火迁居司天正位,但若上一年(巳亥)厥阴风木司天太过不退位,本年少阴君火受阻就不能按时迁正;丑未年,本应太阴湿土迁居司天正位,但若上一年(子午)少阴君火司天太过不退位,本年的太阴湿土受阻就不能按时迁正;寅申年,本应少阳相火迁居司天正位,但若上一年(丑未)太阴湿土司天太过不退位,本年的少阳相火受阻就不能按时迁正;卯酉年,本应阳明燥金迁居司天正位,但若上一年(寅申)少阳相火司天太过不退位,本年的阳明燥金就不能按

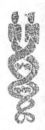

时迁正;辰戌年,本应太阳寒水迁居司天正位,但若上一年(卯酉)阳明燥金司天太过不退位,本年的太阳寒水就不能按时迁正。

（五）六气"不退位"的机理

"所谓不退者……即天数有余,名曰复布政"。不迁正指司天之左间不能升居司天三之气,而不退位则指前一年的司天之气,不能退于司天之右间,所以叫作"复布政"。

子午年,上一年(巳亥)的司天厥阴风木太胜,本年少阴君火不能按时迁居司天正位;丑未年,上一年(子午)的司天少阴君火太胜,本年的太阴湿土不能按时迁居司天正位;寅申年,上一年(丑未)的太阴湿土司天太胜,本年的少阳相火就不能按时迁居司天正位;卯酉年,上一年(寅申)的少阳相火司天太胜,本年的阳明燥金就不能按时迁居司天正位;辰戌年,上一年(卯酉)阳明燥金司天太胜,本年的太阳寒水就不能按时迁居司天正位;巳亥年,上一年(辰戌)太阳寒水司天太胜,本年的厥阴风木就不能按时迁居司天正位。

二、六气升、降、迁、退失常的气候特点及物化现象

（一）六气"升而不前"的气候及物化特征

表73-1　六气"升而不前"的气候及物化特征

年　份	升天之气 升居司天左间	胜气复气	气候及物化特征
辰戌岁	厥阴风木	金气胜	清生风少,肃杀于春,露霜复降,草木乃萎
		木气化郁	大风摧拉,折损鸣紊
巳亥岁	少阴君火	水气胜	清寒复作,冷生旦暮
		火气化郁	暴热乃至,赤风肿(聚也)翳(遮蔽)
子午岁	太阴湿土	木气胜	风埃四起,时举埃昏,雨湿不化
		土气化郁	黄埃,湿令弗布,雨化乃微
丑未岁	少阳相火	水气胜	寒雾反布,凛冽如冬,水复涸,冰再结,喧暖乍作,冷复布之,寒喧不时
		火气化郁	暴热乃生,赤风气肿翳
寅申岁	阳明燥金	火气胜	时雨不降,西风数举,咸卤燥生
		金气化郁	白埃翳雾,清生杀气
卯酉岁	太阳寒水	土气胜	湿而热蒸,寒生两间
		水气化郁	冷来客热,冰雹卒至

（二）六气"降之不下"的气候及物化特征

表 73-2　六气"降之不下"的气候及物候特征

年　份	降入在泉 左间之气	胜气复气	气候及物化特征
丑未岁	厥阴风木	金气胜	苍埃远见，白气承之，风举埃昏，清燥行杀，霜露复下，肃杀布令
		木气化郁	风燥相伏，暄而反清，草木萌动，杀霜乃下，蛰虫未见
寅申岁	少阴君火	水气胜	彤云才见，黑气反生，暄暖如舒，寒常布雪，凛冽复作，天云惨凄
		火气化郁	寒胜复热，赤气彰
卯酉岁	太阴湿土	木气胜	黄云见而青霞彰，郁蒸作而大风，雾翳埃胜，折损乃作
		土气化郁	天埃黄气，地布湿蒸
辰戌岁	少阳相火	水气胜	彤云才见，寒气反生，暄暖欲生，冷气卒至，甚即冰雹
		火气化郁	冷气复热，赤气彰
巳亥岁	阳明燥金	火气胜	天清而肃，赤气乃彰，暄热反作，天清朝暮，暄还复作
		金气化郁	天清薄寒，远生白气
子午岁	太阳寒水	土气胜	天彰黑气，瞑暗凄惨，才施黄埃而布湿，寒化令气，蒸湿复令
		水气化郁	天布沉阴，蒸湿间作

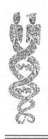

（三）六气"不迁正"的气候及物化特征

表73-3 六气"不迁正"的气候及物化特征

年　份	上年不退位之气	本年不能迁正之气	气候及物化特征
己亥岁	太阳寒水	厥阴风木	风暄不时，花卉萎萃
子午岁	厥阴风木	少阴君火	冷气不退，春冷后寒，暄暖不时
丑未岁	少阴君火	太阴湿土	云雨失令，万物枯焦，当生不发
寅申岁	太阴湿土	少阳相火	炎灼弗令，苗莠不荣，酷暑于秋，肃杀晚至，霜露不时
卯酉岁	少阳相火	阳明燥金	暑化于前，肃杀于后，草木反荣
辰戌岁	阳明燥金	太阳寒水	冬清反寒，易令于春，杀霜在前，寒冰于后，阳光复治，凛冽不作，雾云待时

（四）六气"不退位"的气候及物化特征

表73-4 六气"不退位"的气候及物化特征

年份	上年不退位之气	继续施化的气候特征
子午岁	厥阴风木	大风早举，时雨不降，湿令不化
丑未岁	少阴君火	温生春冬，蛰虫早至，草木发生
寅申岁	太阴湿土	寒暑不时，埃昏布作，湿令不去
卯酉岁	少阳相火	热生于春，暑乃后化，冬温不冻，流水不冰，蛰虫出见
辰戌岁	阳明燥金	春生清冷，草木晚荣，寒热间作
巳亥岁	太阳寒水	春寒复作，冰雹乃降，沉阴昏翳，二之气寒犹不去

三、六气升、降、迁、退失常的发病规律

（一）六气"升而不前"的发病规律

表 73-5　六气"升而不前"的发病规律

年　份	升而不前之气	胜　气复　气	发　病	机　理
辰戌岁	厥阴风木	金气胜	温疫早发，因嗌乃干，四肢满，肢节皆痛	金胜木衰，肝气虚
		木气复	卒中偏痹，手足不仁	木气郁发，风气盛
巳亥岁	少阴君火	水气胜	伏阳而内生烦热，心神惊悸，寒热间作	水胜火衰，心气虚
		火气复	温疠暖作，化火疫，皆烦而躁渴	火气郁发，热气盛
子午岁	太阴湿土	木气胜	风厥涎潮，偏痹不随，胀满	木胜土衰，脾气虚
		土气复	夭亡，脸肢府黄疸满闭	土气郁发，湿气盛
丑未岁	少阳相火	水气胜	伏阳在内，烦热生中，心神惊骇，寒热间争	水胜火衰，心气虚
		火气复	郁疠发，伏热内烦，痹而生厥，甚则血溢	火气郁发，火气盛
寅申岁	阳明燥金	火气胜	上热，喘嗽血溢	火胜灼金，肺受伤
		金气复	胁满悲伤，寒鼽嚏嗌干，手拆皮肤燥	金气郁发，燥气盛
卯酉岁	太阳寒水	土气胜	注下，食不及化	土胜制水，肾阳不足
		水气复	厥逆而哕，热生于内，气痹于外，足胫痠疼，反生心悸懊热，暴烦而复厥	水气郁发，寒气胜

（二）六气"降之不下"的发病规律

表 73-6　六气"降之不下"的发病规律

年　份	"降之不下"之　气	原　由	发　病	病　机
丑未年	厥阴风木	金胜木	惧清伤脏	金之清气犯肝
寅申年	少阴君火	水胜火	面赤心烦，头痛目眩，温病欲作	热郁于土
卯酉年	太阴湿土	木胜土	四肢不举，昏眩肢节痛，腹满填臆	湿气犯脾
辰戌年	少阳相火	水胜火	面赤心烦，头痛目眩，热病欲作	火郁于上
巳亥年	阳明燥金	火胜金	昏倦，夜卧不安，咽干引饮，懊热内烦，掉眩，手足直而不仁，两胁作痛，满目晄晄	热伤肺气，肝木受邪
子午年	太阳寒水	土胜水	大厥，四肢重怠，阴痿少力	寒郁湿土，脾肾受邪

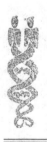

（三）六气"不迁正"的发病规律

表 73-7　六气"不迁正"的发病规律

年　份	"不迁正"之气	病　机	发　　　病
巳亥岁	厥阴风木	木失其正，肝经受病	淋溲，目系转，转筋，喜怒，小便赤
子午岁	少阴君火	阳气不正，时多寒冷之气	寒热，四肢烦痛，腰脊强直
丑未岁	太阴湿土	土气失和，脾经为病	手足肢节肿满，大腹水肿，填臆不食，飧泄胁满，四肢不举
寅申岁	少阳相火	相火郁热，心肾受病	痎疟骨热，心悸惊骇，甚时血溢
卯酉岁	阳明燥金	相火灼金，肺经受病	寒热鼽嚏，皮毛折，爪甲枯焦，甚则喘嗽息高，悲伤不乐
辰戌岁	太阳寒水	水亏金燥，肺肾同病	温疠至，喉闭嗌干，烦燥而渴，喘息而有音

（四）六气"不退位"的发病规律

表 73-8　六气"不退位"的发病规律

年　份	上一年"不退位"之气	病　机	发　　　病
子午岁	厥阴风木	风气有余，热伏于内	温疫，疵废风生，皆肢节痛，头目痛，伏热内烦，呖喉干引饮
丑未岁	少阴君火	火热内盛	膈热咽干，血溢惊骇，小便赤涩，丹瘤疮疡瘀疡留毒
寅申岁	太阴湿土	湿滞在脾，土气伤肾	四肢少力，食饮不下，泄注淋满，足胫寒，阴痿闭塞，失溺，小便数
卯酉岁	少阳相火	热伤气，火热内盛	少气，寒热更作，便血上热，小腹坚满，小便赤沃，甚则血溢
辰戌岁	阳明燥金	木受金邪，肝经为病	呕吐暴注，食饮不下，大便干燥，四肢不举，目瞑掉眩
巳亥岁	太阳寒水	阴寒内盛，肾经受病	痹厥，阴痿，失溺，腰膝皆痛，温疠晚发

【临床应用】

一、关于"四时失序，万化不安，变民病也"

强调了气候异常与疫疠发生的关系，这种观点是古人在实践中的总结。气候与发病的关系，以"化"为中心环节。由于气候异常，必将引起"万化不安"，而"化"失其常，才是疫疠发生的直接原因。四时六气不仅作用于人体，而且作用于万物。"四时失序"，必引起六气异常，若超过了一定限度，即将造成灾变。张仲景在《金匮要略》中曾指出："风气虽能生万物，亦能害万物，如水能浮舟，亦能覆舟。"四时失序的实质是天地阴阳失序，而天人相应，天地包容万物，于是四时阴阳的失序，必将破坏万物及人体的阴阳动态平衡，这本身就会发生病变。虽然古人不能明确认识到"万化失常"是以病原体活跃为内核，但却认识到由四时失序而导致疫疠发生的规律，并且抓住"万化不安"这一环节，应该承认这一观点是十分科学的。我们应该沿着古人的认识做进一步的探讨。一方面要更清晰地反映时令与疾病的全部关系，另一方面更要揭示"万化不安"的具体内容。我们不能停留在本篇所述的机械呆板的运气公式上，应该发展革新"运气学说"在"发病学"中的运用。

二、关于神明失守与发病的关系

本篇结合运气学说，又一次强调了神明的重要意义。文中把五神易位作为内因来认识，在内因的基础上，再逢运气不及，两虚相得，于是发生疾病。这一原理是《内经》发病学说的基本观念。但并不忽视疫气的重要条件，"五尸鬼干人，令人暴亡"就是很好的说明。

三、关于"上丹田"与"泥丸宫"问题

本篇提出"上丹田"与"泥丸宫"，明显是指脑而言的，进一步说明了神与脑的关系。"神位失守"是言神不守于心，可知神之位在心。五神总统于心分属于五脏，"神位失守"当然也就必然影响了心。而具体表现在脑的失常，所以说"神失守位，即神游上丹田"，"丹田""泥丸"均系道家语。并称其谓"太一帝君"，可见对脑的重视，总而言之，本篇对脑的认识较其他篇进了一步，即认识到神志的异常变化，是"神游于上丹田"的表现。

四、得守者生，失守者死

"得守者生，失守者死"语，还见于《素问·脉要精微论》篇。原文说："五脏者，中之守也"，接着论述了五脏功能失常所出现的病症后说："得守者生，失守者死"。结合《素问·刺法论》篇和奉篇的有关内容理解该语，这是针对五脏藏神的功能而言的。

得，能够之义。守，镇守，内藏的意思。所谓"得守者生"就是说，五脏能够正常地藏守，或者说，神能正常的藏于体内，机体就不病，即或有病，若未影响到神的内藏，病情预后就好。否则就易发病，或者疾病预后就差，所以叫"失守者死"。本篇对此论述较为明确，说："人忧愁思虑即伤心，又或遇少阴司天，天数不及，太阴作接间至，即谓天虚也，此即人气天气同虚也。又遇惊而夺精，汗出于心，因而三虚，神明失守。心为君主之宫，神明出焉，神失守位……神既失守……令人暴亡"。接着又谈了"脾神失守"，"肾神失守"及肝脏的"神位失守"。然后又说："已上五失守者，天虚（指气候异常）而人虚也，神游失守其位……令人暴亡也，谓之曰尸厥"，"即一切邪犯者，皆是神失守位故也。此谓得守者生，失守者死。得神者昌，失神者亡。"显然在《内经》中是把"守"和"神"紧密地联系在一起。但理解时却不能认为"守"即是神，只能认为"守"是针对"神"讲的，守就是守神，而"神"又必须内守。

应当注意，不能把五脏藏神作用与五脏的其他功能截然分开，要有机地联系在一起来理解。藏神尽管是五脏的重要作用，但与各脏的其他功能活动是相辅相成、相伴发生的，存则俱存，亡则俱亡。所以《素问·脉要精微论》说："五藏者，中之守也。中盛藏满，气胜伤恐者，声如从室中言，是中气之湿也。言而微，终日乃复言者，此夺气也；衣被不敛，言语善恶，不避亲疏者，此神明之乱也；仓廪不藏者，是门户不要也。水泉不止者，是膀胱不藏也。得守者生，失守者死。"只有从藏神功能去理解"得守"与"失守"，才能更深刻地理解其本意。从藏神功能与五脏其他功能活动的密切相关性来理解该语，才能把握《内经》整体观念的一贯精神。

五、得神者昌，失神者亡

"得神者昌，失神者亡"语，还见于《素问·移精变气论》。"神"有广、狭义之分。广义的神是泛指人体生命活动总的外在表现；狭义的神仅指生命活动中的精神意识活动。此处所讲的神应当包括二者在内，但以后者为主。因为《素问·移精变气论》开章就突出说明了人的精神恬静，是保持健康、防止疾病的重要措施，所以提出可用"祝由"方法，调整患者的精神活动，以治疗某些疾病。显然，这里在于突出人的精神意识活动。其次，原文论述色诊、脉诊必须同四时阴阳、五行、八风、六合结合起来才能在诊断上发挥作用。最后又进一步突出问诊的重要性，要求医生"数问其情，以从其意"。所以，综合全文精神看该语所说的"神"应当是包括人的精神、思维、情感意识在内的整个生命活动之神的有无得失反映在诊法上，无论色、脉、问、闻诸种诊法，均有一个得神或失神的问题。例如，在疾病过程中，如患者两眼灵活、意识清楚、反应灵敏、语言清晰、动作协调，谓之"得神"。同时脉律规整、从容不迫、和缓有力、与病情相符者，也可谓之脉有神。如此则病情轻、预后好。否则，如果病人目光晦暗呆滞、精神萎靡不振、反应迟钝、呼吸气微，甚至昏迷、动作不协调、循衣摸床，或猝倒而目闭口开，撒手遗尿等即谓之"失神"。表现在脉象上，可见脉律不齐、忽快忽慢，或极数极迟、或脉细欲绝等，都是属于"无神"。本篇所言之神，是指五脏所藏之神，正如《素问·宣明五气》篇所说："五藏所藏：心藏神，肺藏魄，肝藏魂，脾藏意，肾藏志。"

"神"不但指精神意识活动，更主要是指生命活动总的外在表现。"神"是以人体内的精气作为物质基础的，它是人体内脏气血盛衰的外在征象，通过人的形态动静、面部表情、眼神变化、语言气息，甚至脉搏、舌象等方面表现出来。医生诊断疾病，可通过上述表现，观察神的存亡，即可判断正气的盛衰、疾病的轻重；同时，也可以测知疾病的预后吉凶。所以《灵枢·天年》篇说："失神者死，得神则生"。

至真要大论第七十四

【要点解析】

一、详细叙述了司天在泉、六气分治的种种变化，及其所引起的疾病。

二、指出药物性能与气候变化有关，因此采药必须及时。

三、说明治疗六气淫胜所宜的药物味，以及处方的君臣佐使配伍、剂量、服法、禁忌、五味的作用等。

四、介绍了六气之至在脉象上的反映。

五、论述了治疗六气所致之病，有取标、取本、取中气，有从取、逆取等不同。

六、根据五运六气淫胜郁复所致的疾病症状性质，归纳总结出病机十九条，示人在分析病机，以及在诊断和治法、方剂的选择上，有所依据。

七、指出治寒以热、治热以寒，是治疗方法上的一般规则；但在某种条件下，尚未有治寒以热而寒更盛，治热以寒而热更剧的，因此在临床上要根据实际情况，分析病情的寒热虚实，灵活决定治法。

八、指出长期服用某种性味的药物，会引起脏气偏胜，造成疾病甚至死亡。

【内经原典】

黄帝问曰：五气交合，盈虚更作，余知之矣。六气分治，司天地者，其至何如？岐伯再拜对曰：明乎哉问也！天地之大纪，人神之通应也。帝曰：愿闻上合昭昭，下合冥冥奈何？岐伯曰：此道之所主，工之所疑也。

帝曰：愿闻其道也。岐伯曰：厥阴司天，其化以风；少阴司天，其化以热；太阴司天，其化以湿；少阳司天，其化以火；阳明司天，其化以燥；太阳司天，其化以寒。以所临藏位，命其病者也。

帝曰:地化奈何? 岐伯曰:司天同候,间气皆然。帝曰:间气何谓? 岐伯曰:司左右者,是谓间气也。帝曰:何以异之? 岐伯曰:主岁者纪岁,间气者纪步也。帝曰:善。岁主奈何? 岐伯曰:厥阴司天为风化,在泉为酸化,司气为苍化,间气为动化。少阴司天为热化,在泉为苦化,不司气化,居气为灼化。太阴司天为湿化,在泉为甘化,司气为黔化,间气为柔化。少阳司天为火化,在泉为苦化,司气为丹化,间气为明化。阳明司天为燥化,在泉为辛化,司气为素化,间气为清化。太阳司天为寒化,在泉为咸化,司气为玄化,间气为藏化。故治病者,必明六化分治,五味五色所生,五藏所宜,乃可以言盈虚病生之绪也。

帝曰:厥阴在泉而酸化先,余知之矣。风化之行也,何如? 岐伯曰:风行于地,所谓本也,余气同法。本乎天者,天之气也,本乎地者,地之气也,天地合气,六节分而万物化生矣。故曰:谨候气宜,无失病机,此之谓也。

帝曰:其主病何如? 岐伯曰:司岁备物,则无遗主矣。帝曰:先岁物何也? 岐伯曰:天地之专精也。帝曰:司气者何如? 岐伯曰:司气者主岁同,然有余不足也。帝曰:非司岁物何谓也? 岐伯曰:散也,故质同而异等也,气味有薄厚,性用有躁静,治保有多少,力化有浅深,此之谓也。

帝曰:岁主藏害何谓? 岐伯曰:以所不胜命之,则其要也。帝曰:治之奈何? 岐伯曰:上淫于下,所胜平之,外淫于内,所胜治之。帝曰:善。平气何如? 岐伯曰:谨察阴阳所在而调之,以平为期,正者正治,反者反治。

帝曰:夫子言察阴阳所在而调之,论言人迎与寸口相应,若引绳小大齐等,命曰平,阴之所在寸口何如? 岐伯曰:视岁南北,可知之矣。帝曰:愿卒闻之。岐伯曰:北政之岁,少阴在泉,则寸口不应;厥阴在泉,则右不应;太阴在泉,则左不应。南政之岁,少阴司天,则寸口不应;厥阴司天,则右不应;太阴司天,则左不应。诸不应者,反其诊则见矣。帝曰:尺候何如? 岐伯曰:北政之岁,三阴在下,则寸不应;三阴在上,则尺不应。南政之岁,三阴在天,则寸不应;三阴在泉,则尺不应,左右同。故曰:知其要者,一言而终,不知其要,流散无穷,此之谓也。

帝曰:善。天地之气,内淫而病何如? 岐伯曰:岁厥阴在泉,风淫所胜,则地气不明,平野昧,草乃早秀。民病洒洒振寒,善伸数欠,心痛支满,两胁里急,饮食不下,鬲咽不通,食则呕,腹胀善噫,得后与气,则快然如衰,身体皆重。

岁少阴在泉,热淫所胜,则焰浮川泽,阴处反明。民病腹中常鸣,气上冲胸,喘不能久立,寒热皮肤痛,目瞑齿痛颐肿,恶寒发热如疟,少腹中痛,腹大,蛰虫不藏。

岁太阴在泉,草乃早荣,湿淫所胜,则埃昏岩谷,黄反见黑,至阴之交。民病饮积,心痛,耳聋,浑浑焞焞,嗌肿喉痹,阴病血见,少腹痛肿,不得小便,病冲头痛,目似脱,项似拔,腰似折,髀不可以回,腘如结,腨如别。

岁少阳在泉,火淫所胜,则焰明郊野,寒热更至。民病注泄赤白,少腹痛溺赤,甚则血便,少阴同候。

岁阳明在泉，燥淫所胜，则霧雾清瞑。民病喜呕，呕有苦，善太息，心胁痛不能反侧，甚则嗌干面尘，身无膏泽，足外反热。

岁太阳在泉，寒淫所胜，则凝肃惨慄。民病少腹控睾，引腰脊，上冲心痛，血见，嗌痛颔肿。

帝曰：善。治之奈何？岐伯曰：诸气在泉，风淫于内，治以辛凉，佐以苦甘，以甘缓之，以辛散之。热淫于内，治以咸寒，佐以甘苦，以酸收之，以苦发之。湿淫于内，治以苦热，佐以酸淡，以苦燥之，以淡泄之。火淫于内，治以咸冷，佐以苦辛，以酸收之，以苦发之。燥淫于内，治以苦温，佐以甘辛，以苦下之。寒淫于内，治以甘热，佐以苦辛，以咸泻之，以辛润之，以苦坚之。

帝曰：善。天气之变何如？岐伯曰：厥阴司天，风淫所胜，则太虚埃昏，云物以扰，寒生春气，流水不冰，民病胃脘当心而痛，上支两胁，鬲咽不通，饮食不下，舌本强，食则呕，冷泄腹胀，溏泄，瘕水闭，蛰虫不去，病本于脾。冲阳绝，死不治。

少阴司天，热淫所胜，佛热至，火行其政，民病胸中烦热，嗌干，右胠满，皮肤痛，寒热咳喘，大雨且至，唾血血泄，鼽衄嚏呕，溺色变，甚则疮疡胕肿，肩背臂臑及缺盆中痛，心痛肺䐜，腹大满，膨膨而喘咳，病本于肺。尺泽绝，死不治。

太阴司天，湿淫所胜，则沉阴且布，雨变枯槁，胕肿骨痛，阴痹，阴痹者按之不得，腰脊头项痛，时眩，大便难，阴气不用，饥不欲食，咳唾则有血，心如悬，病本于肾。太溪绝，死不治。

少阳司天，火淫所胜，则温气流行，金政不平，民病头痛，发热恶寒而疟，热上皮肤痛，色变黄赤，传而为水，身面胕肿，腹满仰息，泄注赤白，疮疡咳唾血，烦心，胸中热，甚则鼽衄，病本于肺。天府绝，死不治。

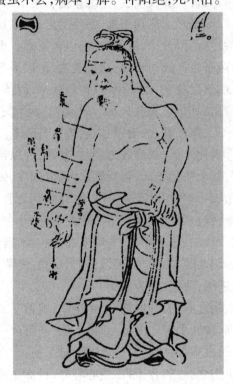

明抄本《普济方》中的手厥阴心主脉左右十六穴图

阳明司天，燥淫所胜，则木乃晚荣，草乃晚生，筋骨内变，民病左胠胁痛，寒清于中，感而疟，大凉革候，咳，腹中鸣，注泄鹜溏，名木敛，生菀于下，草焦上首，心胁暴痛，不可反侧，嗌干面尘，腰痛，丈夫㿉疝，妇人少腹痛，目昧眦伤，疮痤痈，蛰虫来见，病本于肝。太冲绝，死不治。

太阳司天，寒淫所胜，则寒气反至，水且冰，血变于中，发为痈疡，民病厥心痛，呕血血泄鼽衄，善悲，时眩仆，运火炎烈，雨暴乃雹，胸腹满，手热肘挛，掖肿，心澹澹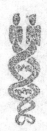①大动，胸胁胃脘不安，面赤目黄，善噫嗌干，甚则色炲，渴而欲饮，病本于心。神门绝，死不治。所谓动气知其藏也。

帝曰：善。治之奈何？岐伯曰：司天之气，风淫所胜，平以辛凉，佐以苦甘，以甘缓之，以酸泻之。热淫所胜，平以咸寒，佐以苦甘，以酸收之。湿淫所胜，平以苦热，佐以酸辛，以苦燥之，以淡泄之。湿上甚而热，治以苦温，佐以甘辛，以汗为故而止。火淫所胜，平以酸冷，佐以苦甘，以酸收之，以苦发之，以酸复之，热淫同。燥淫所胜，平以苦温，佐以酸辛，以苦下之。寒淫所胜，平以辛热，佐以甘苦，以咸泻之。

帝曰：善。邪气反胜，治之奈何？岐伯曰：风司于地，清反胜之，治以酸温，佐以苦甘，以辛平之。热司于地，寒反胜之，治以甘热，佐以苦辛，以咸平之。湿司于地，热反胜之，治以苦冷，佐以咸甘，以苦平之。火司于地，寒反胜之，治以甘热，佐以苦辛，以咸平之。燥司于地，热反胜之，治以平寒，佐以苦甘，以辛平之，以和为利。寒司于地，热反胜之，治以咸冷，佐以甘辛，以苦平之。

帝曰：其司天邪胜何如？岐伯曰：风化于天，清反胜之，治以酸温，佐以甘苦。热化于天，寒反胜之，治以甘温，佐以苦酸辛。湿化于天，热反胜之，治以苦寒，佐以苦酸。火化于天，寒反胜之，治以甘热，佐以苦辛。燥火于天，热反胜之，治以辛寒，佐以苦甘。寒化于天，热反胜之，治以咸冷，佐以苦辛。

帝曰：六气相胜奈何？岐伯曰：厥阴之胜，耳鸣头眩，愦愦②欲吐，胃鬲如寒，大风数举，倮虫不滋，胠胁气并，化而为热，小便黄赤，胃脘当心而痛，上支两胁，肠鸣飧泄，少腹痛，注下赤白，甚则呕吐，鬲咽不通。

少阴之胜，心下热，善饥，齐下反动，气游三焦，炎暑至，木乃津，草乃萎，呕逆躁烦，腹满痛，溏泄，传为赤沃③。

太阴之胜，火气内郁，疮疡于中，流散于外，病在胠胁，甚则心痛，热格，头痛喉痹项强，独胜则湿气内郁，寒迫下焦，痛留顶，互引眉间，胃满，雨数至，燥化乃见，少腹满，腰脽重强，内不便，善注泄，足下温，头重，足胫胕肿，饮发于中，胕肿于上。

少阳之胜，热客于胃，烦心心痛，目赤欲呕，呕酸善饥，耳痛溺赤，善惊谵妄，暴热消烁，草萎水涸，介虫乃屈，少腹痛，下沃赤白。

阳明之胜，清发于中，左胠胁痛，溏泄，内为嗌塞，外发㿉疝，大凉肃杀，华英改容，毛虫乃殃，胸中不便，嗌塞而咳。

太阳之胜，凝栗且至，非时水冰，羽乃后化，痔疟发，寒厥入胃，则内生心痛，阴中乃疡，隐曲不利，互引阴股，筋肉拘苛，血脉凝泣，络满色变，或为血泄，皮肤否肿，腹满食减，热反上行，头项囟顶脑户中痛，目如脱，寒入下焦，传为濡泻。

帝曰:治之奈何?岐伯曰:厥阴之胜,治以甘清,佐以苦辛,以酸泻之。少阴之胜,治以辛寒,佐以苦咸,以甘泻之。太阴之胜,治以咸热,佐以辛甘,以苦泻之。少阳之胜,治以辛寒,佐以甘咸,以甘泻之。阳明之胜,治以酸温,佐以辛甘,以苦泻之。太阳之胜,治以甘热,佐以辛酸,以咸泻之。

帝曰:六气之复何如?岐伯曰:悉乎哉问也!厥阴之复,少腹坚满,里急暴痛,偃木飞沙,倮虫不荣,厥心痛,汗发呕吐,饮食不入,入而复出,筋骨掉眩,清厥,甚则入脾,食痹而吐。冲阳绝,死不治。

少阴之复,燠热内作,烦躁鼽嚏,少腹绞痛,火见燔焫,嗌燥,分注时止,气动于左,上行于右,咳,皮肤痛,暴喑心痛,郁冒不知人,乃洒淅恶寒,振慄谵妄,寒已而热,渴而欲饮,少气骨痿,隔肠不便,外为浮肿,哕噫,赤气后化,流水不冰,热气大行,介虫不复,病痱胕疮疡,痈疽痤痔,甚则入肺,咳而鼻渊。天府绝,死不治。

太阴之复,湿变乃举,体重中满,饮食不化,阴气上厥,胸中不便,饮发于中,咳喘有声,大雨时行,鳞见于陆,头顶痛重,而掉瘛尤甚,呕而密默,唾吐清液,甚则入肾窍,泻无度。太溪绝,死不治。

少阳之复,大热将至,枯燥燔焫,介虫乃耗,惊瘛咳衄,心热烦躁,便数憎风,厥气上行,面如浮埃,目乃瞤瘛,火气内发,上为口糜呕逆,血溢血泄,发而为疟,恶寒鼓慄,寒极反热,嗌络焦槁,渴引水浆,色变黄赤,少气脉萎,化而为水,传为胕肿,甚则入肺,咳而血泄。尺泽绝,死不治。

阳明之复,清气大举,森木苍干,毛虫乃厉,病生胠胁,气归于左,善太息,甚则心痛否满,腹胀而泄,呕苦咳哕,烦心,病在鬲中,头痛,甚则入肝,惊骇筋挛。太冲绝。死不治。

太阳之复,厥气上行,水凝雨冰,羽虫乃死。心胃生寒,胸膈不利,心痛否满,头痛善悲,时眩仆,食减,腰脽反痛,屈伸不便,地裂冰坚,阳光不治,少腹控睾,引腰脊,上冲心,唾出清水,及为哕噫,甚则入心,善忘善悲。神门绝,死不治。

帝曰:善,治之奈何?岐伯曰:厥阴之复,治以酸寒,佐以甘辛,以酸泻之,以甘

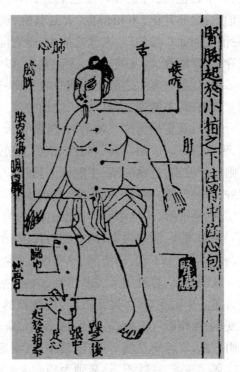

金代《子午流注针经》经脉图中的肾脉走向图

缓之。少阴之复，治以咸寒，佐以苦辛，以甘泻之，以酸收之，辛苦发之，以咸软之。太阴之复，治以苦热，佐以酸辛，以苦泻之，燥之，泄之。少阳之复，治以咸冷，佐以苦辛，以咸软之，以酸收之，辛苦发之，发不远热，无犯温凉，少阴同法。阳明之复，治以辛温，佐以苦甘，以苦泻之，以苦下之，以酸补之。太阳之复，治以咸热，佐以甘辛，以苦坚之。治诸胜复，寒者热之，热者寒之，温者清之，清者温之，散者收之，抑者散之，燥者润之，急者缓之，坚者软之，脆者坚之，衰者补之，强者泻之，各安其气，必清必静，则病气衰去，归其所宗，此治之大体也。

帝曰：善。气之上下，何谓也？岐伯曰：身半以上，其气三矣，天之分也，天气主之。身半以下，其气三矣，地之分也，地气主之。以名命气，以气命处，而言其病。半，所谓天枢也。故上胜而下俱病者，以地名之，下胜而上俱病者，以天名之。所谓胜至，报气屈伏而未发也，复至则不以天地异名，皆如复气为法也。

帝曰：胜复之动，时有常乎？气有必乎？岐伯曰：时有常位，而气无必也。帝曰：愿闻其道也。岐伯曰：初气终三气，天气主之，胜之常也。四气尽终气，地气主之，复之常也。有胜则复，无胜则否。帝曰：善。复已而胜何如？岐伯曰：胜至则复，无常数也，衰乃止耳。复已而胜，不复则害，此伤生也。帝曰：复而反病何也？岐伯曰：居非其位，不相得也，大复其胜，则主胜之，故反病也，所谓火燥热也。帝曰：治之何如？岐伯曰：夫气之胜也，微者随之，甚者制之。气之复也，和者平之，暴者夺之，皆随胜气，安其屈伏，无问其数，以平为期，此其道也。

帝曰：善。客主之胜复奈何？岐伯曰：客主之气，胜而无复也。帝曰：其逆从何如？岐伯曰：主胜逆，客胜从，天之道也。

帝曰：其生病何如？岐伯曰：厥阴司天，客胜则耳鸣掉眩，甚则咳；主胜则胸胁痛，舌难以言。少阴司天，客胜则鼽嚏颈项强，肩背瞀热，头痛少气，发热耳聋目瞑，甚则胕肿血溢，疮疡咳喘；主胜则心热烦躁，甚则胁痛支满。太阴司天，客胜则首面胕肿，呼吸气喘；主胜则胸腹满，食已而瞀。少阳司天，客胜则丹胗外发，及为丹熛疮疡，呕逆喉痹，头痛嗌肿，耳聋血溢，内为瘈疭；主胜则胸满咳仰息，甚而有血，手热。阳明司天，清复内余，则咳衄嗌塞，心鬲中热，咳不止而白血出者死④。太阳司天，客胜则胸中不利，出清涕，感寒则咳；主胜则喉嗌中鸣。

厥阴在泉，客胜则大关节不利，内为痉强拘瘈，外为不便；主胜则筋骨繇并，腰腹时痛。少阴在泉，客胜则腰痛，尻股膝髀腨胻足病，瞀热以酸，胕肿不能久立，溲便变；主胜则厥气上行，心痛发热，鬲中，众痹皆作，发于胠胁，魄汗不藏，四逆而起。太阴在泉，客胜则足痿下重，便溲不时，湿客下焦，发而濡泻，及为肿，隐曲之疾；主胜则寒气逆满，食饮不下，甚则为疝。少阳在泉，客胜则腰腹痛而反恶寒，甚则下白溺白；主胜则热反上行而客于心，心痛发热，格中而呕。少阴同候。阳明在泉，客胜则清气动下，少腹坚满而数便泻；主胜则腰重腹痛，少腹生寒，下为鹜溏，则寒厥于肠，上冲胸中，甚则喘，不能久立。太阳在泉，寒复内余，则腰尻痛，屈伸不利，股胫足膝中痛。

帝曰:善,治之奈何? 岐伯曰:高者抑之,下者举之,有余折之,不足补之,佐以所利,和以所宜,必安其主客,适其寒温,同者逆之,异者从之。

帝曰:治寒以热,治热以寒,气相得者逆之,不相得者从之,余已知之矣。其于正味何如? 岐伯曰:木位之主,其泻以酸,其补以辛。火位之主,其泻以甘,其补以咸。土位之主,其泻以苦,其补以甘。金位之主,其泻以辛,其补以酸。水位之主,其泻以咸,其补以苦。厥阴之客,以辛补之,以酸泻之,以甘缓之。少阴之客,以咸补之,以甘泻之,以咸收之。太阴之客,以甘补之,以苦泻之,以甘缓之。少阳之客,以咸补之,以甘泻之,以咸软之。阳明之客,以酸补之,以辛泻之,以苦泄之。太阳之客,以苦补之,以咸泻之,以苦坚之,以辛润之。开发腠理,致津液通气也。

帝曰:善。愿闻阴阳之三也何谓? 岐伯曰:气有多少,异用也。帝曰:阳明何谓也? 岐伯曰:两阳合明也。帝曰:厥阴何也? 岐伯曰:两阴交尽也。

帝曰:气有多少,病有盛衰,治有缓急,方有大小,愿闻其约奈何? 岐伯曰:气有高下,病有远近,证有中外,治有轻重,适其至所为故也。《大要》曰:君一臣二,奇之制也;君二臣四,偶之制也;君二臣三,奇之制也;君三臣六,偶之制也。故曰:近者奇之,远者偶之,汗者不以奇,下者不以偶,补上治上制以缓,补下治下制以急,急则气味厚,缓则气味薄,适其至所,此之谓也。病所远而中道气味之者,食而过之,无越其制度也。是故平气之道,近而奇偶,制小其服也。远而奇偶,制大其服也。大则数少,小则数多。多则九之,少则二之。奇之不去则偶之,是谓重方。偶之不去,则反佐以取之,所谓寒热温凉,反从其病也。

帝曰:善。病生于本,余知之矣。生于标者,治之奈何? 岐伯曰:病反其本,得标之病,治反其本,得标之方。

帝曰:善。六气之胜,何以候之? 岐伯曰:乘其至也。清气大来,燥之胜也,风木受邪,肝病生焉。热气大来,火之胜也,金燥受邪,肺病生焉。寒气大来,水之胜也,火热受邪,心病生焉。湿气大来,土之胜也,寒水受邪,肾病生焉。风气大来,木之胜也,土湿受邪,脾病生焉。所谓感邪而生病也。乘年之虚,则邪甚也。失时之和,亦邪甚也。遇月之空,亦邪甚也。重感于邪,则病危矣。有胜之气,其必来复也。

帝曰:其脉至何如? 岐伯曰:厥阴之至,其脉弦,少阴之至,其脉钩,太阴之至,其脉沉,少阳之至,大而浮,阳明之至,短而涩,太阳之至,大而长。至而和则平,至而甚则病,至而反者病,至而不至者病,未至而至者病,阴阳易者危。

帝曰:六气标本,所从不同,奈何? 岐伯曰:气有从本者,有从标本者,有不从标本者也。帝曰:愿卒闻之。岐伯曰:少阳太阴从本,少阴太阳从本从标,阳明厥阴,不从标本,从乎中也。故从本者,化生于本,从标本者,有标本之化,从中者,以中气为化也。帝曰:脉从而病反者,其诊何如? 岐伯曰:脉至而从,按之不鼓,诸阳皆然。

帝曰:诸阴之反,其脉何如? 岐伯曰:脉至而从,按之鼓甚而盛也。

是故百病之起,有生于本者,有生于标者,有生于中气者,有取本而得者,有取标而得者,有取中气而得者,有取标本而得者,有逆取而得者,有从取而得者。逆,正顺也。若顺,逆也。故知标与本,用之不殆,明知逆顺,正行无问。此之谓也。不知是者,不足以言诊,足以乱经。故《大要》曰:粗工嘻嘻,以为可知,言热未已,寒病复始,同气异形,迷诊乱经,此之谓也,夫标本之道,要而博,小而大,可以言一而知百病之害,言标与本,易而勿损,察本与标,气可令调,明知胜复,为万民式,天之道毕矣。

帝曰:胜复之变,早晏何如? 岐伯曰:夫所胜者,胜至已病,病已愠愠,而复已萌也。夫所复者,胜尽而起,得位而甚,胜有微甚,复有少多,胜和而和,胜虚而虚,天之常也。帝曰:胜复之作,动不当位,或后时而至,其故何也? 岐伯曰:夫气之生,与其化衰盛异也。寒暑温凉盛衰之用,其在四维⑤。故阳之动,始于温,盛于暑;阴之动,始于清,盛于寒。春夏秋冬,各差其分。故《大要》曰:彼春之暖,为夏之暑,彼秋之忿,为冬之怒,谨按四维,斥候皆归,其终可见,其始可知,此之谓也。帝曰:差有数乎? 岐伯曰:又凡三十度也。帝曰:其脉应皆何如? 岐伯曰:差同正法,待时而去也。《脉要》曰:春不沉,夏不弦,冬不涩,秋不数,是谓四塞。沉甚曰病,弦甚曰病,涩甚曰病,数甚曰病,参见曰病,复见曰病,未去而去曰病,去而不去曰病,反者死。故曰:气之相守司也,如权衡之不得相失也。夫阴阳之气,清静则生化治,动则苛疾起,此之谓也。

帝曰:幽明何如? 岐伯曰:两阴交尽故曰幽,两阳合明故曰明,幽明之配,寒暑之异也。帝曰:分至何如? 岐伯曰:气至之谓至,气分之谓分,至则气同,分则气异,所谓天地之正纪也。

帝曰:夫子言春秋气始于前,冬夏气始于后,余已知之矣。然六气往复,主岁不常也,其补泻奈何? 岐伯曰:上下所主,随其攸利,正其味,则其要也,左右同法。《大要》曰:少阳之主,先甘后咸;阳明之主,先辛后酸;太阳之主,先咸后苦;厥阴之主,先酸后辛;少阴之主,先甘后咸;太阴之主,先苦后甘。佐以所利,资以所生,是谓得气。

帝曰:善。夫百病之生也,皆生于风寒暑湿燥火,以之化之变也。经言盛者泻之,虚者补之,余锡以方士,而方士用之,尚未能十全,余欲令要道必行,桴鼓相应,犹拔刺雪污,工巧神圣,可得闻乎? 岐伯曰:审察病机,无失气宜,此之谓也。帝曰:愿闻病机何如? 岐伯曰:诸风掉眩,皆属于肝。诸寒收引,皆属于肾。诸气愤郁,皆属于肺。诸湿肿满,皆属于脾。诸热瞀瘛,皆属于火。诸痛痒疮,皆属于心。诸厥固泄,皆属于下。诸痿喘呕,皆属于上。诸禁鼓慄,如丧神守,皆属于火。诸痉项强,皆属于湿。诸逆冲上,皆属于火。诸胀腹大,皆属于热。诸躁狂越,皆属于火。诸暴强直,皆属于风。诸病有声,鼓之如鼓,皆属于热。诸病胕肿,痛酸惊骇,皆属于火。诸转反戾,水液浑浊,皆属于热。诸病水液,澄澈清冷,皆属于寒。诸呕吐酸,暴注下迫,皆属于热。故《大要》曰:谨守病机,各司其属,有者求之,无者求之,盛者责之,虚者责之,必先五胜,疏其血气,令其调达,而致和平,此之谓也。

帝曰:善。五味阴阳之用何如? 岐伯曰:辛甘发散为阳,酸苦涌泄为阴,咸味涌泄为阴,淡味渗泄为阳。六者或收或散,或缓或急,或燥或润,或软或坚,以所利而行之,调其气,使其平也。帝曰:非调气而得者,治之奈何? 有毒无毒,何先何后? 愿闻其道。岐伯曰:有毒无毒,所治为主,适大小为制也。帝曰:请言其制。岐伯曰:君一臣二,制之小也;君一臣三佐五,制之中也;君一臣三佐九,制之大也。寒者热之,热者寒之,微者逆之,甚者从之,坚者削之,客者除之,劳者温之,结者散之,留者攻之,燥者濡之,急者缓之,散者收之,损者温之,逸者行之,惊者平之,上之下之,摩之浴之,薄之劫之,开之发之,适事为故⑥。

帝曰:何谓逆从? 岐伯曰:逆者正治,从者反治,从少从多,观其事也。帝曰:反治何谓? 岐伯曰:热因寒用,寒因热用⑦,塞因塞用,通因通用,必伏其所主,而先其所因,其始则同,其终则异,可使破积,可使溃坚,可使气和,可使必已。帝曰:善。气调而得者何如? 岐伯曰:逆之从之,逆而从之,从而逆之,疏气令调,则其道也。

帝曰:善。病之中外何如? 岐伯曰:从内之外者调其内;从外之内者治其外;从内之外而盛于外者,先调其内而后治其外;从外之内而盛于内者,先治其外,而后调其内;中外不相及,则治主病。

帝曰:善。火热复,恶寒发热,有如疟状,或一日发,或间数日发,其故何也? 岐伯曰:胜复之气,会遇之时,有多少也。阴气多而阳气少,则其发日远;阳气多而阴气少,则其发日近。此胜复相薄,盛衰之节,疟亦同法。

帝曰:论言治寒以热,治热以寒,而方士不能废绳墨而更其道也。有病热者,寒之而热,有病寒者,热之而寒,二者皆在,新病复起,奈何治? 岐伯曰:诸寒之而热者取之阴,热之而寒者取之阳,所谓求其属也。帝曰:善。服寒而反热,服热而反寒,其故何也? 岐伯曰:治其王气,是以反也。帝曰:不治王而然者何也? 岐伯曰:悉乎哉问也! 不治五味属也。夫五味入胃,各归所喜攻,酸先入肝,苦先入心,甘先入脾,辛先入肺,咸先入肾,久而增气,物化之常也。气增而久,夭之由也。

帝曰:善。方制君臣何谓也? 岐伯曰:主病之谓君,佐君之谓臣,应臣之谓使,非上下三品之谓也。帝曰:三品何谓? 岐伯曰:所以明善恶之殊贯也。

帝曰:善。病之中外何如? 岐伯曰:调气之方,必别阴阳,定其中外,各守其乡⑧。内者内治,外者外治,微者调之,其次平之,盛者夺之,汗之下之,寒热温凉,衰之以属,随其攸利,谨道如法⑨,万举万全,气血正平,长有天命。帝曰:善。

【难点注释】

①心澹澹:指心中悸动不安之貌。

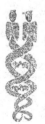

②愦愦：烦乱不安的样子。

③赤沃：血痢、尿血等有出血的一类疾病。

④而白血出者死："而"字应当为"面"字。

⑤四维：在此指春、夏、秋、冬四时。

⑥适事为故：以适合病情为准则。

⑦热因寒用，寒因热用：联系上下文，本句当改为"热因热用，寒因寒用"。

⑧各守其乡：守，守持、把握之义。乡，部位。

⑨谨道如法：谨，谨慎，此作顺从解。道，规律。如，遵从。法，法则。

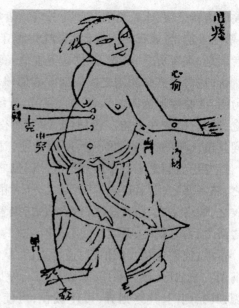

清代张希纯《针灸便用》针灸方图中的心疼取穴图

【白话精译】

黄帝问道：五运相互交合主岁，太过不及交替为用，我已经知道了。六气分治在一年中，主管司天在泉，其气来时是怎样的？岐伯再拜而回答说：问得多么英明啊！这是自然变化的基本规律，人体的机能活动是与天地变化相适应的。

黄帝道：人体与司天在泉之气相适应的情况是怎样的？岐伯说：这是受自然规律所主宰的，是一般医生容易疑惑难明的。

黄帝道：我要知道它的道理。岐伯说：厥阴司天，气从风化；少阴司天，气从热化；太阴司天，气从湿化；少阳司天，气从火化；阳明司天，气从燥化；太阳司天，气从寒化。根据客气所临的脏位，来确定其疾病。

黄帝道：在泉之气的气化是怎样的？岐伯说：与司天同一规律，间气也是如此。

黄帝道：间气是怎样的呢？岐伯说：分司在司天和在泉之左右的，就叫作间气。

黄帝道：与司天在泉有何分别？岐伯说：司天在泉主岁之气，主管一年的气化，间气之气，主一步（六十日多）的气化。黄帝道：很对！

一岁之中气化的情况是怎样的呢？岐伯说：厥阴司天为风化，在泉为酸化，岁运为苍化，间气为动化；少阴司天为热化，在泉为苦化，岁运不司气化，间气为灼化；太阴司天为湿化，在泉为甘化，岁运为龄化，间气为柔化；少阳司天为火化，在泉为苦化，岁运为丹化，间气为明化；阳明司天为燥化，在泉为辛化，岁运为素化，间气为清化;太阳司天为寒化,在泉为咸化,岁运为玄化,间气为藏化。所以作为一个治病的医生,必须明了六气所司的气化,以及五味、五色的产生与五脏之所宜,然后才可以对气化的太过、不及和疾病发生的关系有了头绪。

黄帝道:厥阴在泉而从酸化,我早就知道了。风的气化运行又怎样呢?吱伯说:风气行于地,这是本于地之气而为风化,其他火湿燥寒诸气也是这样。因为本属于天的,是天之气,本属于地的,是地之气,天地之气相互交通化合,六节之气分而后万物才能化生。所以说:要谨慎地察候气宜,不可贻误病机。就是这个意思。

黄帝道:主治疾病的药物怎样?岐伯说:根据岁气来采备其所生化的药物,则药物就不会有所遗略了。

黄帝道:为什么要采备岁气所生化的药物?岐伯说:因其能得天地精专之气,故气全而力厚。

黄帝道:司岁运的药物怎样?岐伯说:司岁运的药物与主岁的药物相同,然而有太过不及的区别。

黄帝道:不属司岁之气生化的药物,又怎样呢?岐伯说:其气散而不专。所以非司岁和司岁的药物相较,形质虽同,却有等级上的差别,气味有厚薄之分,性能有躁静之别,疗效有多少的不同,药力所及也有浅深之异。就是这个道理。

黄帝道:主岁之气伤害五脏,应当怎样来说明?岐伯说:以脏气所不胜之气来说明,就是这个问题的要领。

黄帝道:治疗的方法怎样?岐伯说:司天之气淫胜于下的,以其所胜之气来平调之;在泉之气淫胜于内的,以其所胜之气来治疗之。黄帝道:对。

负气平和之年怎样呢?岐伯说:仔细观察阴阳病变之所在,来加以调整,达到平衡为目的。正病用正治法,反病用反治法。

黄帝道:先生说观察阴阳之所在来调治,医论中说人迎和寸口脉相应,像牵引绳索一样大小相等的,称为平脉。那么阴脉所在寸口应该怎样?岐伯说:看主岁是南政还是北政,就可以知道了。

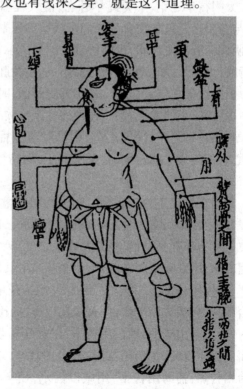

金代《子午流注针经》经脉图中的三焦脉走向图

中华传世医典

黄帝内经

素问卷之八

九九九

黄帝道：请你详尽地讲给我听。岐伯说：北政的年份，少阴在泉，则寸口不应；厥阴在泉，则右脉不应；太阴在泉，则左脉不应。南政的年份，少阴司天，则寸口不应；厥阴司天，则右脉不应；太阴司天，则左脉不应。凡是寸口脉不应的，尺寸倒候或复其手就可以见了。

黄帝道：尺部之候怎样？岐伯说：北政的年份，三阴在泉，则寸部不应；三阴司天，则尺部不应。南政的年份，三阴司天，则寸部不应；三阴在泉，则尺部不应。左右脉是相同的。所以说：能掌握其要领的，用很少的语言就可以介绍完了，如果不知其要领，就会茫无头绪。就是这个道理。黄帝道：很对。

司天在泉之气，淫胜于内而发病的情况是怎样的？岐伯说：厥阴在泉之年，风气淫盛，则地气不明，原野昏暗不清，草类提早结实。人们多病洒洒然振栗恶寒，时喜伸腰呵欠，心痛而有撑满感，两侧胁里拘急不舒，饮食不下，胸膈咽部不利，食入则呕吐，腹胀，多暖气，得大便或转矢气后觉得轻快好像病情衰减，全身沉重。

少阴在泉之年，热气淫盛，川泽中阳气蒸腾，阴处反觉清明。人们多病腹中时常鸣响，逆气上冲胸脘，气喘不能久立，寒热，皮肤痛，眼模糊，齿痛，目下肿，恶寒发热如疟状，少腹疼痛，腹部胀大。气候温热，虫类迟不伏藏。

太阴在泉之年，草类提早开花，湿气淫盛，则崤谷之间昏暗浑浊，黄色见于水位，与至阴之气色相交合。人们多病饮邪积聚，心痛，耳聋，头目不清，咽喉肿胀，喉痹，阴病而有出血症状，少腹肿痛，小便不通，气上冲头痛，眼如脱出，项部似拔，腰像折断，大腿不能转动，膝弯结滞不灵，小腿肚好像裂开样。

少阳在泉之年，火气淫盛，则郊野烟明，时寒时热。人们多病泄泻如注，下痢赤白。少腹痛，小便赤色，甚则血便。其余症候与少阴在泉之年相同。

阳明在泉之年，燥气淫盛，则雾气清冷昏暗。人们多病喜呕，呕吐苦水，常叹息，心胁部疼痛不能转侧，甚至咽喉干，面暗如蒙尘，身体干枯而不润泽，足外侧反热。

太阳在泉之年，寒气淫盛，则天地间凝肃惨栗。人们多病少腹疼痛牵引睾丸、腰脊，向上冲心而痛，出血，咽喉痛，颔部肿。黄帝道：对。

怎样治疗呢？岐伯说：凡是在泉之气，风气太过而侵淫体内的，主治用辛凉，辅佐用苦味，用甘味来缓和肝木，用辛味来散其风邪；热气太过而侵淫体内的，主治用咸寒，辅佐用甘苦，以酸味收敛阴气，用苦药束发泄热邪；湿气太过而侵淫体内的，主治用苦热，辅佐用酸淡，用苦味药以燥湿，用淡味药以渗泄湿邪；火气太过而侵淫体内的，主治用咸冷，辅佐用苦辛，以酸味药收敛阴气，以苦味药发泄火邪；燥气太过而侵淫体内的，主治用苦温，辅助用甘辛，以苦咪泄下；寒气太过而侵淫体内的，主治用甘热，辅助用苦辛，用咸以泻水，用辛味以温润，以苦味来巩固阳气。黄帝道：对。

司天之气的变化又怎样呢？岐伯说：厥阴司天，风气淫胜，则天空尘埃昏暗，云物扰动不宁,寒季行春令,流水不能结冰,蛰虫不去潜伏。人们多病胃脘,心部疼痛,上撑两胁,咽膈不通利,饮食不下,舌本强硬,食则呕吐,冷泻,腹胀,便溏泄,瘕,小便不通,病的根本在脾脏。如冲阳脉绝,多属不治的死症。

少阴司天,热气淫胜,则天气郁热,君火行其政令,热极则大雨将至。人们多病胸中烦热,咽喉干燥,右胁上胀满,皮肤疼痛,寒热,咳喘,唾血,便血,衄血,鼻塞流涕,喷嚏,呕吐,小便变色,甚则疮疡,浮肿,肩、背、臂、臑以及缺盆等处疼痛,心痛,肺胀,腹胀满,胸部胀满,气喘咳嗽,病的根本在肺脏。如尺泽脉绝,多属不治的死症。

太阳司天,湿气淫胜,则天气阴沉,乌云满布,雨多反使草木枯槁。人们多病浮肿,骨痛阴痹,阴痹之病按之不知痛处,腰脊头项疼痛,时时眩晕,大便困难,阳痿,饥饿而不欲进食,咳唾则有血,心悸如悬,病的根本在肾脏。如太溪脉绝,多属不治的死症。

少阳司天,火气淫胜,则温热之气流行,秋金之令不平。人们多病头痛,发热恶寒而发疟疾,热气在上,皮肤疼痛,色变黄赤。传于里则变为水病,身面浮肿,腹胀满,仰面喘息,泄泻暴注,赤白下痢,疮疡,咳嗽吐血,心烦,胸中热,甚至鼻流涕出血,病的根本在肺脏。如天府脉绝,多属不治的死症。

阳明司天,燥气淫胜,则树木繁荣推迟,草类生长较晚。筋骨发生变化,大凉之气使天气反常,树木生发之气被抑制而郁伏于下,草类的花叶均现焦枯,应该蛰伏的虫类反而出动。人们多病在肤胁疼痛,寒凉清肃之气感受之后则为疟疾,咳嗽,腹中鸣响,暴注泄泻,大便稀溏,心胁突然剧痛,不能转侧,咽喉干燥,面色如蒙尘,腰痛,男子癞疝,妇女少腹疼痛,眼目昏昧不明,眼角疼痛,疮疡痈痤,病的根本在肝脏。如太冲脉绝,多属不治的死症。

太阳司天,寒气淫胜,则寒气非时而至,水多结冰,如遇戊癸火运炎烈,则有暴雨冰雹。人们多病血脉变化于内,发生痈疡,厥逆心痛,呕血,便血,衄血,鼻塞流涕,善悲,时常眩晕仆倒,胸腹满,手热,肘臂挛急,腋部肿,心悸甚,胸胁胃脘不舒,面赤目黄,善嗳气,咽喉干燥,甚至面黑如炲,口渴欲饮,病的根本在心脏。如神门脉绝,多属不治的死症。所以说,由脉气的搏动,可以测知其脏气的存亡。黄帝道:对。

怎样治疗呢?岐伯说:司天之气,风气淫胜,治以辛凉,佐以苦甘,以甘味缓其急,以酸味泻其邪;热气淫胜,治以咸寒,佐以苦甘,以酸味药收敛阴气;湿气淫胜,治以苦热,佐以酸辛,以苦味药燥湿,以淡味药泄湿邪,如湿邪甚于上部而有热,治以苦味温性之药,佐以甘辛,以汗解法恢复其常态而止;火气淫胜,治以咸冷,佐以苦甘,以酸味药收敛阴气,以苦味药发泄火邪,以酸味药复其真气,热淫与火淫所胜相同;燥气淫胜,治以苦温,佐以酸辛,以苦味下其燥结;寒气淫胜,治以辛热,佐以甘苦,以咸味药泻其寒邪。黄帝:对!

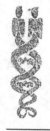

本气不足而邪气反胜所致之病,应当怎样治疗? 岐伯说:风气在泉,而反被清气胜的,治以酸温,佐以苦甘,以辛味药平之;热气在泉,而寒气反胜的,治以甘热,佐以苦辛,以咸味药平之;湿气在泉,而热气反胜的,治以苦冷,佐以咸甘,以苦味药平之;火握在泉,而寒气反胜的,治以甘热,佐以苦辛,以咸味之药平之;燥气在泉,而热气反胜的,治以平寒。佐以苦甘,以酸味之药平之,以冷热平和为方制所宜;寒气在泉,而热气反胜的,治以咸冷,佐以甘辛,以苦味药平之。

黄帝问道:司天之气被邪气反胜所致之病,应当怎样治疗? 岐伯说:风气司天而清凉之气反胜的,治用酸温,佐以甘苦;热气司天而寒水之气反胜的,治用甘温,佐以苦酸辛;湿气司天面热气反胜的,治用苦寒,佐以苦酸;火气司天而寒气反胜的,治用甘热,佐以苦辛;燥气司天而热气反胜的,治用辛寒,佐以苦甘;寒气司天而热气反胜的,治用咸冷,佐以苦辛。

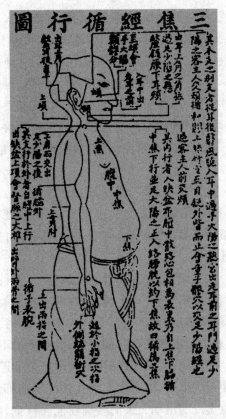

清代陈惠畴《经脉图考》经脉图中的三焦经循行图

黄帝道:六气偏胜引起人体发病等情况是怎样的? 岐伯说:厥阴风气偏胜,发为耳鸣头眩,胃中翻腾混乱而欲吐,胃脘横膈处寒冷;大风屡起,倮虫不能滋生,人们多病胠胁气滞,化而成热,则小便黄赤,胃脘当心处疼痛,上支两胁,肠鸣飧泄,少腹疼痛,利下赤白,病甚则呕吐,咽膈之间隔塞不通。

少阴热气偏胜,则病心下热,常觉饥饿,脐下有动气上逆,热气游走三焦;炎暑到来,树木因之流津,草类因之枯萎,人们病呕逆,烦躁,胜部胀满而痛,大便溏泄,传变成为血痢。

太阴湿气偏胜,火气郁于内则蕴藏酿成为疮疡,流散在外则病生于胠胁,甚则心痛,热气阻隔在上部,所以发生头痛,喉痹,项强;单纯由于湿气偏胜而内郁,寒迫下焦,痛于头顶,牵引至眉间,胃中满闷;多雨之后,湿化之象方始出现,少腹满胀,腰臀部重而强直,妨碍入房,时时泄泻如注,足下温暖,头部沉重,足胫浮肿,水饮发于内而浮肿见于上部。

少阳火气偏胜,热气客于胃,烦心,心痛,目赤,欲呕,呕酸,易饥饿,耳痛,小便赤色,易惊,谵妄;暴热之气消烁津液,草萎枯,水干涸,介虫屈伏,人们病少腹疼痛,下痢赤白。

阳阴燥气偏胜,则清凉之气发于内,左胠胁疼痛,大便溏泄,内则咽喉窒塞,外为癫疝;大凉肃杀之气施布,草木之花叶改色,有毛的虫类死亡,人们病胸中不舒,咽喉窒塞而咳嗽。

太阳寒气偏胜,凝溧之气时至,有非时之冰冻,羽类之虫延迟生化。发病为痔疮,疟疾,寒气入胃则生心痛,阴部生疮疡,房事不利,连及两股内侧,筋肉拘急麻木,血脉凝滞,络脉郁滞充盈而色变,或为便血,皮肤因气血否塞而肿,腹中痞满,饮食减少,热气上逆,而头项巅顶脑户等处疼痛,目珠疼如脱出,寒气入于下焦,传变成为水泻。

黄帝道:怎样治疗?岐伯说:厥阴风气偏胜致病,治用甘清,佐以苦辛,用酸味泻其胜气;少阴热气偏胜致病,治用辛寒,佐以苦咸,用甘味泻其胜气;太阴湿气偏胜致病,治用咸热,佐以辛甘,用苦味泻其胜气;少阳火气偏胜致病,治用辛寒,佐以甘咸,用甘味泻其胜气;阳明燥气偏胜致病,治用酸温,佐以辛甘,用苦味泻其胜气;太阳寒气偏胜致病,治用苦热,佐以辛酸,用咸味泻其胜气。

黄帝道:六气报复引起人体发病等情况是怎样的?岐伯说:问得真详细啊!厥阴风气之复,则发为少腹部坚满,腹胁之内拘急暴痛,树木倒卧,尘沙飞扬,倮虫不得繁荣;发生厥心痛,多汗,呕吐,饮食不下,或食入后又吐出,筋骨抽痛,眩晕,手足逆冷,甚至风邪入脾,食入痹阻不能消化,必吐出而后已。如果冲阳脉绝,多属不治的死症。

少阴火气之复,则懊恼烦热从内部发生,烦躁,鼻塞流涕,喷嚏,少腹绞痛;火势盛而燔的,咽喉干燥,大便时泄时止,动气生于左腹部而向上逆行于右侧,咳嗽,皮肤痛,突然失音,心痛,昏迷不省人事,继则洒淅恶寒,振栗寒战,谵语妄动,寒罢而发热,口渴欲饮水,少气,骨软萎弱,肠道梗塞而大便不通,肌肤浮肿,呃逆,嗳气;少阴火热之气后化,因此流水不会结冰,热气流行过甚,介虫不蛰伏,病多痹疹,疮疡,痈疽,痤,痔等外症,甚至热邪入肺,咳嗽,鼻渊。如果天府脉绝,多属不治的死症。

太阴湿气之复,则湿气变化而大行,于是发生身体沉重,胸腹满闷,饮食不消化,阴气上逆,胸中不爽,水饮生于内,咳喘有声;大雨时常下降,洪水淹没了田地,鱼类游行于陆地,人们病发头顶痛而重,抽痛瘛疭更加厉害,呕吐,神情默默,口吐清水,甚则湿邪入肾,泄泻频甚而不止。如果太溪脉绝,多属不治的死症。

少阳热气之复,则大热将至,干燥灼热,介虫亦死亡。病多惊恐瘛疭,咳嗽,衄血,心热烦躁,小便频数,怕风,厥逆之气上行,面色如蒙浮尘,眼睛因而瞤动不宁,火气内生则上为口糜,呕逆,吐血,便血,发为疟疾,则恶寒鼓栗,寒极转热,咽喉部干槁,渴而善饮,小便变为黄赤,少气,脉萎弱,气蒸热化则为水病,传变成为浮肿,甚则邪气入肺，咳嗽，便血。如果尺泽脉绝，多属不治的死症。

阳明燥气之复，则清肃之气大行，树木苍老干枯，兽类因之多发生疫病。人们的疾病生于胠胁，燥气偏于左侧，善于叹息，甚则心痛痞满，腹胀而泄泻，呕吐苦水，咳嗽，呃逆，烦心，病在膈中，头痛，甚则邪气入肝，惊骇，筋挛。如果太冲脉绝，多属不治的死症。

太阳寒气之复，则寒气上行，水结成雨与冰雹，禽类因此死亡。人们的病是心胃生寒气，胸膈不宽，心痛痞满，头痛，容易伤悲，时常眩仆，纳食减少，腰臀部疼痛，屈伸不便，地裂坼，冰厚而坚，阳光不温暖，少腹痛牵引睾丸并连腰脊，逆气上冲于心。以致唾出清水或呃逆嗳气，甚则邪气入心，善忘善悲。如果神门脉绝，多属不治的死症。黄帝道：对。

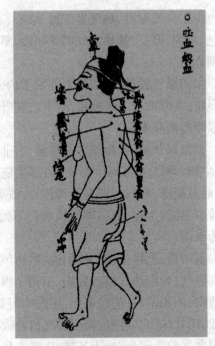

明代何柬《针灸捷径》针灸方图中的吐血衄血取穴图

怎样治疗呢？岐伯说：厥阴复气所致的病，治用酸寒，佐以甘辛，以酸泻其邪，以甘缓其急；少阴复气所致的病，治用咸寒，佐以苦辛，以甘泻其邪，以酸味收敛，辛苦发散，以咸耎坚；太阴复气所致的病，治用苦热，佐以酸辛，以苦泻其邪、燥其湿、渗其湿；少阳复气所致的病，治用咸冷，佐以苦辛，以咸味软坚，以酸味收敛，以辛苦发汗，发汗之药不必避忌热天，但不要触犯温凉的药物，少阴复气所致的病，用发汗药物时与此法相同；阳明复气所致的病，治用辛温，佐以苦甘，以苦味渗泄，以苦味通下，以酸味补虚；太阳复气所致的病，治用咸热，佐以甘辛，以苦味坚其脆弱。

凡治各种胜气复气所致之病，寒的用热，热的用寒，温的用清，清的用温，气散的用收敛，气抑的用发散，燥的使用润泽，急的使用缓和，坚硬的使用柔软，脆弱的使用坚固，衰弱的补，亢盛的泻。用各种方法安定正气，使其清静安宁，于是病气衰退，各归其类属，自然无偏胜之害。这是治疗上的基本方法。黄帝道：对。

气有上下之分，是什么意思？岐伯说：身半以上，其气有三，是人身应天的部分，所以是司天之气所主持的；身半以下，其气亦有三，是人身应地的部分，所以是在泉之所主持的。用上下来指明它的胜气和复气，用气来指明人身部位而说明疾病。"半"就是指天枢。所以上部的三气胜而下部的三气都病的，以地气之名来命名人身受病的脏气；下部的三气胜而上部的三气都病的，以天气之名来命名人身受病的脏气。以上所说，是指胜气已经到来，而复气尚屈伏未发者而言；若复气已经到来,则不能以司天在泉之名以区别之,当以复气的情况为准则。

黄帝道:胜复之气的运动,有一定的时候吗? 到时候是否一定有胜复之气呢? 岐伯说:四时有一定的常位,而胜复之气的有无,却不是必然的。

黄帝道:请问是何道理? 岐伯说:初之气至三之气,司天之气所主,是胜气常见的时位;四之气到终之气,是在泉气之所主,是复气常见的时位。有胜气才有复气,没有胜气就没有复气。黄帝道:对。

复气已退而又有胜气发生,是怎样的? 岐伯说:有胜气就会有复气,没有一定的次数限制,气衰减才会停止。因之复气之后又有胜气发生,而胜气之后没有相应的复气发生,就会有灾害,这是由于生机被伤的缘故。

黄帝道:复气反而致病,又是什么道理呢? 岐伯说:复气所至之时,不是它时令的正位,与主时之气不相融洽。所以大复其胜,而反被主时之气所胜,因此反而致病。这是指火、燥、热三气来说的。

黄帝道:治疗之法怎样? 岐伯说:六气之胜所致的,轻微的随顺它,严重的制止它;复气所致的,和缓的平调它,暴烈的削弱它。都宜随着胜气来治疗其被抑伏之气,不论其次数多少,总以达到和平为目的。这是治疗的一般规律。黄帝道:对。

客气与主气的胜复是怎样的? 岐伯说:客气与主气二者之间,只有胜没有复。黄帝道:其逆与顺怎样区别? 岐伯说:主气胜是逆,客气胜是顺,这是自然规律。

黄帝道:客气与主气相胜所致之病是怎样的? 岐伯说:厥阴司天,客气胜则病耳鸣,振掉,眩晕,甚至咳嗽;主气胜则病胸胁疼痛,舌强难以说话。

少阴司天,客气胜则病鼻塞流涕,喷嚏,颈项强硬,肩背部闷热,头痛,神疲无力,发热,耳聋,视物不清,甚至浮肿,出血,疮疡,咳嗽气喘;主气胜则心热烦躁,甚则胁痛,支撑胀满。太阴司天,客气胜则病头面浮肿,呼吸气喘;主气胜则病胸腹满,食后胸腹闷乱。

少阳司天,客气胜则病赤疹发于皮肤,以及赤游丹毒,疮疡,呕吐气逆,喉痹,头痛,咽喉肿,耳聋,血溢,内症为瘕癖;主气胜则病胸满,咳嗽仰息,甚至咳而有血,两手发热。

阳明司天,清气复胜而有余于内,则病咳嗽,衄血,咽喉窒塞,心鬲中热,咳嗽不止,出现吐白血就会死亡。

太阳司天,客气胜则病胸闷不畅,流清涕,感寒就咳嗽;主气胜则病咽喉中鸣响。

厥阴在泉,客气胜则病大关节不利,内为痉强拘挛瘛疯,外为运动不便;主气胜则病筋骨振摇强直,腰腹时时疼痛。

少阴在泉,客气胜则痛腰痛,尻、股、膝、髀、腨、骱、足等部位病瞀热而酸,浮肿不能久立,二便失常;主气胜则病逆气上冲,心痛发热,膈内及诸痹都发作,病发于肤胁,汗我不收,四肢厥冷因之而起。

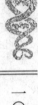

太阴在泉,客气胜则病足痿,下肢沉重,大小便不时而下,湿客下焦,则发为濡泻以及浮肿、前阴病变;主气胜则寒气上逆而痞满,饮食不下,甚至发为疝痛。

少阳在泉,客气胜则病腰腹痛而反恶寒,甚至下痢白沫、小便清白;主气胜则热反上行而侵犯到心胸,心痛,发热,中焦格拒而呕吐。其他各种症候与少阴在泉所致者相同。

阳明在泉,客气胜则清凉之气动于下部,少腹坚满而频频腹泻;主气胜则病腰重,腹痛,少腹生寒,大便溏泄,寒气逆于肠,上冲胸中,甚则气喘不能久立。

太阳在泉,寒气复胜而有余于内,则腰、尻疼痛,屈伸不利,股、胫、足、膝中疼痛。黄帝道:对。

治法应该怎样?岐伯说:上冲的抑之使下降,陷下的举之使上升,有余的折其势,不足的补其虚,以有利于正气的辅助,以适宜的药食来调和,必须使主客之气安泰,根据其寒温,客主之气相同的用逆治法,相反的用从治法。

黄帝道:治寒用热,治热用寒,主客之气相同的用逆治,相反的用从治,我已经知道了。应该用哪些适宜的味呢?岐伯说:厥阴风木主气之时,其泻用酸,其补用辛;少阴君火与少阳相火主气之时,其泻用甘,其补用咸;太阴湿土主气之时,其泻用苦,其补用甘;阳明燥金主气之时,其泻用辛,其补用酸;太阳寒水主气之时,其泻用咸,其补用苦。厥阴客气为病,补用辛,泻用酸,缓用甘;少阴客气为病,补用咸,泻用甘,收用酸;太阴客气为病,补用甘,泻用苦,缓用甘;少阳客气为病,补用咸,泻用甘,更坚用咸;阳明客气为病,补用酸,泻用辛,泄用苦;太阳客气为病,补用苦,泻用咸,坚用苦,润用辛。开发腠理,使津液和利阳气通畅。黄帝道:对。

请问阴阳各分之为三,是什么意思?岐伯说:因为阴阳之气各有多少,作用各有不同的缘故。

黄帝道:何以称为阳明?岐伯说:两阳相合而明,故称阳明。黄帝道:何以称为厥阴?岐伯说:两阴交尽,故称厥阴。

黄帝道:气有多少,病有盛衰,因之治疗有缓急,方剂有大小,请问其中的一般规律怎样?岐伯说:病气有高下之别,病位有远近之分,症状有内外之异,治法有轻重的不同,总之以药气适达病所为准则。

《大要》说,君药一,臣药二,是奇方的制度;君药二,臣药四,是偶方的制度;君药二,臣药三,是奇方的制度;君药二,臣药六,是偶方的制度。所以说:病近的用奇方,病远的用偶方;发汗不用奇方,攻下不用偶方;补益与治疗上部的方制宜缓。补益与治疗下部病的方制宜缓。急的气味浓厚,缓的气味淡薄。方制用药要恰到病处,就是指此而言。如果病所远,药之气味经中道者,当调剂药食的时间,病在上可先食而后药,病在下可先药而后食,不要违反这个制度。所以适当的治疗方法,病位近用奇方或偶方,宜制小其方药之量;病位远而用奇偶之方,宜制大其方药之量。方剂大的是药味数少而重,方制小的是药味数多而量轻。味数多的可至九味,味数少的可用两味。用奇方而病不去,则用偶方,叫作重方;用偶方而病不去,则用相反的药味来反佐,以达治疗之目的。所谓反佐,就是佐药的性味,反而与病情的寒热温凉相同。黄帝道:对。

病生于风热湿火燥寒的,我已经知道了。生于三阴三阳之标的怎样治疗?岐伯说:懂得病生于本,反过来就会明白病生于标,治疗病生于本的方法,反过来就是治疗病生于标的方法。黄帝道:对。

六气的胜气,怎样候察呢?岐伯说:当胜气到来的时候进行候察。清气大来是燥气之胜,风木受邪,肝病就发了;热气大来,是火气之胜,燥金受邪,肺病就发生了;寒气大来,是水气之胜,火热受邪,心病就发生了;湿气大来,是土气之胜,寒水受邪,肾病就发生了;风气大来,是木气之胜,土湿受邪,脾痛就发生了。这些都是感受胜气之邪而生病的。如果遇到运气不足之年,则邪气更甚;如主时之气不和,也会使邪气更甚;遇月廓空的时候,其邪亦甚。重复感受邪气。其病就危重了。有了胜气,其后必然会有复气。

黄帝道:六气到来时的脉象是怎样的?岐伯说:厥阴之气到来,其脉为弦;少阴之气到来,其脉为钩;太阴之气到来,其脉为沉;少阳之气到来,其脉为大而浮;阳明之气到来,其脉为短而涩;太阳之气到来,其脉为大而长。气至而脉和缓的是平人,气至而脉应过甚的是病态,气至而脉相反的是病态,气至而脉不至的是病态,气未至而脉已至的是病态,阴阳交错更易的其病危重。

黄帝道:六气各有标本,变化所从不同,是怎样的?岐伯说:六气有从本化的,有从标本的,有不从标本的。

黄帝道:希望听你详细地讲讲。岐伯说:少阳、太阴从本化,少阴、太阳既从本又从标,阴明、厥阴不从标本而从其中气。所以从本的化生于本;从标本的或化生于本,或化生于标;从中气的化生于中气。

黄帝道:脉与病似相同而实相反的,怎样诊察呢?岐伯说:脉至与症相从,但按之不鼓击于指下,诸似阳证的,都是这样。黄帝道:凡是阴证而相反的,其脉象怎样?岐伯说:脉至与证相从,但按之却鼓指而强盛有力。

所以各种疾病开始发生,有生于本的,有生于标的,有生于中气的;治疗时有治其本而得愈的,有治其标而得愈的,有治其中气而得愈的,有治其标本而得愈的,有逆治而得愈的,有从治而得愈的。所谓逆其病气而治,其实是顺治;所谓顺其病气而治,其实是逆治。

所以说:知道了标与本的理论,用之于临床就不会有困难;明白了逆与顺的治法,就可正确地进行处理而不至产生疑问。就是这个意思。不知道这些理论,就不足以谈论诊断,却足以扰乱经旨。故《大要》说:技术粗浅的医生,沾沾自喜,以为什么病都能知道了,结果他认为是热证的,言语未了,而寒痛又开始显露出来了。他不了解同是一气所生的病变而有不同的形证,诊断迷惑,经旨错乱。就是这个道理。

标本的理论，扼要而广博，从小可及大，举一个例子可以了解许多病的变化。所以懂得了标与本，就易于掌握而不致有所损害，察知属本与属标，就可以使病气调和，明确胜复之气，就可以为群众的榜样。天道的学问，就算得彻底了。

黄帝道：胜气复气的变化，时间的早晚怎样？岐伯说：大凡所胜之气，胜气到来就发病，待病气积聚之时，而复气就开始萌动了。复气，是胜气终了的时候开始的，得其气之时位则加剧。胜气有轻重，复气也有多少，胜气和缓，复气也和缓，胜气虚，复气也虚，这是自然变化的常规。

黄帝道：胜复之气的发作，萌动之时不当其时位，或后于时位而出现，是什么缘故？岐伯说：因为气的发生和变化，盛和衰有所不周。寒暑温凉盛衰的作用，表现在辰戌丑未四季月之时。故阳气的发动，始于温而盛于署；阴气的发动，始于凉而盛于寒。春夏秋冬四季之间，有一定的时差。故《大要》说：因春天的温暖，成为夏天的暑热，因秋天的肃杀，成为冬天的凛冽。谨慎体察四季月的变化，伺望气候的回归，如此可以见到气的结束，也可以知道气的开始。就是这个意思。

黄帝道：四时之气的差分有常数否？岐伯说：大多是三十天。黄帝道：其在脉象上的反应是怎样的？岐伯说：时差与正常时相同，待其时过而脉亦去。《脉要》说：春脉无沉象，夏脉无弦象，冬脉无涩象，秋脉无数象，是四时生气闭塞。沉而太过的是病脉，弦而太过的是病脉，涩而太过的是病脉，数而太过的是病脉，参差而见的是病脉，去而复见的是病脉，气未去而脉先去的是病脉。气去而脉不去的是病脉，脉与气相反的是死脉。所以说：气与脉之相守，像权衡之器一样不可有所差失。大凡阴阳之气，清静则生化就正常，扰动则导致疾病发生。就是这个道理。

黄帝道：幽和明是什么意思？岐伯说：太阴、少阴两阴交尽，叫作幽；太阳、少阳两阳合明，叫作明。幽和明配合阴阳，就有寒暑的不同。

黄帝道：分和至是什么意思？岐伯说：气来叫作至，气分叫作分；气至之时其气同，气分之时其气就异。所以春分秋分的二分和夏至冬至的二至，是天地正常气化纪时的纲领。

黄帝道：先生所说的春秋之气开始在前，冬夏之气开始于后，我已知道了。然而六气往复运动，主岁之时又非固定不变，其补泻方法是怎样的？岐伯说：根据司天、在泉之气所主之时，随其所宜，正确选用药味，是治疗上的主要关键。左右间气的治法与此相同。《大要》说：少阳主岁，先甘后咸；阳明主岁，先辛后酸；太阳主岁，先咸后苦；厥阴主岁，先酸后辛；少阴主岁，先甘后咸；太阴主岁，先苦后甘。佐以所宜的药物，助其生化之源泉，就掌握了治疗六气致病的规律。黄帝道：讲得对！

许多疾病的发生，都由于风寒暑湿燥火六气的变化。医经上说：实症用泻法治疗，虚症用补法治疗，我把它告诉了医工，但是医工们运用了它，还不能收到十全的效果。我要这些重要的理论得到普遍运用，并且能够收到桴鼓相应的效果，如拔刺、雪污一样，对于望闻问切的诊察方法和技术，可以告诉我吗？岐伯说：审察疾病发生和发展变化的机理,切勿失却气宜。就是这个意思。

　　黄帝道:请问疾病发生和发展变化的机理是怎样的? 岐伯说:凡是风病,振摇眩晕,都属于肝。凡是寒病,收引拘急,都属于肾。凡是气病,喘急胸闷,都属于肺。凡是湿病,浮肿胀满,都属于脾。凡是热病,神志昏乱,肢体抽搐,都属于火。凡是疼痛瘙痒的疮疡,都属于心。凡是厥逆,二便不通或失禁,都属于下焦。凡是痿症,喘逆呕吐,都属于上焦。凡是口噤不开,鼓颔战抖,神志不安,都属于火。凡是痉病,颈项强急,都属于温。凡是气逆上冲,都属于火。凡是胀满腹大,都属于热。凡是躁动不安,发狂越常,都属于火。凡是突然发生的强直,都属于风。凡是因病有声,叩之如鼓,都属于热。凡是浮肿,疼痛酸楚,惊骇不宁,都属于火。凡是转筋反折,排出的水液,都属于热。凡是排泄的水液澄明清冷,都属于寒。凡是呕吐酸水,急剧的下利,都属于热。所以《大要》说:谨慎地掌握病机,分别观察其所属关系,有邪、无邪均必须加以推求,实证、虚证都要详细研究,首先分析五气中何气所胜,然后疏通其血气,使之调达舒畅,而归于和平。就是这个意思。黄帝道:讲得对。

　　药物五味有阴阳之分,它们的作用怎样? 岐伯说:辛甘发散的属阳,酸苦涌泄的属阴,咸味涌泄的属阴,淡味渗泄的属阳。辛甘酸苦咸淡六者,或收敛,或发散,或缓和,或急暴,或燥湿,或润泽,或柔软,或坚实,根据病情之所宜运用,以调理气机,使阴阳归于平衡。

　　黄帝道:有的病不是用调气之法所能治愈的,应该怎样治疗? 有毒无毒之药,哪种先用,哪种后用? 我想知道它的方法。岐伯说:有毒无毒药物的使用,以适应所治病证的需要为原则,根据病情的轻重制定方剂的大小。

　　黄帝道:请你讲讲方剂的制度。岐伯说:君药一,臣药二,是小方的组成法;君药一,臣药三,佐药五,是中等方的组成法;君药一,臣药三,佐药九,是大方的组成法。寒病用热药治疗,热病用寒药治疗,病轻的逆其病气而治,病重的从其病气而治,坚实的削弱它,有客邪的驱除它:因劳所致的温养它,郁结的疏散它,滞留的攻逐它,干燥的滋润它,拘急的缓和它,耗散的收敛它,虚损的温补它,安逸的通行它,惊悸的平静它,在上者使之上越,在下场得使之下夺,或用按摩,或用汤浴,或迫使其外出,或劫截其发作,或用开导,或用发泄,以适合病情为度。

　　黄帝道:什么叫逆从? 岐伯说:逆就是正治法,从就是反治法。反治药的多少,要根据病情而定。

　　黄帝道:反治是怎样的? 岐伯说:就是热因寒用,寒因热用,塞因塞用,通因通用。要制伏疾病的本质,必先探求发病的原因。反治法开始时药性与病性似乎相同,但最终其药性与病性是相反的。可以用来破除积滞,消散坚块,调畅气机,使疾病痊愈。黄帝道:对。

　　调畅气机而病得痊愈的是怎样的呢? 岐伯说:或用逆治,或用从治,或先逆后从,或先从后逆,疏通气机,使其调达,这就是调气的治法。黄帝道:对。

病有内脏与体表相互影响的,如何治疗？岐伯说:从内脏影响到体表的,先治其内脏病;从体表影响到内脏的,先治其体表病;从内脏影响到体表而偏重于体表的,先治其内脏病,后治其体表病;从体表影响到内脏而偏重于内脏的,先治其体表病,后治其内脏病;内脏与体表没有相互影响的,就治其发病部位所主之病。黄帝道:对。

火热之病,反复恶寒发热,有如疟疾之状,或一天一发,或间隔数天一发,这是什么缘故？岐伯说:因为胜复之气相遇的时候,阴阳之气有多少的关系。阴气多而阳气少,则发作的间隔时日就长;阳气多而阴气少,则发作的间隔时日就短。这是胜气与复气的相互搏斗,也是寒热盛衰的关键。疟疾的原理也是这样。

黄帝道:医论上说,治寒证当用热药,治热证当用寒药,医工是不能违背这些准则而改变其规律的。但是有些热病,服寒药后而更热;有些寒病,服热药后而更寒。不但原有的寒与热证仍旧存在,而且更有新病增加,这应该怎样治疗呢？岐伯说:凡是用寒药而反热的,应该滋其阴,用热药而反寒的,应该补其阳,这就是探求其根本而治的方法。黄帝说:对。

服寒药而反热,服热药而反寒,是什么原因呢？岐伯说:仅注意治疗其亢盛之气,而忽略了虚弱之根本,所以有相反的结果。

黄帝道:有的并非由于治疗亢盛之气所造成的,是什么道理？岐伯说:问得真详尽啊！没有治疗亢盛之气,那就是由于不知道五味所属的关系。大凡五味入胃之后,各归入所喜的脏。所以酸味先入肝,苦味先入心,甘味先入脾,辛味先入肺,咸味先入肾。服用日久便能增强各脏之气,这是药物在人体气化的一般规律;若使脏气增强过久,又是导致死亡的原因:黄帝道:对。

方剂的制度分君臣,是什么意思？岐伯说:主治疾病的药叫作君,辅助君药的叫作臣,应顺臣药的叫作使,并不是指上、中、下三品的意思。

黄帝道:什么叫三品？岐伯说:三品是用来说明药性有毒无毒的分类法。黄帝道:对。

疾病的在内在外怎样分别治疗？岐伯说:调治病气的方法,必须辨别阴阳,确定它在内还是在外,根据病之所在,在内的治内,在外的治外。轻微的增强它,较盛的平静它,亢盛的劫夺它,在表的汗之,在里的下之,根据寒热温凉的不同属性,而衰减其所属的病证,随其所宜为准。谨慎地遵守如上的法则,可以万治万全,使气血和平,确保他的天年。黄帝道:讲得好极了。

【专家评鉴】

一、六步之气,各有所主

(一)"主岁者纪岁,间气者纪步"

主岁之气(即司天、在泉之气)主一年的气化。其中,司天之气主上半年气化,在泉之气主下半年气化。四步间气各主一步之气化（每步六十日又八十七刻半）。

（二）六气司天、在泉、间气的气化特点与治疗疾病的关系

从气化特点可以看出，由于六气的气化特点不同，五色、五味的产生及五脏之所宜，亦各有别。这样，就可以通过气化的虚盈更迭，了解其与疾病发生的关系，进而采取相应的治疗方法，即治病必明五色、五味、六化分治。正如张介宾所说："凡治病者，必求其本，六化是也；必察其形，五色是也；必分其主治，五味是也；必辨其宜否，五藏是也。"

（三）六气的气化规律

关于六气的气化规律，列表归纳如下（表74-1）：

表74-1　六气气化表

六　气	厥阴（风）	少阴（热）	太阴（湿）	少阳（火）	阳明（燥）	太阳（寒）
司　天	风　化	热　化	湿　化	火　化	燥　化	寒　化
在　泉	酸　化	苦　化	甘　化	苦　化	辛　化	咸　化
司　气	苍　化	不司气化	黅　化	丹　化	素　化	玄　化
间　气	动　化	居气为灼化	柔　化	明　化	清　化	藏　化

二、"司天同候，间气皆然"

六步之位，虽有上下左右之分，而气化皆相类。就是说司天、在泉、间气等六气的变化是一致的。以厥阴为例，如马莳所说："司天则风行于天，在泉则风行于地，乃本于地之气，而为风之化也；若时乎司天，则本乎天之气，而亦为风化矣。"由此可以说明，天气的变化与地气的作用，二者相应。

三、"谨候气宜，无失病机"

风寒暑湿燥火（热）乃天之六气，又"人神相通应"，形体脏腑每随六气之变化而变应，或受六气之淫而为病。由于六气之化不同，故合于人之形脏，亦各有其位。正如张介宾说："肝木位东，心火位南，脾土位中及四维，肺金位西，肾水位北。所临之气，与藏相得则和，不相得则病。"病如风伤肝，寒伤肾，湿伤脾，燥伤肺，火伤心。是故医生临症要谨察六气变化之所宜，无失五行生克之病机，方能治疗求其于本。

四、"司岁备物"

由于天气的变化与地上万物的化生是相应的，所以，采备药物也要根据各年运气的不同情况，做到"司岁备物"。下面举例说明。

（一）先岁物

即司岁物，采备岁气所化生的药物。如厥阴司岁则备酸物，少阴、少阳司岁则

备苦物,太阴司岁则备甘物,阳明司岁则备辛物,太阳司岁则备咸物。这样,便得天地精专之化,气全力厚。

(二)非司岁物

不按岁气所司,采备非主岁所化生之药物,则非天地之精专,其气散而不专,质同而异等。正如张介宾说:"天地之气变不常,故物生之体质虽同,而性用之厚薄则异。"

五、岁主脏害,以所不胜命之

承前"司岁备物"与"非司岁物"对脏的损益,进一步讨论六气淫变所致病变及其治法。

五脏内属五行而外合五运,受岁运、岁气所伤,则病入五脏。然而岁主之气伤害五脏,必因其所不胜之脏而受病。正如张介宾说:"木气淫则脾不胜,火气淫则肺不胜,土气淫则肾不胜,金气淫则肝不胜,水气淫则心不胜。"可见,岁气对脏气的伤害,是循五行的生克制化规律,"以所不胜命之"的。

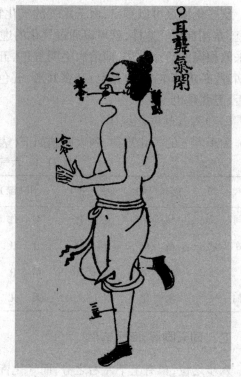

明代何柬《针灸捷径》针灸方图中的耳聋气闭取穴图

六、"以平为期"

运有太过、不及与平气。太过之运,治当抑其胜气,以扶其不胜;不及之运,治当制所不胜之气,以扶其不及。总宜调和阴阳,使其平也。若岁气不平,治之之法,则"上淫于下,所胜平之;外淫于内,所胜治之。"就是说,司天之气,淫胜其在下之运气,当以所胜平之。如少商金运,而火热上临,宜平以咸寒,佐以苦甘。在泉之气,淫胜其在内之五运,当以所胜治之。如少宫土运,而风木外淫,宜治以辛凉,佐以苦甘。

平气之运,治当谨察阴阳所在而调之,便是"正者正治,反者反治",达到"以平为期",使人体阴阳恢复新的平衡协调状态。故凡发生病变,总为阴阳失调。治之补泻,无不在调和阴阳,使"阴平阳秘",才可"精神乃治"。

七、从人迎与寸口脉象的相应与否,辨阴阳盛衰

此即《内经》运用广泛的"人迎寸口二部合参诊脉方法",《灵枢·四时气》说:"人迎以候阳,寸口以候阴。"人迎脉主阳经病症,寸口脉主阴经病症,正常之人,上部的人迎阳脉,下部的寸口阴脉,阴阳平衡,则二脉齐等。正如《灵枢·禁服》所述:"寸口主中,人迎主外。两者相应,俱往俱来,若引绳大小齐等。春夏人迎微大,秋冬寸口微大,如是者,名曰平人。"如果阴阳失调,偏盛偏衰,亦必然反映于人迎、寸口之脉。阳盛则人迎独大,阴盛则寸口独大,再结合二脉四时之常变,就可诊得阴阳盛衰之所在。《灵枢·经脉》中记载:"大肠手阳明经盛者,人迎大三倍于寸口。虚者,人迎反小于寸口也";"脾足太阴经盛者,寸口大三倍于人迎,虚者,寸口反小于人迎也。"这些理论和经验对临床诊断颇有参考价值。

八、六气在泉淫胜所致物候变化及病变规律

原文中列举了三阴三阳六气在泉淫胜所致的自然物候变化现象,以及内淫人体所产生的病变情况,其总的规律是:厥阴在泉,风淫所胜;少阴在泉,热淫所胜;太阴在泉,湿淫所胜;少阳在泉,火淫所胜;阳明在泉,燥淫所胜;太阳在泉,寒淫所胜。其自然变化现象,以及病变情况,均以此为准。

九、六气在泉内淫而病的治法

(一)"风淫于内,治以辛凉,佐以苦,以甘缓之,以辛散之。"

风邪淫盛,临症多见有震颤、抽搐、麻木、瘙痒、游走性疼痛等症。治疗时宜用辛凉疏风之品,佐以苦甘之药治疗。过于辛,恐反伤其气,故佐以苦甘,苦胜辛,甘益气也(《类经》:"佐以苦甘")。木性急,故以甘缓之,风邪胜,故以辛散之。《素问·藏气法时论》说:"肝苦急,急食甘以缓之。肝欲散,急食辛以散之,此之谓也。"后世治疗温热病初起常用的著名方剂银翘散,就据此意立方。

(二)"热淫于内,治以咸寒,佐以甘苦,以酸收之,以苦发之"

指少阴君火在泉之时,邪热淫胜体内,多见发热面赤、目红肿、躁狂、疮疡、口渴饮冷、尿短赤、大便干、出血等病,用咸寒之品治之,味咸的药物可以降火,性寒之品可清热。外感火热病者,宜用咸寒药物清热降火。"苦"指味苦的药物,苦味药物多寒凉,能清除内热,故有"苦能泻火"之说。甘味药物有缓急和中补益的作用,热能耗气伤阴,甘温之品能益其气;甘寒之药能滋阴生津,用甘药能纠正因热而致的气阴两伤之弊。热邪有升散之性,感之则有汗出,出汗即会伤津,又能耗气,故用酸味之药以收敛之。同时,酸甘之味能化阴津。可见,"热淫于内"的病症治用咸、寒、甘、苦、酸诸药是最佳的配伍,能迅速清除体内之热,正如张介宾在《类经》中注云:"热为火气,水能制之,故宜治以咸寒,佐以甘苦,甘胜咸,所以防咸之过也。苦能

泄,所以去热之实也。热盛于经而不敛者,以酸收之,热郁于内而不解者,以苦发之。"

（三）"湿淫于内,治以苦热,佐以酸淡,以苦燥之,以淡泄之"

"湿淫于内",是指太阴湿土在泉之时,湿气淫胜,伤犯人体,临症多表现为浮肿、痰饮、泻泄、痢疾、带下病、黄疸、头身困重等病症。治疗时用味苦性热的药物以燥其湿,如苍术、蛇床子及藿香、砂仁、草蔻等药,用酸淡的药物以收敛、缓肝、泻肝,如临床对里急后重、腹痛下痢病的治疗,除了用黄连、黄芩、苦参等味苦燥湿药以外,多配伍芍药等味酸药治疗即是其例。"淡",淡渗利湿之品均可利尿,使湿有去路。所以,对湿证的治疗,一则"燥"之,一则"渗"泄之,是谓至治。张介宾对此注诠云:"湿为土气,燥能除之,故治以苦热。酸从木化,制土者也,故佐以酸淡。以苦燥之者,苦从火化也;以淡泄之者,淡能利窍也。《素问·藏气法时论》曰:脾苦湿,急食苦以燥之,即此之谓。"

（四）"火淫于内,治以咸冷,佐以苦辛,以酸收之,以苦发之"

当少阳相火在泉之时,下半年气温偏高,常易发生火热淫胜于内的病症。火胜之病,多见身热、面赤、目红肿、耳肿痛流脓、口干口苦、咽喉肿痛、心烦躁扰、谵语狂妄、小便短赤、尿血、疮疡痈疽等。可用黄芩、黄连、大黄、二花、地丁、公英、鱼腥草等寒凉之药以泻其热,直折火势。咸味之品亦可泻热,同时咸味之药,五行属性为水,水可制火。火为阳邪,其性升散,感之则多有汗出而耗气伤阴,故用味酸之物,一则收敛气机、汗孔,防此津泄气耗,二则亦可生津以补充已损之津液。苦味药物能清泻里热,直折火势,故曰"以苦发之"。当"火淫于内",人体内火热炽盛,为了使热邪得以迅速制止,特别是热郁肌表,出汗较少的情况下,必须在咸寒清热,苦寒泻火的同时,用辛味之药发汗解表,以求表里双解,这就是《素问·生气通天论》所谓的"体若燔炭,汗出而散"之义,也是此处"佐以苦

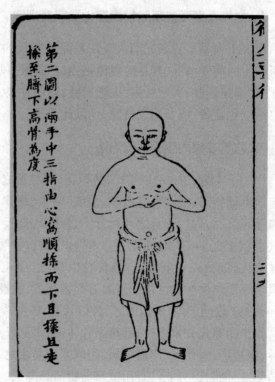

清代潘霨《却病延年导引图》之第二图

辛"中所用"辛"味的经旨所在。张介宾注曰:"相火,畏火也,故宜治以咸冷,苦能泄火,辛能散火,故用以为佐;以酸收之,以苦发之,义与上文热淫治同。"

(五)"燥淫于内,治以苦温,佐以甘辛,以苦下之。"

此语阳明燥金在泉之时,燥气流行,空气中相对湿度小,"燥胜则干","诸涩枯涸,干劲皴揭,皆属干燥"。燥之为病,有口干咽燥、皮肤干燥皴裂、大便干结、尿少等,加之燥邪极易伤肺,而有干咳少痰无痰,鼻腔干燥等症。燥邪致病中的凉燥伤人,其气偏于寒凉,故用温药治之。若为温燥伤人,则用味苦泄热药治之。甘味中的甘寒甘润之品生津以缓其燥所致的津伤;"辛"品中的辛温以治凉燥,辛凉以治温燥。"以苦下之"者,谓用苦寒泻热之品以除其燥热所致之肠中燥结。

(六)"寒淫于内,治以甘热,佐以苦辛,以咸写之,以辛润之,以苦坚之"

太阳寒水在泉之时,寒乃大行,气温低下,异常严寒,人体极易感寒而发病。寒性凝滞,澄澈清冷,伤人阳气,所以"寒淫于内",可见肢体冷痛,恶寒,口淡不渴,肌肤手足逆冷,小便清长,大便溏薄或泻泄等。治疗用药时,首先选用味甘性热之药,如肉桂、干姜、附子等。"佐以苦辛",苦能燥湿,辛能散寒。由于"诸寒收引,皆属于肾",寒邪伤肾,水湿泛滥,故用"甘热"的同时,用苦味药物燥湿,"咸"味能入肾,与"甘热"之品配合,加强温肾利水之功。"以辛润之"的"润",非滋润之"润",实乃通过"辛"散其寒,达到"温"肾之用,此处与《素问·藏气法时论》的"肾苦燥,急食辛以润之,开腠理,致津液,通气也"义同,通过"辛"散,达到疏通卫气运行之道,有利于肾精的敛藏和布散。"以苦坚之","坚",指坚固肾脏的闭藏作用,湿邪去则肾功能恢复,自然能完成正常的坚敛闭藏功能。张介宾对此注曰:"寒为水气,土能制水,热能胜寒,故治以甘热,甘从土化,热从火化也。佐以苦辛等义,如《素问·藏气法时论》曰:肾苦燥,急食辛以润之;肾欲坚,急食苦以坚之,用苦补之,咸写之也。"

十、六气司天淫胜所致物候变化及病变

六气司天与六气在泉,具体变化各有差异,然其淫胜所致物候变化及病变规律则基本一致(见表74-2)。

表74-2　六气司天淫胜病本表

六气司天	厥阴	少阴	太阴	少阳	阳明	太阳
淫胜	风	热	湿	火	燥	寒
病本	脾	肺	肾	肺	肝	心

十一、六气司天淫胜而病的治法

与六气在泉内淫而病的治法基本相似,间或略有不同处。

（一）"风淫所胜，平以辛凉，佐以苦甘，以甘缓之，以酸写之"

厥阴风木司天，风气流行，风邪淫胜伤人致病的治疗方法与"厥阴风木在泉"义同。"平以辛凉"，指用味辛性寒凉之药，疏风清热，使风热外袭之疾，一从表解，一从内清。"佐以苦甘"，苦味能增强泻热作用。风木太盛，肝气偏旺而乘脾土，故以甘味和其中，益其脾，"无令得受肝之邪"。"以甘缓之"，甘多缓中补虚，一则缓和风木对脾胃之乘袭，二则缓和风药，防止疏散太过。至于"以酸写之"者，指对风邪偏盛之症，多因风性升散，易损肌表之卫阳，故用酸味药配合。由于辛味药有疏肝作用，如果疏泄太过，易使肝气偏亢，亦为异常，故此时用酸味收敛之用，收敛肝气，防止疏泄太过。对肝脏来说，疏泄为顺，收敛则逆其特性，故曰"以酸写之"。所以《素问·藏气法时论》说："肝欲散，急食辛以散之，用辛补之，酸写之"，与此精神相同。故临床上对风病、肝病之属于风热者，在治疗上不论是司天之气或在泉之风气偏盛，都应治以辛凉。如果风气过胜，肝气过亢时，则又当配以酸味药物，如白芍、五味子等以收敛其偏亢之肝气，使肝的作用得以恢复。

（二）"热淫所胜，平以咸寒，佐以苦甘，以酸收之"

少阴君火司天，热气流行，"热淫所胜"，伤人致病的治法与"少阴君火在泉"相同。"平以咸寒"者，主要指温热之邪伤人肌表而有表热症者，运用辛凉解除表热的桑菊饮、银翘散之类以除之。对里热炽盛者，用黄芩、黄连、大黄等性寒泻火之品以清里热；味咸者属于水，水克火，故用咸味助水除热。"佐以苦甘"，药中之甘寒者，能滋阴生津，缘火热邪气为阳邪，最易伤人阴津，故用甘寒之味生津养阴。对于温热之病，"存得一分津液，便保得一分生机"，所用味甘者，义在于此。药中之甘温者能益人正气，热性升散，既能伤津，又可耗气，所以在热病伴有短气乏力者，可佐用甘温之味。酸能收敛，对热病患者发热汗出伤阴耗气时，自当用酸味药物收敛之，同时，可借"酸甘化阴"之

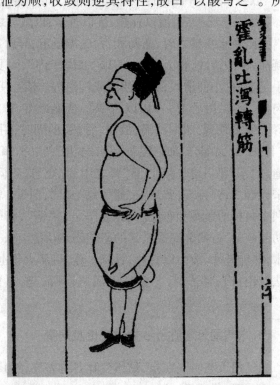

明万历刊本《杨敬斋针灸全书》针灸方图中霍乱吐泻转筋取穴图

力,救其伤阴之虞。

(三)"湿淫所胜,平以苦热,佐以酸辛,以苦燥之,以淡泄之"

太阴湿土司天,湿乃大行,湿气淫胜伤人致病的治疗用药,法同"太阴湿土在泉"。"平以苦热"者,用苦味温性之药以燥其湿,如苍术者是,若为湿热者,可用黄连、黄柏、白头翁等以燥湿清热。"佐以酸辛"者,酸味属木,入肝,木胜土,故酸味能胜湿邪,此亦木克土在五味相胜理论中的体现。辛能发散,尤其对于表湿者,防风、羌活等可用之,以发汗排泄。"以苦燥之",苦味能燥湿,湿热者用苦寒之品;寒湿者,用苦温燥之。"以淡泄之",淡味药能利尿除湿,如茯苓、猪苓、扁豆、薏苡仁、车前草、冬瓜皮等皆属之。

原文又说:"湿上甚而热,治以苦温,佐以甘辛,以汗为故而止。"是指人体上半身感受湿邪的用药法度,可用"苦温"治之,佐以辛甘发散之品以发其汗,到浮肿消退为止,《金匮要略》所说的"诸有水者,腰以下肿,当利小便;腰以上肿,当发汗乃愈"的治疗大法即据此旨。为何六气皆不言此而唯"湿淫于内"作此补充之论呢?因为《内经》认为湿为阴邪,易袭阴位,如《素问·太阴阳明论》说:"伤于湿者,下先受之。"《灵枢·邪气藏府病形》篇说:"身半以下者,湿中之也。"《灵枢·百病始生》篇也说:"清湿则伤下","清湿袭虚,则病起于下。"可见,伤下是一般规律,而"湿上甚"者虽非绝无仅有之例,但不属邪气伤人的常例,故此处独言而特示之。

(四)"火淫所胜,平以酸冷,佐以苦甘,以酸收之,以苦发之,以酸复之,热淫同"

少阳相火司天,暑乃大行,上半年气温偏高,夏季天气炎热酷暑,火邪淫胜伤人的治疗用药,其法与"少阴君火司天"基本相同,故此处曰"热淫同"。用酸冷之品清热泻火,以清里热。味酸者既可收敛大暑炎热之势,又可酸甘化阴,滋补热盛所伤之阴津,同时又能敛汗敛气。《素问·生气通天论》有云:"因于暑,汗"。暑热所伤,其人汗多,既可伤津,又能耗气,故《素问·举痛论》说:"炅则气泄。"所以用酸可收之。苦能泻火,可治火邪内郁之疾。正如张介宾所注云:"此与在泉热淫治同。盖水能胜火,故平以咸冷,苦能写火之实,甘能缓火之急,故佐以苦甘。火盛而散越者,以酸收之,火郁而伏留者,以苦发之。然以发去火,未免伤气,故又当以酸复之。而火热二气同治也。"

(五)"燥淫所胜,平以苦温,佐以酸辛,以苦下之"

阳明燥金司天,燥气大行,燥气淫胜伤人致病的治疗用药,法同"阳明燥金在泉"。燥性干涩,易伤津液,易伤肺致病。所谓"平以苦温"者,是针对凉燥而设,燥为次寒,虽然有温燥致病,但凉燥者为多,故用苦温以散其凉燥。"佐以酸辛"者,辛味能发散,有利于燥邪所致肺之宣发失常的恢复。辛能宣散肺气,用味酸之品,一则敛收之以防辛散太过,二则酸甘化阴,以助燥胜所伤之阴津。"苦"寒能清泻,可除温燥;"苦"温以除凉燥。可结合"阳明燥金在泉"之"燥淫于内"的用药法度。

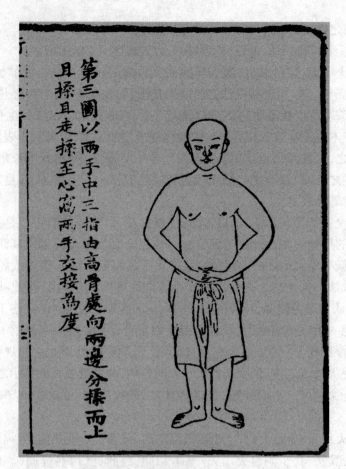

第三圖以兩手中三指由高骨處向兩邊分揉而上且揉且走揉至心窩兩手交接為度

清代潘霨《却病延年导引图》之第三图

（六）"寒淫所胜，平以辛热，佐以甘苦，以咸写之"

太阳寒水司天，寒乃大行，上半年气温偏低，"寒淫所胜"，伤人致病的治疗用药，法同"太阳寒水在泉"。"平以辛热"者，寒邪袭表，症见恶寒、发热、无汗、头身疼痛、脉浮紧之表寒症者，方用麻黄汤辛温解表，以发汗解表；若寒邪直犯于胃而致恶寒、脘腹冷痛剧痛、得温减轻、呕吐清水、脉沉紧之胃寒症者，可用良附丸辛热之品，温胃散寒止痛；寒滞肝脉之少腹冷痛，抽引外阴者，用暖肝煎的辛热之品治之。"佐以甘苦"当为"甘热"，以温中散寒。"以咸写之"者，咸入于肾，以助肾阳驱除寒邪之力，故曰"泻"。理解和运用本法时，可参照上文在泉之法。

现将六气司天、在泉淫胜致病的用药法度对照列表如下，便于对原文精神的深刻理解及运用（详见表74-3）。

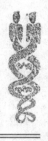

表 74-3　六气司天、在泉淫胜而病的治法对比表

厥阴风木	司天	风淫所胜	平以辛凉，佐以苦甘，以甘缓之，以酸泻之
	在泉	风淫于内	治以辛凉，佐以苦，以甘缓之，以辛散之
少阴君火	司天	热淫所胜	平以咸寒，佐以苦甘，以酸收之（以酸复之）
	在泉	热淫于内	治以咸寒，佐以甘苦，以酸收之，以苦发之
太阴湿土	司天	湿淫所胜	平以苦热，佐以酸辛，以苦燥之，以淡泄之
		湿上甚而热	治以苦温，佐以甘辛（以汗为故而止）
	在泉	湿淫于内	治以苦热，佐以酸淡，以苦燥之，以淡泄之
少阳相火	司天	火淫所胜	平以酸冷，佐以苦甘，以酸收之，以苦发之，以酸复之
	在泉	火淫于内	治以咸冷，佐以苦辛，以酸收之，以苦发之
阳明燥金	司天	燥淫所胜	平以苦温，佐以酸辛，以苦下之
	在泉	燥淫于内	治以苦温，佐以甘辛，以苦下之
太阳寒水	司天	寒淫所胜	平以辛热，佐以甘苦，以咸泻之
	在泉	寒淫于内	治以甘热，佐以苦辛，以咸泻之，以辛润之，以苦坚之

十二、"邪气反胜"的含义

"邪气反胜"，是指司天、在泉之气，受所不胜之气的侵犯。如风司于地，即厥阴在泉，或风化于天，即厥阴司天，清反胜之，为金克木。如张介宾所释："反胜者，以天地气有不足，则间气乘虚为邪，而反胜之也。"

十三、邪气反胜而病的治法

邪气反胜而病，与本气淫胜而病的治法不同。本气淫胜而病，治之重在克制（平治）本气；而邪气反胜为病，既要制其反胜之气，又要防止本气偏亢。如"风司于地，清反胜之，治以酸温（酸以入肝，温以胜清），佐以苦甘，以辛平之（用辛防止风木之本气偏亢）。"

十四、胜气和复气的病治

胜谓偏胜，胜极则必向相反的方向转化，即"重阴必阳，重阳必阴"。复谓报复，

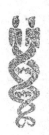

乃为矫正胜气而来，"有胜则复，无胜则否"，即是此意。

（一）不复则害，复而反病

有胜无复，则胜气亢烈无制肆淫为害，谓之不复则害。复而反病，谓复气来报，与主气不和，居非其位，则客主之气不相得而大复其胜，主气胜而乘之，复气不敌，主气反胜而为病。比如：少阳、少阴在泉，少阳火也，少阴热也，以客之火气，而居主之太阳寒水之位，火气大复，则水主胜之，复而反病。又如阳明司天，阳明燥金也，以客之金气，而居主之少阳相火之位，金气大复，则火主胜之，亦复反病。

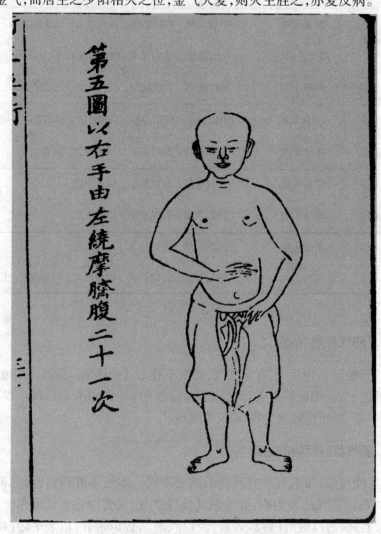

清代潘霨《却病延年导引图》之第五图

（二）客主之气，有胜而无复

"有胜则复，无胜则否"，此乃对客气而言。而客主之气之间，有胜则无复也，但有顺逆之分。曰"主胜逆，客胜从"。张介宾认为："客气动而变，主气静而常，气强则胜，时去则已，故但以盛衰相胜而无复也。"

（三）胜复之气无规律

所谓"时有常位，而气无必也。"就是说四时六气有一定的常位，而胜复之气的有无，并不是一定的。张志聪云："木火土金水，四时定有位，而胜复之气，不随所主之本位而发，故气不可必也。"

（四）胜气和复气致病的治疗

"皆随胜气，安其屈伏，无问其数，以平为期。"比如，微者顺其气以调之，甚者制其所畏，和者平调其微邪，暴者泻以强胜。

十五、六气主胜、客胜的病变

（一）子午年的主胜、客胜发病规律

表 74-4　子午年的主胜、客胜发病表

子午年	主　　　胜		客　　　胜	
	病　机	症　状	病　机	症　状
少阴君火司天	火木为邪	心热烦躁	火在上焦	衄嚏，颈项强，肩背瞀热，头痛，少气，发热，耳聋目瞑，甚则胕肿，血溢，疮疡，咳喘
	心肝受病	胁痛支满		
阳明燥金在泉	寒侵金脏	腰重腹痛	清寒之气	少腹坚满而数便泄
	下在肠而上在肺	鹜溏寒厥 气喘不能久立	动于下焦	

（二）巳亥年的主胜、客胜发病规律

表74-5　巳亥年的主胜、客胜发病表

巳亥年	主　胜		客　胜	
	病　机	症　状	病　机	症　状
厥阴风木司天	风邪淫胜 心肝受邪	胸胁痛 舌难言	肝旺侮肺 木火刑金	耳鸣，掉眩，咳嗽
少阳相火在泉	邪客于心脾	热反上行，心痛，发热，呕吐	邪犯脾肾 土气不化	腰腹疼痛，恶寒，小便白浊

（三）丑未年的主胜、客胜发病规律

表74-6　丑未年的主胜、客胜发病表

丑未年	主　胜		客　胜	
	病　机	症　状	病　机	症　状
太阴湿土司天	火气偏盛 湿土被郁 心脾受邪	胸腹满 食已而瞀	湿气偏胜 水湿停聚 肺脾受邪	首面浮肿 呼吸气喘
太阳寒水在泉	寒气偏胜 太阳经气不利	腰尻痛，屈伸不利，股胫足膝中痛	高士宗："不主客胜主胜，但言寒复内余，乃举一以例其余，以明六气虽有客主之胜，而皆病在泉之经脉也。"	

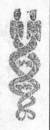

（四）寅申年的主胜、客胜发病规律

表 74-7　寅申年的主胜、客胜发病表

寅申年	主　　胜		客　　胜	
	病　机	症　状	病　机	症　状
少阳相火司天	风热内胜，肝心受病，火胜刑金	胸满，咳，仰息，出血，手热	火热内胜，心与小肠受病，子病及母，脾胃失常	丹疹外发，丹熛疮疡，呕逆，喉痹，头痛，咽肿，耳聋，血溢，瘠疢
厥阴风木在泉	寒湿偏胜，肝脾肾为病	筋骨繇并，腰腹时痛	气候偏温，风气偏胜，肝经受病	大关节不利，痉强拘瘈，外为不便

（五）卯酉年的主胜、客胜发病规律

表 74-8　卯酉年的主胜、客胜发病表

卯酉年	主　　胜		客　　胜	
	病　机	症　状	病　机	症　状
阳明燥金司天	气候凉燥邪伤于肺	咳，衄，嗌塞，心膈中热，咳不止，白血		高士宗："不言客胜主胜，但言清复内余，以明六气虽有客主之胜，而皆病司天之气，乃举一以例其余。"
少阴君火在泉	寒热互胜，脾胃肺肾受病	厥气上行，心痛发热，膈中众痹，发于胠胁，魄汗不藏，四逆而起	热气偏胜，邪犯足太阳膀胱经、心、小肠及肝	腰痛，尻股膝髀𦟛小腿足病，胻热以酸，胕肿不能久立，溲便变

（六）辰戌年的主胜、客胜发病规律

表74-9　辰戌年的主胜、客胜发病表

辰戌年	主　　　　胜		客　　　　胜	
	病　机	症　　状	病　机	症　　　状
太阳寒水司天	寒气偏胜心肺受病	喉嗌中鸣	寒气偏胜肺失宣肃	胸中不利，清涕，咳
太阴湿土在泉	寒气内犯肝胃受病	逆满，食饮不下，疝	湿气偏胜肝脾受病	足痿下重，便溲不时，泻泄，水肿，隐曲之疾

十六、六气主胜、客胜致病的治法

（一）对症治法

"高者抑之，下者举之，有余折之，不足补之。"就是说：上冲的抑之使其降，陷下的举之使其升；有余者泻其实，不足者补其虚。

（二）异同治法

"同者逆之，异者从之。"张介宾认为："客主同气者，可逆而治也。异者从之，客主异气者，或从于客，或从于主。""从多从少，观其事也"，总宜"必安其客主"。

（三）正味治法

五行气化所生的五味各有所入，各有专主。"木位之主，其写以酸，其补以辛。"辛可以增强肝的疏泄作用，故曰补，即顺其气者为补；酸可以收敛肝的疏泄作用，故曰泻，即逆其气者为泻。余位类推如下：木：泻酸补辛；火：泻甘补咸；土：泻苦补甘；金：泻辛补酸；水：泻咸补苦。如在临床上，阳痿、遗精、早泄病人，用壮阳补肾药不奏效者，多由阴虚火旺所致。宜用大补阴丸，或知柏地黄丸之类治之。此即水位之主、其泻以咸、其补以苦治法的具体运用。

十七、六气之复所致的物候变化及发病规律

六气之复，乃所郁之本气复发，其致物变病害，仍以本气淫患。

（一）厥阴之复的物候及发病

厥阴之复 {
　风气复发——偃木飞沙
　木可制土——倮虫不荣
　肝邪实——小腹坚满，里急暴痛
　肝邪乘胃——厥心痛，呕吐
　肝邪乘脾——饮食不入，入而复出
　肝风主动——颤掉眩晕
}

（二）少阴之复的物候及发病

少阴之复 {
　热气复发——热气大行，流水不冰
　火胜制金——介虫不复
　心火炽盛——燠热内作，烦躁，心痛，郁冒不知人，谵妄
　火盛刑金——咳，皮肤痛，洒淅恶寒，鼻渊
　母病及子，病及脾胃——浮肿，哕噫，分注
　里热炽盛——痹、疹、疮、疡、痈、疽、痤、痔
}

（三）太阴之复的物候及发病

太阴之复 {
　湿气复发——湿变乃举，大雨时行
　土胜制水——鳞见于陆
　湿气内盛，脾运失健——体重中满，食饮不化，饮发于中，呕吐
　湿胜乘水——甚则入肾，窍泻无度
　母病及子，肺失宣肃——胸中不便，咳喘有声
　土胜侮木——掉瘈尤甚，头顶痛重
}

（四）少阳之复的物候及发病

少阳之复 {
　火气来复——大热将至，枯燥燔热
　火胜乘金——介虫乃耗
　火热内盛——心热烦躁，便数，憎风
　心火炽盛——口糜，血溢，血泄
　子病及母，肝风内动——目乃瞤瘈
　火胜乘金——甚则入肺，咳而血泄
　引发疟疾——疟，恶寒鼓慄，寒极反热，嗌络焦槁，渴引水浆，色变黄赤
}

（五）阳明之复的物候及发病

阳明之复 {
　燥凉之气来复——清气大举
　金胜制木——森木苍干，毛虫乃厉
　邪犯肝木——病生胠胁，气归于左
　肝失疏泄，气机郁滞——善太息，头痛，甚则入肝，惊骇，筋挛
　子病及母，邪犯脾胃——腹胀而泄，呕苦，哕
　肺失宣降——咳
　金胜侮火——心痛
}

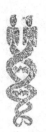

（六）太阳之复的物候及发病

太阳之复 {
寒气来复——厥气上行,水凝雨冰,地裂冰坚
水胜制火——阳光不治,羽虫乃死
阴寒内盛,肾阳受损——腰脽反痛,屈伸不便
水胜侮土,脾胃受病——胸腹痞满,食减,哕噫,唾出清水
水胜乘火,心反受病——甚则入心,善忘,善悲,心痛
母病及子,寒犯肝脉——少腹控睾,引腰脊,上冲心
}

十八、六气相胜所致物候变化及病变规律

张介宾说:"六气互有强弱,而乘虚相胜也。"就是指六气成为胜气而为病。其变化情况,举厥阴为例:

厥阴之胜 {
风邪盛——大风数举
土气衰,木乘土——倮虫不滋
风性主动淫上——耳鸣头眩
木胜乘土,脾胃受伤——愦愦欲吐,胃鬲如寒,肠鸣飧泄
木郁化火——小便黄赤
}

由此可见,胜气致病的规律,是本气淫胜而邪生。如厥阴之胜则风邪盛,太阳之胜则湿邪盛等等。同时,本气淫胜则可乘所不胜,如厥阴之胜可乘土。其余诸气之胜的物候和发病规律皆如此。

十九、六气相胜为病的治法

根据胜气的致病特点,其治法主要在于:制其胜,泻其本气,益其所胜(所侮)之气。仍举厥阴为例:

厥阴之胜 {
治以甘清:清以平木,甘以益土
佐以苦辛:辛以散风
以酸泻之:木之正味,泻以酸
}

马莳注:"然所以治之者,亦惟以六胜之至,皆先以不胜者泻之,而后泻其来胜……凡此,皆所以后泻其往胜之本气也。"其余诸气之胜致病的用药规律仿此。

二十、诸胜复治法

凡淫胜、反胜、相胜、相复之治法,概括起来,乃是"寒者热之,热者寒之,温者清之,清者温之,散者收之,抑者散之,燥者润之,急者缓之,坚者软之,脆者坚之,衰者补之,强者泻之,各安其气","以平为期"。正如张介宾所说:"淫胜、反胜、相胜、相复之治,皆不外乎此法,则正气得安,病气衰去,阴阳宗主,各有所归,自无偏胜之患,而治法尽于此矣。"

二十一、三阴三阳的区分

之所以分为三阴三阳,是因为"气有多少,异用也"。阴阳之分,各有盛衰,盛者气多,衰者气少。《素问·天元纪大论》云:"阴阳之气,各有多少,故曰三阴三阳也。"以此划分,厥阴为一阴,少阴为二阴,太阴为三阴。少阳为一阳,阳明为二阳,太阳为三阳。数各不同,气亦有异。

二十二、制方法度

由于气有多少,病有盛衰,故治法有缓急轻重,处方有奇偶大小,总以适其病至之所为要。

（一）奇偶制方

主病之谓君,佐君之谓臣,应臣之谓使,"君一臣二,奇之制也;君二臣四,偶之制也。"即后世所谓"复方"。奇者阳数,偶者阴数,如张介宾所说:"正不止于品数之奇偶,而实以发明方制之义耳。"

本篇后文又说:"君一臣二制之小也,君一臣三佐五制之中也,君一臣三佐九制之大也。"乃是以"所治为主,适大小为治"。后世认为凡药味多,组方复杂的为"大方",用于治疗复杂或严重的疾病;药味少,组方简单的为"中方"或"小方",用治疗单纯或轻浅的疾病。

（二）缓急（轻重）制方

"补上治上,制以缓","缓则气味薄"。上为阳,轻清味薄升上而治上。"补下治下,制以急","急则气味厚",下为阴,重浊味厚沉下而治下。

（三）反佐制方

经用通常制方法度（奇偶、缓急制方）组方治疗而病不愈者,则反佐以取之。谓以寒药中反佐热药以治热症,以热药中反佐凉药以治寒症。此类病症多为阴阳交错,寒热格拒,病情复杂之属。后世的"白通加猪胆汁汤""左金丸"等,就是反佐制方的例子。或以热药凉服,寒药温服,皆是反佐变通之用。正如《素问·五常政大论》所谓:"治热以寒,温而行之;治寒以热,凉而行之。"盖欲因其势而利导之。这即是"所谓寒热温凉,反从其病也"之义。

二十三、标本治方

制方有一定的法度,而治病则需明标本。只有明乎病生于本或生于标,才能"可以言一,而知百病之害",所以本篇又从辨证求因的角度,并紧扣气候变化,论述了百病之生于本或生于标和中气及其治法。

"病反其本,得标之病,治反其本,得标之方。"就是说,病有标本,生于本者,生于风寒湿热燥火;生于标者,生于三阴三阳之气。如太阳为诸阳之首,而本于寒水。

又若病本寒反得太阳之热化,谓病反其本,得标之病,治宜反用凉药以治热,谓治反其本,得标之方。余仿此类推。故治病必求其本,求本即可以治标。

二十四、六气之胜,所不胜受病

六气淫胜,必须本气淫胜,候之可知。淫胜之气必伤所胜之气,内应五脏而受病。其所胜所伤之序,仍合五行生克制化之理。如张志聪说:"风寒热湿燥,在天四时之五气;木火土金水,在地四时之五行。五气之胜五行,五行而病五藏,是五藏之外合五行。而五行之上呈五气也。"所以,"清气大来,燥之胜也,风木受邪,肝病生焉……"

二十五、适逢"三虚",感邪病重

乘虚之年,失时之和,遇月之空,是谓"三虚",感邪病重。《灵枢·岁露》云:"乘年之衰,逢月之空,失时之和,因为贼风所伤,是谓三虚";"三虚者,其死暴疾也。"盖三虚在天,又必因人正气之虚,贼风邪气乃能伤人。故论三虚,有两点启示:一是"虚邪贼风,避之有时"。二是"不知三虚,工反为粗"。

二十六、六脉应六气

六气之胜,内应于脉,如"厥阴之至其脉弦……"六脉之至,总以"至而和则平,至而甚则病,至而反者病,至而不至者病,未至而至者病,阳阴易者危"为基本规律,可参《素问·六微旨大论》"而至者和,至而不至,来气不及也;未至而至,来气有余也"段。关于"阴阳易者危",正如张志聪所释:"三阴主时而得阳脉,三阳主时而得阴脉者危。"

二十七、六气标本,所从不同

六气之中,有从本者,有从标者,有不从标本,从乎中气者。即"少阳太阴从本,少阴太阳从本从标,阳明厥阴不从标本,从乎中也。"可与《素问·六微旨大论》互参。这里的所谓本,系指风寒湿热燥火六气。所谓标,系指三阴三阳。所谓中气,即中见之气,指与之相表里的气。现据张介宾《类经图翼》分析于下:

少阳本火而标阳
太阴本湿而标阴　　}标本同气——少阳、太阴从本

少阴本热而标阳
太阳本寒而标阴　　}标本异气——少阴、太阳从本从标(或从本或从标)

阳明之中,太阴湿土也,以燥从湿化　}不从标本
厥阴之中,少阳相火也,以木从火化　}从乎中气　　——阳明、厥阴不从标本,从乎中气也

表74-10　六气的标本关系表

六气	风	热	暑	湿	燥	寒
之本	木气	火气（君火）	火气（相火）	土气	金气	水气
中见之气	少阳	太阳	厥阴	阳明	太阴	少阴
标	厥阴	少阴	少阳	太阴	阳明	太阳

二十八、诊脉以辨寒热真假

"脉从而病反者……按之鼓甚而盛也。"脉症相同而病本反异者,宜以脉来应指之力别之,病热脉数(脉症相从),但脉不鼓击于指下,乃寒盛格阳,并非真热。病寒脉迟(脉症相从),而脉来鼓甚应于指下,乃热盛格阴,并非真寒。

二十九、治病必明标本

"是故百病之起……天之道毕矣。"指出了诊治疾病必明标本的意义。诸病之起,无越标本之化,或生于本,或生于标,或生于中见之气。明辨标本,确知胜复,有的放矢而调气,或用"逆从"而治疾,如此病乃可愈。反之则"不足以言诊",而"足以乱经"。

三十、"胜复之作,动不当位"之缘由

由于寒暑温凉的生化盛衰各异,故胜复之始动,有不应时位者。春夏秋冬,为四时之气,而寒暑温凉之盛衰,在于四维之分。阳之动,必始于温而盛于暑,所谓"彼春之暖,为夏之暑";阴之动,必始于凉而盛于寒,所谓"彼秋之忿,为冬之怒"。掌握四维(辰、戌、丑、未月)的变化,即可测知胜复之动也。

三十一、脉气相应,不应则病

四时之气更变,脉与之内应。气至脉亦至,气去脉亦去,气有差分,脉必相应,不应则病。正常脉象(脉与气相应)即是:春弦(始微沉:冬气交于春);夏洪(始微弦:春气交于夏);秋涩(始微数:夏气交于秋);冬沉(始微涩:秋气交于冬)。

如果脉象变化与气候变化不一致,就是病脉,即所谓"脉气不应"。例如:春沉而太过;夏弦而太过;秋数而太过;冬涩而太过;参差而见;去而复见;脉去气先(气未去而脉先去);脉承气后(气去而脉不去)。

假若是阳时见阴脉,或阴时见阳脉,就是脉与四时气候变化完全相反,主病危重,故谓"反者死"。

三十二、至则气同,分则气异

夏至当三之气之中,暑火相应;冬至当终之气之中,两寒同步。而春分位于初之气与二之气之间,秋分位于四之气与五之气之间(以分热凉、寒温)。所以"至则

气同,分则气异。"王冰:"冬夏二至是天地气主岁,至其所在也;春秋二分是间气,初、二、四、五四气各分其政于主岁左右也。"

三十三、六气补泻治法

总宜"上下所主,随其攸利,正其味。"而六气胜至,必当先去其有余,后补其不足,诸味之用,先泻而后补。故"少阳之主,先甘后咸;阳明之主,先辛后酸……"余仿此。

三十四、掌握病机的重要性

承标本之论后,原文又进一步提出了掌握病机的重要性和病症与病机的归属关系,从而奠定了"审察病机,无失气宜"的辨证大法。

"审察病机,无失气宜",是本篇辨证之大纲。文中指出,一般医生虽然懂得"百病"多由于六气的变化所致,也知道补虚泻实的治则,但治病"未能十全",其原因就是没有掌握病机。医生治病,必须细察疾病变化的关键所在("审察病机"),同时还要结合气候变化去立法制方("无失气宜"),才能得到满意的效果。可见掌握病机是非常重要的。

三十五、病机十九条

本文论述了六气病机和五脏病机,列表归纳如下:

表74-11　病机十九条归类表

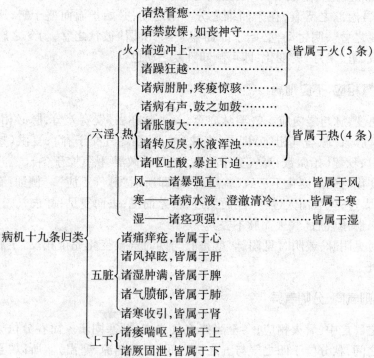

三十六、掌握病机的方法

"谨守病机,各司其属",就是对掌握病机的方法以高度概括。病机有一定的范围,本篇所论病机的范围是指五脏和六气,虽然范围不大,但所属的病症很广,必须从复杂的病症中,通过"审证求因"找出其与五脏和六气的所属关系,以达到掌握病机的目的。具体方法是:

(一)以五脏为纲,找出病机在脏时所反映出来的一系列病症

如"诸风掉眩,皆属于肝",就是通过反复的临床实践,把"掉眩"一类的病症归属于肝,从而创立了五脏病机。

(二)以上下为纲,找出病机所在的不同部位所产生的不同病症

如"诸痿喘呕,皆属于上"。

(三)以六气为纲,找出六气病因

如"诸躁狂越,皆属于火"。

本篇对病机的概括,只是举例而言,是示人以方法,不是病机的全部。例如,"诸寒收引,皆属于肾"只谈了肾阳虚衰的一面,没有涉及肾阴不足和其他方面的病症。因此,学习本节的关键在于掌握其归类的方法,进一步扩大它的范围,以适应辨证论治的需要,绝不可局限于"十九条",更不能求全责备。

三十七、具体问题具体分析

"有者求之,无者求之,盛者责之,虚者责之,必先五藏,疏其血气,令其条达,而致和平,此之谓也。"就指出在分析病机时,既要掌握一般规律,还要具体情况具体分析,不可泥守一端。"有者""无者",可作四种解释:其一,指症状的有无。其二,按运气学说,"有无"系指气候变化,即气候有无寒热温凉燥,责审求其与病机是否符合。其三,"有者"为实,"无者"为虚;"有无"系指症候虚实。其四,按近代理解:"有",可释为条文中已有明确论述的;"无",可释为本条文中未述及的。以上四种解释,以第一种较为符合原意。

本篇原文指出,由于疾病的发生与气候变化的关系是非常复杂的。如若执着一说,势必要在实践中碰壁。因此,对病机的探求必须具体问题具体分析。在分析的过程中,特别要注意脏腑气血的盛衰变化,通过治疗使气血条达,才能恢复机体的健康状态。这是学习和掌握病机的根本目的。

三十八、五味的阴阳属性及其作用

病机已明,治则有的放矢,故本篇又从选药、制方、立法、辨证论治等方面深入地讨论了治疗法则。

所谓"五味阴阳之用",就是对药物阴阳属性及作用的概括。这里的"发散""涌泄"

"渗泄"是五味不同作用的概括,是就五味的共性而言。发散,有解表散邪的意思,概括了发散表邪,调和气血,舒缓筋脉的作用(辛散,甘缓),具有向外、向上的特点,故属阳。涌泄,即下泻的意思,概括了酸味收敛固涩和苦味泻下的作用,具有向内、向下的特点,故属阴。渗泄,指通利小便,也有向内、向下之意,为什么属阳呢? 这应从两方面理解:一是与涌泄相对而言;二是应指味的厚薄而言。即"味厚者为阴,薄为阴之阳;味厚则泄,薄则通"之意。见表74-12。

表74-12　五味阴阳属性及作用表

厚　薄	五味	作　　用		特　　点	阴阳
味　薄	辛	散(疏散)	发　散	向　外	通　阳
	甘	缓(缓急)			
		润(润燥)		向　上	
	淡	渗泄(渗泄利尿)	渗　泄	通　利	
味　厚	酸	收(收敛)	涌　泄	向　内	泄　阴
	苦	燥(燥湿)			
		急(急下)		向　下	
		坚(坚阴)			
	咸	软(软坚)		收　敛	
		润(润下)			

三十九、制方的法度

原文"调其气,使其平也",意谓无毒之药可调其气。并从调气着手治病,是否按药物有毒、无毒为标准,回答是以"所治为主,适大小为制也",不能以有毒、无毒为标准。其方制见表74-13。

表74-13　制方法度表

主　次　位　别	制　　　　别					
	小　制		中　制		大　制	
主病之谓君	一	味	一	味	一	味
佐君之谓臣	二	味	三	味	三	味
应臣之谓使			五	味	九	味

四十、正治法与反治法

正治与反治是治病求本的法则。正治,是逆疾病征象而治,所谓"逆者正治"之意,又称"逆治"。它是根据"微者逆之"的原则制定的。微,指病势较轻,病情比较单纯,疾病的征象与其性质相符,如寒病表现寒象、热病表现热象、虚病表现虚象、实病表现实象等等。这种情况即用正治法,如"寒者热之,热者寒之","虚者补之,实者写之"等,即是。一般情况下,疾病的征象与其性质均相符,所以正治法是临床上最常用的基本治疗法则。反治,是顺从疾病假象而治,所谓"从者反治"之意,故又称"从治"。它是根据"甚者从之"的原则制定的。甚,指病势较重,病情比较复杂,疾病的征象与其性质不符,如真寒假热,真热假寒,至虚见盛候,大实有羸状等等。这种情况即使用反治法,如"热因热用,寒因寒用,塞因塞用,通因通用"等。反治法是应用于一些复杂、严重的疾病,疾病表现出假象,由于阴阳格拒而必须顺从假象治疗的变法。正治、反治就其根本来说,都是针对疾病本质而决定的治疗法则,不离"审因论治"的根本原则,所以说"必伏其所主,而先其所因"。使用反治法治疗复杂、严重的疾病,随着病情的好转,假象的消失,开始药性与疾病的征象(假象)相同,结果药性与疾病的征象就相逆了,明显的表现为以寒治热,以热治寒,以补治虚,以泻治实的正治法。所以,原文说"其始则同,其终则异。"本段原文还论述了正治、反治的具体治法。

另外,还有"摩之、浴之"指按摩、洗浴等外治方法。另外"薄之"亦指膏药敷贴的外治法。

(一)正治法

此处列举 15 种正治方法(见表 74-14)。

表 74-14　正治法则表

病性	病症	治法		方例
寒	外感风寒、阳虚内寒病症		热之	麻黄汤、四逆汤等
热	邪热炽盛、或化火化毒病症		寒之	白虎汤、黄连解毒汤等
坚	腹内坚硬有形的病症	削:克伐推荡		鳖甲煎丸、削坚丸等
		除之:祛邪法		
客	六淫侵袭病症	劫之:劫夺		麻黄汤、银翘散、九味羌活汤、大承气汤、截疟七宝饮、升麻葛根汤等
		发之:发散		
劳	虚劳病症	温之:温补		四君子汤、归脾汤、人参养荣汤等
结	邪气、痰浊结聚病症	散:消散		陷胸汤、指迷茯苓丸、硇砂膏等
		开:开泄		
留	停饮、停食、蓄水、瘀血、经闭等病症	攻:攻逐泻下,破血		十枣汤、大承气汤、桃仁承气汤、抵当汤等
		薄:薄贴		
燥	津液缺乏病症	濡之:滋润养阴		琼玉膏、增液汤等
急	拘急强直病症	缓:缓急解痉		资寿解语汤、芍药甘草汤、木瓜汤等
散	耗散、滑脱不禁病症	收之:收敛固涩		牡蛎散、金锁固精丸等
损	虚损病症	益之:补益		补中益气汤、六味丸、八味丸等
逸	瘫痪、痿痹病症	行之:行气活血,舒筋活络		大活络丹、小活络丹等
惊	心悸、失眠、惊风、抽搐等病症	平之:安神镇惊		朱砂安神丸、抱龙丸等
上	病位在上的病症	上之:涌吐法		瓜蒂散等
下	病位在下的病症	下之:通利二便之法		大承气汤、五苓散等

（二）反治方法

此处列举4种反治方法，列如下表（表74-15）。

表74-15　反治法则表

病性	病症	反治法	方例
真寒假热（阴盛格阳）	"少阴病，下利清谷，里寒外热，手足厥逆，脉微欲绝，身反不恶寒，其人面色赤"（《伤寒论》）	热因热用	通脉四逆汤
真热假寒（阳盛格阴）	"伤寒脉滑而厥者，里有热"（《伤寒论》）	寒因寒用	白虎汤
真虚假实（虚满、腹胀）	"发汗后，腹胀满者"（《伤寒论》）	塞因塞用	厚朴生姜半夏汤，甘草人参汤
真实假虚（下利）	热结旁流、食积腹泻等病证。如"少阴病，自利清水，色纯青，心下必痛，口干燥者，急下之"（《伤寒论》）	通因通用	大承气汤、木香槟榔丸等

四十一、治病求本（求其属）

上言正治、反治，此又举病之内外、虚热、虚寒为例，说明正治、反治均须求本。

内病及外——调其内（内为本）；

外病及内——治其外（外为本）；

内病及外而盛于外——先调内（本），后治外（标）；

外病及内而盛于内——先治外（本），后调内（标）；

中外不相及——则治主病（主病为本）。

病寒治法 { 实寒——治寒以热

虚寒 { 误治——热之而寒（服热而反寒）

治宜补阳（热之而寒者取之阳）

病热治法 { 实热——治热以寒

虚热 { 误治——寒之而热（服寒而反热）

治宜滋阴（寒之而热者取之阴）

四十二、五味不宜偏嗜

"不治王而然者……夭之由也"。上文言"服寒而反热,服热而反寒",是由于治其旺气的错误治法所造成的。此言虽不治其旺气,也可出现旧病未除而新病复起的情况,这是由于"不治五味属也"的原因。也就是久服本脏所属之味,反而能引起本脏偏盛,出现相反的结果。故曰"气增而久,夭之由也"。

四十三、协调阴阳,以平为期

"病之中外何如……长有天命。"概括说明五味之用、方制大小、正治反治、治病求本、五味所属均离不开辨别阴阳、协调阴阳这一总则,所以说"调气之方,必别阴阳","气血正平,长有天命"。

【临床应用】

一、关于"人神之通应"的问题

人神之通应,是说人与自然息息相通,人体与自然变化的基本规律相适应,这样才得以维持正常的生命活动。运气运行所形成的正常气候,亦为人体生命活动的必备条件。由于"天地之运,阴阳之化",而变生自然界的万物。正如《素问·六节藏象论》所说:"气合而有形,因变以正名","天食人以五气,地食人以五味"。人体各组织器官的生命活动,都不能离开自然,因此必须适应自然(运气)的变化。如《素问·脉要精微论》指出:"天地之变,阴阳之应……四变之动,脉与之上下,以春应中规,夏应中矩,秋应中衡,冬应中权。"说明脉象随四时气候的变化而产生相适应的变化。若不能与之相适应,就将如《素问·四气调神大论》所说:"逆春气,则少阳不生,肝气内变";"逆夏气,则太阳不长,心气内洞";"逆秋气,则太阴不收,肺气焦满";"逆冬气,则少阴不藏,肾气独沉"。由此可见,临证诊治疾病必须以整体观念为指导,谨候气宜,无失病机,并且要强调进行锻形炼神的养生之道,以增强人体对自然的适应能力。

二、关于"正者正治,反者反治"问题

对于这个问题诸家解释也不统一。王冰从阴阳消长规律解释,详见注释[31]。张介宾从经脉和脉证解,认为:"若阳经阳证而得阳脉,阴经阴证而得阴脉,是为正

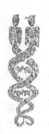

病,正者正治,谓当以寒治热,以热治寒,治之正也。若阳经阳证而得阴脉,阴经阴证而得阳脉,是为反病,反者反治,谓当以热治热,以寒治寒,治之反也。"而张志聪则认为:"正者正治,谓太过之岁,当抑其胜气,扶其不胜。反者反治,谓不及之运,为所不胜之气反胜,当反佐以取之。"据本节原文分析可见,"正者正治,反者反治",是针对岁气平和之年,而机体阴阳失调所提出的"以平为期"的具体用药配伍治法,故王注符合本意。那么正治相对正病而设,反治相对反病而设。所谓正病是指病情单纯,标本相得者,采用正治之法,即在方剂配伍中,选用的药物性味相同,纯一不杂。所谓反病是指病情复杂多变,标本不相得者,采用反治之法,即在方剂配伍中,选用的药物性味不尽相同或相反,亦即反佐。结合本篇全文,篇末又有"逆者正治,从者反治"等论述,故对正治、反治的深入探究在后文再作详细的讨论,此处不予赘述。

三、关于南政北政的问题

南政、北政问题,《内经》没有明确的结论,后世众说不一,标准未定,尚需保留。因而,与此密切相关的尺寸脉与之应否的问题,亦同样有待考证。各家解释附下:张介宾:"五运以土为尊,故唯甲己土运为南政,其它皆北政也。"张志聪:"五运之中,戊癸化火,以戊癸年为南政。"高士宗从其说。任应秋:"所谓'政'即指司天、在泉居于南纬或居于北纬的主令。子、丑、寅、卯等为天体的十二宫,所谓'移光定位',即由日光移易所在,南北位次便随之而定。如日光在亥、子、丑、寅、卯、辰任何一宫均为南政;在已、午、未、申、酉、戌任何一宫为北政。"此外,或以太过之年为南政,以不及之年为北政。

四、关于运气学说与物候学的关系

物候学是一种近年才创立的介于生物学和气象学之间的边缘学科,亦称生物气候学。它主要记录和研究一年中植物生长的荣枯、动物的生息情况,从而了解气候变化及对生物的影响。如杨柳绿,桃花开,燕始来,雁北飞等,不仅反映了天气、季节的早迟,而且反映了该季节生物的生态特征。运气学说不仅有类似记载,还反映了物候与疾病的关系,如本篇所述:"岁厥阴在泉,风淫所胜,则地气不明,平野昧,草乃早秀。民病洒洒振寒,善伸数欠,心痛支满……""岁少阴在泉,热淫所胜,则焰浮川泽,阴处反明。民病腹中常鸣,气上冲胸……蛰虫不藏。"可见近代的物候学与运气学说虽然有着密切的关系,而其所包含的内容远无运气学说广博。物候学只研究气候及生物一年一度的循环规律,而运气学说不仅研究一年四季的气候变化和发病关系以及生态规律,而且研究 60 年一度的大循环规律。

当今,物候学具有一整套较先进的科学的观察研究方法,有必要充分利用这些方法来深入研讨、整理、提高中医的五运六气学说,使之得到科学的解释,更好地指导临床实践。

素问卷之九

著至教论第七十五

【要点解析】

一、阐述了学医的一诵、二解、三别、四明、五彰的方法。

二、指出医学之道，必须结合天文、地理、人事等做全面的分析。

三、论述了三阳在人体的作用和三阳独至的发病情况。

【内经原典】

黄帝坐明堂①，召雷公而问之曰：子知医之道乎？雷公对曰：诵而颇能解，解而未能别，别而未能明，明而未能彰，足以治群僚②，不足至侯王。愿得受树天之度，四时阴阳合之，别星辰与日月光，以彰经术，后世益明，上通神农，著至教，疑③于二皇。帝曰：善！无失之，此皆阴阳表里上下雌雄相输应也，而道上知天文，下知地理，中知人事，可以长久，以教众庶，亦不疑殆，医道论篇，可传后世，可以为宝。

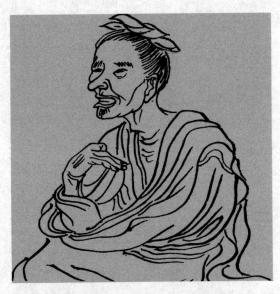

三阳是极盛之时，若三阳之气积并而至，则发而为惊，病起迅如疾风，病至猛如霹雳，九窍皆因之闭塞，因阳气滂渍盈溢，而咽干喉塞。

雷公曰：请受道，讽诵用解。帝曰：子不闻《阴阳传》乎！曰：不知。曰：夫三阳天为业，上下无常，合而病至，偏害阴阳。雷公曰：三阳莫当④，请闻其解。帝曰：三阳独至者，是三阳并至，并至如风雨，上为巅疾，下为漏病，外无期，内无正，不中经纪,诊无上下,以书别⑤。雷公曰:臣治疏愈,说意而已⑥。帝曰:三阳者,至阳也,积并则为惊,病起疾风,至如礔砺,九窍皆塞,阳气滂溢,干嗌喉塞,并于阴,则上下无常,薄为肠澼,此谓三阳直心,坐不得起,卧者便身全。三阳之病,且以知天下,何以别阴阳,应四时,合之五行。

雷公曰:阳言不别,阴言不理,请起受解,以为至道。帝曰:子若受传,不知合至道以惑师教,语子至道之要。病伤五藏,筋骨以消,子言不明不别,是世主学尽矣⑦。肾且绝,愧愧曰暮,从容不出,人事不殷。

【难点注释】

①堂:古代天子宣明政教之堂。
②群僚:指百官。
③疑:通"拟",相似之义。
④三阳莫当:指三阳为害,其病势迅猛而不可阻挡。
⑤诊无上下,以书别:书,志也,即标志之义。诊断上也无上下的标志作区别。
⑥臣治疏愈,说意而已:疏愈,很少治愈。说意,言谈治病的道理。
⑦是世主学尽矣:是,这,此之义。主学,指医学。尽,失传。

【白话精译】

黄帝坐于明堂,召见雷公问道:你懂得医学的道理吗？雷公回答说:我诵读医书不能完全理解,有的虽能粗浅的理解,但不能分析辨别,有的虽能分析辨别,但不能深入了解其精奥,有的虽了解其精奥,但不能加以阐发和应用,所以我的医术,只足以治疗一般官吏的病,不足以治疗侯王之疾。我很希望你能给我关于树立天之度数,如何合之四时阴阳,测日月星辰之光等方面的知识,以进一步阐发其道理,使后世更加明了,可以上通于神农,并让这些精确的道理得到发扬,其功可比拟于二皇。黄帝说:好。不要忘掉,这些都是阴阳表里上下雌雄相互联系相互应合的道理,就医学而言,必须上通天文,下通地理,中知人事,才能长久流传下去,用以教导群众,也不致发生疑惑,只有这样的医学论篇,才能传于后世,而作为宝贵的遗产。

雷公说:请把这些道理传授给我,以便背诵和理解。黄帝说:你没听说过有《阴阳传》这部书吗？雷公说:不知道。黄帝说:三阳之气,主护卫人一身之表,以适应天气的变化,若人之上下经脉的循行失其常度,则内外之邪相合而病至,必使阴阳有所偏盛而为害。雷公说:"三阳莫当"这句话,应当怎样理解？黄帝说:所谓三阳独至,实为三阳之气合并而至,并至则阳气过盛,其病来疾如风雨,犯于上则发为头巅部疾病,犯于下则发为大小便失禁的漏病。由于这种病变化无常,外无明显的气色变化等症状可察,内无一定的征象可以预期,其病又不符合于一肌的发病规律,所以在诊断时,也就无法记录分辨其病变的属上属下。雷公说:我治疗这类病,很少治愈,请你详细解释一下,以解除我的疑惑。黄帝说:三阳是极盛之阳,若三阳之气积并而至,则发而为惊,病起迅如疾风,病至猛如霹雳,九窍皆因之闭塞,因阳气滂渍盈溢,而咽干喉塞。若并于阴,则为盛阳之气内薄于脏,病亦上下无常,如果迫于下,则发为肠澼。若三阳之气直冲心膈,使人坐而不得起,卧下觉得舒适,这是三阳积并而至之病。由此而知,欲通晓人与天地相应的关系,必须知道如何辨别阴阳,及其上应天之四时,下合地之五行等道理。

雷公说:对这些道理,明显地讲,我不能辨别,隐晦地讲,我更不能理解,请你再解释一下其中的精微,使我能更好地领会这一深奥的道理。黄帝说:你受老师的传授,若不知与至道相合,反而会对老师的传授产生疑惑,我现在告诉你至道的要点。若人患病伤及了五脏,筋骨日渐消瘦,如果像你所说的那样不能辨别,世上的医学岂不失传了吗。例如肾气将绝,则终日心中惋惋不安,欲静处不欲外出,更不欲频繁的人事往来。

【专家评鉴】

一、学习医道的五种方法

从雷公回答黄帝的"诵而未能解,解而未能别,别而未能明,明而未能彰",可以看出学习医道要掌握五种方法。如杨上善云"习道有五,一诵,二解,三别,四明,五彰。"也就是说,一是要能够熟读背诵,二是要能够解释,三是要能区别比较,四是对所学的医学知识概念要清楚明白,五才能在临床中灵活运用。这种强调理论与实践相结合,用理论指导实践,通过临床实践来加深理论的理解和记忆的学习方法,至今仍是学习医学的重要方法。这里的"诵""解""别""明""彰"也就是常说的习医五字诀。

二、天、地、人三才说

"而道上知天文,下知地理,中知人事"之论,即后世归纳的"天""地""人"三才学说。天文,指自然界的空间和时间,包括天体运动、时间推移、时令节气等;地理,指东、南、西、北、中五方的地域和地势高下;人事,指人体自身状况与所处环境相关存在的综合情况。表明了《内经》的医学目标,就是要培养"自然—社会"型高超临床技能医学人才,他们除精通医学理论,并且还要有多方面的渊博知识,不但要有专才,还要有通才,要有整体观念,全面分析,依不同的情况而制定适宜的治疗方法,这样才能达到"救众庶","传后世"的目的。

三、太阳主一身之表

《内经》认为,人在自然界是一个适应周围环境的完整有机体,自然环境的变化,如寒热温凉和朝夕光热的强弱,人体无时不与之相应,而这种天人相应的关系,有赖于人体经脉气血的相互协调作用。文中指出的"三阳天为业",是说三阳之气护卫人身之表,具有适应天气变化的作用。而这里的"三阳"主要是指手太阳小肠和足太阳膀胱,也就是常说的太阳经,它们的经气主一身之表,为人体之藩篱,与自然界相互适应,具有适应天气变化的作用。因此文中有"是故阳因而上,卫外者也"之论。在病理上,外邪入中,太阳首当其冲,有的出现手太阳的病症,有的出现足太阳经的病症,有的则两经合而为病。如在感受风热邪气的患者,不仅会出现发热恶心、口舌干燥、糜烂等症状,有时还会出现小便短赤、热涩等表现。

四、太阳经发病情况

由于太阳经主一身之表,故其发病急骤,变化多端。故文中有"病起疾风,至如礔砺"之说。太阳经发病症状与其经脉循行

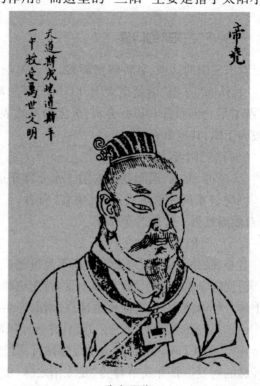

帝尧画像

密切相关。手太阳经起于小指外侧端,沿手背外侧,循臂外侧,出肩关节后,绕肩胛,入缺盆,行膻中,联络于心。其支脉从缺盆上行,沿颈至目眦,转入耳。另一支从面颊,经眼眶,到目内眦,交足太阳经。足太阳经,起于目内眦,上行额部,交于头顶。它的支脉,从头顶分出至耳上角。直行路线主要从头顶向后行至枕骨进入颅内,出于外,下项,沿肩胛骨内侧,夹脊柱两旁抵腰中,络肾。它又从腰部分出一支脉,沿脊柱两旁下行,过臀,进入腘窝。另一支脉,从后项分出,沿肩胛骨内侧直下,经胫骨大转子,过髋关节外侧,沿大腿后侧下行,与前支脉会合于腘窝,再由此向下,通过腓肠肌,出于足外踝后,沿足背外侧至小趾外侧端,交于足少阴。因此,外邪的侵入,导致经气不利,常沿着经脉的循行部位出现一些症状。在临床上,太阳经病多出现一些头部的疾患,如果向下迫于小肠,就会发生泄泻、肠澼、二便失禁等现象。外邪内传,热盛于里,就会阻滞气机,闭塞九窍,出现咽干喉塞等症状。如果外邪直接内传于心,就会出现坐卧不安,或坐不得起,起不得卧,惊慌不安等。邪伤五脏,筋骨就会日渐瘦削。传于肾,伤筋损骨,就会出现终日惊恐,日暮更甚,全身

无力,不欲行动,精神萎顿,懒于应酬等一系列症状。

【临床应用】

一、关于"三阳"的问题

对于三阳的认识,各种解释颇多,众说纷纭,莫衷一是。归纳起来无外二种观点,一种认为"三阳"就是指太阳,以马莳、张志聪、高士宗为代表;另一种观点认为是"统手足六阳而言",以张介宾、吴昆为其代表。目前,大多数学者认为第一种解释较为正确,其理由有三:

(一)"三阳者,至阳也"

至,极也,大也,至阳就是太阳。张介宾亦这样解释"太阳为至盛之阳,故曰至阳。"同时,《素问·水热穴论》篇中有"肾者,至阴也。"肾与膀胱互为表里,一为至阴,自然而然另一位就为至阳了。

(二)"三阳直心"

直心,就是直接犯心,说明外邪不但可循经入里,其中鸱盛者也可直接侵犯于心。清代医学家叶天士的"温邪上受,首先犯肺,逆传心包"之说与此基本相同。临床上的一些温热病,初起即可见神昏、谵语等症状,也支持这一观点。

(三)"三阳独至者,是三阳并至,并至如风雨,上为巅疾,下为漏病"

巅疾,即头部病变,是足太阳经脉循行部位的病变。漏病,指二便失禁,为手太阳经脉的病变。张介宾解释为"足太阳之脉,上从巅入络脑,下络肾属膀胱;手太阳之脉上循颈颊,下抵胃属小肠,故上为顶巅之疾,下为漏病。"这种从临床症状来印证"三阳"就是太阳的观点,更具有一定说服力。另外,文中称:"肾且绝,惋惋日暮,从容不出,人事不殷。"肾与足太阳膀胱互为表里,肾的病症正是由足太阳循经传里所致。

通过以上三点分析,可以明确看出,本篇的"三阳"应为"太阳"。

二、手、足太阳合病的问题

本篇对手、足太阳合病的论述,揭示了阴阳同气的理论,这对于外感、内伤疾病的脏腑表里辨证具有重要的实践意义。如《素问·痿论》篇中的"治痿独取阳明",《伤寒论》中的"阳明之为病,胃家实是也",都是指手足阳明,同时也充分说明阳明在人体生理、病理中的重要性,后世在这种理论指导下,逐步发展完善了的脾胃学说,与此也有极大的关系。

三、太阳在六经发病中的意义

太阳为六经之藩篱,统摄人身之营卫,主一身之表。外邪侵袭人体,太阳首当其冲,以致营卫不和,正邪交争。后世的六经学说、卫气营血辨证,无不与此有极深的渊源关系。

示从容论第七十六

【要点解析】

一、指出临症诊断应当从容分析,别异比类。
二、说明肾虚、肝虚、脾虚之脉的诊法,并分析肾病的脉症。
三、对于失血证病在脾在肺做了分析比较。

【内经原典】

黄帝燕坐①。召雷公而问之曰:汝受术诵书者,若能览观杂学①,及于比类,通合道理,为余言子所长,五藏六府,胆胃大小肠,脾胞膀胱,脑髓涕唾,哭泣悲哀,水所从行,此皆人之所生,治之过失,子务明之,可以十全,即不能知,为世所怨。雷公曰:臣请诵《脉经上下篇》,甚众多矣,别异比类,犹未能以十全,又安足以明之。

帝曰:子别试通五藏之过,六府之所不和,针石所败,毒药所宜,汤液滋味,具言其状,悉言以对,请问不知。雷公曰:肝虚肾虚脾虚,皆令人体重烦冤,当投毒药刺灸砭石汤液,或已,或不已,愿闻其解。帝曰:公何年之长而问之少,余真问以自谬也。吾问子窈冥③,子言《上下篇》以对,何也?夫脾虚浮似肺,肾小浮似脾,肝急沉散似肾,此皆工之所时乱也,然从容得之。若夫三藏土木水参居,此童子之所知,问之何也?

雷公曰:于此有人,头痛,筋挛骨重,怯然少气,哕噫腹满,时惊,不嗜卧,此何藏之发也?脉浮而弦,切之石坚,不知其解,复问所以三藏者,以知其比类也。帝曰:夫从容之谓也。夫年长则求之于府,年少则求之于经,年壮则求之于藏。今子所言皆失,八风菀热,五藏消烁,传邪相受。夫浮而弦者,是肾不足也。沉而石者,是肾气内着也。怯然少气者,是水道不行,形气消索④也。咳嗽烦冤者,是肾气之逆也。一人之气,病在一藏也。若言三藏俱行,不在法也。

雷公曰:于此有人,四支解惰,咳喘血泄,而愚诊之,以为伤肺,切脉浮大而紧,愚不敢治,粗工下砭石,病愈多出血,血止身轻,此何物也?帝曰:子所能治,知亦众多,与此病失矣。譬以鸿飞,亦冲于天。夫圣人之治病,循法守度,援物比类,化之冥冥⑤,循上及下,何必守经。今夫脉浮大虚者,是脾气之外绝,去胃外归阳明也。夫二火不胜三水,是以脉乱而无常也。四支解惰,此脾精之不行也。咳喘者,是水气并阳明也。血泄者,脉急血无所行也。若夫以为伤肺者,由失以狂也。不引比类,是知不明也。夫伤肺者,脾气不守,胃气不清,经气不为使,真藏坏决,经脉傍绝,五藏漏泄,不衄则呕,此二者不相类也。譬如天之无形,地之无理,白与黑相去远矣。是失,吾过矣。以子知之,故不告子,明引比类《从容》,是以名曰诊轻,是谓至道也。

【难点注释】

①燕坐:燕,安然的样子。这里指安然地坐着。
②杂学:指医学以外的学说。
③窈冥:深奥的理论。
④消索:散尽。
⑤冥冥:幽深莫测。

【白话精译】

黄帝安坐,召唤雷公问道:你是学习医术,诵读医书的,或能广泛阅览群书,并能取象比类,贯通融会医学的道理。对我谈谈你的专长吧。雷公回答说:我诵读过《脉经》上、下篇的很多内容,但对辨别异同,取象比类,还不能十全,又怎能说完全明白呢。

黄帝说:你试用《脉经》上、下篇以外,以素所通晓的理论,来解释五脏之所病。六腑之所不和,针石治疗之所败,毒药治疗之所宜,以及汤液滋味等方面的内容,并具体说明其症状,详细地做出回答,如果有不知道的地方,请提出来问我。雷公说:肝虚、肾虚、脾虚都能使人身体沉重和烦闷,当施以毒药、刺灸、砭石、汤液等方法治疗后,有的治愈,有的不愈,想知道这应如何解释。黄帝说:你已经年长了,为什么提的问题这么幼稚呢?这是由于我的发问而招来的错误回答。我本来想问你比较深奥的道理,而你却以《脉经》上、下篇的内容来回答我,是什么缘故呢?脾脉本宜微软,今病而现虚浮,与肺脉相似,肾脉本应微沉,今病而现小浮,与脾脉相似,肝脉本应微弦,今病而现急沉散,与肾脉相似,这些都是医生时常易于混淆的,然而如能从容不迫地去诊视,还是可以分辨清楚的。至于脾、肝、肾三脏,分属于土、木、水,三者均居膈下,部位相近,这是小孩子都知道的,你问它有什么意义呢?

雷公说:在此有这样的病人,头痛,筋脉拘挛,骨节沉重,畏怯少气,哕噫腹满,时常惊骇,不欲卧,这是哪一脏所发的病呢?其脉象浮而弦,重按则坚硬如石,我不知应如何解释,故再问三脏,以求能知如何比类辨析。黄帝说:这应从容进行分析。一般来说,老年人的病,应从六腑来探求;少年人的病,应从经络来探求;壮年人的病,应从五脏来探求。现在你只讲脉症,不谈致病的根由,如外而八风之郁热,内而五脏的消烁,以及邪传相受的次第等,这样就失去了对疾病全面的理解。脉浮而弦的,是肾气不足;脉沉而坚硬如石的,是肾气内著而不行;畏怯少气的,是因为水道

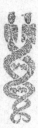

不行，而形气消散；咳嗽烦闷的，是肾气上逆所致。这是一人之气，其病在肾一脏，如果说是三脏俱病，是不符合诊病法则的。

雷公问：在此有这样的病人，四肢懈怠无力，气喘咳嗽而血泄，我诊断了一下，以为是伤肺，诊其脉浮大而紧，我未敢治疗，一个粗率的医生治之以砭石，病愈，但出血多，血止以后，身体觉得轻快，这是什么病呢？黄帝说：你所能治的和能知道的病，已是很多的了，但对这个病的诊断却错了。医学的道理是非常深奥的，好比鸿雁的飞翔，虽亦能上冲于天，却得不到浩渺长空的边际。所以圣人治病，遵循

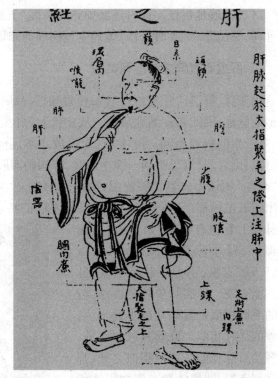

金代《子午流注针经》经脉图中的肝之经走向图

法度，引物比类，掌握变化于冥冥莫测之中，察上可以及下，不一定拘泥于常法。今见脉浮大而虚，这是脾气外绝，去胃而外归于阳明经。由于二火不能胜三水，所以脉乱而无常。四肢懈怠无力，是脾精不能输布的缘故。气喘咳嗽，是水气泛滥于胃所致。血泄，是由于脉急而血行失其常度。假如把本病诊断为伤肺，是错误的狂言。诊病不能引物比类，是知之不明。如果肺气受伤，则脾气不能内守，致胃气不清，经气也不为其所使，肺脏损坏，则治节不通，致经脉有所偏绝，五脏之气俱漏泄，不衄血则呕血，病在肺在脾，二者是不相类同的。如果不能辨别，就如天之无形可求，地之无位可理，黑白不分，未免相距太远了。这个失误是我的过错，我以为你已经知道了，所以没有告诉你，由于诊病必须明晓引物比类，以求符合《从容》篇的说法，所以叫作真经，这是至真至确的道理所在。

【专家评鉴】

一、医生应具备的条件

本篇首先强调了作为医生要"览观杂学"，就是要博览群书，具有渊博知识，以资医学借鉴，才能不断提高医疗技术水平。其次是通晓比类取象的方法，通过"比

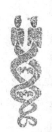

类"，才能准确地辨证。同时还必须熟练掌握"五藏六府，胆胃大小肠脾胞膀胱，脑髓涕唾，哭泣悲哀，水所从行"等的生理病理的知识，诊断治疗上才不易发生错误。

二、肝虚肾虚脾虚脉症有类似

由于脾、肝、肾"土木水参居"，位置相近，都属脏、属阴，临床上很容易出现相互类似的脉症，因此要详细地辨别。从症状上"肝虚肾虚脾虚，皆令人体重烦冤。"但是，其产生的机理不同。肝主筋，为罢极之本，肝病则筋脉弛纵，不能收持。肾主骨，肾病则骨弱，难于举动。脾主四肢，脾病则四肢倦怠无力，懒于行动。张介宾解释"烦冤"则认为："然三脏皆阴，阴虚则阳亢，故又令人烦冤胸闷也。"从以上可以看出三脏虽然都产生同一症状，但各具不同的特点，产生的机理也不相同。另外，从脉象上看也有疑似，如文中"脾虚浮似肺，肾小浮似脾，肝急沉散似肾。"五脏有疾，不但症状有表现，脉象亦能表现。脾病脉象软弱而浮，与肺的毛脉相似。肾病其脉小而不沉，与脾的代脉相似。肝病其脉急沉散，与肾的石脉相似。这些相似之处，都应详细审察，明辨清楚。正如王冰所云："然浮而缓曰脾，浮而短曰肺，小浮而滑曰心，急紧而散曰肝，搏沉而滑曰肾。"详细地说明了五脏的脉象对分辨疑似脉有重要的帮助。

三、围绕病机，全面辨析肾病

文中举例说明肾病脉症的辨析："头痛筋挛骨重，怯然少气，哕噫腹满，时惊不嗜卧，此何脏之发也？脉浮而弦，切之石坚。"头痛是由于肾精不足，脑海空虚，或肾阴不足，虚火上

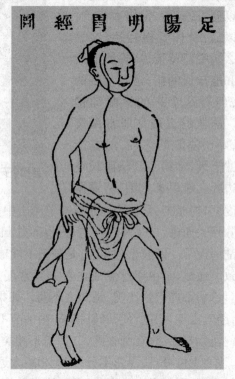

清吴谦等《外科心法要诀》中的足阳明胃经图

炎，筋挛骨重，肾水不足，筋骨失养所致。怯然少气，是由于肾虚精不能化气，心胆气虚，形气不充。哕噫腹满，咳嗽烦冤，是肾阳亏虚，脾失温煦，胃气上逆所致。肾阳虚衰，肾气不足，摄纳失常，气不归元，故气上逆咳嗽。肾阴亏虚，阴盛阳亢，虚阳内扰则令人心烦，胸闷不安。时惊不嗜卧，多因肾阴亏虚，心火独亢，心肾不交而致。脉浮而弦，多由肾虚，肝木失养，肝气外泄而致。脉沉石坚，是肾阳不足，肾气内著而行，阴寒凝滞所致。上述诸症，详细分析了肾脏病变的机理，对指导诊断具

有一定的指导意义。

四、"夫年长则求之于府,年少则求之于经,年壮则求之于藏"

简明扼要地说明了不同年龄的生理病理特点。张介宾释为:"夫年长者,每多口味,六腑所以受物,故当求之于腑以察其过。年少者每忽风寒劳倦,所受在经,故当求之于经以察其伤。年壮者多纵房欲,五脏所以藏精,故当求之于脏以察其虚实。"深刻地揭示了临床辨证的总体方向,对于治疗儿童、中年、老年疾病具有重要的指导价值和临床意义。

五、脾肺病症有类似以及脾肺病的具体辨证

文中指出脾脏病变有时也会出现喘咳,肺脏病变有时出现呕吐,这是脾肺病症的类似表现,万不可认脾病喘咳为伤肺,肺病见呕为伤脾,这是诊断错误的狂言,由于不能引物比类,"是知之不明也"。

文中还详细分析了脾肺病的具体辨证,如脾病"四肢解堕,喘咳血泄……切脉浮大而紧",由于脾不散精,四肢失养,四肢就懈怠无力。由于脾病不能制水,运化失职,则水邪泛滥,并于胃腑,气道不利,故为喘为咳。血泄是由于脉急气乱,气乱则血乱,血不守中,不循常道,溢于脉外。脾虚气外越,气归阳明,则脉浮大而虚。肺病"不衄则呕",张介宾认为这是由于"肺脏损坏,则治节不通,以致经脉有所偏绝,而五脏之气皆失其守,因为漏泄,故不衄血于鼻,则呕血于口。"这其实是肺伤及脾,胃气上逆而致。伤脾伤肺,症状多有疑似,临床上通过四诊,参合脉症,就能辨明它们的机理。如同时出现血症,而伤脾多为"血泄",伤肺多为血衄。

【临床应用】

一、关于"从容"

本篇多次提到"从容"。关于"从容"二字的含义,历来众说纷纭,主要有四种论点:

(一)是指从容不迫,沉着细致的一种态度

这种论点的代表主要是高士宗和张志聪,高士宗说:"圣人治病,循法守度,援物比类,从容中道,帝以此理示诸雷公,故曰示从容。"张志聪说:"得天之道,出于自然,不得勉强,即孔氏之所谓从容中道,圣人也。故示以从容之道,因以名篇。"二者说法虽然不尽相同,但看法比较一致,都是指的一种态度。

(二)认为"从容"即"从人之容貌"的意思

这种论点是吴昆的看法,他认为;"篇内论病情有难知者,帝示雷公从人之容貌,而求合病情,其长其少其壮,容不类也。"从全文看来,这种说法比较牵强附会,

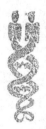

（三）认为"从容"是古经中的篇名

如马莳说："从容，系古经篇名，见第二节，本篇详示从容之意，故名篇。"王冰说："《从容》，上古经篇名也。何以明之？《阴阳类论》：雷公曰：臣悉尽意，受传经脉，颂得从容之道，以合《从容》。明古文有《从容》矣。"张介宾注曰："颂，诵同。从容之通可诵，其为古经篇名可知，如《示从容论》之类是也。以合《从容》，合其法也。"无论从本文还是从全书来看，马莳、王冰、张介宾的看法都是比较确切的。

（四）"从容"是关于辨证一类的文献

这种看法主要是近代的任应秋教授，他在《〈内经〉十讲》中提出："《从容》：如上所述，《阴阳类论》《解精微论》都提到了《从容》这个文献。特别是《阴阳类论》还说：颂得《从容》之道，以合从容。张介宾为之解释云：'颂，诵同。《从容》之道可诵，其为古经篇名可知，如《示从容论》之类是也。以合《从容》，合其法也'今《素问》的《示从容论》，主要是讲通过脉症的观察，进行分析病变的问题。果尔，则《从容》当属于辨证一类的典籍"。

但是，并不是说本文中所有的"从容"都是指的古经中《从容》篇。如第一处："此皆工之所时乱也，然从容得之。"中的"从容"二字，就以"从容不迫"来解释为好，此处是指一种沉着细致分析问题的态度。

二、出血性疾病为何放血

文中提到"粗工以下砭石，病愈多出血，血止身轻。"结合上下文来看这种出血，主要是血泄，也就是大便下血之类疾病，而血泄的产生无不是肠道湿热以及脾胃虚寒使胃肠之脉络受损所致，而用砭石放血，不但能使邪热所血而出，同时还能够理脾调气，脾气恢复，自能摄血，血自循经而行。张介宾解释说："按《血气形态篇》曰：阴明常多气多血，刺阳明出血气。故雷公问粗工下砭石而愈者，正所以泄阳明之邪实耳。"也说明了血泄用放血而愈的机理。由此不难看出，临床上的治法都必须依照疾病的机理而制定，才能达到"治病必求于本。"

三、辨疑似的重要性

本文中有一段很精彩的文字，是一个具体病例的分析，在《内经》中是比较少见的，因而弥见珍贵。病例中多次提到脾、肝、肾证有类同，如"肝虚肾虚脾虚，皆令人体重烦冤"。而且脉也有疑似，"脾虚浮似肺，肾小浮似脾，肝急散似肾"，这些疑似都是"工之所时乱"的原因。临床上只要善于运用《从容》的真谛——"比类"的方法，细察详审，比类相求，就能辨别它们各自的特点，审症求因，从复杂的症状中，分辨异同，找出病本所在，真正达到明白"一人之气，病在一藏"的道理。

一个临床医生，在对病人进行了全面的诊察，掌握了大量的第一手资料后，能否对这些资料进行由表及里、由此及彼、由浅入深的分析,分辨疑似症状,求得病本,是临床诊治成败的关键。

疏五过论第七十七

【要点解析】

一、指出医理深奥,临症必须掌握一定的法则和常规。

二、分析了医生在临症上的五种过错。

三、强调诊治疾病必须结合天时、人事、体质、年龄、脏象、脉色等等,才能取得较好的疗效。

【内经原典】

黄帝曰:呜呼远哉!闵闵①乎若视深渊,若迎浮云,视深渊尚可测,迎浮云莫知其际。圣人之术,为万民式,论裁志意,必有法则,循经守数②,按循医事,为万民副③,故事有五过四德,汝知之乎?雷公避席再拜曰:臣年幼小,蒙愚以惑,不闻五过与四德,比类形名,虚引其经④,心无所对。

帝曰:凡未诊病者,必问尝贵后贱,虽不中邪,病从内生,名曰脱营。尝富后贫,名曰失精,五气留连,病有所并。医工诊之,不在藏府,不变躯形,诊之而疑,不知病名。身体日减,气虚无精,病深无气,洒洒然时惊,病深者,以其外耗于卫,内夺于荣。良工所失,不知病情,此亦治之一过也。

凡欲诊病者,必问饮食居处,暴乐暴苦,始乐后苦,皆伤精气,精气竭绝,形体毁沮。暴怒伤阴,暴喜伤阳,厥气上行,满脉去形。愚医治之,不知补泻,不知病情,精华日脱,邪气乃并,此治之二过也。

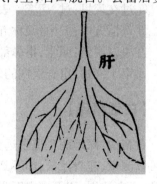

明代张介宾《类经图翼》脏腑图中的肝脏图

善为脉者,必以比类奇恒,从容知之,为工而不知道,此诊之不足贵,此治之三过也。

诊有三常,必问贵贱,封君败伤⑤,及欲侯王。故贵脱势,虽不中邪,精神内伤,身必败亡。始富后贫,虽不伤邪,皮焦筋屈,痿躄为挛。医不能严,不能动神,外为柔弱,乱至失常,病不能移,则医事不行,此治之四过也。

凡诊者必知终始,有知余绪,切脉问名,当合男女⑥。离绝菀结,忧恐喜怒,五藏空虚,血气离守,工不能知,何术之语。尝富大伤,斩筋绝脉,身体复行,令泽不息。

故伤败结积,留薄归阳,脓积寒炅。粗工治之,亟刺阴阳,身体解散,四支转筋,死日有期,医不能明,不问所发,唯言死日,亦为粗工,此治之五过也。

凡此五者,皆受术不通,人事不明也。故曰:圣人之治病也,必知天地阴阳,四时经纪,五藏六府,雌雄表里,刺灸砭石,毒药所主,从容人事,以明经道,贵贱贫富,各异品理,问年少长,勇怯之理,审于分别,知病本始,八正九候,诊必副矣。

治病之道,气内为宝,循求其理,求之不得,过在表里⑦。守数据治,无失俞理,能行此术,终身不殆。不知俞理,五藏菀熟,痈发六府,诊病不审,是谓失常。谨守此治,与经相明,《上经》《下经》,揆度阴阳,奇恒五中⑧,决以明堂⑨,审于终始⑩,可以横行。

【难点注释】

①闵闵:深远的样子。

②循经守数:遵循一定的医学法则。

③按循医事,为万民副:按,察也。循,同巡。副,辅助。本句意为察巡医事,以辅民生。

④比类形名,虚引其经:比类,比符类别。形,病形。名,病名。虚引,空引。经,指经论。整句意为只能从疾病的症状与名称上,空引经论,而不明内在机理。

⑤封君败伤:封君,指封君拜侯;败伤,指削去官职。

⑥当合男女:要符合男女各自的特殊情况。

⑦过在表里:过,病变。表里,指表里不协调。

⑧奇恒五中:五中,又称五内,指五脏。指五脏的正常与异常。

⑨决以明堂:明堂,指鼻部。以明堂为决断的标志。

⑩审于终始:审查疾病的发病原因和发病过程。

【白话精译】

黄帝说:深远啊!道之远大幽深,好像视探深渊,又好像迎看浮云,但渊虽深,尚可以测量,迎看浮云,却不到其边际。圣人的医术,是万民学习的榜样,论裁人的志意,必有法则,因循遵守医学的常规和法则,审查医事,为万民的辅助,所以医事有五过和四德,你知道吗?雷公离开席位再拜回答说:我年纪幼小,蒙昧无知,不曾听说过五过和四德,虽然也能从病的症状和名目上来比类,但只是虚引经义而已,心里还不明白,不能回答。

黄帝说:在未诊病前,应问病人的生活改变情况,如果是先贵后贱,虽然没有感受外邪,也会病从内生,这种病叫"脱营"。如果是先富后贫,发病叫作"失精",由于五脏之气留连不运,积并而为病。医生诊察这种病,病的初期,由于病不在脏腑,形体也无改变,医生常诊而疑之,不知是什么病。日久则身体逐渐消瘦,气虚而精无以生，病势深重则真气被耗，阳气日虚；因洒洒恶寒而心怵时惊，其所以病势日益深重，是因为在外耗损了卫气，在内劫夺了营血。这种病即便是技术高明的医生，若不问明病人的情况，不知其致病原因，更不能治愈，这是诊治上的第一个过失。

凡欲诊治疾病时，一定要问病人的饮食和居住环境，以及是否有精神上的突然欢乐、突然忧苦，或先乐后苦等情况，因为突然苦乐都能损伤精气，使精气竭绝，形体败坏。暴怒则伤阴，暴喜则伤阳，阴阳俱伤，则使人气厥逆而上行，充满于经脉，而神亦浮越，去离于形体。技术低劣的医生，在诊治这种疾病时，既不能恰当地运用泻治法，又不了解病情，致使精气日渐耗散，邪气得以积并，这是诊治上的第二个过失。

善于诊脉的医生，必将病之奇恒，比类辨别，从容分析，得知其病情，如果医生不懂得这个道理，他的诊治技术就没有什么可贵之处，这是诊治上的第三个过失。

诊病时须注意三种情况，即必须问其社会地位的贵贱、是否曾有被削爵失势之事，以及是否有欲作侯王的妄想。因为原来地位高贵，失势以后，其情志必抑郁不伸，这种人，虽然未中外邪，但由于精神已经内伤，身体必然败亡。先富后贫的人，虽未伤于邪气，也会发生皮毛焦枯，筋脉拘屈，足痿弱拘挛不能行走。对这类病人，医生如果不能严肃地对其进行开导，不能动其思想，改变其精神面貌，而一味地对其柔弱顺从，任其发展下去，则必然乱之而失常，致病不能变动，医治也不发生效果，这是诊治上的第四个过失。

凡诊治疾病，必须了解其发病初期和现在的病情，又要知其病之本末，在诊脉问证时，应结合男女在生理及脉症上的特点。如因亲爱之人分离而怀念不绝，致情志郁结难解及忧恐喜怒等，都可使五脏空虚，血气离守，医生如不知道这些道理，还有什么诊治技术可言。尝富之人，一旦失去财势，必大伤其心神，致筋脉严重损伤，形体虽然仍能够行动，但津液已不再滋生了。若旧伤败结，致血气留聚不散，郁而化热，归于阳分，久则成脓，脓血蓄积，使人寒热交作。粗率的医生治疗这种病，由于他不了解病系劳伤脓积，而多次刺其阴阳经脉，使其气血更虚，致身体懈散，四肢转筋，死期已不远了，医生对此既不能明辨，又不问其发病原因，只是说病已危重，这是粗率的医生，此为诊治上的第五个过失。

上述的五种过失，都是由于医生的学术不精，人情事理不明所造成的。所以说：圣人的治病，必知自然界阴阳的变化，四时寒暑的规律，五脏六腑之间的关系，经脉之阴阳表里，刺灸、砭石、毒药治病之所宜，能周密详审人情事理，明确诊治之常道，从病人的贵贱贫富，区分其体制，裁及发病的各自特点，问其年龄之长幼，知其性情勇怯之理，审察病色出现的部位，以知其病之本始，并结合四时八风正气及三部九候脉象进行分析，所以他的诊疗技术是全备的。治病的道理，应重视病人元气的强弱，从其元气的强弱变化中，探求其病，如果求之不得，其病便是在阴阳表里之间。治病时应遵守气血多少及针刺深浅等常规，不要失去取穴的理法，能这样来进行医疗,则终生可不发生差错。如果不知取穴的理法,而妄施针石,可使五脏积热,痈发于六腑。若诊病不能详审周密,便是失常,若能谨守这些诊治法则,自会与经旨相明,能通晓《上经》《下经》之义及如何揆测度量阴阳的变化,诊察奇恒之疾和五脏之病,而取决于明堂之色,审知疾病的始终等道理,便可随心所欲而遍行于天下。

【专家评鉴】

一、五过

本篇中通过黄帝与雷公的对话,讨论了由于"受术不通,人事不明",在临床诊治疾病的过程中容易犯的五种过错。

（一）一过:不问贵贱贫富,不审病因病情

人的境遇,贫贱富贵与疾病有千丝万缕的关系,因为地位的变化,处境的贫富,往往会导致人们的精神造成创伤,脏腑功能的失调,从而产生种种疾病。文中举出如"脱营""失精"这类病症,就是由于境遇的变化,情志内伤而得。其中过去地位尊贵,现在地位低下,就会造成心怀屈辱,心志不舒则血无以生,营无以化,脉日以竭,这样的病症,称为"脱营"。而过去富有,现在贫穷,生活窘迫,日夜煎熬,食养不充,五脏精气日加消败,这种病症称为"失精"。他们的产生都是情志不舒,脏气郁结,气血不行,损伤五脏精气而为病,故有"五气留连,病有所并"。这类疾病在临床上,如果不明确了解患者的境况,就会出现"不在脏腑,不变躯形"给诊断上造成困难。如果疾病进一步发展,就会出现"身体日减,气虚无精",以及"病深无气,洒洒然时惊"的表现,但无论病症怎样变化,情志郁结始终是其根源。

这一种失误主要在于未能仔细询问患者的境遇情况,没有审察病因,没有把握住病情表现,故有"良工所失,不知病情"。

（二）二过:不问饮食喜怒,不明虚实补泻

在问诊过程中,必须要详细询问患者的饮食、居住环境,情绪的苦乐喜怒变化情况。这是因为饮食有膏粱藜藿的不同,居住环境有寒温燥湿的差别,饮食不当,居处失宜,就会耗伤人的精气。情绪上,乐则喜,喜则气缓,苦则悲,悲则气消,故苦乐失常皆伤精气,严重者"精气竭绝,形体毁沮"。暴怒容易伤肝,肝藏血,故伤阴。过喜则伤心,心藏神,故伤阳。凡是喜怒过度而伤及人体精气,都能令人气厥逆而上行,导致"满脉去形"的精脱于中的危险症候。

以上这些症状的产生,都是本于饮食、环境、情志所伤,病理性质大多本虚标实,如果不详问其因,详察其情,就会不辨虚实,不知补泻,就会导致阴阳败竭,"精华日脱,邪气乃并"的危重病情。

（三）三过:不知比类、奇恒、从容,不掌握脉诊脉法比类、奇恒、从容都是古经篇名，所讨论的是关于诊法、辨证的有关方法和态度，脉诊是其讨论的主要内容之一。也有人把比类、奇恒、从容解释为方法和态度。二种解释均通，前者是出处，后者是从内容言。作为一个医生，必须善于学习前人的经验，掌握比类相求，因阴察阳，因表察里，因正察邪，因此察彼，以奇恒异常之脉症，皆自从容之法而知之，逐渐通脉诊法。

（四）四过：不掌握三常，不能严以动神

文中提到"诊有三常，必问贵贱，封君败伤，及欲侯王。"医生要把了解患者的贵贱、贫富、苦乐三方面作为问诊的常规，这三者的变动，如地位贵贱的改变，仕途失意的挫折，升官发财的欲望等，一旦脱势，虽然不是感受外邪，但抑郁不伸，精神上先已内伤，重者还会死亡。如先是富有的人，一旦贫穷，虽没有外邪伤害，也会发生皮毛枯憔，筋脉拘急，发为痿躄或拘挛。

在掌握了三方面问诊的常规以后，医生如果没有严肃的态度，不能说服、转变患者的精神意识，而表现得软弱无能，手足无措，任其好恶，病人的情志不能有所转移，那么医疗也就不会有好的效果。

（五）五过：不了解病因和经过，妄断后果

医生诊察疾病，必须要知道发病的经过，了解疾病的本来，掌握病情的轻重，在切脉问诊时，要注意男女的区别，尤其是生离死别，情怀郁结，忧愁恐惧喜怒等，都可能使五脏空虚，血气离散，如果医生不知道这些，还谈什么诊治技术！如"尝富大伤"之人，患"脓积寒炅"之症，这是因为大伤之后，情志郁结，精气大耗，筋脉受损，血气结滞阳分，郁而化热，脓血蓄积，令人寒热交作。身体虽然能依旧行动，但精气却不能正常滋润化生了。若"粗工"不明原因，盲目施治，"亟刺阴阳"，使血气消散，则会使病人身体运动不能自如，四肢出现拘挛转筋，死期不远了。医生若不能明辨疾病发生的经过和原因，只是妄言预后不良，便是医术不高明的医生，也是诊治上的第五种过失。

二、杜绝"五过"的方法

要杜绝"五过"，就必须精通医术，明人事，具体方法有：

（一）必知"天地阴阳，四时经纪"

人禀天地之气生，因四时之法而成，因此，医生必须要掌握天体的运动，时间的推移，地域地势，五方，阴阳的变化规律，四季时令节气等变化。

（二）必知"五脏六腑，雌雄表里，刺灸砭石，毒药所主"

脏腑有阴阳，经络有表里，刺灸石药各有所宜忌，这些重要理论，都是诊治疾病的基础，因此，必须要全面掌握医药针灸各方面知识。

（三）"从容人事，以明经道"

要明白人情事理，了解社会知识。知道人事有不齐，品类有同异，贵贱贫富有差别,性情有喜怒不同,年龄有少长,胆量有勇怯之分,能明白这些普通规律,诊断上就能知道病因,治疗上就会达变。

(四)"审于分部,知病本始,八正九候,诊必副矣"

脏居于内,象见于外,能观察形色于分部,就可以知道疾病的原因,能合八正时节气候,察邪正于三部九候的脉象,那么诊断就比较全面准确了。

具备了这四种方法,又能把握住元气强弱这个关键,注意表里寒热虚实的变化,选择相应的治疗方法,遵循医疗常规大法,明确俞穴的理论,在临床上就能与《上经》《下经》中诸篇的经旨相互发明,再参合面部的望诊,审察疾病的终始,就"心通一贯,应用无穷"。

【临床应用】

一、关于"四德"的具体内容

原文中明确提出了"五过",但对"四德"却只讨论了整体内容,未作具体划分,历代也有不同看法,其主要见解有五:

其一,马莳:"按帝言五过四德,而今四德不具,亦公不复问,而公未之答欤。"

其二,吴昆:"治病之道,气内为宝,循求其理,求之不得,过在表里",为德之一;以"守数据治,无失俞理,能行此术,终身不殆",为德之二;以"不知俞理,五脏菀熟,痈发六腑。诊病不审,是谓失常,谨守此治,与经相明",为德之三;以"上经下经,揆度阴阳,奇恒五中,决以明堂,审于终始,可以横行",为德之四。

其三,张介宾:"医辨贤愚,愚者误多,故有五过,贤者道全,故有四德。王氏曰:德者,道之用,生之本,故不可不敬慎也。"关于四德内容则解释:"本篇详言五过,未明四德,而此节一言天道,一言脏象,一言人事,一言脉色,即四德也。"又说:"此下五节(指从'治病之道'至本篇末止)亦皆另四德内事。"

其四,丹波元简:"盖以经文不明显,其义难寻也。"

其五,今人钱超尘教授从校勘训诂研究认为:"'五过'与'四德'是对文。'过'指'过错'。'五过'就是五种过错。'德'是通假字,本字为'得'。'得',指正确的医疗措施。在'五过与四得'里,'德'字不应该解释为道德的德,而应释为得失之得。王冰注已误讲于前,张介宾注又承误于后。"

以上几点,似以三、五较妥。产生"五过"的根源是"受术不通,人事不明。"而"四德"内容,张介宾:"一言天道,一言脏象,一言人事,一言脉色,即四德也。"天道、脏象、脉色是针对"受术不通"而提出的,人事是针对"人事不明"而提出的。关于后面的"重元气""分表里""守法度""明俞理"与经旨相互发明,参合面鼻的色泽、审察疾病的终始等内容,是对"四德"内容的进一步补充。

二、强调问诊的重要性

望、闻、问、切四诊,是中医诊断疾病的重要手段,四诊中的问诊是获取疾病信息的主要方法,是核心中的精髓。从本文阐述"五过,"四德"过程中,可以看出《内经》对于问诊是极其重视的,并且内容全面、细致,包括了姓名、年龄、职业、经济状况、体质营养、性情特点、饮食的喜好,既往史和现病史,与现代病历中问诊的内容大致相同。特别强调要详细诊察,这在"示从容论"中已有专论。在下篇"徵四失论"中,又明确提出:"诊病不问其始,忧患饮食之失节,起居之过度,或伤于毒,不先言此,卒持寸口,何病能中,妄言作名,为粗所穷,此治之四失也。"把那种不详细问诊,只凭"卒持寸口"的做法,列为必须惩处的四失之一。这些论述,对那些粗枝大叶,三言两语或只凭脉诊,故弄玄虚夸大脉诊的坏作风,仍是有力地鞭挞,具有重要的现实指导意义。

三、重视情绪在疾病中的重要作用

本文所指出五过的产生,其因之一是"人事不明",而四德之一就是要"从容人事,以明经道"。2000多年前春秋战国时期的古人已经明确认识到人不仅与天地相应,受自然环境的影响,同时处在阶级社会之中,更容易受到社会环境的影响。因此在诊察疾病过程中,要特别注意社会环境的变化,包括政治地位、经济状况和"离绝菀结,忧恐喜怒"等思想情感的变化,以及对病变的影响,在治疗疾病时,尤其是情志内伤所造成的病变,要特别做好患者的思想工作,使其转变精神意识,才能很好地配合治疗,这也就是常说的"怡情移性",否则只靠针药,"病不能移,则医事不行",是不会收到好的效果的。

徵四失论第七十八

【要点解析】

一、指出"精神不专,志意不理,外内相失"是治不十全的原因。
二、分析医者在临症中的四种过失。
三、告诫医者应当踏踏实实,刻苦钻研,不要骄傲自大,自鸣得意。

【内经原典】

黄帝在明堂,雷公侍坐,黄帝曰:夫子所通书受事①众多矣,试言得失②之意,所以得之,所以失之。雷公对曰:循经受业,皆言十全,其时有过失者,请闻其事解也。

帝曰:子年少,智未及耶,将言以杂合耶?夫经脉十二,络脉三百六十五,此皆人之所明知,工之所循用也。所以不十全者,精神不专,志意不理,外内相失,故时疑殆。诊不知阴阳逆从之理,此治之一失矣。

受师不卒,妄作杂术,谬言为道,更名自功,妄用砭石,后遗身咎,此治之二失也。

不适贫富贵贱之居,坐之薄厚③,形之寒温,不适饮食之宜,不别人之勇怯,不知比类,足以自乱,不足以自明,此治之三失也。

诊病不问其始,忧患饮食之失节,起居之过度,或伤于毒,不先言此,卒持寸口,何病能中,妄言作名,为粗所穷,此治之四失也。

是以世人之语者,驰千里之外,不明尺寸之论,诊无人事。治数之道,从容之葆④,坐持寸口,诊不中五脉,百病所起,始以自怨,遗师其咎。是故治不能循理,弃术于市,妄治时愈,愚心自得。呜呼!窈窈冥冥,熟知其道?道之大者,拟于天地,配于四海,汝不知道之谕,受以明为晦。

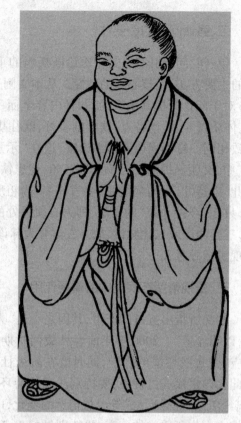

医道之大,可比拟于天地,配于四海,若不能通晓道之教谕,则所接受之道理,虽很明白,必反成晦暗不明。

【难点注释】

①通书受事:授事,授业。通读医书,接受医事。
②得失:"得"指治愈,"失"指治不愈。本句指治疗的成功与不成功。
③坐之薄厚:高注本"坐"作"土"。土之薄厚,即指脾胃功能的强弱。
④葆:通"宝"。

【白话精译】

黄帝坐在明堂,雷公侍坐于旁,黄帝说:先生所通晓的医书和所从事的医疗工作,已经是很多的了,你试着谈谈对医疗上的成功与失败的看法,为什么能成功,为什么会失败。雷公说:我遵循医经学习医术,书上都说可以得到十全的效果,但在医疗中有时还是有过失,请问这应怎样解释呢?

黄帝说:你是由于年岁轻,智力不足,考虑不及呢?还是对众人的学说缺乏分析呢?经脉有十二,络脉有三百六十五,这是人们所明白知道的,也是医生所遵循应用的。治病所以不能收到十全的疗效,是由于精神不能专一,志意不够条理,不能将外在的脉症与内在病情综合一起分析,所以时常发生疑惑和危殆。

诊病不知阴阳逆从的道理,这是治病失败的第一个原因。随师学习没有卒业,学术未精,乱用杂术,以错误为真理,变易其说,而自以为功,乱施砭石,给自己遗留下过错,这是治病失败的第二个原因。治病不能适宜于病人的贫富贵贱生活特点、居处环境的好坏、形体的寒温,不能适合饮食之所宜,不区别个性的勇怯,不知道用比类异同的方法进行分析,这种做法,只能扰乱自己的思想,不足以自明,这是治病失败的第三个原因。诊病时不问病人开始发病情况及是否曾有过忧患等精神上刺激,饮食是否失于节制,生活起居是否超越正常规律,或者是否曾伤于毒,如果诊病时不首先问清楚这些情况,便仓促去诊视寸口。怎能诊中病情,只能是乱言病名,使病为这种粗率医疗作风所困,这是治病失败的第四个原因。

所以社会上的一些医生,虽学道于千里之外,但却不明白尺寸的道理,诊治疾病,不知参考人事。更不知诊病之道应以能做到比类从容为最宝贵的道理,只知诊察寸口。这种做法,既诊不中五脏之脉,更不知疾病的起因。于是开始埋怨自己的学术不精,继而归罪于老师传授不明。所以治病如果不能遵循医理,必为群众所不信任,乱治中偶然治愈疾病,不知是侥幸,反自鸣得意。啊!医道之精微深奥,有谁能彻底了解其中的道理?医道之大,可比拟于天地,配于四海,你若不能通晓道之教谕,则所接受之道理,虽很明白,必反成晦暗不明。

【专家评鉴】

一、四失的原因

本文通过黄帝与雷公的对话,指出医生之所以不能十全,是由于"精神不专,志意不理,外内相失,故时疑殆"。即医者诊病时精神不集中,不能认真地分析和研究,不明白外在的症状和内在病变之间的关系,所以临床时常常产生疑惑和困难,造成不必要的过失,回答文中提出的"所以失之"和"所以不能十全者"的原因。

二、四失的内容

一是诊者不知阴阳逆从之理。文中"诊不知阴阳逆从之理,此治之一失也"。首先指出不懂医学基本理论,这是诊治疾病的第一过失。《景岳全书·传忠录》云:

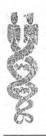

"凡诊病施治，必先审阴阳，乃为医道之纲领，阴阳无谬，治焉有差？医道虽繁，而可以一言蔽之者，曰阴阳而已。故证有阴阳，脉有阴阳，药有阴阳……没能明彻阴阳，则医理虽玄，思过半矣"。阴阳等基本理论贯穿于中医学生理、病理、诊断、治疗养生防病诸方面，对于这些重要的医学理论若不能精通，诊治疾病必然产生重大错误。正如马莳所言："第一失也，不知阴阳逆顺之理也。凡阴阳逆顺之理，非止一端，左手人迎为阳，春夏洪大为顺，沉细为逆；右手气口为阴，秋冬沉细为顺，洪大为逆，男子左手脉大为顺；女子右手脉大为顺，外感阳病见阳脉为顺，阴脉为逆；阴病见阴脉为顺，阳脉为逆。内伤阳病见阳脉为逆，阴脉为逆；阴病见阴脉为顺，阳脉为逆。又色见上下左右，各在其要，上为逆，下为从。女子右为顺，左为从；男子左为逆，右为从也。"马莳从四时、疾病、脉象、男女、上下、左右等方面辨别阴阳逆从，医道虽繁，可用一句概括，即阴阳逆从罢了。强调医学基本理论的重要性，因为医学理论是指导临床的理论依据，如果不很好掌握，不仅治不十全，而且后遗身咎，足以自乱。告诫医者必须特别注意医学理论的学习和研究，要理论联系实际，才能不断提高医学水平，这也是本文惩戒之一，故必须引起医者的高度重视。

二是师术不正，妄作杂术。文中"受师不卒，妄作杂术，谬言为道，更名自功，妄用砭石，后遗身咎。"指出一部分医者尚未毕业，没有把老师传授的医学知识学通学精就半途而废，乱学一些不正的杂术，把荒谬之说当成真理，巧立名目而夸耀自己，不以医学理论为指导，违反辨证论治的治疗特点，盲目施用砭石治疗，不但治不好疾病，反会给病人留下终身痛苦，以此惩戒，要医生端正学风，戒加强医德修养，重视辨证论治，否则会造成过错，正如马莳所云："第二失者，不受师术之正，妄效杂术之邪，以非为是，苟用砭石也。"

三是不适病情，不明比类。文中"不适贫富贵贱之居，坐之薄厚，形之寒温，不适饮食之宜，不别人之勇怯，不知比类，足以自乱，不足以自明。"说明医者在诊治疾病的过程中，不了解病人地位的高低，生活环境的优劣，病人体质的强弱、寒热，不考虑病人饮食喜恶宜忌，不区别病人性情的勇怯，更不知比类异同的方法分析病情，在复杂多变的疾病面前，就不能正确的辨证治疗，这是过失之三，也是惩戒的内容之一。

四是不问其始，卒持寸口。文中"诊病不问其始，忧患饮食之失节，起居之过度，或伤于毒，不先言此，卒持寸口，何病能中，妄言作名，为粗所穷。"说明医者诊病，不详细询问病情的缘由，是否有精神的刺激或饮食的失宜，或是由于某种原因的中毒，不问明这些情况，就贸然切脉，卒持寸口，怎么能把疾病诊断正确呢？这是由于心中无数，只好乱定病名，以欺骗病人，这种粗枝大叶的医疗作风，常会致病情加重，遗患无穷。文中以此为过，惩戒医生，临床时必须四诊合参，详细询问病情，全面运用四诊，收集各种症状、体征和各种有关的资料，综合分析，准确判断，正确施治，且防抓住一点或片面诊断而造成过失。

三、医道精深奥妙

本文以精练的文字，论述了"所以得之，所以失之"的根本经验，承上文分析了医事活动过程中常犯的四种过失，从反面经验教诲医生要注意医学理论的研究，要求医者要有实事求是的科学态度，要注意四诊合参，辨证论治，不要犯上述四种过失，否则就会"后遗身咎"，"足以自乱"，治不十全。因此，本文最后大声疾呼：医道是"窈窈冥冥，孰知其道？道之大者，拟于天地，配于四海。"即医道精深奥妙，有谁能彻底了解其中的道理呢？！因为医学的理论，犹天地远大，犹四海之深广，所以必须反复精研，若不知这个道理，即使老师讲得清楚，你还是不能彻底明白的。指出学医不但要老师传授，更重要的是需要自己刻苦钻研，要理论联系实际，才能不断提高诊治水平。

【临床应用】

一、注重医学理论的学习和研究

医学理论来源于治疗的实践活动，反过来又对医疗实践有指导作用，在医疗实践中发展医学理论，检验医学真谛。然而一些医生不明白这些简单的道理，忽视了理论对指导实践的重要性，而盲目实践，就取不到十全的效果，仅凭个人的经验去处理病人就会贻误病情，给病人留下终身之痛苦，文中多处强调要注重理论的学习和研究，医学理论是指导医疗实践的武器，如果不精研学习医学理论，就不能正确的从事医疗实践活动，所以本文特别指出学习医学理论的重要性，多处批评那种不注重理论学习的不良倾向，如"诊不知阴阳逆从之理。""不明寸尺之论"。"治不能循理"等，所以作为一个医生要特别注意医学理论的精研和学习，要理论联系实践，理论指导实践，不能将理论束之高阁，在实践中发展医学理论，检验医学理论，中医学独特完整的理论体系才能形成和发展，在医学理论的指导下，不断提高医学水平。

二、"四诊合参"是中医诊病的基本方法

我国劳动人民在与疾病做斗争的长期医疗实践活动中，创造了丰富的诊察疾病的方法，概括起来主要有"望、闻、问、切"四种。这四种方法各有独特的作用，又密切相关，临症时必须把四种诊察方法综合起来，分析判断，才能相得益彰，做出正确的诊断，故习惯上称之"四诊合参"。在实践中任何只强调某一种诊法而忽视其他几个方面的观点都是错误的。有的医生只过分强调脉诊的重要性，所谓"病家不用开口，便知病情来由"的说法，是不可靠的。早在《内经》的《阴阳应象大论》《五脏生成》《邪气脏腑病形》等篇章中对此就有阐述，如《邪气脏腑病形》篇在论述了"见其色，知其病，

命曰明，按其脉，知其病，命曰神；问其病，知其处，命曰工……"之后，仍强调"以此参伍，决死生之分"就是明证。本篇亦指出：诊病不问其始，卒持寸口，为诊之四失。因此临床实践中，我们应当坚持"四诊合参"诊病的基本原则，既不可草率行事，又不要故弄玄虚，才能做出正确的诊断与治疗。

阴阳类论第七十九

【要点解析】

一、讨论了三阴三阳的含义和功用，以及其相互间的关系和病状、脉象等。
二、论述了疾病的预后与四时阴阳的关系。

【内经原典】

孟春始至^①，黄帝燕坐，临观八极，正八风之气，而问雷公曰：阴阳之类，经脉之道，五中所主^②，何藏最贵？雷公对曰：春甲乙青，中主肝，治七十二日，是脉之主时，臣以其藏最贵。帝曰：却念上下经，阴阳从容，子所言贵，最其下也。

雷公致斋七日，旦复侍坐。帝曰：三阳为经，二阳为维，一阳为游部，此知五藏终始。三阳为表，二阴为里，一阴至绝，作朔晦^③，却具合以正其理。雷公曰：受业未能明。

帝曰：所谓三阳者，太阳为经，三阳脉，至手太阴，弦浮而不沉，决以度，察以心，合之阴阳之论。所谓二阳者，阳明也，

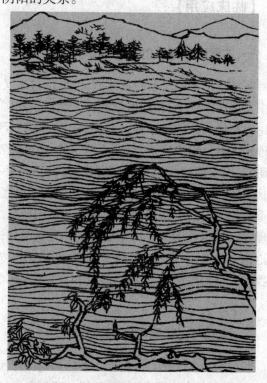

三阳为经，二阳为维，一阳为游部；三阴为表，二阴为里，一阴为阴气之最终，是阳气的开始，有如朔晦的交界，都符合于天地阴阳终始的道理。

至手太阴，弦而沉急不鼓，炅至以病皆死。一阳者，少阳也，至手太阴，上连人迎，弦急悬不绝，此少阳之病也，专阴则死。

三阴者，六经之所主也，交于太阴，伏鼓不浮，上空志心。二阴至肺，其气归膀

胱,外连脾胃。一阴独至,经绝,气浮不鼓,钩而滑。此六脉者,乍阴乍阳,交属相并,缪通五藏,合于阴阳,先至为主,后至为客。

雷公曰:臣悉尽意,受传经脉,颂得从容之道,以合《从容》,不知阴阳,不知雌雄。帝曰:三阳为父,二阳为卫,一阳为纪。三阴为母,二阴为雌,一阴为独使。

二阳一阴,阳明主病,不胜一阴,脉软而动,九窍皆沉。三阳一阴,太阳脉胜,一阴不能止,内乱五藏,外为惊骇。二阴二阳,病在肺,少阴脉沉,胜肺伤脾,外伤四支。二阴二阳皆交至,病在肾,骂詈妄行,巅疾为狂。二阴一阳,病出于肾,阴气客游于心脘,下空窍堤,闭塞不通,四支别离。一阴一阳代绝,此阴气至心,上下无常,出入不知,喉咽干燥,病在土脾。二阳三阴,至阴皆在,阴不过阳,阳气不能止阴,阴阳并绝,浮为血瘕,沉为脓胕。阴阳皆壮,下至阴阳。上合昭昭,下合冥冥,诊决生死之期,遂合岁首。

雷公曰:请问短期④。黄帝不应。雷公复问。黄帝曰:在经论中。雷公曰:请闻短期。黄帝曰:冬三月之病,病合于阳者,至春正月脉有死徵,皆归出春。冬三月之病,在理已尽,草与柳叶皆杀,春阴阳皆绝,期在孟春。春三月之病,曰阳杀,阴阳皆绝,期在草干。夏三月之病,至阴不过十日,阴阳交,期在濂水⑤。秋三月之病,三阳俱起,不治自已。阴阳交合者,立不能坐,坐不能起。三阳独至,期在石水⑥。二阴独至,期在盛水。

【难点注释】

①孟春始至:孟春,春季之首月。孟春始至,即春季的开始,意指立春这一天。

②五中所主:五中,指五脏,又称五内。所主,指五脏所主的时令。

③朔晦:夏历的每个月的第一天称朔;夏历的每个月的最后一天称为晦。

④短期:不能长寿而死,即指死亡的日期。

⑤濂水:濂水,水结薄冰之时,意指初冬。

⑥石水:王冰:"石水者,谓冬月水冰如石之时也。"

【白话精译】

在立春的这一天,黄帝很安闲地坐着,观看八方的远景,候察八风的方向,向雷公问道:按照阴阳的分析方法和经脉理论,配合五脏主时,你认为哪一脏最重要?雷公回答说:春季为一年之首,属甲乙木,其色青,五脏中主肝,肝旺于春季七十二日,此时也是肝脉当令的时候,所以我认为肝脏为最贵。黄帝道:我依据《上、下经》阴阳比类分析的理论来体会,你认为最贵的,实际上却是其中最贱下的。

雷公斋戒了七天,早晨又侍坐于黄帝的一旁。黄帝道:三阳为经,二阳为维,一阳为游部,懂得这些,可以知道五脏之气运行的终始了。三阴为表,二阴为里,一阴为阴气之最终,是阳气的开始,有如朔晦的交界,都符合于天地阴阳终始的道理。

雷公说:我还没有明白其中的意义。黄帝道:所谓"三阳",是指太阳,其脉至于手太阴寸口,见弦浮不沉之象,应当根据常度来判断,用心体察,并参合阴阳之论,以明好坏。所谓"二阳",就是阳明,其脉至于手太阴寸口,见弦而沉急,不鼓击于指,火热大至之时而有此病脉,大都有死亡的危险。"一阳"就是少阳,其脉至于手太阴寸口,上连人迎,见弦急悬而不绝,这是少阳经的病脉,如见有阴而无阳的真脏脉象,就要死亡。"三阴"为手太阴肺经,肺朝百脉,所以为六经之主,其气交于太阴寸口,脉象沉伏鼓动而不浮,是太阴之气陷下而

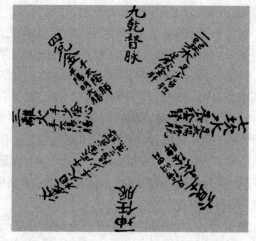

人身督任脉手足经脉应洛书先天八卦图,选自清代江永《河洛精蕴》

不能上升,以致心志空虚。"二阴"是少阴,其脉至于肺。其气归于膀胱,外与脾胃相连。"一阴"是厥阴,其脉独至于太阴寸口,经气已绝,故脉气浮而不鼓,脉象如钩而滑。以上六种脉象,或阳脏见阴脉,或阴脏见阳脉,相互交错,会聚于寸口,都和五脏相通,与阴阳之道相合。如出现此种脉象,凡先见于寸口的为主,后见于寸口的为客。

雷公说:我已经完全懂得您的意思了,把您以前传授给我的经脉道理,以及我自己从书本上读到的从容之道和今天您所讲的从容之法相结合的话,我还不明白其中阴阳雌雄的意义。黄帝道:三阳如父亲那样高尊,二阳如外卫,一阳如枢纽;三阴如母亲那样善于养育,二阴如雌性那样内守,一阴如使者一般能交通阴阳。

二阳一阴是阳明主病,二阳不胜一阴,则阳明脉软而动,九窍之气沉滞不利。三阳一阴为病,则太阳脉胜,寒水之气大盛,一阴肝气不能制止寒水,故内乱五脏,外现惊骇。二阴二阳则病在肺,少阴脉沉,少阴之气胜肺伤脾,在外伤及四肢。二阴与二阳交互为患,则土邪侮水,其病在肾,骂詈妄行,癫疾狂乱。二阴一阳,其病出于肾,阴气上逆于心,并使脘下空窍如被堤坝阻隔一样闭塞不通,四肢好像离开身体一样不能为用。一阴一阳为病,其脉代绝,这是厥阴之气上至于心发生的病变,或在上部,或在下部,而无定处,饮食无味,大便泄泻无度,咽喉干燥,病在脾土。二阳三阴为病,包括至阴脾土在内,阴气不能至于阳,阳气不能达于阴,阴阳相互隔绝,阳浮于外则内成血瘕,阴沉于里则外成脓肿;若阴阳之气都盛壮,而病变趋向于下,在男子则阳道生病,女子则阴器生病。上观天道,下察地理,必以阴阳之理来决断病者死生之期,同时还要参合一岁之中何气为首。

雷公说:请问疾病的死亡日期。黄帝没有回答。雷公又问。黄帝道:在医书上有说明。雷公又说:请问疾病的死亡日期。黄帝道:冬季三月的病,如病症脉象都属阳盛,则春季正月见脉有死征,那么到出春交夏,阳盛阴衰之时,便会有死亡的危险。冬季三月的病,根据天理,势必将尽,草和柳叶都枯死了,如果到春天阴阳之气都绝,那么其死期就在正月。春季三月的病,名为"阳杀"。阴阳之气都绝,死期在冬天草木枯干之时。夏季三月的病,若不愈,到了至阴之时,那么其死期在至阴后不超过十日;若脉见阴阳交错,则死期在初冬结薄冰之时。冬季三月的病,表现了手足三阳的脉证,不给治疗也会自愈。若是阴阳交错合而为病,则立而不能坐,坐而不能起。若三阳脉独至,则独阳无阴,死期在冰结如石之时。三阴脉独至,则独阴无阳,死期在正月雨水节。

【专家评鉴】

一、三阴三阳的概念、功能及相互关系

原文:"三阳为经,二阳为维,一阳为游部,此知五脏终始。三阴为表,三阴为里,一阴至绝作朔晦,却具合以正其理。"这是对六经概念、作用特征,以及相互关系的具体描述。三阴三阳的命名原则,《内经》中是以阴阳之气的盛衰多少为依据的。如在《素问·阴阳别论》和《素问·经脉别论》中都称厥阴为一阴,少阴为二阴,太阴为三阴;少阳为一阳,阳明为二阳,太阳为三阳。《素问·天元纪大论》说得更加明白,谓"阴阳之气,各有多少,名曰三阴三阳",《素问·至真要大论》云:"阴阳之三也,何谓? 曰:气有多少,异用也。"最初的基本概念是阳之最盛为太阳,用数字模型表述则为三,即三阳;阳之初盛为少阳,即一阳;二阳合明为阳明,即二阳;阴之最盛为太阴,即三阴;阴之始盛为少阴,即二阴,二阴交尽即阴尽阳生为厥阴,即一阴。用"一、二、三"表述了阴阳的数量和层次关系。从经脉的生理特性及层次分类,如《素问·阴阳离合论》和《灵枢·根结》称太阳为开,少阳为枢,阳明为阖,太阴为开,少阴为枢,厥阴为阖。从层次关系上可以看出,开主表,合主里,枢主转运,即太阳为三阳之表,阳明为三阳之里,太阴为三阴之表,厥阴为三阴之里,少阳为太阳

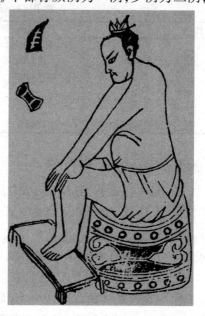

明成化九年刊《针灸四书》灸膏肓穴法图

与阳明之间的枢纽,少阴为太阴与厥阴之间的枢纽。杨上善在《太素》云:"三阳为外门,三阴为内门"。颇为形象地说明了三阴三阳经脉在人体生理活动中,好比两扇大门,起着外围屏障的作用,三阳为第一道屏障,三阴为第二道屏障,三阴三阳之间都保持着正常开合枢的关系,三者之间相互依赖,相互为用,才能真正起到卫外屏障的作用。本文则更为形象地称:"三阳为父,二阳为卫,一阳为纪,三阴为母,二阴为雌,一阴为独使"及"三阳为经,二阳为维,一阳为游部,三阴为表,二阴为里,一阴至绝作朔晦"的意义相同。综上所述,三阳为表、为经、为父,说明太阳为巨阳,其阳气最盛,通巅下背,独统阳分,太阳为表之经,复庇群生,独为尊大。二阳为合、为维、为卫,说明阳明为二阳合明,其经脉上布于头,下循胸腹,独居三阴之中,维络于前,分布于三阳之里(阖),捍卫诸部。一阳为枢、为游部、为纪,说明少阳为三阳之枢纽,出则太阳,入则阳明,为阳气初盛之经,其经循行于躯干的特点是太阳在后(背腰部),阳明分于前(胸腹部),而少阳布于中(侧面部),循行于太阳阳明之中,游行于二部之间,如旗帜两旁的飘带,随风游荡于前后。三阴为开、为表、为母,说明太阴之名起于阴之最盛,太阴经为三阴之表,主开。二阴为阖、为里、为雌。说明二阴为少阴,具有阴之初盛之义,在三阴经的层次中为里主合,"雌"与"里"相对,为"内守后援"之义。一阴为枢,为独使,为至绝作朔晦。说明一阴即厥阴有阴尽阳生之义,屈次于太阴与少阴之间,太阴在三阴之表主开,少阴在三阴之里主阖,故厥阴为三阴之枢。据原文精神归纳为下表。

表79-1 三阴三阳经关系表

代称	名称	名称缘由	特征及作用	层次
三阳	太阳	阳之最盛(巨阳)	为经为父	三阳之开
二阳	阳明	二阳合明	为维为卫	三阳之合
一阳	少阳	阳之初盛	为游部为纪	三阳之枢
三阴	太阴	阴之最盛	为表为母	三阴之开
二阴	少阴	阴之初盛	为里为雌	三阴之合
一阴	厥阴	阴尽阳生	至绝作朔晦独使	三阴之枢

二、三阴、三阳各经的病脉

"三阳脉至手太阴,弦浮而不沉":太阳经脉至寸口上,脉象是洪大以长,今见弦浮不沉,这是病脉,应衡量和观察气血盛衰情况,再结合阴阳理论来诊断。

二阳脉"至手太阴,弦而沉急不鼓":阳明经脉至寸口,脉象应浮大而短,今见弦而沉急无力,这是肝木侮脾土的病脉,如果出现发热的情况,就有死亡的危险。

一阳脉"至手太阴,上连人迎,弦急悬不绝":少阳经脉至寸口,上连人迎,脉见弦急而至不绝这是病脉,若出现有阴无阳的真脏脉,就要死亡。

"三阴者,六经之所主也,交于太阴,伏鼓不浮,上空志心":因太阴有滋养诸经的作用,所以为六经之所主。太阴经在寸口的脉象是轻浮和缓;今见伏鼓不浮的脉象,则是阴盛阳衰,会出现心下空虚等症。

"二阴至肺,其气归膀胱,外连脾胃":少阴经气与肺气相联系,借肺气下降,而下归于膀胱,少阴经气又外达于脾胃。

"一阴独至,经绝,气浮不鼓,钩而滑":厥阴之脉至寸口,应是软滑弦长的脉象,若独至而盛,是经气绝而气浮于外的现象,所以脉不能鼓,钩而滑,而见弦而无胃气之脉。

三、三阴、三阳合病

二阳一阴:阳明胜不过厥阴,肝盛克制胃,脉见软而动。阳明病,胃气不行,则九窍皆不通利。

三阳一阴:膀胱与肝合病,太阳脉盛,肝气不能禁止之,致使五脏之神内乱,外现惊骇之状。

二阴二阳:肾和胃的病可以影响肺,胃经克制肾水,肾虚脉沉而无力。病及肺脾,可使四肢为病。

二阴一阳:肾与三焦合病,病在肾,阴气客游于心,出现心下空虚,清阳不能实四肢,而出现四肢不为所用的现象。

一阴一阳:肝胆合病,出现有间歇的代脉。马莳曰:"肝胆为病者,其气必至心,而其病必及脾也。"

二阳三阴:胃、脾、肺合病,阴阳俱衰,阴阳不相交通而形成离绝。若脉浮则为血痕,脉沉则为脓胕,若阴阳亢盛,可见前阴部疾患。由于对合病脉症记述不详,难以得出确切的病理结论。

【临床应用】

一、关于三阴三阳的讨论

三阴三阳是阴阳学说一个重要的组成部分,是对阴阳双方在数量和层次上的再分析,是一分为三哲学理念的深化,中医的阴阳学说的基本内容是从《周易》那里"移植"过来的,如唐名医孙思邈的"不知《易》,不足以为大医"之论是颇有见地的。

(一)三阴三阳的概念

《内经》里的阴阳受《周易》一分为二、二分为四的逻辑程式和阳主进由少而老,阴主退由老而少的深刻影响,用《周易》中阴阳又有老少的辩证关系,来说明医学上的许多问题,同时,发现阴阳仅分老少的方法,满足不了医学理论发展的需要,在阴阳一分为二的基础上,将其一分为三,在原有二阴(太阴、少阴)和二阳(太阳、少阳)分类的基础上加上阳明和厥阴,则由原来的二阴二阳就演变为三阴三阳,即是太阳、少阳、阳明、太阴、少阴和厥阴。这在很大程度上受了后天八卦阴阳分为"长""次""少"的启发,即乾卦生长男震卦,次男坎卦,少男艮卦,坤卦生长女巽卦,次女离卦,少女兑卦。三阴三阳的命名原则是以阴阳之气的多少而命名的。如《素问·天元纪大论》云："阴阳之气各有多少,名曰三阴三阳。"《素问·至真要大论》则更进一步指出:"阴阳之三也,何谓? 曰:气有多少,异用也。"因气之多少不同,作用不同,表述事物的现象和层次不同,故《素问·阴阳别论》和《素问·经脉别论》都分别将厥阴称一阴,即阴尽阳生之义;少阴称为二阴,即阴之初盛之义;太阴为三阴,即阴之最盛之义;少阳为一阳,即阳之初盛之义;阳明为二阳,即二阳合明之义;太阳为三阳,即阳之最盛之义。阴阳之名推演为三阴三阳之义明矣。

(二)三阴三阳次序上的多样性

由于研究的方法和对象的不同,学术流派各异,三阴三阳在古典医籍里,在具体的方面存在着十分复杂的情况,故三阴三阳的排列次序多种多样。仅就《黄帝内经》《难经》和《寒伤论》等几部医籍所载的情况分析,三阴三阳的排列次序,以三阴三阳分别言之,就有六种之多,合而言之,则更有阳先阴后,阴先阳后,以及阴阳交替错杂为序等等差异,各种各样的排列竟达 20 多种。真可谓得上纷繁复杂、丰富多样了。究其原因,大致有两个方面。第一是用数学方法推演,如《素问·阴阳离合论》云:"阴阳者,数之可十,推之可百,数之可千,推之可万,万之大,不可胜数,然其要一也。"所以三阴三阳的排列组合就出现了多样性。其二,是在古代,由于各种历史条件的限制,各种信息的交流和传递是十分困难和迟缓的,所以许多理论就难免带有地区和学派的局限,对事物的表述缺乏统一的规范,反映于三阴三阳的次序上就呈现为多样性。

(三)三阴三阳的具体分类及次序

在中医古典医籍里有 29 种次序不同的三阴三阳。大致可以归纳为:经脉生理特性及其层次类、经脉长短深浅和气血盛衰类、病理反应类,诊脉部位类、日周期类、旬周期类、年周期类、6~12 年周期类和其他类,共计 9 大类。现分述如下:

1.经脉生理特性及其层次类:《素问·阴阳离合论》和《灵枢·根结》提出:开、阖、枢是指经脉生理功能的特性,及其相互关系的层次。开主表,阖主里,枢主转运,太阳为三阳之表,阳明为三阳之里;太阴为三阴之表,厥阴为三阴之里。故太阴、太阳均名曰开,阳明、厥阴则为阖。少阳为阳入阴之门户,少阴为由阴出阳之路途,形象地说明了三阳与三阴在人体生理活动中起着卫外的屏障作用,三阳经为第一道屏障,三阴经为第一道屏障,三阳经之间,三阴经之间必须保持正常的开合枢关系。三者相互依存,相互为用,才能起到卫外屏障的作用(见表79 -2 所示)。

表 79-2　三阴三阳层次

排列次序	太阳	阳明	少阳	太阴	厥阴	少阴
特性、层次	开	阖	枢	开	阖	枢
原书出处	《素问·阴阳离合论》《灵枢·根结》					

2.病理反应类:这一类的三阴三阳的次序有两个方面,第一个方面伤寒外感热病的传变次序:其总的规律是从表入里,由浅入深,由阳入阴。根据《素问·热论》和《伤寒论》记载其传变的具体次序是太阳、阳明、少阳、太阴、少阴、厥阴(见表79-3所示)。

表79-3 三阴三阳顺序

表述对象	三阴三阳序次						出 处
伤寒热病之传变	太阳	阳明	少阳	太阴	少阴	厥阴	《素问·热论》、《伤寒论》
阴阳多少之顺序	三阳	二阳	一阳	三阴	二阴	一阴	

第二是脉象与三阴三阳病变部位间的特定关系次序,诊察人迎寸口脉象来判断疾病的方法,叫作人迎寸口对比诊脉法,见于《素问·六节藏象论》《灵枢·终始》和《灵枢·禁服》等篇,历代注家大多数认为它是以人迎和寸口两处的脉象同正常人体比较,即可确定病变发生在何处。如人迎比正常人大一倍,即"一盛",余仿此,表示病在少阳;寸口脉比正常人大一倍,即表示病在厥阴,余类推。这种诊法在《内经》里反复出现,说明在当时颇受重视(见表79-4所示)。

表79-4 三阴三阳与脉象

诊脉部位	人 迎			寸 口		
脉 象	一盛	二盛	三盛	一盛	二盛	三盛
病变定位	少阳	太阳	阳明	厥阴	少阴	太阴
出 处	《素问·六节藏象论》					

3.诊脉部位类:诊脉部位的三阴三阳的次序有两个方面,第一个方面是古代全身诊脉法,又称天人地三部九候诊脉法,这种诊法见于《素问·三部九候类》(如表79-5所示)。

表79-5 三阴三阳与三部九候

三部九候	天	人	地
上部	足少阳胆	手少阳三焦	足阳明胃
中部	手太阴肺	手少阴心	手阳明大肠
下部	足厥阴肝	足太阴脾	足少阴肾
出处	《素问·三部九候论》		

第二是《难经·十八难》所谓:"脉有三部,部有四经"的排列次序,是"寸、关、尺"三部诊法的最早记载,这个排列次序是从左至右,自下而上,并结合表里同部,五行相生的规则安排的,是对"独取寸口"诊法的具体化,三阴三阳十二经脉,六脏六腑,包罗无遗,真可谓是一种非常全面的诊法(如表79-6所示)。

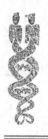

表79-6　三阴三阳与寸口脉

左　手	三　部	右　手
手少阴心 　　　　（火） 手太阳小肠	寸	手太阴肺 　　　　（金） 手阳明大肠
足厥阴肝 　　　　（木） 足少阳胆	关	足太阴脾 　　　　（土） 足阳明胃
足少阴肾 　　　　（水） 足太阳膀胱	尺	手厥阴心包 　　　　（火） 手少阳三焦

4.经脉长短浅深和血气盛衰类：这一类三阴三阳的次序，见于《灵枢·经水》。从原文精神分类，它与针灸的关系尤为密切。十二经水是古代的十二条河流，该篇以"大小、浅深、广狭、远近，各不同"的十二经水，说明各条经脉在人体的相对位置，以及长短、浅深、广狭和含气血多少，所以它是一种形象的比喻。但是值得注意的是："针刺深度"大体上是经脉在皮下的深浅度，"留针时间"与经脉的长度、阔度和所含气血量的多少大体上成正比例关系（见表79-7所示）。

表79-7　三阴三阳与脏腑

	足						手					
经脉 属性	阳明	太阳	少阳	太阴	少阴	厥阴	太阳	少阳	阳明	太阴	少阴	心主
脏腑	胃	膀胱	胆	脾	肾	肝	小肠	三焦	大肠	肺	心	心包
针刺 深度	六分	五分	四分	三分	二分	一分	皆毋过二分					
留针 时间	十呼	七呼	五呼	四呼	三呼	一呼	皆毋过一呼					

5.日周期类：三阴三阳的次序与时间相关，而以昼夜为周期称之为日周期，属于此类的三阴三阳有两个方面。第一个方面是六经病欲解时，即三阴三阳欲解时，它是按照昼为阳，夜为阴，阳主进，由少而太，阴主退，由太而少的原则排列的。三阳病欲解时都在白天，三阴病欲解时都在黑夜，说明人体阴阳气血与自然界昼夜变化有着密切的相应关系。第二是十二经营气的昼夜盛衰周期，它是以子午流注学说为主要基础的，许多针灸著作里都有记载，它的周期与《灵枢·营气》所说"营气"于一日夜之间在十二经脉循行五十周次规律相一致，并用十二地支表示十二个时辰，用十二支作为一昼夜的计时单位，如《类经图翼》记载："肺寅大卯胃辰宫，脾巳心午小未中，申膀酉肾心包戌，亥焦子胆丑肝通。"这首歌诀反映了营气昼夜消长盛衰的节律。总之，昼夜阴阳气盛衰周期是由六经波浪式盛衰小周期所组成的大周期（见表79-8所示）。

表 79-8　三阴三阳日周期

表述对象	时间													
	寅	卯	辰	巳	午	未	申	酉	戌	亥	子	丑	寅	卯
六经病欲解时	少阳病			太阳病			阳明病			少阴病（子丑寅）			太阴病 / 厥阴病	
营气子午流注	手太阴肺	手阳明大肠	足阳明胃	足太阴脾	手少阴心	手太阳小肠	足太阳膀胱	足少阴肾	手厥阴心包	手少阳三焦	足少阳胆	足厥阴肝	手太阴肺	手阳明大肠

　　6.旬周期类：10 天为一旬，所以三阴三阳的旬周期以十个天干作为计算的标准，这一类三阴三阳的排列次序，共有三种。这三种周期的共同特点是以十天干表述时间，以三阴三阳表述经脉，从而说明经脉与时间具有相关性。第一是《灵枢·阴阳系日月》的排列方法，以壬、癸、甲、乙、丙五日属之左手；以丁、戊、己、庚、辛五日属之右手（见表 79-9 所示）。

表 79-9　三阴三阳十日周期

表述对象	时间（以日为单位）										原书出处
	甲	乙	丙	丁	戊	己	庚	辛	壬	癸	
手经经气盛衰周期	左手少阳	左手太阳	左手阳明	右手阳明	右手太阳	右手少阳	右手少阴	右手太阴	左手太阴	左手少阴	《灵枢·阴阳系日月》
手足十二经脉脏腑之气盛衰周期	足少阳胆	足厥阴肝	手厥阴心包 / 手少阳三焦	手太阳小肠 / 手少阴心	足阳明胃	足太阴脾	手阳明大肠	手太阴肺	足太阳膀胱	足少阴肾	《素问·藏气法时论》
经气终绝死期		足太阴脾		手太阴肺		足少阴肾		足厥阴肝	手少阴心		《难经·二十四难》《灵枢·经脉》

　　第二是旬周期的次序，见于《素问·藏气法时论》。从内容分析可知十二经脉已经完备，经脉与脏腑关系已经确立，对时间与经脉之间的相互关系也做了很大的改动，它对于维持内环境的动态平衡和内外环境的协调统一起着极其重要的作用。第三所表述的是手足三阴经经气终绝的死期，见于《灵枢·经脉》和《难经·二十四难》，详见表 79-9 所示。

7.年周期类:一年 12 个月,历法是以十二地支与 12 个月相配,称为月建,这里代表 12 个月,以十二地支表示 12 个月的三阴三阳次序,共有六个方面,分述如下:

第一是《灵枢·阴阳系日月》论述十二个月阴阳盛衰变化与左右十二条经脉具有相关性的次序。

第二是张介宾对《灵枢·阴阳系日月》篇的改良。详见于《类经图翼》,名曰"手足阴阳应十二月图"。

第三是《素问集注》对《灵枢·阴阳别论》"十二月应十二脉"的解释。

第四是《素问·脉解篇》用来解释病理的,在三阴三阳年周期次序中是一种尤为独特的理论。

第五是《难经·七难》关于主时六气旺脉的次序。

第六是《素问·六微旨大论》的三阴三阳六气主时的次序。详见表 79-10 所示。

表 79-10　三阴三阳与年周期

十二支	子	丑	寅	卯	辰	巳	午	未	申	酉	戌	亥	子	丑
十二月	十一月	十二月	正月	二月	三月	四月	五月	六月	七月	八月	九月	十月	十一月	十二月
二十四节气	大雪冬至	小寒大寒	立春雨水	惊蛰春分	清明谷雨	立夏小满	芒种夏至	小暑大暑	立秋处暑	白露秋分	寒露霜降	立冬小雪	大雪冬至	小寒大寒
第一种序次	左足少阳	左足太阳	左足阳明	右足阳明	右足太阳	右足少阳	右足少阴	右足太阴	右足厥阴	左足厥阴	左足太阴	左足少阴		
第二种序次	左足少阳	左足太阳	右足阳明	右手阳明	右手太阳	右手少阳	右足少阴	右足太阴	右足厥阴	左足厥阴	左手厥阴	左手少阴		
第三种序次	手太阴	手阳明	足阳明	足太阴	手少阴	手太阳	足太阳	足少阴	手厥阴	手少阳	足少阳	足厥阴		
第四种序次	太阴		太阳		厥阴		阳明		少阴		少阳		太阴	
第五种序次	厥阴		少阳		阳明		太阳		太阴		少阴		厥阴	
第六种序次	终之气 太阳寒水		初之气 厥阴风木		二之气 少阴君火		三之气 少阳相火		四之气 太阴湿土		五之气 阳明燥金		终之气 太阳寒水	
附:十二月与《周易》卦爻之关系（六爻）	一阳	二阳	三阳	四阳	五阳	六阳	一阴	二阴	三阴	四阴	五阴	六阴	一阳	二阳
卦名	复卦	临卦	泰卦	大壮卦	夬卦	乾卦	姤卦	遁卦	否卦	观卦	剥卦	坤卦	复卦	临卦

8.6~12年周期类：这一类三阴三阳的次序，主要有四种，它们所表述的对象，都是运气学说里的司天之气，又称客气。它的排列方法，就得按照阴阳能量多少为法则，以一阴、二阴、三阴、一阳、二阳、三阳为次序，而不能有其他别的次序，所以这四种三阴三阳的先后排列上，及其与十二支纪年的相互配属并无分歧，只是在十二经脉脏腑与十二地支，三阴三阳六气的对应关系上，颇有不同之处。详见表79-11和表79-12所示。

表79-11　三阴三阳与十二地支

原书出处	十二地支纪年											
	子	丑	寅	卯	辰	巳	午	未	申	酉	戌	亥
《素问·天元纪》等七篇"大论"	少阴热气	太阴湿气	少阳相火	阳明燥气	太阳寒气	厥阴风气	少阴热气	太阴湿气	少阳相火	阳明燥气	太阳寒气	厥阴风气
《素问运气入式论奥·论客气》	足少阴肾	足太阴脾	足少阳胆	足阳明胃	足太阳膀胱	足厥阴肝	手少阴心	手太阴肺	手少阳三焦	手阳明大肠	手太阳小肠	手厥阴心包
《三因极一病证方论·脏腑配天地论》	足少阴肾	手太阴肺	足少阳胆	手阳明大肠	足太阳膀胱	足厥阴肝	手少阴心	足太阴脾	手少阳三焦	足阳明胃	手太阳小肠	手厥阴右肾
《儒门事亲·撮要图》	足少阴肾	足太阴脾	手少阳三焦	手阳明大肠	手太阳小肠	手厥阴心包	手少阴心	手太阴肺	足少阳胆	足阳明胃	足太阳膀胱	足厥阴肝
附:《玄珠密语·六气正对化》	对化	对化	正化	对化	对化	对化	正化	正化	对化	正化	正化	正化

表 79-12　三阴三阳与十二年周期

十二支纪年	子	丑	寅	卯	辰	巳	午	未	申	酉	戌	亥
三阴三阳司天六气	少阴热气	太阴湿气	少阳相火	阳明燥气	太阳寒气	厥阴风气	少阴热气	太阴湿气	少阳相火	阳明燥气	太阳寒气	厥阴风气
手足经脉与脏腑	足少阴肾	手太阴肺	手少阳三焦	足阳明胃	手太阳小肠	手厥阴心包	手少阴心	足太阴脾	足少阳胆	手阳明大肠	足太阳膀胱	足厥阴肝
脏腑之五行属性	水	金	火	土	火	火	火	土	木	金	水	木
司天六气之五行属性	火	土	火	金	水	木	火	土	火	金	水	木
正化与对化	对化	对化	正化	对化	对化	对化	正化	正化	对化	正化	正化	正化

9.其他类

凡在三阴三阳之间没有明显的时间、空间等先后层次的内容,称之为其他类,这一类共有八个方面,详见表 79-13 所示。

表 79-13　三阴三阳的《内经》其他表述

原书出处	三阴三阳序次	表述内容
《灵枢·九针论》	阳明　太阳　少阳　太阴　厥阴　少阴	六经气血多少
《灵枢·五音五味》	太阳　少阳　阳明　厥阴　少阴　太阴	"
《素问·血气形志》	太阳　少阳　阳明　少阴　厥阴　太阴	"
《灵枢·终始》	太阳　少阳　阳明　少阴　厥阴　太阴	六经气绝危象
《素问·诊要经终》	太阳　少阳　阳明　少阴　太阴　厥阴	"
《素问·厥论》	太阴　少阴　厥阴　太阳　少阳　阳明	六经厥逆症
《灵枢·阴阳二十五人》	足阳明　足少阳　足太阳　手阳明　手少阳　手太阳（卫）	六经气血盛衰与髭髯毫毛关系
《灵枢·卫气》	足太阳　足少阳　足少阴　足厥阴　足阳明　足太阴　手太阳　手少阳　手阳明　手太阴　手少阴　手心主	十二经阴阳标本所在

总之,对三阴三阳的有关问题,从基本理论到九大类 29 种不同排列次序,对不同性质的三阴三阳作了扼要的介绍,旨在说明三阴三阳是阴阳学说的主要组成部分,它既是表示阴阳的能量和层次的标准,又是说明事物生长衰亡运动节律的理论。三阴三阳的次序不同,则其含义亦异。三阴三阳次序的多样性,反映了人体与自然界的物质运动存在着有待探索研究的多种多样各不相同的节律周期,是哲学与医学结合的典范。

二、关于肝"藏最贵"问题的讨论

篇首黄帝与雷公的问对,提到肝"藏最贵"的问题。但全篇并未明确何者为贱?综观全文,主要认为春是一年之首,自然界的万物,皆禀受春生之气而萌生,人类亦然。在人身之中,肝脏与春生之气相通应,人体各脏腑组织的活动无不受肝脏所主的升发之气的影响,从天人相应的观点出发,自然界的春季为最重要,在人身则以肝脏为珍贵。所以原文说:"春,甲乙,青,中主肝,治七十二日,是脉之主时,臣以其藏最贵。"如何看待脏腑之间的孰贵孰贱?《素问·灵兰秘典论》做了明确的回答,认为十二脏腑的功能都很重要,各自都有其他脏腑不能替代的功能,但彼此都是密切配合的,于是在强调"心为君主之官"的同时,又说十二脏"相使","不得相失"。《素问·六节藏象论》认为五脏及胃、大小肠、三焦、膀胱都是生命之根本,同样强调各脏腑都很重要,这是《内经》中的基本看法。但为了突出中脏腑在不同功能活动中的重要作用,因而从不同的侧面对各脏腑加以强调。如《素问·灵兰秘典论》突出心为君主之官。《素问·六节藏象论》认为"凡十一脏,取决于胆"。《素问·太阴阳明论》说:"太阴阳明为表里,脾胃脉也……阳明者,表也,五藏六府之海也。"《素问·痿论》:"肺者,藏之长也,心之盖也,"显然,都是从不同角度突出各脏的作用。因此,不能认为该篇只认为肝"藏最贵"而他脏就贱。否则,只能以辞害意,曲解经旨。

方盛衰论第八十

【要点解析】

一、从年老年少、四时季节等方面讨论了人体阴阳之气的盛衰、逆从。

二、依据五行理论,阐述了五脏气虚产生的梦境。

三、从诊有十度谈到诊断必须全面掌握病情,综合分析。

【内经原典】

雷公请问:气之多少①,何者为逆,何者为从。黄帝答曰:阳从左,阴从右,老从上,少从下。是以春夏归阳为生,归秋冬为死,反之则归秋冬为生,是以气多少,逆皆为厥。

问曰:有余者厥耶? 答曰:一上不下,寒厥到膝,少者秋冬死,老者秋冬生。气上不下,头痛巅疾,求阳不得,求阴不审,五部隔无征,若居旷野,若伏空室,绵绵乎属不满日。

是以少气之厥,令人妄梦,其极至迷。三阳绝,三阴微,是为少气。

是以肺气虚,则使人梦见白物,见人斩血藉藉,得其时,则梦见兵战。肾气虚,则使人梦见舟船溺人,得其时,则梦伏水中,若有畏恐。肝气虚,则梦见菌香生草,得其时,则梦伏树下不敢起。心气虚,则梦救火阳物,得其时,则梦燔灼。脾气虚,则梦饮食不足,得其时,则梦筑垣盖屋。此皆五藏气虚,阳气有余,阴气不足。合之五诊,调之阴阳,以在经脉。

诊有五度:度人脉,度藏,度肉,度筋,度俞,度阴阳气,尽,人病自具。脉动无常,散阴颇阳,脉脱不具②,诊无常行③,诊必上下,度民君卿。受师不卒,使术不明,不察逆从,是为妄行,持雌失雄④,弃阴附阳,不知并合,诊故不明,传之后世,反论自章⑤。

至阴虚,天气绝;至阳盛,地气不足。阴阳并交,至人之所行。阴阳交并者,阳气先至,阴气后至。是以圣人持诊之道,先后阴阳而持之,《奇恒之势》乃六十首,诊合微之事,追阴阳之变,章五中之情,其中之论,取虚实之要,定五度之事,知此乃足以诊。是以切阴不得阳,诊消亡,得阳不得阴,守学不湛,知左不知右,知右不知左,知上不知下,知先不知后,故治不久。知丑知善,知病知不病,知高知下,知坐知起,知行知止,用之有纪,诊道乃具,万世不殆。起所有余,知所不足。度事上下,脉事因格⑥。是以形弱气虚,死;形气有余,脉气不足,死。脉气有余,形气不足,生。

是以诊有大方,坐起有常,出入有行,以转神明,必清必静,上观下观,司八正邪,别五中部,按脉动静,循尺滑涩,寒温之意,视其大小,合之病能,逆从以得,复知病名,诊可十全,不失人情。故诊之,或视息视意,故不失条理,道甚明察,故能长久。不知此道,失经绝理,亡言妄期,此谓失道。

【难点注释】

①气之多少:多少,指盛衰。此指阴阳之气的盛衰。
②脉脱不具:谓脉不显明。
③诊无常行:谓诊无固定常规。

④持雌失雄："雌雄"喻阴阳,此谓偏于补阴而伐阳。

⑤章:通"彰"。

⑥脉事因格:格,穷究。句意为穷究脉理。

【白话精译】

雷公问道:气的盛衰,哪一种是逆?哪一种是顺?黄帝回答道:阳气主升,其气从左而右;阴气主降,其气从右而左。老年之气先衰于下,其气从上而下;少年之气先盛于下,其气从下而上。因此春夏之病见阳证阳脉,以阳归阳,则为顺为生,若见阴证阴脉,如秋冬之令,则为逆为死。反过来说,秋冬之病见阴证阴脉,以阴归阴,则为顺为生。所以不论气盛或气衰,逆则都成为厥。雷公又问:气有余也能成厥吗?黄帝答道:阳气一上而不下,阴阳两气不相顺接,则足部厥冷至膝,少年在秋冬见此病则死,而老年在秋冬见此症却可生。阳气上而不下,则上实下虚,为头痛巅顶疾患,这种厥病,谓其属阳,本非阳盛,谓其属阴,则又非阴盛,五脏之气隔绝,没有显著征象可察,好像置身于旷野,伏居于空室,无所见闻,而病势绵绵一息,视其生命,已不满一天了。

所以,气虚的厥,使人梦乡荒诞;厥逆盛极,则梦多离奇迷乱。三阳之脉悬绝,三明阴脉细微,就是所谓少气之候。肺气虚则梦见白色悲惨的事物,或梦见人被杀流血,尸体狼藉,当金旺之时,则梦见战争。肾气虚则梦见舟船翻覆而淹死人,当水旺之时,则梦见自己伏于水中,好像遇到很恐惧害怕的事。肝气虚则梦见菌香草木,当木旺之时,则梦见自己伏于树下不敢起来。心气虚则梦救火和雷电,当火旺之时,则梦大火燔灼。脾气虚则梦饮食不足,得其土旺之时,则梦作垣盖屋。这些都是五脏气虚,阳气有余,阴气不足所致。当参合五脏见证,调其阴阳,其内容已在《经脉》篇中论述过了。

诊法有十度,就是衡量人的脉度、脏度、肉度、筋度、俞度,揆度它的阴阳虚实,这样,对病情就可以得到全面了解。脉息之动本无常体,或则出现阴阳散乱而有偏颇,或则脉象搏动不明显,所以诊察时也就没有固定的常规。诊病时必须知道病人身份的上下,是平民还是君卿。如果对老师的传授不能全部接受,医术不高明,不仅不能辨别逆从,而且会使诊治带有盲目性和片面性,看到了一面,看不到另一面,抓住了一点,放弃了另一点,不知道结合全面情况,加以综合分析,所以诊断就不能明确,如以这种诊断方法传授给后人的话,在实际工作中自会明显地暴露出它的错误。

至阴虚,则天之阳气离绝;至阳盛,则地之阴气不足。能使阴阳互济交通,这是有修养的医生的能事。阴阳之气互济交通,是阳气先至,阴气后至。所以,高明的医生诊病,是掌握阴阳先后的规律,根据奇恒之势六十首辨明正常和异常,把各种诊察所得的点滴细微的临床资料综合起来,追寻阴阳的变化,了解五脏的病情,做出中肯的结论,并根据虚实纲要及十度来加以判断,知道了这些,方可以诊病。所以如果切其阴而不能了解其阳,这种诊法是不能行于世的;切其阳而不能了解其阴,其所学的技术也是不高明的。知左而不知其右,知右而不知其左,知上而不知其下,知先而不知其后,他的医道就不会长久。要知道不好的,也要知道好的;要知道有病的,也要知道无病的;既知道高,亦知道下;既知道坐,也要知道起;既知道行,也要知道止。能做到这样有条不紊,反复推求,诊断的步骤才算全备,才能永远不出差错。

疾病的初期,见到邪气有余,就应考虑其正气不足,因虚而受邪;检查病者的上下各部,脉证参舍,以穷究其病理。例如形弱气虚的,主死;形气有余,脉气不足的,亦死;脉气有余,形气不足的,主生。所以,诊病有一定的大法,医生应该注意起坐有常,一举一动,保持很好的品德;思维敏捷,头脑清静,上下观察,分别四时八节之邪,辨别邪气中于五脏的何部;触

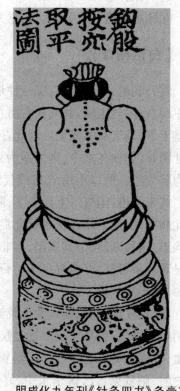

明成化九年刊《针灸四书》灸膏肓穴法图中的坐点坐灸法

按其脉息的动静,探切尺部皮肤滑涩寒温的概况;视其大小便的变化,与病状相参合,从而知道是逆是顺,同时也知道了病名,这样诊察疾病,可以十不失一,也不会违背人情。所以诊病之时,或视其呼吸,或看其神情,都能不失于条理,技术高明,能保持永久不出差错;假如不知道这些,违反了原则和真理,乱谈病情,妄下结论,这是不符合治病救人的医道的。

【专家评鉴】

一、阴阳之气盛衰逆从

文首"雷公请问:气之多少,何者为逆,何者为从……绵绵乎属不满日"一自然段,从自然界阴阳盛衰逆从到人体阴阳盛衰逆从进行了全面论述,以整体观念为指导,以阴阳之气上逆生厥发梦为例,说明人体阴阳盛衰逆从与疾病的类型性质和预后有着密切的关系。

（一）人体四时阴阳盛衰逆从

人与自然相应、与天地相参，所以人和自然界阴阳之气的盛衰顺逆息息相关。原文"阳从左，阴从右。"实际上指自然阳气运动变化的规律，如《素问·阴阳应象大论》："左右者，阴阳之道路也。"说明自然界的阳气主升，从乎左，阴气主降，从乎右，其运行的规律是左升而右降。而人类生活在自然界之中，人对自然界的变化有积极的适应能力，从而保持着人体与自然界阴阳盛衰逆从的协调统一，维持着人体正常的生命活动，反之则病。原文中以"是以春夏归阳为生。归秋冬为死；反之，则归秋冬为生"说明人体在春夏阳气盛时，脉症皆当归阳为顺，见阴为逆；秋冬阴盛之时，脉症当归阴为顺，见阳为逆，并用顺逆来推测预后，指出顺者为生，逆者为死。

（二）老少阴阳盛衰逆从

原文"老者从上，少者从下"，体现了老少不同气的盛衰逆从的重要观点。如张介宾："老人之气，先衰于下，故从上者为顺；少壮之气，先盛于下，故从下者为顺。"本文从人与自然以及老少阴阳盛衰逆从两个方面阐述了人体阴阳盛衰逆从的道理，完满地回答了文首"气之多少，何者为逆？何者为从"的发问。

二、人之阴阳盛衰逆从与疾病

人体阴阳盛衰逆从失调，疾病丛生。本篇仅以阴阳之气上逆生厥发梦为例说明之。

（一）厥的病因病机和分类

原文中"是以气多少，逆皆为厥"为总病机，说明无论阴阳之气盛气衰，只要气逆厥乱，阴阳之气不相顺接，皆可发为厥，因"逆皆为厥"，故厥逆二者常常联名并称。但由于形成厥的原因有有余与不足之别，故厥分为"有余者厥"和"少气之厥"两大类。

1.气有余，逆而致厥。

原文中"有余者厥耶？答曰：一上不下，寒厥到膝"，"气上不下，头痛巅疾"两段，主要说明气有余而逆之厥的病因病机和症状特点。归纳如下：

病机 { "一上不下"　　　气逆于上　　阴阳之气
　　　 "气上不下"　　　上盛下虚　　不相顺接 }——厥

症状
分析 { 上实—— 气盛于上 / 上扰头部 ——"头痛巅疾"
　　　 下虚—— 阳气不足 / 失于温煦 ——"寒厥到膝" }

预后 { 逆者——"少者秋冬死"
　　　 顺者——"老者秋冬生"
　　　 五脏隔——"绵绵乎属不满日"
　　　 （危重）　（奄奄一息，生命不满一日） }

2.气不足,逆而致梦。

原文"少气之厥,令人妄梦"是总病机,以同类相应,取象比类为方法,以五脏生理特点为依据,日有所见,夜有所梦,分析五脏气虚发梦的病症及其表现。归纳如下:

病机 { 五脏气虚—气虚而逆 / 阳气有余 } 阴虚阳亢 / 阴气不足 } 气机逆乱 } 厥—上扰神明(梦) { "令人妄梦"(恶梦不断) / "其极至迷"(梦多离奇) }

五脏气虚发梦表现 {
肺气虚 { 肺属金,其色白—"梦见白物" / 肺气肃杀 { 梦"见人斩血藉藉"(杀人流血狼藉) / "梦见兵战" } }
肾气虚 { 肾属水—"梦见舟船溺人,梦伏水中" / 肾主恐—"若有畏恐" }
肝气虚 { 肝属木—"梦见菌香生草" / 将军之令不行—"梦伏树下不敢起" }
心气虚—心属火—"梦救火阳物,梦燔灼"
脾气虚 { 脾失健运—"梦饮食不足" / 脾属土—"梦筑垣盖屋" }
}

(二)五脏病的调治原则

原文"合之五诊,调之阴阳,以在经脉",是调治五脏病症的总原则。临床上须根据五脏虚实不同所表现于外的不同症状和体症,经正确分析辨证后,虚者补之,实者泻之,调整阴阳,补偏救弊,通其经脉,疏其气血,令其条达,以平为期。这不仅是治厥和治梦的原则,对于临床各科病的治疗也具有更广泛的指导意义,所以应视为普遍指导临床的总则。

【临床应用】

一、关于发梦的讨论

俗话说:"日有所思,夜有所梦。"梦境的出现分为生理和病理两大类。一般人睡眠后多有梦境出现,只要不影响睡眠、精神状态、工作和学习的都属正常生理范围。《内经》谈梦多数指病理状态,是研究发梦与疾病的关系。本篇是讲发梦的主要篇章,对病理情况下发梦论述得比较详细,为了全面掌握《内经》对发梦的认识,可参阅《灵枢·淫邪发梦》和《素问·脉要精微论》等篇,综合分析,以期全面了解。纵观《内经》各篇对发梦的认识有以下主要观点。发梦有一定的原因和机理,这主要是"淫邪"所扰,包括精神情志的刺激,蛔虫的窜动,内在因素有"五脏气虚","十二盛"和"十五不足"等。发梦的机理是邪气侵入人体,引起脏腑功能失常,营卫不和,气机逆乱,阴阳失调,使神不守舍,志意恍惚,魂魄飞扬。这说明梦与气血阴阳及五脏所藏的神魄魂意志等精神情志有密切的关系。对发梦的多样性及出现的梦境是以取象比类,同类相应,同气相求为根据解释的。对于病理状态下发梦的治疗要遵循辨证论治的原则,"合之五诊,调之阴阳,以在经脉"。即是要结合脏腑经络、气血、阴阳五行等中医基本理论,虚补实泻,调整阴阳,调和营卫,疏通经络来治疗。在《内经》中多以循经取穴,用针刺治疗为主。通过以上分析可知发梦是有一定物质基础的,是"淫邪"所致,这是对发梦的唯物主义的解释。发病的机理是人体内环境失调,这就为治疗提供了重要的依据。这些认识较显朴素,但已认识到了恶梦与疾病的关系及所产生的原因,这是非常可贵的。

现代医学认为,人在清醒的状态下,由于外界大量的刺激,和各种信息不断传入大脑,大脑必须对各种信息进行加工处理,然后产生相应的行为,因此无暇顾及一个疾病初起的微弱信息;另外,大脑对这种轻度的病症刺激,具有一定的调节机能,所以也就没有感觉。当人体进入睡眠状态时,外界的强信息进入已大大减少了,大脑的许多细胞进入"休息"状态,协调适应的机能也有所下降,于是,这种潜伏疾病的异常刺激信号传入大脑后,便可使大脑相应部位的细胞活动起来,一旦兴奋的"波浪"扩散到皮层视觉中枢,这里的细胞便会应激而起,使"沉睡"的大脑"放电影",于是出现多种梦境。由于刺激的来源不同,在大脑皮层形成的细胞活动"画面"各异,所以出现的梦境也不一样。这些现代科学对梦的解释也充分说明了《内经》中关于发梦的认识具有一定的科学性。

二、关于诊法应注意的事项

诊法,即诊察疾病的手段和方法。"诊法"二字最早见于《素问·脉要精微论》。望、闻、问、切四诊在《内经》中又分别称为"视之可见""听声音而知所苦""言而可知""扪而可得",从而奠定了四诊的基础。在《内经》中专论或主论诊法的篇章有《素问》的《阴阳别论》《移精变气论》《玉版论要》《脉要精微论》《平人气象论》《玉机真藏论》《三部九候论》《通评虚实论》《大奇论》《著至教论》《示从容论》《疏五过论》《徵四失论》《阴阳类论》《方盛衰论》,《灵枢》的《邪气藏府病形》《师传》《五阅五使》《外揣》《禁服》《五色》《论疾诊尺》等篇,各篇内容可以互参,其中谈到诊法应注意的事项,须引起医生的高度重视。是医德方面的主要内容。

第一,要态度端正,思想集中。原文"诊有大方,坐起有常,出入有行,以转神明,必清必净"一段,就是要求医生本身必须作风正派,态度端正,举止有常,品德正直,而且在诊病的时候必须头脑清醒,思想集中,要有大医之度,良医之术,不盲目行事,妄作结论,真正做到"诊可十全,不失人情"。

第二,四诊合参、知常达变。原文"诊必上下,度民君卿。"又说:"上观下观,司八正邪,别五中部,按脉动静,循尺滑涩,寒温之意,视其大小,合之病态,逆从以得,复知病名,诊可十全,不失人情。故诊之或视息视意。故不失条理,道甚明察,故能长久。"这一段的主要意旨,是要求医生诊病时必须四诊合参,全面了解有关内容。四诊的内容是非常广泛的,大凡病人的精神、形态、舌齿、肤色、毛发、唾液、二便等都为望诊所必察;呼吸气息、气味等都为闻诊所必审;居处、职业、生活状况、人事环境以及发病经过,都为问诊所必询;脉象、肤表、胸腹、手足等都为切诊所必循。并且还要结合四时八正,方宜水土等各方面的情况,综合分析,从而"诊合微之事,追阴阳之变,章五中之情","取虚实之要,定五度之事"。只有这样才能全面掌握疾病的本质,做出正确的诊断。也只有这样,才"能参合而行之者,可以为上工"。此外,诊治疾病时,还必须做到知此知彼,知常达变。如本篇原文"脉动无常,散阴颇阳,脉脱不具,诊无常行。"提示人们掌握诊法时,不仅要知其常,而且要达其变。疾病变化无穷,临症表现多端,诊病时也不能刻舟求剑。如果"持雌失雄,弃阴附阳","切阴不得阳,得阳不得阴"。不知道全面分析疾病就不能明确诊断,指导治疗。只有做到"知丑知善,知病知不病。"做到脉症合参,才能全面准确地反映疾病的本质。达到"诊可十全""万世不殆"。否则,"不察逆从,是为妄行"。结合《素问·疏五过论》在阐述远"五过",近"四德"的过程中,可以看出《内经》对于问诊是很重视的,且内容非常全面,细致,包括姓名、性别、年龄、职业、经常情况,体质营养状况,性情特点,饮食喜好,既往病史和现病史,与现代诊断学中问诊的内容大致相同。特别强调医生从容不迫的详细诊察。批评那种粗枝大叶,三言两语或独持"寸口"的做法。鞭挞了故弄玄虚的医疗作风。还要求医生"从容人事",即是诊病时,要特别注意社会人事的变化,包括政治地位、经济状况、精神状态、情感变化对疾病的影响。在治疗因情志内伤所造成的病症时,要特别注意做好病人的思想教育工作,使其转变精神意识,移精变气,积极主动配合医生治疗。

解精微论第八十一

【要点解析】

一、指出医者必须掌握广博的知识,同时要理论联系实际。

二、讨论哭泣与涕泪的关系,并阐明涕泪产生的机理。

三、讨论"厥则目无所见"的病变机理,并以"火疾风生乃能雨"的自然现象,来解释迎风流泪的病理变化。

【内经原典】

黄帝在明堂,雷公请曰:臣受业,传之行教以经论,从容形法,阴阳刺灸,汤药所滋,行治有贤不肖,未必能十全。若先言悲哀喜怒,燥湿寒暑,阴阳妇女,请问其所以然者,卑贱富贵,人之形体,所从群下,通使临事①以适道术,谨闻命矣。请问有兄愚仆漏②之问,不在经者,欲闻其状。帝曰:大矣。

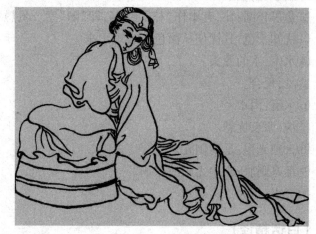

太凡志悲就会有凄惨之意。凄惨之意冲动于脑,则肾志去目凄;肾志去目,则神不守精;精和神都离开了眼睛,眼泪和鼻涕才能出来。

公请问:哭泣而泪不出者,若出而少涕,其故何也?帝曰:在经有也。复问:不知水所从生,涕所出也。帝曰:若问此者,无益于治也,工之所知,道之所生也。

夫心者,五藏之专精也,目者,其窍也,华色者,其荣也,是以人有德也,则气和于目,有亡,忧知于色③。是以悲哀则泣下,泣下水所由生。水宗④者,积水也,积水者,至阴也,至阴者,肾之精也。宗精之水所以不出者,是精持之也。辅者裹之,故水不行。夫水之精为志,火之精为神,水火相感,神志俱悲,是以目之水生也。故谚言曰:心悲名曰志悲,志与心精共凑⑤于目也。是以俱悲则神气传于心,精上不传于志,而志独悲,故泣出也。泣涕者,脑也,脑者,阴也,髓者,骨之充也,故脑渗为涕。志者骨之主也,是以水流⑥而涕从之者,其行类也。夫涕之与泣者,譬如人之兄弟,急则俱死,生则俱生,其志以神悲,是以涕泣俱出而横行也。夫人涕泣俱出而相从者,所属之类也。

雷公曰:大矣。请问人哭泣而泪不出者,若出而少,涕不从之何也?帝曰:夫泣不出者,哭不悲也。不泣者,神不慈也。神不慈则志不悲,阴阳相持,泣安能独来。夫志悲者惋⑦,惋则冲阴,冲阴则志去目,志去则神不守精,精神去目,涕泣出也。

且子独不诵不念夫经言乎,厥则目无所见。夫人厥则阳气并于上,阴气并于下。阳并于上,则火独光也⑧;阴并于下则足寒,足寒则胀⑨也。夫一水不胜五火⑩,故目眦盲。是以冲风,泣下而不止。夫风之中目也,阳气内守于精,是火气燔目,故见风则泣下也。有以比之,夫火疾风生乃能雨,此之类也。

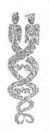

【难点注释】

①临事:谓临症。

②毳愚仆漏:仆,有本作"朴"字;漏,即"陋"字。毳愚朴陋,即愚昧浅陋。

③忧知于色:其忧伤从面色上表现出来。

④水宗:水的源头。

⑤凑:聚合。

⑥水流:泪水。

⑦悗:悲哀忧愁。

⑧火独光也:是指阳亢。

⑨足寒则胀:阴中无阳故胀满。

⑩五火:当为二火。

【白话精译】

黄帝在明堂里,雷公请问说:我接受了您传给我的医道,再教给我的学生,教的内容是经典所论,从容形法,阴阳刺灸,汤药所滋。然而他们在临症上,因有贤愚之别,所以未必能十全。至于教的方法,是先告诉给他们悲哀喜怒,燥湿寒暑,阴阳妇女等方面的问题,再叫他们回答所以然的道理,并向他们讲述卑贱富贵及人之形体的适从等,使他们通晓这些理论,再通过临症适当地运用,这些在过去我已经听您讲过了。现在我还有一些很愚陋的问题,在经典中找不到,要请您解释。黄帝道:你钻研的问题真是深远而博大啊!

雷公问:有哭泣而泪涕皆出,或泪出而很少有鼻涕的,这是什么道理? 黄帝道:在医经中有记载。雷公又问:眼泪是怎样产生的? 鼻涕是从哪里来的? 黄帝道:你问这些问题,对治疗上没有多大帮助,但也是医生应该知道的,因为它也是医学中的基本知识。心方五脏之专精,两目是它的外窍,光华色泽是它的外荣。所以一个人在心里有得意的事,则神气和悦于两目;假如心有所失意,则表现忧愁之色。因此悲哀就会哭泣,泣下的泪是水所产生的。水的来源,是体内积聚的水液;积聚的水液,是至阴;所谓至阴,就是肾藏之精。来源于肾精的水液,平时所以不出,是受着精的制约。水之精为志,火之精为神,水火相互交感,神志俱悲,因而泪水就出来了。所以俗语说:心悲叫做志悲,因为肾志与心精,同时上凑于目,所以心肾俱悲,则神气传于心精,而不传于肾志,肾志独悲,水失去了精的制约,故而泪水就出来了。哭泣而涕出的,其故在脑,脑属阴,髓充于骨并且藏于脑,而鼻窍通于脑,所以脑髓渗漏而成涕。肾志是骨之主,所以泪水出而鼻涕也随之而出,是因为涕泪是同类的关系。涕之与泪,譬如兄弟,危急则同死,安乐则共存,肾志先悲而脑髓随之,

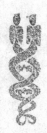

所以涕随泣出而涕泪横流。涕泪所以俱出而相随,是由于涕泪同属水类的缘故。雷公说:你讲的道理真博大!

请问有人哭泣而眼泪不出的,或虽出而量少,且涕不随出的,这是什么道理?黄帝道:哭而没有眼泪,是内心上并不悲伤。不出眼泪,是心神没有被感动;神不感动,则志亦不悲,心神与肾志相持而不能相互交感,眼泪怎么能出来呢? 大凡志悲就会有凄惨之意。凄惨之意冲动于脑,则肾志去目凄;肾志去目,则神不守精;精和神都离开了眼睛,眼泪和鼻涕才能出来。你难道没有读过或没有想到医经上所说的话吗? 厥则眼睛一无所见。当一个人在厥的时候,阳气并走于上部,阴气并走于下部,阳并于上,则上部亢热,阴并于下则足冷,足冷则发胀。因为一水不胜五火,所以眼目就看不见了。所以迎风就会流泪不止,因风邪中于目而流泪,是由于阳气内守于精,也就是火气燔目的关系,斯以遇到风吹就会流泪了。举一个比喻来说:火热之气炽甚而风生,风生而有雨,与这个情况是相类同的。

【专家评鉴】

一、泪涕有无的机理

泪涕均属五液,是体内津液肾精所化,与五脏功能和精神活动密切相关。

其一,生理情况下,涕泪不下:在正常情况下,涕泣不下是"精持之也,辅之裹之"之故,即是说来源于精的水液,平时所以不出,是受着精的制约,水辅于精,精气裹水,所以啼哭水不至自流,故涕泪不下。所谓"神不慈"而"志不悲",情绪波动不剧烈,不能影响人之阴阳相持的平衡状态,故亦无涕泪。

其二,哭泣时,泪涕并出:这是由于悲哀太过,哭泣不止,由于悲哀忧愁影响心神肾志,心肾互感,精神动摇,阴阳失调,津液失藏所致。如原文"神不守精,精神去目"所言即是。同时由于悲郁之气上冲于脑,则脑液下渗,故涕泣俱出。无论影响到脑还是精,都会影响肾主藏精的功能,而涕泣均属人之津液,属于肾主水的范畴,由于心肾失调不能主其水液,而引起涕泣出。《灵枢·口问》对此论述甚详;"故悲哀愁忧则心动,心动则五藏六府皆摇,摇则宗脉感,宗脉感则液道开,液道开故泣涕出焉。"涕与泣,"其行类也","譬如人之兄弟","从之者,其行类也",故五脏摇,宗脉感,泪道开而涕泣出焉。泪由目生,涕由鼻下,所以哭泣时,既流鼻涕又流泪。

其三,哭泣与心神相关:一般来说,哭泣多为悲哀所致,亦有因高兴激动而热泪盈眶,但外界的多种精神情志刺激作用到人体的心方能产生哭泣。如原文"夫心者,五脏之专精也,目者其窍也,华色者,其荣也"所言,心为君主,主神明,五脏之精皆为心使;同时两目是心的外窍,面色是心的外荣。在日常生活中,人得意时,面色红润光泽,两目炯炯有神,遇到失意之时,面目愁忧,甚至痛哭,故哭泣与心神相关。

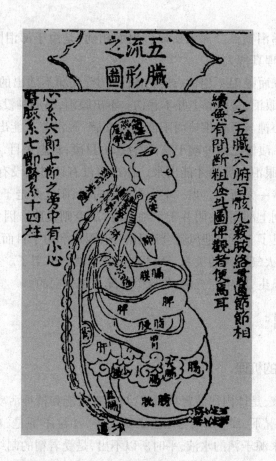

明代吴文炳《针灸大成》中的侧人五脏流形之图

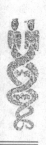

其四,涕泪有别,同源异类。泪来源于肾精,如《素问·上古天真论》云:"肾者主水,受五藏六府之精而藏之,故五藏盛,乃能写",本篇称为"水宗",即精水聚汇之处,泪为精水所化,所谓"泣下水所由生也。"另一方面,由于目系直接属脑,而脑为髓海,肾主骨而生髓,故肾又通过脑髓目系与目发生重要联系。总之,不论肾脏所藏之精,或化生脑髓,总为肾所主,故肾藏精的功能正常,泪水化于精,出于肾。原文"宗精之水所以不出者,是精持之也,辅之裹之,故水不行也。"则正是从哭而无泪这一角度阐述了这一原理。哭而无泪,主要是肾控制了精水,使之不能上奉化为泪的缘故。而涕出脑,化于肾,涕质稠与髓同类,涕偏于浊液,重在于脑,故文中指出:"脑渗为涕"。而肾藏精化髓充脑,所以原文"泣涕者,脑也","志者骨之主也,是以水流而涕从之者,其行类也。"同时还形象的将泪涕"譬如人之兄弟,急则俱死,生则俱生",使得涕泪同源的关系更加明确,由于涕稠泪稀,涕出于鼻,泪出于目,故又同中有异。

二、目与心的关系

原文中指出"夫心者,五藏之专精也,目者其窍也,华色者其荣也,是以人有德也,则气和于目"。说明目与心有着密切的联系。《内经》中很多篇从不同角度都提出了目与心的关系。如《灵枢·口问》指出:"心者,五藏六府之主也,目者,宗脉之所聚也。"《素问·五藏生成篇》云:"诸脉者皆属于目。"《灵枢·大惑论》云:"目者,心使也。"又说:"目者……神气之所生也"。《灵枢·经脉》云:"心手少阴之脉……其支者,从心上系挟咽,系目系"。从以上所述可知,一方面是因为心为五脏六腑之大主,五脏六腑之精皆上注于目,故心为五脏之专精,其主目的作用自不待言。且心主脉,目为宗脉之所聚,同时又有经脉上的联系,故目为其窍。另一方面,由于心藏神,目的视物辨色功能是心神的一部分,而神的功能正常与否亦可由目察知。故曰"目者心使也","是以人有德也,则气和于目"。我们常说:"神藏于心,外候于目"即是此理。故临床上常将目作为观察神之得失存亡的一个方面。如目活动灵活,精彩内含,炯炯有神,谓之得神,否则目活动迟缓、目无光彩,目暗睛迷则谓失神。故有"眼睛为心灵之窗"的说法。

【临床应用】

一、目为心窍的意义

文中指出:"夫心者五藏之专精也,目者其窍也。"是一个很重要的理论观点,说明目和心有着密切的内在联系。在生理的情况下,原文"是以人有德也,则气和于目"。阐述人生高兴得意时,心花怒放,则神气和悦于目,眼睛是反映内心世界的窗口,人的精神状态,喜怒哀乐,各种复杂的心理变化可反映于目,故有"眼睛是心灵窗户"之称。中医诊断学中常常说:"藏神于心,外候于目"和"人之神栖于两目"的理论皆导源于此。诊断学中望神特别重视目神的变化,这对于推断病情和预后有重要的意义。如得神时则目光明亮灵活,精彩内含,炯炯有神,说明精气充足,体健无病,或虽病但精气未衰,脏腑未伤,病轻易治,预后良好。失神则目暗睛迷,瞳神呆滞,则表示正气大伤,精神衰竭,病情深重,预后不良。少神则目光晦滞,目陷无光,表示正气亏虚。假神见于久病或病后极度虚衰的病人,如病人原是目无光彩,瞳神呆滞,突然目显光彩,但眼球活动不灵,是回光反映,残灯复明的假象。

二、本文的指导意义

本篇主要论述了哭泣涕泪产生与精神情感水火的关系,列举目盲和厥症为例说明其机理,其现象虽然常见,但其机理却是精细微妙,其理论对指导临床有一定

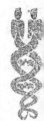

的现实意义。

其一,涕泪的临床意义。本篇从人脏腑生理活动着手,阐述了哭泣而涕泪出的"精微"原理,指出了在外界刺激下,哭泣而流涕泪,是心肾的作用,泪涕化源于肾精。从而提示了在认识和治疗精神情志活动失常的病症时,除了注意消除外界不良因素外,还应重视脏腑的机能活动的调整。对于一些老年性的眼干鼻燥或泪涕多出的病症,应从肾着眼治疗。如两目干燥昏花,鼻窍干燥少津可用补益肾精,滋其化源以濡目润鼻;对于泪涕纵横,固摄无权者可补益肾气,增强气对精水的气化和固摄功能,使精水正常输布以收敛泪涕,这些治疗原则至今仍不失其指导临床的重要意义。

其二,厥病目无所见的临床意义。厥的病机是阴气并于下而虚于上,精脱于上不能充目,目失于精的充养,再兼阳亢于上,则阳邪上亢出现"一水不胜五火"的病理,故轻则目眩眼花,或见两目昏暗无光,视物不清;重者则见"目无所见","目不识人","目盲不可以视"等,对于厥病目无所见的辨证治疗可以从阳并于上,阴并于下及"一水不胜五火"中得到启发,平降上逆之浮阳,滋养其不足之阴精,即滋阴降火,潜阳降逆是治疗这类病的基本原则。

第二部分

《黄帝内经·灵枢》

　　《灵枢经》简称《灵枢》,与《素问》合称《黄帝内经》。是中国现存最早的古典医籍之一,约成于春秋战国时期,以后随着医学的发展而续有补充,因而不是一时一人的创作,而是秦、汉前祖国医学经验的总结。在二千多年漫长的历史进程中,一直是中医理论的主要依据,但不是古代《内经》的原有面目。

　　《灵枢经》内容丰富,述涉面较广,有阴阳五行,脏腑功能,经络俞穴、针灸、刺法、病理、症状、诊断以及治疗原则等。是研究中医学的重要文献,也是中华民族宝贵的文化遗产。

黄帝内經靈樞卷第五

經脉第十

雷公問於黃帝曰禁脉之言凡刺之理經脉爲始營其所行制其度量內次五藏外別六府願盡聞其道

黃帝曰人始生先成精精成而腦髓生骨爲幹脉爲營筋爲剛肉爲墻皮膚堅而毛髮長穀入于胃脉道

以通血氣乃行雷公曰願卒聞經脉之始生黃帝曰經脉者所以能決死生處百病調虛實不可不通

肺手太陰之脉起于中焦下絡大腸還循胃口上屬肺從肺系橫出腋下下循臑內行少陰心主之前

下肘中循臂內上骨下廉入寸口上魚循魚際出大指之端其支者從腕後直出次指內廉出其端

是動則病肺脹滿膨膨而喘咳缺盆中痛甚則交兩手而瞀此爲臂厥是主肺所生病者欬上氣喘渴煩心胸

滿臑臂內前廉痛厥掌中熱氣盛有餘則肩背痛風寒汗出中風小便數而欠氣虛則肩背痛寒少氣不

足以息溺色變爲此諸病盛則寫之虛則補之熱則疾之寒則留之陷下則灸之不盛不虛以經取之盛

者寸口大三倍于人迎虛者則寸口反小于人迎也

大腸手陽明之脉起于大指次指之端循指上廉

第二部分

《黄帝内经·灵枢》

《黄帝内经灵枢经》叙

【内经原典】

昔黄帝作《内经》十八卷,《灵枢》九卷,理《素问》九卷,迺其数焉①,世所奉行②唯《素问》耳。越人③得其一二而述《难经》,皇甫谧次④而为《甲乙》,诸家之说,悉⑤自此始,其间或有得失,未可为后世法。则谓如《南阳活人书》⑥称:欬逆者,哕也⑦。谨按《灵枢经》曰:新谷气入于胃,与故寒气相争,故曰哕。举而并之,则理可断矣。又如《难经》第六十五篇,是越人标指《灵枢·本输》之大略,世或以为流注。谨按《灵枢经》曰:所言节者,神气之所游行出入也,非皮肉筋骨也⑧。又曰:神气者,正气也⑨。神气之所游行出入者,流注也,井荥输经合者,本输也⑩。举而并之,则知相去不啻⑪天壤之异。但恨《灵枢》不传久矣,世莫能究。

夫为医者,在读医书耳,读而不能为医者有矣,未有不读而能为医者也。不读医书,又非世业,杀人尤毒于梃刃⑫。是故古人有言曰:为人子而不读医书,由⑬为不孝也。

仆⑭本庸昧,自髫迄壮⑮,潜心斯道,颇涉其理,辄不自揣⑯,参对诸书,再行校正家藏旧本《灵枢》九卷,共八十一篇,增修音释,附于卷末,勒⑰为二十四卷。庶⑱使好生之人,开卷易明,了无差别。除已具状经所属申明外,准使府指挥依条申转运司选官评定,具书送秘书省⑲、国子监⑳。今崧专访请名医,更乞参详,免误将来。利益无穷,功实有自。

时宋绍兴乙亥㉑仲夏望日,锦官㉒史崧题。

【难点注释】

①迺:“乃”的异体字。

②奉行:犹言相继流传。《说文》:“奉,承也。”《广雅·释诂四》:“承,继也。”

③越人:即扁鹊(秦越人)。

④次:编次,编撰。

⑤悉:尽,都,全。

⑥南阳活人书:《宋史》卷二百零七艺文志:“朱肱《南阳活人书》二十卷。”

⑦“咳逆者”二句:义见《南阳活人书》卷二十一。原文为:“咳逆者,仲景所谓

哕者是也。"

⑧"所言节者"三句：语见《灵枢·九针十二原》。

⑨"神气者"二句：语见《灵枢·小针解》。

⑩"神气之所游行出入者"四句：此二十一字，今本《灵枢经》不载，疑为衍文。

⑪不啻：不但，不只。

⑫梴刃：刀杖。梴，棍棒。刃，即刀。

⑬由：通"犹"。

⑭仆：自谦之辞。

⑮"自髫迄壮"二句：谓自己从儿童时代到成年，一直认真用心地钻研医学道理。髫，指儿童时期，即少年。斯，这，指《灵枢经》。

⑯揣：揣度，判断。

⑰勒：刻印；汇总。

⑱庶：副词，表希望。

⑲秘书省：《宋史》卷一百六十四："秘书省，掌古今经籍图书国史天文历数之事。"

⑳国子监：古代官事机构。《宋史》卷一百三十一："国子监，宋三学之外复设小学教谕，又置书库官。掌印经史群书。"

㉑绍兴乙亥：公元1155年。绍兴，南宋高宗年号。望曰：每月的十五。

㉒锦官：今四川省成都市。《成都县志》载："史崧，成都人。"

【白话精译】

从前，黄帝创作了《内经》十八卷，其中包括《灵枢》九卷、《素问》九卷，这便是该十八卷的卷数了。后来社会上人们遵行的《内经》只有《素问》罢了。秦越人选取其中很少的一部分理论而编著了《难经》，皇甫谧又将其整理编定成《针灸甲乙经》。后世各家的医学理论，全都是在此基础上发展起来的。然而其中有时难免存在着这样那样的错误，不能成为后世医家必须遵循的法则。就如人们常说的《南阳活人书》中"咳逆者，哕也"的说法，我谨慎地查考《灵枢经》中写道："新谷气入于胃，与故寒气相争，故曰哕。"如果把这两种说法拿出来放在一起比较一番，那么其中的是非曲直就能决断了。再如《难经》第六十五篇，它本来是秦越人揭示《灵枢·本输》篇基本问题的内容，后世有人却认为它是讲述腧穴中气血流注运行情况的。我慎重地查考《灵枢经》中写道："所言节者，神气之所游行出入也，非皮肉筋骨也。"其中又说道："神气者，正气也。神气之所游行出入者，流注也。井、荥、输、经、合者，本输也。"如果把这两种观点提出来放在一起做比较，便能认识它们之间的距离何止是天上地下的差别。只可惜《灵枢》失传的时代已经很久了，因而后世没有谁能够深究其中的道理。

要想成为医生，就需要大量阅读医书。读了医书却不能成为医生的人是有的，但是不读医书却能做医生的人是没有的。如果不认真研读医书，而又不是世代相承地从事济世活人的医学事业的人，在临床上对病人造成的伤害比用刀杖伤人还要厉害。因此，古人说过这样的话：做儿女的人如果不读医书，仍然是对父母不孝的。

我的禀赋本来平庸愚昧，但从幼年到壮年，一直专心深入地钻研医学这门技术；尽管深感已经涉猎了医学的道理，但常常对自己的所学不敢自以为是，因而便参考查核了各种有关书籍，对我家珍藏的旧本《灵枢》九卷，共计八十一篇的内容进行反复校勘修正，增添了注音和释义，并把它附在每卷之末，然后刻印成一部二十四卷的著作。我希望这样做能使爱护生命的人们，在打开书卷阅读之时心中容易明白，不至出现任何丝毫的差错。这项工作完成之后，我除了写成文状向有关主管部门做过说明以外，还打算恳请府指挥依据条例向转运司申请，选定官员，详细审定，呈上公文送到秘书省和国子监。现在，我专门访求聘请名医，请他们进一步仔细参核，以免贻误今后的读者，从而给人们带来无穷无尽的益处，由此可见，这一功绩确实是有其来历的。

时在绍兴乙亥年夏历五月十五，成都史崧序。

灵枢卷之一

九针十二原第一 法天

【要点解析】

一、详细介绍了古代所用的镵针、员针、锃针、锋针、铍针、员利针、毫针、长针、大针九种针具的形状及其用途。

二、论述了针刺的疾、徐、迎、随、开、阖等手法和补泻的作用。

三、介绍了十二原穴及其主治脏腑病变的原理。

四、指出疾病是可治的，"言不可治者，未得其术也"。

【内经原典】

黄帝问于岐伯曰：余子①万民，养百姓②，而收其租税。余哀其不给，而属有疾病。余欲勿使被毒药，无用砭石，欲以微针通其经脉，调其血气，营其逆顺出入之会。令可传于后世，必明为之法。令终而不灭，久而不绝，易用难忘，为之经纪③。异其章，别其表里，为之终始。令各有形，先立针经。愿闻其情。岐伯答曰：臣请推而次之，令有纲纪，始于一，终于九焉。请言其道。小针之要，易陈而难入，粗守形，上守神，神乎，神客在门，未睹其疾，恶知其原。刺之微，在速迟，粗守关，上守机④，机之动，不离其空，空中之机，清静而微，其来不可逢，其往不可追。知机之道者，不可挂以发，不知机道，叩之不发，知其往来，要与之期，粗之暗乎，妙哉工独有之。往者为逆，来者为顺，明知逆顺，正行无问。迎而夺之，恶得无虚，追而济之，恶得无实，迎之随之，以意和之，针道毕矣。凡用针者，虚则实之，满则泄之，宛⑤陈则除之，邪胜则虚之。《大要》曰：徐而疾则实，疾而徐则虚。言实与虚，若有若无，察后与先，若存若亡，为虚与实，若得若失。虚实之要，九针最妙，补泻之时，以针为之。泻曰：必持内之，放而出之，排阳得针，邪气得泄。按而引针，是谓内温⑥，血不得散，气不得出也。补曰随之，随之意若妄⑦，若行若按，如蚊虻止，如留而还，去如弦绝，令左属右，其气故止，外门已闭，中气乃实，必无留血，急取诛之。持针之道，坚者为宝，正指直刺，无针左右，神在秋毫，嘱意病者，审视血脉者，刺之无殆。方刺之时，

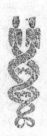

必在悬阳⑧，及与两卫⑨，神属勿去，知病存亡。血脉者，在腧横居，视之独澄，切之独坚。

九针之名，各不同形：一曰镵针，长一寸六分；二曰员针，长一寸六分；三曰鍉针，长三寸半；四曰锋针，长一寸六分；五曰铍针，长四寸，广二分半；六曰员利针，长一寸六分；七曰毫针，长三寸六分；八曰长针，长七寸；九曰大针，长四寸。镵针者，头大末锐，去泻阳气。员针者，针如卵形，揩摩分间⑩，不得伤肌肉，以泻分气。鍉针者，锋如黍粟之锐，主按脉勿陷，以致其气。锋针者，刃三隅，以发痼疾。铍针者，末如剑锋，以取大脓。员利针者，大如氂，且员且锐，中身微大，以取暴气。毫针者，尖如蚊虻喙，静以徐往，微以久留之而养，以取痛痹。长针者，锋利身薄，可以取远痹。大针者，尖如梃，其锋微员，以泻机关之水也。九针毕矣。

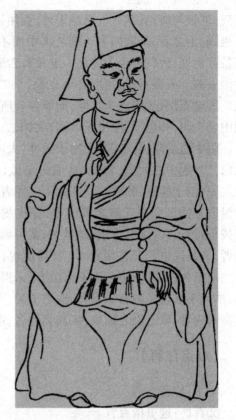

凡在针刺时，正气虚弱则应用补法，邪气盛实则用泻法，气血瘀结的给予破除，邪气胜的则用攻下法。

夫气之在脉也，邪气在上，浊气在中，清气在下，故针陷脉则邪气出，针中脉则浊气出，针太深则邪气反沉，病益。故曰：皮肉筋脉各有所处，病各有所宜，各不同形，各以任其所宜。无实无虚，损不足而益有余，是谓甚病，病益甚。取五脉者死，取三脉者框⑪；夺阴者死，夺阳者狂，针害毕矣。刺之而气不至，无问其数；刺之而气至，乃去之，勿复针。针各有所宜，各不同形，各任其所为。刺之要，气至而有效，效之信，若风之吹云，明乎若见苍天，刺之道毕矣。

黄帝曰：愿闻五藏六府所出之处。岐伯曰：五藏五腧，五五二十五腧；六府六腧，六六三十六腧。经脉十二，络脉十五，凡二十七气，以上下，所出为井，所溜为荥，所注为腧，所行为经，所入为合，二十七气所行，皆在五腧也。节之交，三百六十五会，知其要者，一言而终，不知其要，流散无穷。所言节者，神气之所游行出入也，非皮肉筋骨也。睹其色，察其目，知其散复；一其形，听其动静，知其邪正。右主推之，左持而御之，气至而去之。凡将用针，必先诊脉，视气之剧易，乃可以治也。五藏之气已绝于内，而用针者反实其外，是谓重竭，重竭必死，其死也静，治之者，辄反

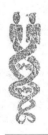

其气,取腋与膺;五藏之气已绝于外,而用针者反实其内,是谓逆厥,逆厥则必死,其死也躁,治之者,反取四末。刺之害中而不去,则精泄;害中而去,则致气。精泄则病益甚而恇,致气则生为痈疡。五藏有六府,六府有十二原,十二原出于四关,四关主治五藏。五藏有疾,当取之十二原,十二原者,五藏之所以禀三百六十五节气味也。五藏有疾也,应出十二原,而原各有所出,明知其原,睹其应,而知五藏之害矣。阳中之少阴,肺也,其原出于太渊,太渊二。阳中之太阳,心也,其原出于大陵,大陵二。阴中之少阳,肝也,其原出于太冲,太冲二。阴中之至阴,脾也,其原出于太白,太白二。阴中之太阴,肾也,其原出于太溪,太溪二。膏之原,出于鸠尾,鸠尾一。肓之原,出于脖胦,脖胦一。凡此十二原者,主治五藏六府之有疾者也。胀取三阳,飧泄取三阴。今夫五藏之有疾也,譬犹刺也,犹污也,犹结也,犹闭也。刺虽久,犹可拔也;污虽久,犹可雪也;结虽久,犹可解也;闭虽久,犹可决也。或言久疾之不可取者,非其说也。夫善用针者,取其疾也,犹拔刺也,犹雪污也,犹解结也,犹决闭也。疾虽久,犹可毕也。言不可治者,未得其术也。刺诸热者,如以手探汤;刺寒清者,如人不欲行。阴有阳疾者,取之下陵三里,正往无殆[12],气下乃止,不下复始也。疾高而内者,取之阴之陵泉;疾高而外者,取之阳之陵泉也。

【难点注释】

①子:怜爱之意。

②百姓:这里指百官。

③经纪:直者为经,周者为纪,指规矩准绳。在文中的意思为有条理的理论。

④机:经气运行变化的情况

⑤宛:同"菀"。见《素问》注。

⑥温:蕴。

⑦若妄之:妄,当作"忘"。若妄之,意指针技熟练轻巧。

⑧悬阳:此处指卫气。卫气属阳,卫护于外,如太阳挂在天空,故称为悬阳

⑨两卫:《甲乙经》卫,作"衡"。两卫,此处泛指面部。

⑩揩摩分间:分下当有"肉"字。

⑪恇:虚弱。

⑫正往无殆:殆,作怠字解。无殆,即不要疏忽懈怠。

【白话精译】

黄帝问岐伯说:我怜爱万民,亲养百姓,并向他们征收租税。我哀怜他们生活尚难自给,还不时为疾病所苦。我想不采用服药物和砭石的治法,而是用微针,以疏通经脉,调理气血,增强经脉气血的逆顺出入来治疗疾病。要想使这种疗法在后世能代代相传,必须明确提出针刺大法,要想它永不失传,便于运用而又不会被忘

掉，就必须建立条理清晰的体系，分出不同的篇章，区别表里，以明确气血终而复始地循环于人身的规律。要把各种针具的形状及相应的用途加以说明，我认为应首先制定针经。我想听您说说这方面的情况。

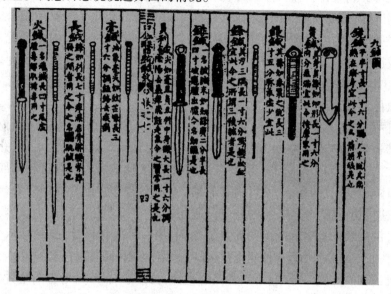

明代徐春甫《古今医统》中的九针图

岐伯答道：让我按次序，从小针开始，直到九针，说说其中的道理。小针治病，容易掌握，但要达到精妙的地步却很困难。低劣的医生死守形迹，高明的医生则能根据病情的变化来加以针治。神奇啊！气血循行于经脉，出入有一定的门户。病邪也可从这些门户侵入体内。没有认清疾病，怎么能了解产生疾病的原因呢？针刺的奥妙，在于针刺的快慢。医生仅仅死守四肢关节附近的固定穴位，而针治高手却能观察经气的动静和气机变化，经气的循行，不离孔空，孔空里蕴含的玄机，是极微妙的。当邪气充盛时，不可迎而补之，当邪气衰减时，不可追而泻之。懂得气机变化的机要而施治的，不会有毫发的差失，不懂得气机变化道理的，就如扣弦上的箭，不能及时准确地射出一样。所以必须掌握经气的往来顺逆之机，才能把握住针刺的正确时间。劣医昏昧无知，只有大医才能体察它的奥妙。正气去者叫作逆，正气来复叫作顺，明白逆顺之理，就可以大胆直刺而不必犹豫不决了。正气已虚，反用泻法，怎么会不更虚呢？邪气正盛，反用补法，怎么会不更实呢？迎其邪而泻，随其去而补，用心体察其中的奥妙，针刺之道也就到此而止了。

凡在针刺时，正气虚弱则应用补法，邪气盛实则用泻法，气血瘀结的给予破除，邪气胜的则用攻下法。《大要》说：进针慢而出针快并急按针孔的为补法，进针快而出针慢不按针孔的为泻法。这里所说的补和泻，应为似有感觉又好像没有感觉；考察气的先至与后至，以决定留针或去针。无论是用补法还是用泻法，都要使患者感到补之若有所得,泻之若有所失。

虚实补泻的要点,以九针最为奇妙。补或泻都可用针刺实现。所谓泻法,指的是要很快持针刺入,得气后,摇大针孔,转而出针,排出表阳,以泄去邪气。如果出针时按闭针孔,就会使邪气闭于内,血气不得疏散,邪气也出不来!所谓补法,即是指顺着经脉循行的方向施针,仿佛若无其事,行针导气,按穴下针时妙感觉,就像蚊虫叮在皮肤上。针入皮肤,候气之时,仿佛停留徘徊;得气之后,急速出针,如箭离弦,右手出针,左手急按针孔,经气会因此而留止,针孔已闭,中气仍然会充实,也不会有瘀血停留,若有瘀血,应及时除去。

持针的方法,紧握而有力最为贵。对准腧穴,端正直刺,针体不可偏左偏右。持针者精神要集中到针端,并留意观察病人。同时仔细观察血脉的走向,并且进针时避开它,就不会发生危险了。将要针刺的时候,要注意病人的双目和面部神色的变化,以体察其神气的盛衰,不可稍有疏忽。如血脉横布在腧穴周围。看起来很清楚,用手法按切也感到坚实,刺时就应该避开它。

九针的形状依据名称的不同而各有不同:第一种叫作镵针,长一寸六分;第二种叫圆针,长一寸六分;第三种叫鍉针,长三寸半;第四种叫锋针,长一寸六分;第五种叫铍针,长四寸,宽二分半;第六种叫圆利针,长一寸六分;第七种叫毫针,长三寸六分;第八种叫长针,长七寸;第九种叫大针,长四寸。镵针,头大而针尖锐利,浅刺可以泻肌表阳热;圆针,针形如卵,用以在肌肉之间按摩,不会损伤肌肉,却能疏泄肌肉之间的邪气;鍉针,其锋如黍粟粒一样微圆,用于按压经脉,不会陷入皮肤内,所以可以引正气祛邪气;锋针,三面有刃,可以用来治疗顽固的旧疾;铍针,针尖像剑锋一样锐利,可以用来刺痈排脓;圆利针,针尖像长毛,圆而锐利,针的中部稍粗,可以用来治疗急性病;毫针,针形像蚊虻的嘴,可以轻缓地刺入皮肉,轻微提插而留针,正气可以得到充养,邪气尽散,出针养神,可以治疗痛痹;长针,针尖锐利,针身细长,可以用来治疗日月已久的痹症;大针,针尖像折断后的竹茬,其锋稍圆,可以用来泻去关节积水。关于九针的情况大致就是如此了。

大凡邪气侵入了人体的经脉,阳邪的气常停留在上部,浊恶的气常停留在中部,清朗的气常停留在下部。所以针刺筋骨陷中的孔穴,阳邪就能得以外出,针刺阳明经合穴,就会使浊气得以外出。但如果病在表浅而针刺太深,反而会引邪进入内里,这样病情就会加重。所以说:皮肉筋脉,各有其所在的部位,病症也各有其适宜的孔穴。九针的形状不同,各有其施治相适的孔穴,应根据病情的不同而适当选用。不要实症用补法,也不要虚症用泻法,那样会导致损不足而益有余,反而会加重病情。精气虚弱的病人,误泻五脏腧穴,可致阴虚而死;阳气不足的病人,误泻三阳经腧穴,可致正气衰弱而精神错乱。误泻了阴经,耗尽了脏气的会死亡;损伤了阳经,则会使人发狂,这就是用针不当的害处。

如果刺后未能得其气,不问息数多少,都必须等待经气到来;如已得气就可去

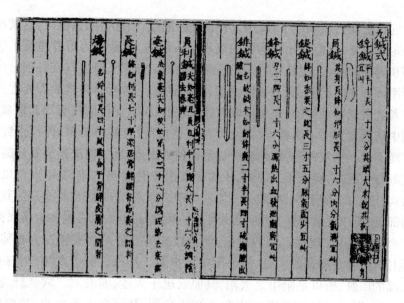

明代高武《针灸节要》中的九针图

针,不必再刺。九针各有不同的功用,针形也不一样,必须根据病情的不同加以选用,这是针刺的要点。总之,是针下得气,即为有效,疗效显著的,就如风吹云散,明朗如见到青天那样,针刺的道理就是这样了。

黄帝说:我想听你谈谈五脏六腑的经气所出的情况。

岐伯回答说:五脏经脉,各有井、荥、输、经、合五个腧穴,五五则有二十五个腧穴。六腑经脉,各有井、荥、输、原、经、合六个腧穴,六六共三十六个腧穴。脏腑有十二条经脉,每经又各有一络,加上任、督脉二络和脾之大络,便有十五络了。十二经加十五络,这二十七脉之气在全身循环周转,经气所出的孔穴,叫作"井",如同初出的山间泉水;经气所流过的孔穴,叫作"荥",即像刚出泉源的微小水流,说明经气尚很微弱;经气所灌注的孔穴,叫作"输",即像水流汇聚,而能转输运行,其气也在逐渐盛大了;经气所行走的孔穴,叫作"经",像水流已经成渠,脉气正当旺盛;经气所进入的地方,叫作"合",像百川汇流入海,经气已就入合于内了。这二十七条经脉,都出入流注运行于井、荥、输、经、合五腧。

人体关节的相交,共有三百六十五处,知道了这些要妙,就可以一言以蔽之了,否则就不能把握住头绪。所谓人体关节部位,是指神气游行出入的地方,不是指皮肉筋骨的局部形态。

观察病人的面部气色和眼神,可以了解正气的消散和复还的情况。辨别病人形体的强弱,听他的声音,可以了解邪正虚实的情况,然后就可以右手进针,左手扶针,刺入后,待针下得气即应出针。

凡是在用针之前,必先诊察脉象,知道了脏气的虚实,才可以进行治疗。如果五脏之气在里面已经竭绝了,反用针补在外的阳经,阳愈盛阴愈虚了,这就叫重竭。重竭必定致人死亡,但临死时病者的表现是安静的,这是因为医者违反了经气,误取腋部和胸部的腧穴,使脏气尽汇于外而造成的。如果五脏之气在外面已经虚绝,却反而用针补在内的阴,阴愈盛阳愈虚,这叫逆厥。逆厥也必然敌人死亡,但在临死时病者会表现得很烦躁,这是误取四肢末端的穴位,促使阳气衰竭而造成的。针刺已刺中病邪要害而不出针,反而会使精气耗损;没有刺中要害,即行出针就会使邪气留滞不散。精气外泄,病情就会加重而使人虚弱,邪气留滞则会发痈疡。

五脏有六腑,六腑有十二原穴,十二原穴出于肘膝四关,四关原穴可以主治五脏的疾病。所以五脏有病,应取十二原穴。十二原穴,是五脏禀受全身三百六十五节气的部位,所以五脏有病,就会反映到十二原穴,而十二原穴也各有所属的内脏,明白了原穴的性质,观察它们的反应,就可以知道五脏的病变情况。心肺居于膈上,属阳位,但肺是阳部的阴脏,故为阳中之少阴。其原穴出于太渊,左右共二穴。心为阳部的阳脏,所以是阳中之太阳,其原穴出于大陵,左右共二穴。肝、脾、肾居于膈下,属于阴位。肝是阴部的阳脏,为阴中少阳,其原穴出于太冲,左右共二穴。脾是阴部的阴脏,为阴中之至阴,其原穴出于太白,左右共两穴。肾是阴部的阴脏,为阴中之太阴,其原穴出于太溪,左右共二穴。膏的原穴为鸠尾,只有一穴。肓的原穴是气海,也只有一穴。以上十二原穴,是脏腑之气输注的地方,所以能治五脏六腑的病。凡是腹胀的病都应当取足三阳经,飧泄的病应当取足三阴经。

五脏有病,就像身上扎了刺、物体被污染、绳索打了结、江河发生了淤塞现象。扎刺的时日虽久但还是可以拔除的;污染的时间虽久,却仍是可以涤尽的;绳子打结虽然很久,但仍可以解开;江河淤塞得很久了,却仍是可以疏通的。有人认为病久了就不能治愈,这种说法是不正确的,善于用针的人治疗疾病,就像拔刺、洗涤污点、解开绳结、疏通淤塞一样。病的日子虽久,仍然可以治愈,说久病不可治,是因为没有掌握针刺的技术。

针刺治疗热病,就如同用手试探沸汤。针刺治疗阴寒之病,应像行人在路上逗留,不愿走开的样子。阴分出现阳邪热象,应取足三里穴,准确刺

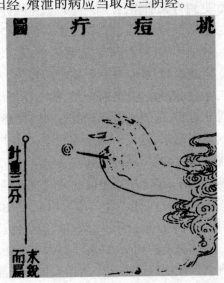

清代吴谦等《医宗金鉴》中的挑痘针

入而不能懈息,气至邪退了便应出针,如果邪气不退,便应当再刺。疾病位于上部

而属于内脏的,当取阳陵泉。疾病位于上部而属于外腑的,则应当取阴陵泉。

【专家评鉴】

一、撰写《针经》的指导思想

（一）推广针治

当时,针刺疗法已发展到了一定程度,有必要总结出来,加以推广,故文中提到"余欲勿使被毒药,无用砭石,欲以微针通其经脉……"

（二）传于后世

欲把针治的重要性和如何针治的方法传于后世,则必先立针经,使针道不灭。

二、撰写《针经》的原则

"必明为之法……易用难忘,为之经纪。异其章,别其表里,为之终始。令各有形,"这是当时写书的要求。写好此书要有纲有纪,章节清楚,内容上能辨别出表里关系,制定出运用方法,规定出具体的针具形状,并使之易用易记,头尾都要阐述清楚,如此才能发挥其指导针刺治疗的作用。

《针经》是否即《灵枢》?任应秋在《内经十讲》中,比较详细地阐述了这一问题,他说:"陆心源的五证和余嘉锡的辨证,完全足以说明《针经》《灵枢》,名虽二而书实一,或者是同一书的两种本,绝不是二种不同的书。这一点已经毫无可疑的了。至于有人说《灵枢》的文字比《素问》浅薄,因而怀疑其为伪出,如吕复、杭世俊、日本丹波元简父子都有这一论调,究其实质,并不如此。"可供参考。

三、针刺辨证

"粗守形,上守神","粗守关,上守机"。指出粗工只知死守刺法,不知辨证。上工则能掌握人体正气的盛衰变化以定补泻之法。张志聪注曰:"粗守形者,守皮脉肉筋骨之刺。上守神者,守血气之虚实而行补泻也。"粗工在针刺时,仅拘守于四肢关节的穴位,而不知血气的盛衰,邪正的进退;上工针刺时,则能静候其气,掌握机变。《灵枢·小针解》:"粗守关者,守四肢而不知血气正邪之往来也,上守机者,知守气也。"守神守机则能掌握正气的盛衰。虚症、实症的辨证的纲领,它是针治的前提。虚则补之,实则泻之,这是辨证基础上的治疗原则;辨证明确,才能施治,这是治疗上的总要求。针刺也不例外。

四、应用方法

（一）迎随补泻法

此从针刺的方向以行补泻。进针的方向与经脉的循行方向相逆,可使邪气由

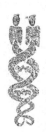

实而虚,此谓"迎而夺之,恶得无虚,"乃以泻法以夺其实。进针的方向与经脉的循行方向一致,可使正气由虚转实,此谓"追而济之,恶得无实,"乃用补法以济其虚。《灵枢·卫气行》:"刺实者,刺其来也;刺虚者,刺其去也。"其义即此。

(二)疾徐补泻法

此以进针和出针的速度以行补泻。进针慢出针快,此谓补法。"徐而疾则实。"进针快出针慢,此谓泻法。"疾而徐而虚。"这是因为出针快则正气不泄,出针慢则邪气易出。马莳说:"凡欲补者,徐纳其针而疾出之则为补,故曰:徐而实则疾也;凡欲泻者,疾纳其针而徐出之则为泻,故曰:实则徐则虚也。"《素问·针解》:"徐而疾则实者,徐出针而疾按之;疾而徐则虚者,疾出针而徐按之。"二者所述方法有别,可互参。

五、针刺的注意点

(一)"持针之道,坚者为宝"

指出持针要坚定有力。正如《素问·针解》说:"手如握虎者,欲其壮也。"

(二)"正指直刺,无针左右"

指出针刺要正,进针直下,不可左右歪斜。

(三)"神在秋毫,属意病者"

针刺时医者要精神贯注,对病人的变化,要明察秋毫。正如《素问·宝命全形论》说:"如临深渊,手如握虎,神无营于众物。"

(四)"方刺之时,必在悬阳,及与两卫"

开始针刺时,必先提举病者的神气,并体察阴阳两卫的虚实,以免伤犯神气。

六、九针名称、长度、形状、主治

表1-1 九针名称、长度、形状、主治

序号	名称	长度	形状	主治
一	镵针	一寸六分	头大尖锐	适用于浅刺,泻肌表邪热
二	员针	一寸六分	如卵形	作按摩用,治邪在分肉间
三	鍉针	三寸半	锋如黍粟之锐	疏通气血
四	锋针	一寸六分	刃三隅	痼疾,刺络放血
五	铍针	四寸	末如剑锋	刺痈排脓
六	员利针	一寸六分	大如牦尾,圆且锐	以取暴气
七	毫针	三寸六分	针尖纤细,如蚊虻之喙	扶养正气,治疗痛痹
八	长针	七寸	锋利身薄	可以取远痹
九	大针	四寸	尖如梃,锋微圆	泻水肿

【临床应用】

一、"知其往来，要与之期"

"知其往来，要与之期"。用针的人，必须知道在气的往来之间，有逆顺盛衰，因此应该严格掌握针刺的时间性，如子午流注针法是应用"应时制宜"原则的范例。这种针法利用天干地支计时，推算气血在十二经脉中流注规律及穴位开合时间，再根据时辰选择穴位或根据病情选择不同的时辰进行治疗，临床实践也证实效果很好。在肺经所主，寅时针刺该经穴位治疗哮喘；在大肠经所主，卯时治疗过敏性结肠炎等，都取得了很好的疗效。该篇提出："知其往来，要与之期"，是对医生提出了严格要求，强调医生必须了解自然界变化的规律，掌握人体生理和病理的节律性。时间生物医学，国内外研究越来越广泛。发现、整理和发展中医时间生物医学理论是重要课题，应予以足够重视。

二、"粗守形，上守神"

粗，粗工，指技术低劣的医生。守形是指机械地拘于针法，在发病的部位上针刺。上，上工，指技术高明的医生。守神，是指能辨明虚实，从调神为主随其所宜的掌握针法。该语是说技术低劣的医生，只能死守成法，从形体的变化上机械的进行治疗；而技术高明的医生，却能明察神气的盛衰和气血的虚实，以调神为主运用针刺手法。所以《灵枢·小针解》篇解释该语说："粗守形者，守刺法也；上守神者，守人之血气有余不足，可补泻也。"

"粗工"和"上工"，根本的区别在于能否掌握病人气血的虚实，而灵活的运用补泻手法。如"粗工"不知气血虚实的道理，无问虚实，只在四肢关节部位做治疗。"上工"则能掌握气血虚实的变化，了解气至的动静以及正气的往来，针下得气，即随机运用补泻手法，"迎而夺之"，泻其有余的邪气；"随而济之"，补其不足的正气；完全把握气机的运行和用针的机理，能够"守机"，可以取得满意的治疗效果。

补和泻是中医治疗学上的两个重要原则。"补"主要用于虚症；"泻"，主要用于实症。针灸疗法也非常重视补泻的重要性，它的补泻主要是通过不同手法取得的。针灸的补泻手法种类很多，主要有"迎随补泻""提插补泻""疾徐补泻"以及"烧山火"和"透天凉"，等等。

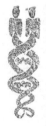

本输第二 法地

【要点解析】

一、具体叙述了五脏六腑十二经脉在肘膝关节以下的重要腧穴,包括各经井、荥、输、原、经、合穴的名称与部位。

二、简介颈项间八穴,它们是手足三阳经与任、督脉上行头面所必经之处。

三、论述了脏腑相合的关系及六腑的功能。

【内经原典】

黄帝问于岐伯曰:凡刺之道,必通十二经络之所终始,络脉之所别处,五腧^①之所留,六府之所与合,四时之所出入,五藏之所溜处^②,阔数之度,浅深之状,高下所至。愿闻其解。岐伯曰:请言其次也。肺出于少商,少商者,手大指端内侧也,为井木;溜于鱼际,鱼际者,手鱼也,为荥;注于太渊,太渊,鱼后一寸陷者中也,为腧;行于经渠,经渠,寸口中也,动而不居,为经;入于尺泽,尺泽,肘中之动脉也,为合,手太阴经也。心出于中冲,中冲,手中指之端也,为井木;溜于劳宫,劳宫,掌中中指本节之内间也^③,为荥;注于大陵,大陵,掌后高骨之间方下者也,为腧;行于间使,间使之道,两筋之间,三寸之中也,有过则至,无过则止,为经;入于曲泽,曲泽,肘内廉下陷者之中也,屈而得之,为合,手少阴也。肝出于大敦,大敦者,足大指之端及三毛之中也,为井木;溜于行间,行间,足大指间也,为荥;注于太冲,太冲,行间上二寸陷者之中也,为腧;行于中封,中封,内踝之前一寸半,陷者之中,使逆则宛,使和则通,摇足而得之,为经;入于曲泉,曲泉,辅骨之下,大筋之上也,屈膝而得之,为合,足厥阴也。脾出于隐白,隐白者,足大指之端内侧也,为井木;溜于大都,大都,本节之后,下陷者之中也,为荥;注于太白,太白,腕骨之下也,为腧;行于商丘,商丘,内踝之下,陷者之中也,为经;入于阴之陵泉,阴之陵泉,辅骨之下,陷者之中也,伸而得之,为合,足太阴也。肾出于涌泉,涌泉者,足心也,为井木;溜于然谷,然谷,然骨之下者也,为荥;注于太溪,太溪,内踝之后,跟骨之上,陷中者也,为腧;行于复留,复留,上内踝二寸,动而不休,为经;入于阴谷,阴谷,辅骨之后,大筋之下,小筋之上也,按之应手,屈膝而得之,为合,足少阴经也。膀胱出于至阴,至阴者,足小指之端也,为井金;溜于通谷,通谷,本节之前外侧也,为荥;注于束骨,束骨,本节之后,陷者中也,为腧;过于京骨,京骨,足外侧大骨之下,为原;行于昆仑,昆仑,在外踝之后,跟骨之上,为经;入于委中,委中,腘中央,为合,委而取之,足太阳也。胆出于窍阴,窍阴者,足小指次指之端也,为井金;溜于侠溪,侠溪,足小指次指之间也,为荥;

注于临泣，临泣，上行一寸半陷者中也，为腧；过于丘墟，丘墟，外踝之前下，陷者中也，为原；行于阳辅，阳辅，外踝之上，辅骨之前，及绝骨之端也，为经；入于阳之陵泉，阳之陵泉，在膝外陷者中也，为合，伸而得之，足少阳也。胃出于厉兑，厉兑者，足大指内次指之端也，为井金；溜于内庭，内庭，次指外间也，为荥；注于陷谷，陷谷者，上中指内间④上行二寸陷者中也，为腧；过于冲阳，冲阳，足跗上五寸陷者中也，为原，摇足而得之；行于解溪，解溪，上冲阳一寸半陷者中也，为经；入于下陵，下陵，膝下三寸，胻骨外三里也，为合；复下三里三寸为巨虚上廉，复下上廉三寸为巨虚下廉也，大肠属上，小肠属下，足阳明胃脉也，大肠小肠，皆属于胃，是足阳明也。三焦者，上合手少阳，出于关冲，关冲者，手小指次指之端也，为井金；溜于液门，液门，小指次指之间也，为荥；注于中渚，中渚，本节之后陷者中也，为腧；过于阳池，阳池，在腕上陷者之中也，为原；行于支沟，支沟，上腕三寸，两骨之间陷者中也，为经；入于天井，天井，在肘外大骨之上陷者中也，为合，屈肘乃得之；三焦下腧，在于足大指之前，少阳之后，出于腘中外廉，名曰委阳，是太阳络也。手少阳经也。三焦者，足少阳太阴⑤（一本作阳）之所将，太阳之别也，上踝五寸，别入贯腨肠，出于委阳，并太阳之正，入络膀胱，约下焦，实则闭癃，虚则遗溺，遗溺则补之，闭癃则泻之。手太阳小肠者，上合手太阳，出于少泽，少泽，小指之端也，为井金；溜于前谷，前谷，在手外廉本节前陷者中也，为荥；注于后溪，后溪者，在手外侧本节之后也，为腧；过于腕骨，腕骨，在手外侧腕骨之前，为原；行于阳谷，阳谷，在锐骨之下陷者中也，为经；入于小海，小海，在肘内大骨之外，去端半寸陷者中也，伸臂而得之，为合，手太阳经也。大肠上合手阳明，出于商阳，商阳，大指次指之端也，为井金；溜于本节之前二间，为荥；注于本节之后三间，为腧；过于合谷，合谷，在大指歧骨之间，为原；行于阳溪，阳溪在两筋间陷者中也，为经；入于曲池，在肘外辅骨陷者中，屈臂而得之，为合，手阳明也，是谓五藏六府之腧，五五二十五腧，六六三十六腧也。六府皆出足之三阳，上合于手者也。

缺盆⑥之中，任脉也，名曰天突，一。次任脉侧之动脉，足阳明也，名曰人迎，二。次脉手阳明也，名曰扶突，三。次脉手太阳也，名曰天窗，四。次脉足少阳也，名曰天容，五。次脉手少阳也，名曰天牖，六。次脉足太阳也，名曰天柱，七。次脉颈中央之脉，督脉也，名曰风府。腋内动脉，手太阴也，名曰天府。腋下三寸，手心主也，名曰天池。刺上关者，呿不能欠⑦；刺下关者，欠不能呿。刺犊鼻者，屈不能伸；刺两关者，伸不能屈。足阳明挟喉之动脉也，其腧在膺中。手阳明次在其腧外，下至曲颊一寸。手太阳当曲颊。足少阳在耳下曲颊之后。手少阳出耳后，上加完骨之上。足太阳挟项大筋之中发际。阴尺动脉在五里，五腧之禁也。肺合在肠，大肠者，传道之府。心合小肠，小肠者，受盛之府。肝合胆，胆者，中精之府。脾合胃，胃者，五谷之府。肾合膀胱，膀胱者，津液之府也。少阳属肾，肾上连肺⑧，故将两藏。三焦者，中渎之府也，水道出焉，属膀胱，是孤之府也。是六府之所与合者。春取络脉诸荣大筋分肉之间,甚者深取之,间⑨者浅取之。夏取诸腧孙络肌肉皮肤之上。秋取诸合,余如春法。冬取诸井诸腧之分,欲深而留之。此四时之序,气之所处,病之所舍,藏之所宜。转筋者,立而取之,可令遂已。痿厥者,张而刺之,可令立快也。

【难点注释】

①五腧:据考输、俞、腧三字相通。五输即井、荥、腧、经、合五穴。

②溜处:溜,与"流"相通用。形容气血运行,流动不息之意。

③中指本节之内间:根据上下文应当无"内"字。

④上中指内间:《太素》无"上"字。

⑤足少阳太阴:太阴,一本作"太阳"。

⑥缺盆:在此指天突处。

⑦呿不能欠:呿,张口。欠,合口。指应张口取穴,不应闭口。

⑧少阳属肾,肾上连肺:少阳当为"少阴"之误;本句中的"肾"字涉上衍,当删去。

⑨间:指病轻。

【白话精译】

黄帝问岐伯说:凡是运用针刺,都必须精通十二经络的循行起点和终点。络脉别出的地方,井、荥、输、经、合五腧穴留止的部位,六腑与五脏的表里关系,四时对经气出入的影响,五脏之气的流行灌注,经脉、络脉、孙脉的宽窄程度、浅深情况,上至头面、下至足胫的联系。对于这些问题,我希望听你讲解。

岐伯说:请让我按次序来说明。肺所属经脉的血气,出于少商穴,少商在手大指端外侧,为井穴,属木;流行于鱼际穴,鱼际在手鱼的边缘,为荥穴;灌注于太渊穴,太渊在手鱼后一寸的凹陷中,为腧穴;经行于经渠穴,经渠在腕后寸口中有脉动而不停之处,为经穴;汇入于尺泽穴,尺泽在肘中有动脉处,为合穴。这是手太阴经的五腧穴。

心脏所属经脉的血气,出于中冲穴,中冲在中指之端,为井穴,属木;流行于劳宫穴,劳宫在中指本节后手掌中间,为荥穴;灌注于大陵穴,大陵在掌后腕与臂两骨之间的凹陷中,为腧穴;经行于间使穴,间使在掌后三寸两筋之间。当本经有病时,在这一部位上会出现反应,无病时就无反应,为经穴;汇入于曲泽穴,曲泽在肘内侧,屈肘时才能取得,为合穴。这是手少阴经的五腧穴。

肝脏所属经脉的血气,出于大敦穴,大敦在足大趾尖端及三毛之中,为井穴,属木;流行于行间穴,行间在足大趾次趾之间,为荥穴;灌注于太冲穴,太冲在行间穴上二寸凹陷之中。为腧穴;经行于中封穴,中封在内踝前一寸半凹陷之中,令患者足尖逆而上举,可见有宛宛陷窝,再令患者将足恢复自如,则进针可通,或令患者将足微摇而取得,为经穴;汇入于曲泉穴,曲泉在膝内辅骨之下,大筋之上,屈膝取之即得,为合穴。这是足厥阴经的五腧穴。

脾脏所属经脉的血气,出于隐白穴,隐白在足大趾端内侧,为井穴,属木;流行于大都穴,大都在本节之后的凹陷中,为荥穴;灌注于太白穴,太白在本节后核骨之下,为腧穴;经行于商丘穴,商丘在内踝之下凹陷中,为经穴;汇入于阴陵泉穴,阴陵泉在膝内侧辅骨之下的凹陷中,伸足取之即得,为合穴。这是足太阴经的五腧穴。

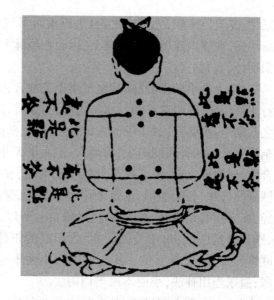

正统道藏(人)《上清紫庭追痨仙方》灸方图

肾脏所属经脉的血气,出于涌泉穴,涌泉在足底心,为井穴,属木;流行于然谷穴,然谷在足内踝前大骨下陷中,为荥穴;灌注于太溪穴,太溪在内踝骨后,跟骨之上凹陷中,跳动不止,为腧穴;经行于复溜穴,复溜在内踝上二寸,为经穴;汇入于阴谷穴,阴谷在内辅骨之后,大筋之下,小筋之上,按之应手,屈膝取之即得,为合穴。这是足少阴经的五腧穴。

膀胱所属经脉的血气,出于至阴穴,至阴在足小趾端外侧,为井穴,属金;流行于通谷穴,通谷在小趾本节之前外侧,为荥穴;灌注于束骨穴,束骨在本节之后的凹陷中,为腧穴;过于京骨穴,京骨在足外侧大骨之下,为原穴;经行于昆仑穴,昆仑在足外踝之后,跟骨之上,为经穴;汇入于委中穴,委中在膝弯中央,为合穴,可以屈而取之。这是足太阳级脉的六腧穴。

胆所属经脉的血气,出于窍阴穴,窍阴在足小趾侧的次趾尖端,为井欠,属金;流行于侠溪穴,侠溪在足小趾与四趾之间,为荥穴;流注于临泣穴,临泣由侠溪再向上行一寸半处凹陷中,为腧穴;过于丘墟穴,丘墟在外踝骨前之下凹陷中,为原穴;经行于阳辅穴,阳辅在外踝之上四寸余,辅骨的前方,绝骨的上端,为经穴;汇入于阳陵泉穴,阳陵泉在膝外侧凹陷中,为合穴,伸足取之而得。这是足少阳经的六腧穴。

胃所属的经脉血气,出于厉兑穴,厉兑在足大趾侧的次趾之端,为井穴,属金;流行于内庭穴,内庭在次趾外侧与中趾之间,为荥穴;灌注于陷谷穴,陷谷在中趾的内侧上行二寸的凹陷中,为腧穴;过于冲阳穴,冲阳在足背上自趾缝向上约五寸的凹陷中,为原穴,摇足而取得之;经行于解溪穴,解溪在冲阳之上一寸半凹陷中,为经穴;汇入于下陵穴,下陵就是在膝下三寸,胻骨外缘的三里穴,为合穴;再从三里

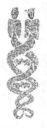

下三寸,是上巨虚穴,大肠属之,自上巨虚再下三寸,为下巨虚穴,小肠属之。由于大肠小肠,在体内连属于胃腑之下,因而在经脉上也有连属足阳明胃脉之处。这是足阳明经的六腧穴。

三焦,上合手少阳经脉,其血气出于关冲穴,关冲在无名指之端,为井穴,属金;流行于液门穴,液门在小指与次指之间,为荥穴;灌注于中渚穴,中渚在无名指本节后之凹陷中,为腧穴;过于阳池穴,阳池在腕上凹陷中,为原穴;经行于支沟穴,支沟在腕后三寸的两骨间凹陷中,为经穴;汇入于天井穴,天井在肘外大骨上的凹陷中,为合穴,屈肘取之即得;三焦之气输于下部者,在足太阳经之前,足少阳经之后,出于膝腘窝外缘,名叫委阳,是足太阳经的大络,又是手少阳的经脉。三焦虽属手少阳经,在下则有足少阳、太阳二经之输给。所以又自足太阳经别出在外踝上五寸处,别入通过腿肚,出于委阳,与足太阳经的正脉相并,入腹内联络膀胱,约束着下焦。其气实则为小便不通,气虚则为遗尿;遗尿当用补法,小便不通当用泻法。

小肠,上合手太阳经脉,其血气出于少泽穴,少泽在手小指外侧端,为井穴,属金;流行于前谷穴,前谷在手外侧本节前的凹陷中,为荥穴;灌注于后溪穴,后溪在手上外侧小指本节的后方,为腧穴;过于腕骨穴,腕骨在手外侧腕骨之前,为原穴;经行于阳谷穴,阳谷在腕后锐骨前下方的凹陷中,为经穴;汇入于小海穴,小海在肘内侧大骨之外,距离骨尖半寸处的凹陷中,伸臂取之即得,为合穴。这是手太阳经的六腧穴。

大肠,上合手阳明经脉,其血气出于商阳穴,商阳在食指内侧端,为井穴,属金;流行于二间穴,二间在食指本节之前,陷中,称为荥穴;灌注于三间穴,三间在本节之后,为腧穴;过于合谷穴,合谷在大指次指岐骨之间,为原穴;经行于阳溪穴,阳溪在大指本节后,腕上两筋之间的凹陷中,为经穴;汇入于曲池穴,曲池在肘外侧辅骨的凹陷处,屈臂取之即得,为合穴。这是手阳明经的六腧穴。

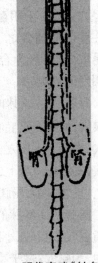

明代高武《针灸聚英》脏腑图之肾脏图

以上所述,就是五脏六腑的腧穴,五脏阴经五五二十五个腧穴,六腑阳经六六三十六个要穴。而六腑的血气,都出行于足三阳经脉,又上合于手。

左右两缺盆的中央,是任脉所行之处,有穴名天突;次于任脉后第一行的动脉,是足阳明经脉所行之处,有穴名人迎;第二行是手阳明经脉所行之处,有穴名扶突;第三行是手太阳经脉所行之处,有穴名天窗;第四行是足少阳经脉所行之处,有穴名天冲;第五行是手少阳经脉所行之处,有穴名天牖;第六行是足太阳经脉所行之处,有穴名天柱;第七行在颈(项)中央,是督脉所行之处,有穴名风府。在腋下上臂内侧的动脉,是手太阴经脉所行之处,有穴名天府;在侧胸部当腋下三寸,是手厥阴心包经脉所行之处,有穴名天池。

刺上关穴,要张口而不能闭口;刺下关穴,要闭口而不能张口。刺犊鼻穴,要屈膝而不能伸足;刺内关与外关穴,要伸手而不能弯曲。

足阳明胃经的动脉,挟喉而行,有腧穴分布在胸之两旁膺部。手阳明经的腧穴,在它的外侧,距离曲颊一寸。手太阳经的腧穴,在曲颊处。足少阳经的腧穴,在耳下曲颊之后。手少阳经的腧穴,在耳后完骨之上,足太阳经的腧穴,在项后,挟大筋两旁发际下的凹陷中。

五里穴,在尺泽穴上三寸有动脉处,不当屡刺,以防五脏之血气尽泄。

肺合大肠,大肠是输送小肠已化之物的器官。心合小肠,小肠是受盛由胃而来之物的器官。肝合胆,胆是居中受精汁的器官。脾合胃,胃是消化五谷的器官。肾合膀胱,膀胱是贮存小便的器官。手少阳也属肾,肾又上连于肺,所以能统率三焦和膀胱两脏器。三焦,是像沟渎一样行水的器官,水道由此而出,属于膀胱,没有脏来配合,是一个孤独的器官。这就是六腑与五脏相配合的情况。

春天有病,应取络穴、荥穴与经脉分肉之间,病重的取深些,病轻的取浅些;夏天有病,应取腧穴、孙络,孙络在肌肉皮肤之上;秋天有病,除取各穴之外,其余参照春季的刺法;冬天有病,应取井穴或腧穴,要深刺和留针。这是根据四时气候的顺序,血气运行的深浅,病邪逗留的部位以及时令、经络皮肉等与五脏相应的关系,从而决定的四时刺法。治疗转筋病,让患者站立来取穴施刺,可以使痉挛现象迅即消除。治疗痿厥病,让患者舒展四肢来取穴施刺,可以叫他立刻感到轻快。

【专家评鉴】

一、刺者必须掌握的基本知识

本文开首以黄帝向岐伯发问的形式提出:"凡刺之道,必通十二经络之所终始,络脉之所别处,五输之所留,六腑之所与合,四时之所出入,五脏之所溜处,阔数之度,浅深之状,高下所致。"阐述了针刺者必须掌握的基本知识。要求医生要通晓经络学说的基本理论,掌握和熟悉经络系统的组成和循行的部位,井、荥、输、经、合五腧穴在四肢上的具体分布,五脏六腑表里相合的关系。四时气候阴阳消长对经气出入的影响,五脏之气所注于五腧穴的部位及病变表里、深浅、高下、本末的道理等基本知识,方能行针刺治疗。要求医生要有坚实广博的医学理论知识,才能有效地指导临床实践活动。

二、五脏六腑五腧穴名称、部位及五行属性

(一)五脏与五腧穴

1.肺

井木:少商。在拇指桡侧距爪甲角后一分许取穴。

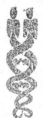

荥火:鱼际。仰掌,在第一掌骨掌侧中部,赤白肉际取穴。

输土:太渊。仰掌,在腕横纹上,于桡动脉桡侧凹陷中取穴。

经金:经渠。仰掌,要桡骨茎尖内侧腕横纹上一寸,当桡动脉(寸口)桡侧凹侧陷中取穴。

合水:尺泽。在肘横纹中,肱二头肌腱桡侧,取时微屈肘。

2.心(心包)

井木:中冲。在手中指尖端之中取穴。

荥火:劳宫。仰掌,在第二、三指掌关节后的掌骨间,握拳时当中指与无名指指尖之间的掌心中取穴。

输土:大陵。在腕横纹上二寸,当掌长肌腱与桡侧腕屈肌腱之间取穴。

经金:间使。腕横纹上三寸,当掌长肌腱与桡侧腕屈肌腱之间取穴。

合水:曲泽。在肘横纹中,肱二头肌腱尺侧缘,当尺泽与少海之间取穴。

3.肝

井木:大敦。足大趾之端外侧趾背上,当外侧甲根与趾关节之间取穴。

荥火:行间。在足第一、二趾缝间,趾蹼缘之后方取穴。

输土:太冲。在第一、二跖骨结合部之前凹陷取穴。

经金:中封。在内踝前方,当商丘与解溪之间,靠胫骨前肌腱之内侧凹陷处取穴。

合水:曲泉。膝关节内侧,屈膝在横纹头上方,当胫骨内髁之后,半膜肌半腱肌止点之前端取穴。

4.脾

井木:隐白。在足大趾内侧,距爪甲角后一分许取穴。

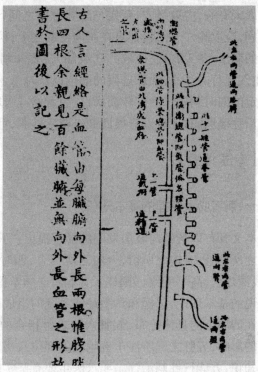

清代王清任《医林改错》中的经络图

荥火:大都。足大趾内侧,第一跖趾关节前下方,赤白肉际取穴。

输土:太白。第一跖骨小头的后下方,赤白肉际取穴。

经金:商丘。内踝前下方凹陷处,当舟骨结节与内踝尖连线之中点取穴。

合水:阴陵泉。胫骨内髁下缘胫骨内侧之陷凹部取穴。

5.肾

井木:涌泉。足底前三分之一处,跷足时呈凹陷处取穴。

荥火:然谷。在舟骨粗隆下缘凹陷中取穴。

输土:太溪。内踝与跟腱之间凹陷中,平对内踝尖取穴。

经金:复溜。太溪穴上二寸,当跟腱之前缘取穴。

合水:阴谷。当腘窝内侧和委中穴相平,在半腱肌腱、半膜肌腱之间,屈膝而取穴。

(二)六腑与六腧穴

1.膀胱

井金:至阴。足小趾外侧,距爪甲角后一分许取穴。

荥水:足通谷。第五跖趾关节前下方凹陷处取穴。

输木:束骨。在第五跖骨小头后下方,赤白肉际取穴。

原木:京骨。足跗外侧,第五跖骨粗隆下,赤白肉际取穴。

经火:昆仑。在外踝与跟腱之中央凹陷部取穴。

合土:委中。在腘窝横纹中央,于股二头肌与半腱肌腱的中间,屈膝或俯卧取穴。

2.胆

井金:足窍阴。第四趾外侧,距爪甲角后一分许取穴。

荥水:侠溪。第四、五趾间,当趾蹼缘上的上方取穴。

输木:足临泣。在第四、五跖骨结合部前方的凹陷内取穴。

原木:丘墟。在外踝前下缘,当趾长伸肌腱的外侧凹侧处取穴。

经火:阳辅。外踝之上四寸,微向前,当腓骨前缘,趾长伸肌与腓骨短肌之间取穴。

合土:阳陵泉。在腓骨小头之前下方凹陷处取穴。

3.胃

井金:厉兑。在第二趾外侧,距爪甲角一分许取穴。

荥水:内庭。足第二、三趾缝间,当第二跖趾关节前外方凹陷中取穴。

输木:陷谷。第二、三跖骨结合部之前凹陷中取穴。

原木:冲阳。在解溪下方,拇长伸肌腱与趾长伸肌腱间,当第二、三跖骨与楔状骨间凹陷部取穴。

经火:解溪。足背与小腿交界处的横纹中,当趾长伸肌腱与拇长伸肌腱之间陷中取穴。

合土:三里。在犊鼻下三寸,距胫骨前嵴一横指,当胫骨前肌上,屈膝或平卧取穴。

4 三焦

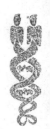

井金：关冲。无名指外侧端，距爪甲角后一分取穴。

荥水：液门。在第四、五指缝间，指蹼缘后方，握拳取穴。

输木：中渚。手背第四、五指指掌关节后的掌骨间，当液门后一寸，握拳取穴。

原木：阳池。在尺腕关节部，当指总伸肌腱的尺侧凹陷处取穴。

经火：支沟。阳池穴上三寸，尺桡两骨间，指总伸肌腱的桡侧取穴。

合土：天井。尺骨鹰嘴后上方、屈肘时呈凹陷处取穴。

5.小肠

井金：少泽。小指尺侧距爪甲角后一分许取之。

荥水：前谷。第五掌指关节前尺侧，握拳时，当掌指关节前之横纹头赤白肉际取穴。

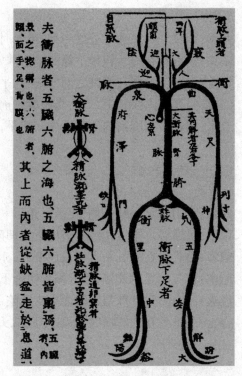

日本石坂宗哲《古诊脉说》中的经络图

输木：后溪。第五掌关节后横纹处，当第五掌骨小头后之尺侧赤白肉际凹陷中，握拳取穴。

原木：腕骨。握拳于第五掌骨之基底与三角骨之间赤白肉际的凹陷部取穴。

经火：阳谷。腕关节之尺侧，豌豆骨与尺骨茎突之间凹陷处。

合土：小海。在肘关节后，屈肘时，当尺骨鹰嘴与肱骨内上髁之间取穴。

6.大肠

井金：商阳。食指桡侧距爪甲角后一分许取穴。

荥水：二间。第二掌指关节前桡侧凹陷中，握拳取穴。

输木：三间。食指桡侧第二掌骨小头之后方，握拳取穴。

原木：合谷。第一、二掌骨之间、约第二掌骨桡侧之中点取穴。

经火：阳溪。在腕关节桡侧凹陷部取穴时大拇指向上翘起，当拇长、短伸肌腱之间凹陷中取穴。

合土：曲池。在屈肘时，当肘横纹外端与肱骨外上髁之中点，屈肘取穴。

总之，五脏五输，六腑六输，都是以五行作为配属。如原文中手足三阴经的井穴都配属木，手足三阳经的井穴都配属金。其余则原文中没有提到五行配属，根据《难经》和《甲乙经》都有详细配属，其三阴三阳经，都是从五行相生的顺序而配属。

归纳如下：(见表2-1)　　表2-1　　五脏六腑井荥输原经合总表

五脏	井 木 出	荥 火 流	输 土 注	经 金 行	合 水 入	六腑	井 金 出	荥 水 流	输 木 注	原 木 过	经 火 行	合 土 入
肺	少商	鱼际	太渊	经渠	尺泽	大肠	商阳	二间	三间	合谷	阳溪	曲池
心包	中冲	劳宫	大陵	间使	曲泽	小肠	少泽	前谷	后溪	腕骨	阳谷	小海
肝	大敦	行间	太冲	中封	曲泉	胆	足窍阴	侠溪	足临泣	丘墟	阳辅	阳陵泉
脾	隐白	大都	太白	商丘	阴陵泉	胃	厉兑	内庭	陷谷	冲阳	解溪	足三里
肾	涌泉	然谷	太溪	复溜	阴谷	膀胱	至阴	足通谷	束骨	京骨	昆仑	委中
心	少冲	少府	神门	灵道	少海	三焦	关冲	液门	中渚	阳池	支沟	天井

三、颈项部及腋下主要穴位与部位

(一)颈项部

缺盆之中，任脉：天突。在胸骨上窝正中，仰头取穴。

一次脉：足阳明胃经，人迎。平结喉旁，当颈总动脉之后，胸锁乳突肌前缘取穴。

二次脉：手阳明大肠经，扶突。正坐仰靠，在颈侧部人迎后约二横指，当胸锁乳突肌的胸骨与锁骨之间与结喉平高处取穴。

三次脉：手太阳小肠经，天窗。胸锁乳突肌之后缘，当扶突后方取穴。

四次脉：足少阳胆经，天容。在下颌角后方，胸锁乳突肌的前缘凹陷中取穴。天容不是少阳胆经经穴，马莳疑为天冲。天冲在耳廓根后上方，入发际二寸，率谷后约五分处取穴。

五次脉：手少阳三焦经，天牖。在乳突后下方部，胸锁乳突肌后缘，位于天容与天柱的平行线上取穴。

六次脉：足太阳膀胱经，天柱。在哑门旁一寸二分，当项后发际内斜方肌之外侧取穴。

七次脉：督脉，风府。枕后正中枕骨下缘，两侧斜方肌之间凹陷中取穴。

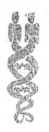

关于颈项部主要穴位及其部位,参见表 2-2。

表 2-2　颈项部要穴行次表

行　次	经脉名称	穴　位	部　位
第一行	任脉	天　突	缺盆之中
第二行	足阳明胃经	人　迎	挟喉之动脉
第三行	手阳明大肠经	扶　突	曲颊下一寸
第四行	手太阳小肠经	天　窗	当　曲　颊
第五行	足少阳胆经	天　容	耳下曲颊之后
第六行	手少阳三焦经	天　牖	出　耳　后
第七行	足太阳膀胱经	天　柱	挟项大筋之中
第八行	督脉	风　府	颈中央(项后)

(二)腋下

腋内动脉,手太阴肺经:天府穴。上臂内侧尺泽穴上方,肱二头肌桡侧,当腋纹头至肘横纹连线的三分之一处取穴。

腋下三寸,手厥阴心包经:天池。乳头外侧一寸,当第四肋间陷凹中取穴。

四、取穴的姿势

在针刺取穴之前,必须根据各个不同穴位的特点,选用适合取穴的姿势,使穴位所在的肌肉筋骨等标志更加明显,穴位选取就会准确。另一方面,通过特定的姿势和方法使经气更加集中于某一穴位,以提高治疗效果。同时也为了使医者施术方便和使患者在某一固定姿势下维持较长的时间。故必须选择各种特定的姿势。现归纳如下表:(表 2-3)

表 2-3　取穴姿势表

穴　位　名	经　脉　名　称	取穴姿势
上　关	足少阳胆经	呿不能欠
下　关	足阳明胃经	欠不能呿
犊　鼻	足阳明胃经	屈不能伸
两关(内、外关)	手厥阴心包经,手少阳三焦经	伸不能屈
委　中	足太阳膀胱经	委而取之
阴　谷	足少阴肾经	屈膝而得之
阳　陵　泉	足少阳胆经	伸而得之
曲　泉	足厥阴肝经	屈膝而得之
曲　泽	手少阴心经	屈而得之
中　封	足厥阴肝经	摇足而得之
冲　阳	足阳明胃经	摇足而得之
曲　池	手阳明大肠经	屈臂而得之
小　海	手太阳小肠经	伸臂而得之

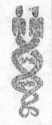

【临床应用】

一、关于手少阴心经的五输

本篇对十二经脉的腧穴论述仅有十一经,缺少手少阴心经,而以手厥阴心包经代替了手少阴心经,从本文结构和理论体系的完整性方面似觉有脱简之嫌,容后加以讨论。本文中心之五输穴,实际上是心包经的输穴,其中可能与古人认为,心有病由心包代替心受邪的理论相关,所以在治疗方面,用心包经的输穴代替。后世医家从临床实践出发补充心的五输穴如下:心井为少冲,荣为少府,输为神门,经为灵通,合为少海,其依据是《难经》和《甲乙经》的有关记载。

二、五输穴的五行属性及在临床上的意义

关于五输穴的五行属性,本节原文仅论及"阴井属木"和"阳井属金"。其它五输穴的五行属性现据《难经·六十四难》补人(详见原文分析),五输穴与五行相配,故又名五行输。为什么阴经的五输穴和阳经的五输穴在五行属性上各不相同呢?《难经·六十四难》作了明确说明:"是刚柔之事也。"阳经为刚,阴经为柔,阴阳相配,各从其类而刚柔相济。所在阴井从木开始,而阳井从金开始。

在临床的应用上,主要是根据五行生克的道理,并结合《难经》"虚则补其母""实则泻其子"的原则进行选穴。例如:肺实症,泻其本经的合穴尺泽,尺泽属水,这是实则泻其子。又如肺的虚症,针刺当补本经输穴太渊,因为太渊属土,土能生金,土为金母,这是虚则补其母。五行输在临床上的运用亦可结合时间的周期性,五输穴的五行生克关系,按照气血运行及经穴的开合而处方,子午流注就是其应用的范例。

古人在长期的临床实践中积累了丰富的经验。如《灵枢·顺气一日分为四时》云:"病在藏者,取之井;病变于色者,取之荣;病时间时甚者,取之输;病变于音者,取之经;经满而血者,病在胃及以饮食不节得病者,取之于合。"这些经验都是应该重视的。

小针解第三 法人

【要点解析】

一、阐述了正邪的出入往来、血气的逆顺盛衰,以及用针的迎随补泻、出纳疾徐等问题。

二、指出邪气、浊气、清气的中伤人体,大致可分上、中、下三部。用针时应注意

三、推求邪正的变化，必须察色、切脉、闻声合参。

【内经原典】

所谓易陈者，易言也，难入者，难著于人也。粗守形者，守刺法也。上守神者，守人之血气有余不足，可补泻也。神客者，正邪共会也。神者，正气也。客者，邪气也。在门者，邪循正气之所出入也。未睹其疾者，先知邪正何经之疾也。恶知其原者，先知何经之病所取之处也。刺之微在数迟者，徐疾之意也。粗守关者，守四肢而不知血气正邪之往来。上守机者，知守气也。机之动不离其空中者，知气之虚实，用针之徐疾也。空中之机清静以微者，针以得气，密意①守气勿失也。其来不可逢者，气盛不可补也。其往不可追者，气虚不可泻也。不可挂以发者，言气易失也。扣之不发者，言不知补泻之意也，血气已尽而气不下也。知其往来者，知气之逆顺盛虚也。要与之期者，知气之可取之时也。粗之暗者，冥冥②不知气之微密也。妙哉！工独有之者，尽知针意也。往者为逆者，言气之虚而小，小者逆也。来者为顺者，言形气之平，平者顺也。明知逆顺，正行无问者，言知所取之处也。迎而夺之者，泻也。追而济之者，补也。所谓虚则实之者，气口虚而当补之也。满则泄之者，气口盛而当泻之也。宛陈则除之者，去血脉也。邪胜则虚之者，言诸经有盛者，皆泻其邪也。徐而疾则实者，言徐内而疾出。疾而徐则虚者，言疾内而徐出也。言实与虚若有若无者，言实者有气，虚者无气也。察后与先若亡若存者，言气之虚实，补泻之先后也，察其气之已下与常存也。为虚与实若得若失者，言补者必然③若有得也，泻则恍然④若有失也。夫气之在脉也邪气在上者，言邪气之中人也高，故邪气在上也。浊气在中者，言水谷皆入于胃，其精气上注于肺，浊溜于肠胃，言寒温不适，饮食不节，而病生于肠胃，故命曰浊气在中也。清气在下者，言清湿地气之中人也，必从足始，故曰清气在下也。针陷脉则邪气出者，取之上。针中脉则邪气出者，取之阳明合也。针太深则邪气反沉者，言浅浮之病，不

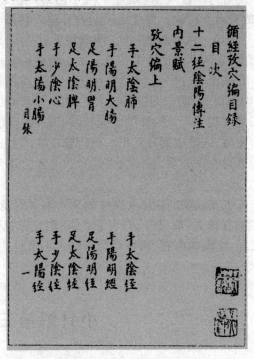

清初佚名氏《循经考穴编》书影

中华传世医典

黄帝内经

灵枢篇

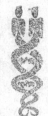

欲深刺也,深刺则邪气从之入,故曰反沉也。皮肉筋脉各有所处者,言经络各有所主也。取五脉者死,言病在中,气不足,但用针尽大泻其诸阴之脉也。取三阳之脉者⑤,唯言尽泻三阳之气,令病人恇然不复也。夺阴者死,言取尺之五里往者也。夺阳者狂,正言也。睹其色,察其目,知其散复,一其形,听其动静者,言上工知相五色于目,有知调尺寸小大缓急滑涩,以言所病也。知其邪正者,知论虚邪与正邪之风也。右主推之,左持而御之者,言持针而出入也。气至而去之者,言补泻气调而去之也。调气在于终始一者,持心也。节之交三百六十五会者,络脉之渗灌诸节者也。所谓五藏之气已绝于内者,脉口气内绝不至,反取其外之病处与阳经之合,有留针以致阳气,阳气至则内重竭,重竭则死矣,其死也无气以动,故静。所谓五藏之气已绝于外者,脉口气外绝不至,反取其四末之输,有留针以致其阴气,阴气至则阳气反入,入则逆,逆则死矣,其死也阴气有余,故躁。所以察其目者,五藏使五色循明,循明则声章⑥,声章者,则言声与平生异也。

【难点注释】

①密意:认真,细心。
②冥冥:幽暗而不清楚。
③佖(bì)然:盛满的意思。
④怳然:突然的意思。
⑤取三阳之脉者:当作"取三阳脉恇者"。
⑥章:为显著之意。章作"彰"。

【白话精译】

所谓"易陈",是指针刺的道理说起来容易。"难入",是说针刺的精微却难以使人十分明了。"粗守形",是说粗医只知道拘守刺法。"上守神",是说高医能根据病人的血气虚实情况来考虑可补或可泻。"神客",是指正邪交争。"神",是指正气,"客",是指邪气。"在门",是指邪气的入侵是循着正气的门户出入的。"未睹其疾",是说预先没弄清病在何经。"恶知其原",是说哪能轻易知道何经有病和应取何穴位。

"刺之微在数迟",是说针刺的微妙在于掌握进针手法的快慢。"粗守关",是指粗医在针治时仅仅拘守四肢关节部的穴位,而不知道血气盛衰和正邪往来胜负的情况。"上守机",是说高医针治时能掌握气机的变化规律。"机之动不离其空中",是说气机的变化都反应在腧穴之中,了解气机的虚实变化,就可运用徐疾补泻的手法。"空中之机,清净以微",是说针下已经得气,还必须仔细体察气之往来,而不能失掉补泻的时机。"其来不可逢",是说邪气正盛时,不能运用补法。"其往不可追",是说正气已虚时,不可妄用泻法。"不可挂以发",是说针下得气的感应,是很容易消失的。"扣之不发",是说不知道补泻的意义,而误用补泻手法,则会使血气耗损而邪气不能被祛除。"知其往来",是说应了解气机变化的时机以便及时用针。

"粗之暗",是说粗医昏昧无知,不能体察气机的变化。"妙哉工独有之"。是说高明的医生,能完全体察气机的变化和运用针刺加以补泻的意义。"往者为逆",是说邪去正衰,脉象虚小,属逆症。"来者为顺",是说正气尚足,形气也阴阳平衡,属顺症。"明知逆顺,正行无问",是说知道疾病的顺逆,就可以毫无疑问地选穴针刺了。"迎而夺之",是说迎着经气循行的方向下针,是泻法。"追而济之",是说随着经气循行的方向下针,属补法。

所谓"虚则实之",是说气口脉气虚的应当用补法。"满则泄之",是说气口脉气盛的应当用泄法。"宛陈则除之",是说应排除络脉中的久积的瘀血。"邪胜则虚之",是说经脉中邪气盛时,应当用泻法,使邪气随针外泄。"徐而疾则实",是说慢进针而快出针的补法。"疾而徐则虚",是说快进针而慢出针的泻法。"言实与虚,若有若无",是说用补法可以使正气恢复,用泻法可以使邪气消失。"察后与先,若亡若存",是说根据气的虚实,来决定补泻手法的先后,再观察邪气是否已退,或是邪气仍滞留。"为虚为实,若得若失",是说用补法要使患者感觉充实而似有所得,用泻法则要使患者感到轻松而若有所失。

"气之在脉,邪气在上",是说邪气侵入经脉后,风热之邪多伤在人的头部,所以说"邪气在上"。"浊气在中",是说水谷入胃后,它的精微之气上注于肺,浊气滞留于肠胃,如果寒温不适,饮食不节,肠胃就会发生疾病,浊气也就不能下行了,所以说"浊气在中"。"清气在下",是说清冷潮湿之气伤人,多从足部开始,所以说"清气在下"。"针陷脉则邪气出",是指风热等邪气伤了人的上部,应取头部的腧穴治疗。"针中脉则浊气出",是指肠胃的浊气引发的疾病,应取足阳明胃经的合穴足三里治疗。"针太深则邪气反沉",是说邪气轻浅的病,不宜深刺,如果刺得太深了,反而会使邪气随针深入,所以说为"反沉"。"皮肉筋脉,各有所处",是说皮肉筋脉各有一定的部位,经络也因而各有主治。

"取五脉者死",是说病在内脏而元气不足的,反而用针尽力大泻五脏的腧穴,是会致人死亡的。"取三脉者惟",是说尽泻手足三阳六腑的腧穴,会使病人精神怯弱,而且不易复元。"夺阴者死",是说针刺尺部的五里穴,泻到五次,则脏阴之气必泻尽而死。"夺阳者狂",是说大泻三阳之气,会至狂证。"睹其色,察其目,知其散复,一其形,听其动静",是说医生中的高手,懂得从眼睛观察五色变化,并能细察脉象的大小、缓急,滑涩,从而了解到发病的原因。"知其邪正",是说知道病人所感受的是虚邪之风还是正邪之风。

"右主推之,左持而御之",是说针刺时用右手推以进针,左手护持针身的进针出针的运用手法。"气至而去之者",是说运用补泻手法,等气机调和时,就应该去针。"调气在于终始一者"，是说在运针调气的时候，要始终专心一意，使心神不外驰。"节之交三百六十五会"，是说周身三百六十五穴，都是络脉气血渗灌各部的通会之处。

所谓"五脏之气，已绝于内"，是说五脏的精气内虚了，气口脉便虚浮无根，按切也感觉不到。对这种阴虚证，治疗时，反取患者体表的病处和阳经的合穴，又留针以补充阳气，阳气得到了补充，则阴气就会更加内竭，五脏精气竭而再竭，那么人将必死无疑。由于阴不生阳，无气以动，所以死时又表现得十分安静。

所谓"五脏之气，已绝于外"，是说气口脉象沉微，轻取的感觉好像没有了，这就是五脏阳气衰竭的现象。对这种病，在针治时，反而取用四肢末梢的腧穴，并留针以补阴气，使阴气盛而阳气内陷，阳气内陷就会发生厥逆的病，厥逆则会导致死亡。死亡时，由于阴气有余，所以有烦躁现象。察目是因为五脏的精气能使眼睛和面部五色洁明，精气内盛，所以发出的声音就会洪亮。声音洪亮，听起来就与平常不同了。

【专家评鉴】

一、上工守神

本篇主要解释了《灵枢·九针十二原》篇中有关运用小针的要领和关键，同时也讨论了如何进行补虚泻实的问题。

原文说："上守神者，守人之血气有余不足，可补泻也。"原文以上工为例，指出运用小针治病的关键在于守神。所谓守神，就是要密切地注意观察病人的精神活动，观察其神气的有无和盛衰，同时也要密切注视血气之虚实，邪正之盛衰。原文又说"上守机者，知守气也"，这就指出了高水平的医生必须熟悉气血活动情况，随时把握针下得气的感应，勿要错过实施手法的时机而误用补泻，这正是高明医生与众不同之处。

二、粗工守形

原文说："粗守形者，守刺法也。"就指出了粗工机械地拘守局部治疗，注意力只局限在病人的形体或局部穴位上。只懂得四肢关节取穴，而不熟悉气血运行，不知识别气血盛衰和正邪斗争情况，因而只能守死法而不能灵活地运用补泻原则。

三、刺者必明病情，知气机

"未睹其疾"，"恶知其原"，没有明确的诊断，不知邪正盛衰情况及何经病变，又怎么能准确地判断病位呢？只有明确气的逆顺，才可能选取适当穴位，决定相应治疗措施。

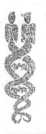

【临床应用】

一、"针以得气"的标准问题

原文提到"空中之机,清净以微者,针以得气,密意守气勿失也。"指出腧穴中气血活动的反应状态,是至清至净的,是很微妙的,当针刺入腧穴,已有得气的感觉,就要仔细认真地体查气的往来变化,才不至于错过正确运用手法的时机。有关针刺时"气至"的标志,在《灵枢·终始》篇中记载道:"邪气来也,紧而疾,谷气来也,徐而和。"《素问·宝命全形论》篇也说:气至"是谓冥冥,莫知其形,见其乌乌,见其稷稷,从见其飞,不知其谁。"宋代著名针灸学家窦汉卿在《标幽赋》中叙述他对针下得气的体会时说:"气之至也,如鱼吞钩饵之浮沉;气未至也,如燕处幽堂之深邃",又说:"轻滑慢而未来,沉紧涩而已至"。由此观之,针下候气是以"徐和""紧疾""轻滑""沉紧""牢疾"等感觉为是否得气的判断标准的。

得气也称针感,是指将针刺入腧穴后所产生的经气感应。当这种经气感应产生时,医生会感到针下有徐和或沉紧的感觉,同时患者也会在针下出现相应的痠、麻、困、胀、重等感觉,或沿着一定部位,向一定方向扩散传导的感觉。若无经气感应而不得气时,医生则感到针下空虚无物,患者亦无痠、麻、困、胀、重等感觉。得气与否以及气至的快慢,不仅直接关系到针刺治疗效果,而且可以借以窥测疾病的预后,故《灵枢·九针十二原》说:"刺之要,气至而有效。"临床上一般是得气迅速时,疗效较好;得气较慢时,效果就差;若不得气时,就可能无治疗效果。《金针赋》也说:"气速效速,气迟效迟"。因此,在临床上若刺之而不得气时,就要及时分析经气不至的原因,或因取穴定位不准确、手法运用不当;或针刺角度有误,深浅失当,对此就应重新调整针刺的部位、角度、深度,调整行针手法,这样再次行针时,一般即可得气。

二、关于夺阳者狂的问题

从本篇来看,此处"狂"字疑为"恇"字之误,从此者众。但据临床实践看,狂症有虚有实。阳气盛实可以致狂,阳虚也可生狂,不过阳虚之狂属于危象,为虚阳外越之征兆。如《灵枢·通天》说:"太阳之人,多阳而少阴,必谨调之,无脱其阴,而泻其阳。阳重脱者易狂。"《素问·腹中论》也说:"石之则阳气虚,虚则狂"。都说明阳虚可以致狂。当然,狂作"恇"解亦通,因为阳气虚衰,机体失于振奋,使形体虚弱。

邪气脏腑病形第四_{法时}

【要点解析】

一、论述了邪气中人的不同原因和部位,以及中阴中阳的区别。

二、阐述了察色、按脉、问病、诊尺肤等诊法在诊断上的重要性,以及色与脉、脉与尺肤的相应情况。

三、列举了五脏病变的缓、急、大、小、滑、涩六脉及其症状和针刺治疗原则。

四、列举了六脏病变的症状和取穴法与针刺法。

【内经原典】

黄帝问于岐伯曰:邪气之中人也奈何?岐伯答曰:邪气之中人高也。黄帝曰:高下有度乎?岐伯曰:身半以上者,邪中之也;身半以下者,湿中之也。故曰:邪之中人也,无有常,中于阴则溜^①于府,中于阳则溜于经。黄帝曰:阴之与阳也,异名同类,上下相会,经络之相贯,如环无端。邪之中人,或中于阴,或中于阳,上下左右,无有恒常,其故何也?岐伯曰:诸阳之会,皆在于面。中人也方乘虚时,及新用力,若饮食汗出腠理开,而中于邪。中于面则下阳明,中于项则下太阳,中于颊则下少阳,其中于膺背两胁亦中其经。黄帝曰:其中于阴奈何?岐伯答曰:中于阴者,常从臂胻始。夫臂与胻,其阴皮薄,其肉淖泽^②,故俱受于风,独伤其阴。黄帝曰:此故伤其藏乎?岐伯答曰:身之中于风也,不必动藏。故邪入于阴经,则其藏气实,邪气入而不能客,故还之于府。故中阳则溜于经,中阴则溜于府。黄帝曰:邪之中人藏奈何?岐伯曰:愁忧恐惧则伤心。形寒寒饮则伤肺,以其两寒相感,中外皆伤,故气逆而上行。有所堕坠,恶血留内,若有所大怒,气上而不下,积于胁下,则伤

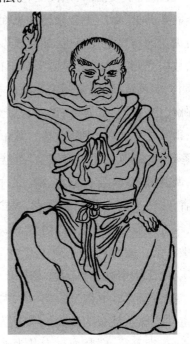

邪气侵入阴经时,若五脏之气充实,邪气就不能入里停留,而还归于六腑。所以外邪侵袭于阳经,能在本经上发病;外邪侵袭于阴经,能溜注到六腑而发病。

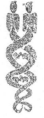

肝。有所击仆,若醉入房,汗出当风,则伤脾。有所用力举重,若入房过度,汗出浴水,则伤肾。黄帝曰:五藏之中内奈何?岐伯曰:阴阳俱感,邪乃得住。黄帝曰:善哉。

黄帝问于岐伯曰:首面与身形也,属骨连筋,同血合于气耳。天寒则裂地凌冰③,其卒寒或手足懈惰,然而其面不衣何也?岐伯答曰:十二经脉,三百六十五路,其血气皆上于面而走空窍,其精阳气上走于目而为睛,其别走于耳而为听,其宗气上出于鼻而为臭,其浊气出于胃,走唇舌而为味。其气之津液皆上熏于面,而皮又厚,其肉坚,故天气甚寒不能胜之也。黄帝曰:邪之中人,其病形何如?岐伯曰:虚邪之中身也,洒淅动形。正邪④之中人也微,先见于色,不知于身,若有若无,若亡若存,有形无形,莫知其情。黄帝曰:善哉。

黄帝问于岐伯曰:余闻之,见其色,知其病,命曰明;按其脉,知其病,命曰神;问其病,知其处,命曰工。余愿闻见而知之,按而得之,问而极之,为之奈何?岐伯答曰:夫色脉与尺之相应也,如桴鼓影响之相应也,不得相失也,此亦本末根叶之出候也,故根死则叶枯矣。色脉形肉不得相失也,故知一则为工,知二则为神,知三则神且明矣。黄帝曰:愿卒闻之。岐伯答曰:色青者,其脉弦也;赤者,其脉钩也;黄者,其脉代也;白者,其脉毛;黑者,其脉石。见其色而不得其脉,反得其相胜之脉则死矣;得其相生之脉,则病已矣。黄帝问于岐伯曰:五藏之所生,变化之病形何如?岐伯答曰:先定其五色五脉之应,其病乃可别也。黄帝曰:色脉已定,别之奈何?岐伯曰:调其脉之缓、急、小、大、滑、涩,而病变定矣。黄帝曰:调之奈何?岐伯答曰:脉急者,尺之皮肤亦急⑤;脉缓者,尺之皮肤亦缓;脉小者,尺之皮肤亦减而少气;脉大者,尺之皮肤亦贲而起;脉滑者,尺之皮肤亦滑;脉涩者,尺之皮肤亦涩。凡此变者,有微有甚。故善调尺者,不待于寸,善调脉者,不待于色。能参合而行之者,可以为上工,上工十全九;行二者,为中工,中工十全七;行一者,为下工,下工十全六。

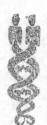

黄帝曰:请问脉之缓、急、小、大、滑、涩之病形何如?岐伯曰:臣请言五藏之病变也。心脉急甚者为瘛疭⑥;微急为心痛引背,食不下。缓甚为狂笑;微缓为伏梁⑦在心下,上下行,时唾血。大甚为喉吤;微大为心痹引背,善泪出。小甚为善哕,微小为消瘅。滑甚为善渴;微滑为心疝引脐,小腹鸣。涩甚为喑;微涩为血溢,维厥,耳鸣,颠疾。

肺脉急甚为癫疾;微急为肺寒热,怠惰,咳唾血,引腰背胸,若鼻息肉不通。缓甚为多汗;微缓为痿瘘,偏风,头以下汗出不可止。大甚为胫肿;微大为肺痹引胸背,起恶日光。小甚为泄,微小为消瘅。滑甚为息贲上气,微滑为上下出血。涩甚为呕血;微涩为鼠瘘,在颈支腋之间,下不胜其上,其应善酸矣。

肝脉急甚者为恶言;微急为肥气,在胁下若覆杯。缓甚为善呕,微缓为水瘕痹也。大甚为内痈,善呕衄;微大为肝痹阴缩,咳引小腹。小甚为多饮,微小为消瘅。滑甚为癞疝,微滑为遗溺。涩甚为溢饮,涩微为瘈挛筋痹。

脾脉急甚为瘈疭;微急为膈中,食饮入而还出,后沃沫⑧。缓甚为痿厥;微缓为风痿,四肢不用,心慧然若无病。大甚为击仆;微大为疝气,腹里大脓血,在肠胃之外。小甚为寒热,微小为消瘅。滑甚为癞癃,微滑为虫毒蛔蝎腹热。涩甚为肠癞;微涩为内癞,多下脓血。

肾脉急甚为骨癫疾;微急为沉厥奔豚⑨,足不收,不得前后。缓甚为折脊;微缓为洞,洞者,食不化,下嗌还出。大甚为阴痿;微大为石水,起脐已下至小腹睡睡然,上至胃脘,死不治。小甚为洞泄,微小为消瘅。

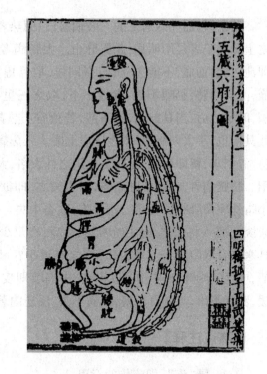

明代高武《针灸聚英》中的侧人五脏六腑之图

滑甚为癃癞;微滑为骨痿,坐不能起,起则目无所见。涩甚为大痈,微涩为不月沉痔。

黄帝曰:病之六变者,刺之奈何? 岐伯答曰:诸急者多寒;缓者多热;大者多气少血;小者血气皆少;滑者阳气盛,微有热;涩者多血少气,微有寒。是故刺急者,深内而久留之。刺缓者,浅内而疾发针,以去其热。刺大者,微泻其气,无出其血。刺滑者,疾发针而浅内之,以泻其阳气而去其热。刺涩者,必中其脉,随其逆顺而久留之,必先按而循之,已发针,疾按其痏⑩,无令其血出,以和其脉。诸小者,阴阳形气俱不足,勿取以针,而调以甘药也。

黄帝曰:余闻五藏六府之气,荥输所入为合,令何道从入,入安连过⑪,愿闻其故。岐伯答曰:此阳脉之别入于内,属于府者也。黄帝曰:荥输与合,各有名乎? 岐伯答曰:荥输治外经,合治内府。黄帝曰:治内府奈何? 岐伯曰:取之于合。黄帝曰:各各有名乎? 岐伯答曰:胃合于三里,大肠合入于巨虚上廉;小肠合入于巨虚下廉,三焦合入于委阳,膀胱合入于委中央,胆合入于阳陵泉。黄帝曰:取之奈何? 岐伯答曰:取之三里者,低跗;取之巨虚者,举足;取之委阳者,屈伸而索之;委中者,屈而取之;阳陵泉者,正竖膝予齐下至委阳之阳取之;取诸外经者,揄申而从之⑫。

黄帝曰:愿闻六府之病。岐伯答曰:面热者足阳明病,鱼络血者手阳明病,两跗之上脉竖陷者足阳明病,此胃脉也。大肠病者,肠中切痛而鸣濯濯,冬日重感于寒即泄,当脐而痛,不能久立,与胃同候,取巨虚上廉。胃病者,腹膜胀,胃脘当心而痛,上支两胁,膈咽不通,食饮不下,取之三里也。小肠病者,小腹痛,腰脊控睾而痛,时窘之后,当耳前热,若寒甚,若独肩上热甚,及手小指次指之间热,若脉陷者,此其候也,手太阳病也,取之巨虚上廉。三焦病者,腹气满,小腹尤坚,不得小便,窘急,溢则水,留即为胀,候在足太阳之外大络,大络在太阳少阳之间,亦见于脉,取委阳。膀胱病者,小腹偏肿而痛,以手按之,即欲小便而不得,肩上热。若脉陷,及足小指外廉及胫踝后皆热。若脉陷,取委中央。胆病者,善太息,口苦,呕宿汁,心下淡淡⑬,恐人将捕之,嗌中吩吩然,数唾,在足少阳之本末,亦视其脉之陷下者灸之,其寒热者取阳陵泉。黄帝曰:刺之有道乎?岐伯答曰:刺此者,必中气穴,无中肉节,中气穴则针染(一作游)于巷,中肉节即皮肤痛。补泻反则病益笃。中筋则筋缓,邪气不出,与其真相搏,乱而不去,反还内著,用针不审,以顺为逆也。

【难点注释】

①溜:同"流",即流传的意思。

②淖泽:湿润柔软之意。

③凌冰:积冰之意。

④止邪:指四时正常之风,乘虚而侵袭人体。

⑤尺之皮肤亦急:尺,指尺肤,下各句中"尺"字同。

⑥瘛疭:手足抽搐之义。

⑦伏梁:腹部包块,突起如大臂,如伏在心下至脐的横梁间,因此名之。

⑧后沃沫:大便泻下冷沫。

⑨奔豚:为肾之积。发自少腹,上至心下,状如豚奔,或上或下,疼痛难忍。

⑩痏:痏(wěi),指针孔而言。

⑪入安连过:手足三阳脉气与那些脏腑经脉相连属。

⑫揄申而从之:牵引四肢取穴。

⑬淡淡:跳动的样子。

【白话精译】

黄帝问岐伯说:邪气侵犯人体的情况是怎样的?岐伯说:邪气侵犯人体的部位有上有下。

黄帝又问:部位的上下有一定的常规吗?岐伯说:上半身发病,是受了风寒等

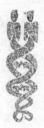

外邪所致;下半身发病,是受了湿邪所致。这是一般情况。所以说,邪气侵犯人体,发病没有固定的部位。例如邪气伤了阴经,也会流传到属阳的六腑;邪气侵犯了阳经,也可能就在本经的通路上发病。

黄帝说:经络虽有阴阳之分,但都属于整体的经络系统,内连脏腑,外络肢节,上下会通,经脉与络脉相互贯通,如环无端。外邪伤人,有的侵袭阴经,有的侵袭阳经,部位或上下,或左右,没有固定的地方,这是什么道理呢?

岐伯说:手足三阳经,都会聚于头面。邪气中伤于人,一般都是乘正气虚弱之时,以及在劳累之后,或者饮食汗出,腠理开泄的时候,都容易被邪气侵袭。邪气侵袭了面部,会沿着阳明经脉下传;邪气侵袭项部,则沿太阳经脉下传;邪气侵袭颊部,则沿少阳经脉下传,邪气侵犯了胸膺、脊背和两胁,也都分别在阳明经、太阳经、少阳经所过之处发病。

黄帝问:邪气侵入阴经的情况是怎么样的? 岐伯说:邪气侵入阴经,通常是从手臂和足胫部开始。臂与足胫部内侧的皮肤较薄,肌肉比较柔软,所以身体各部虽然同样受风,而仅仅损害这些部位的内侧。

黄帝又问:这种邪气久留能伤及五脏吗? 岐伯说:身体感受了风邪,不一定会伤及五脏。因为邪气侵入阴经时,若五脏之气充实,邪气就不能入里停留,而还归于六腑。所以外邪侵袭于阳经,能在本经上发病;外邪侵袭于阴经,能溜注到六腑而发病。

黄帝说:邪气侵犯人体而伤及五脏是怎样的? 岐伯说:愁忧恐惧等精神因素能伤心。形体受寒与吃寒冷的饮食能伤肺,因为两种寒邪同时感受,皮毛与肺都受损,所以发生咳喘等肺气上逆的病变。如跌仆堕坠,瘀血留于内,又因大怒,肝气上逆,瘀血阻滞于胁下,就会伤肝。如因击仆损伤,或醉后入房,汗出当风,就会伤脾。如用力举重,再加房劳过度,或出汗后浴于水中,就会伤肾。

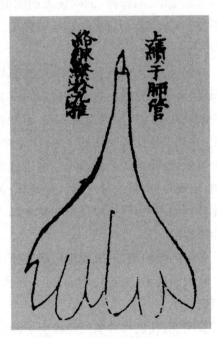

明代吴嘉言《针灸原枢》脏腑图中的肝脏形象之图

黄帝说:五脏为风邪所伤是怎样的? 岐伯说:一定要脏气先伤于内,再感外邪。

在内外俱伤的情况下,风邪才能内侵入脏。黄帝说:你说得很好!

黄帝问岐伯说:头面和全身各部,都是由筋骨支撑和联系的,同样是由于气血的循行以供给营养的。但当天寒地冻,滴水成冰的时候,突然受到寒冷,可以手足麻木而不灵活,可是面部却不怕冷,不用衣物覆盖,这是什么缘故? 岐伯回答说:人体十二经脉,三百六十五络脉的血气,都上注于面而走七窍。它的精阳之气,上注于目而能视物;它的旁行之气从两侧上行于耳而能听;它的宗气上通于鼻而能嗅;它的谷气从胃上通唇舌而能辨别五味。而各种气所化的津液都上行熏蒸于面部,而面部皮肤较厚,肌肉也坚实,所以虽在极寒冷的气候中,也能够适应。

黄帝说:病邪侵犯人体,发生的病态是怎样的? 岐伯说:虚邪伤人,病人恶寒战栗;正邪伤人,发病较轻微,开始只在面色上有点变异,身上没有什么感觉,像有病又像无病,像邪已去又像留在体内,或在表面有些轻微表现,可又不明显,所以不容易知道它的病情。黄帝说:很好!

黄帝问岐伯说:我听说观察病人气色的变化而知道病情的,叫作明;切按脉象而知道病情的,叫作神;询问病人而知道病的部位的,叫作工。我希望了解为什么望色能知道疾病,切脉能知道病情的变化,问诊可了解疾病的所在,其道理究竟何在?

岐伯说:病人的气色、脉象、尺肤都与疾病有一定的相应关系,犹如桴鼓相应一样,是不会不一致的。这也和树木的根本与枝叶一样,所以根本衰败,枝叶就枯槁。诊病时要从色、脉、形肉全面观察,不能有所偏废,所以知其一仅仅是一般医生,称为工;知其二是比较高明的医生,称为神;知其三才是最高明的医生,称为神明。

黄帝说:我希望全面地听你讲讲这个道理。岐伯回答说:一般疾病,色脉是相应的,出现青色,是弦脉;红色,是钩脉;黄色,是代脉;白色,是毛脉;黑色,是石脉。若见其色而不见其脉,或反见相克之脉,主预后不良;若见到相生之脉,虽然有病,也会痊愈的。

黄帝问岐伯道:五脏发生疾病,它的内在变化和所表现的症状,是怎样的?

岐伯回答说:要首先确定五色,五脉与疾病相应的情况,则五脏所生的疾病就可以辨别了。

黄帝说:气色和脉象已经确定了,怎样来辨别五脏疾病呢?

岐伯说:只要诊查出脉象的缓、急、大、小、滑、涩,则病变就可确定了。

黄帝说:诊查的方法怎样? 岐伯说:脉象急的,尺部的皮肤也紧急;脉象缓的,尺肤也弛缓;脉象小的,尺肤也瘦小;脉象大的,尺肤也大而隆起;脉象滑的,尺肤也滑润;脉象涩的,尺肤也枯涩。以上脉象与尺肤的变化,是有轻重不同的。所以善于诊察尺肤的,不必等待诊察寸口的脉象;善于诊察脉象的,不必等待观五色,就可知道病情。假如能将色、脉、尺肤综合运用，就可使诊断更正确，称为上工，上工可治愈十分之九；如能运用两种诊察方法，称为中工，中工可治愈十分之七；若只能用一种诊察方法的，称为下工，下工仅能治愈十分之六。

黄帝说：请问缓、急、小、大、滑、涩的脉象，所主的病状是怎样的呢？

岐伯说：让我谈五脏的具体病变。心脉急甚是手足抽搐；微急是心痛牵引到脊背，饮食不下。心脉缓甚为心神失常的狂笑；微缓为久积之伏梁，在心下，上下走动，常有唾血。心脉大甚为喉中如有物梗阻；微大为心痹作痛引背，时时泪出。心脉小甚为呃逆；微小为消谷善饥的消瘅病。心脉滑甚为消渴；微滑为心疝痛引脐部，小腹鸣响。心脉涩甚为瘖不能言；微涩为出血，四肢厥逆，耳鸣，头顶疾病。

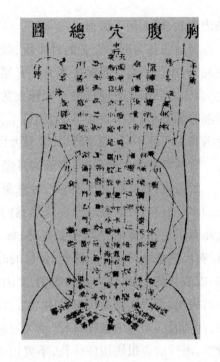

清代吴谦等人所撰《医宗金鉴》中的胸腹总穴图

肺脉急甚为癫疾；微急为肺有寒热，倦怠乏力，咳嗽咳血，牵引胸部和腰背部作痛，或鼻中息肉阻塞。肺脉缓甚为多汗；微缓为痿瘘，半身不遂，头部以下汗出不止。肺脉大甚为足胫肿；微大为肺痹，牵引胸背胀痛，怕见日光。肺脉小甚为泄泻；微小为消瘅。肺脉滑甚为咳喘气逆；微滑在上为衄血，在下为泄血。肺脉涩甚为呕血；微涩为鼠瘘，发于颈项与腋下，下肢软弱难以支撑躯体，四肢酸甚。

肝脉急甚为口出愤怒的语言；微急为肥气病，位于胁下，形状好像覆着的杯子一样。肝脉缓甚为呕吐；微缓为水积胸胁而小便不通。肝脉大甚为内有痈肿，经常呕吐和衄血；微大为肝痹病，阴器收缩，咳嗽牵引小腹作痛。肝脉小甚为多饮，微小为消谷善饥的消瘅病。肝脉滑甚为阴囊肿大的㿗疝病；微滑为遗尿病。肝脉涩甚为水肿；微涩为筋脉痿挛不舒的筋痹病。

脾脉急甚为四肢抽搐；微急为食入而吐的膈中病，大便多泡沫。脾脉缓甚为四肢痿软无力，四肢厥冷；微缓为风痿病，四肢痿废不用，但神志清楚，和无病的人一样。脾脉大甚为猝然扑倒的病；微大为疝气病，腹中多脓血而在肠胃之外。脾脉小甚为寒热病；微小为内热消瘅。脾脉滑甚为阴囊肿大的㿗疝和小便不通的癃闭病；微滑为肠中有蛔虫等寄生虫病，腹中发热。脾脉涩甚为大肠脱出的肠㿗病；微涩是

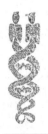

肠内溃脓,故大便下脓血。

肾脉急甚为邪深至骨的骨癫疾;微急为下肢沉重逆冷,发为奔豚,两足伸而不能屈,大小便不通。肾脉缓甚为腰脊痛如折;微缓为洞泄病,洞泄的症状是饮食不化,食入之后即从大便排出。肾脉大甚为阴痿不起;微大为石水病,从脐以下至小腹部胀满下坠,上至胃脘不适,预后不良。肾脉小甚为洞泄病;微小为消瘅病。肾脉滑甚为小便不通,或为癫疝;微滑为骨痿病,可坐而不能起立,起立则目眩视物不清。肾脉涩甚为大的痈肿;微涩为月经不行,或痔疾日久不愈。

黄帝说:五脏病变出现的六种脉象,针刺的方法怎样呢?岐伯说:凡是脉象紧急的多是有寒邪;脉象缓的多属热;脉象大得的多属气有余而血不足;脉小的多属气血两不足;脉滑的是阳盛微有热;脉涩的是血瘀气虚,微有寒象。因此,在针刺时,对出现急脉的病变应深刺,留针的时间要长;对出现缓脉的病变要浅刺,出针要快,以散其热;对出现大脉的病变,要用轻泻的刺法,微泻其气,不要出血;对出现滑脉的病变,要用浅刺而快出针的方法,以泻亢盛的阳气,而泄其热;对出现涩脉的病变,针刺时必须刺中其脉,根据经气的逆顺方向行针,留针时间要长,并按摩以导引脉气,出针后要很快按住针孔,不要出血,使经脉中气血调和;凡出现小脉的,是阴阳气血俱虚,不宜用针刺治疗,可用甘味药来调治。

黄帝说:我听说五脏六腑之气,都出于井穴,经过荥穴、腧穴而入归于合穴。其气血是从何道注入的,进入后又和哪些脏腑经脉有连属的关系?希望听你讲讲其中的道理。岐伯说:这是手足阳经从别络进入内部而连属于六腑的。

黄帝说:荥穴、腧穴与合穴,在治疗上各有一定的作用吗?

岐伯说:荥穴、腧穴的脉气浮浅,可以治外经的病,合穴的脉气深入,可以治疗内腑的病。

黄帝说:人体内部的腑病,怎样治疗呢?岐伯说:要取阳经的合穴。

黄帝说:合穴各有名称吗?岐伯说:足阳明胃经的合穴在三里;手阳明大肠经的脉气,循足阳明胃脉合于巨虚上廉;手太阳小肠经的脉气,循足阳明胃脉合于巨虚下廉;手少阳三焦经合于足太阳经之委阳穴;足太阳膀胱经合于委中;足少阳胆经合于阳陵泉。

黄帝说:合穴怎样取法呢?岐伯说:三里穴要使足背低平而取;巨虚穴要举足而取;委阳穴要先屈后伸下肢而取;委中穴要屈膝而取;阳陵泉穴要正身蹲坐使两膝齐平,向下在委阳的外侧取之。凡取治外在经脉的病,要牵引伸展四肢,来寻找穴位。

黄帝说:希望听你讲讲六腑的病变。岐伯说:足阳明经脉行于面,面部发热就是足阳明经的病变;手阳明经脉行于鱼际之后,故手鱼血脉瘀滞或有瘀斑是手阳明经的病;两足背的冲阳脉,出现坚实挺竖或虚软下陷现象的,是足阳明经的病,这是胃的经脉。

大肠病的症状,肠中如刀割样疼痛,水气在肠中通过发出濯濯之声,冬天再受了寒邪,就会引起泄泻,当脐部疼痛,不能久立。大肠与胃密切相关,故可以取胃经的上巨虚穴治疗。

胃病的症状,腹部胀满,胃脘当中疼痛,向上至两胁支撑作胀,胸膈和咽部阻塞不通,饮食不下。治疗当取足三里穴。

小肠病的症状,小腹作痛,腰脊牵引至睾丸疼痛,大小便窘急,耳前发热,或寒甚,或肩上热甚,手小指与无名指间热甚,或络脉虚陷不起,这都属于小肠病的证候。手太阳小肠经的病,可以取胃经的下巨虚穴治疗。

三焦病的症状,腹中胀满,小腹部胀得更甚,小便不通而有窘迫感,水溢于皮下为水肿,或停留在腹部为水胀病。三焦病也可以观察是太阳经外侧大络的变化,大络在太阳经与少阳经之间,为三焦的下腧委阳穴,三焦有病,亦可见到脉的异常,治疗时取委阳穴。

膀胱病的症状,小腹部肿胀疼痛,用手按小腹,即有尿意,但又解不出,肩上发热,或络脉虚陷不起,以及足小趾外侧和踝部、小腿上发热。若络脉虚陷不起,治疗时可以取膀胱经的合穴委中。

胆病的症状,常常吸长气,口苦,呕吐苦水,心跳不安,恐惧,如有人将捕捉他一样,咽中如物梗阻,常想吐出来。在足少阳经起点至终点的循行通路上,也可以出现络脉陷下的情况,可以用灸的方法治疗;如胆病而有寒热现象的,可取足少阳经的合穴阳陵泉刺治。

黄帝说:针刺有一定的规律吗？岐伯说:针刺这些疾病,一定要刺中穴位,切不可刺于肉节。因为刺中穴位,就能够针着脉道而经络疏通,若误刺在肉节上,只能损伤皮肉而使皮肤疼痛。还有补泻的手法如果用反了,就会使疾病更加危重。如果误刺在筋上,会伤筋而造成筋的弛缓,邪气不能驱除,反与真气纠缠而疾病不去,以至入里内陷而使疾病加重。这些都是用针不审慎,违反了正常的针刺规律所造成的恶果。

【专家评鉴】

一、邪气性质不同,伤人部位有别,但也"无有恒常"

原文指出:"身半已上者,邪中之也;身半已下者,湿中之也",说明在通常情况下,天之邪气,即风雨寒暑诸邪,易伤人上部;地之湿气,易伤人下半部,正如《灵枢·百病始生》说:"风雨则伤上,清湿则伤下。"指出不同性质的病邪,侵犯人体的部位不同,说明不同类型的邪气与人体不同部位有一定的亲合性。为什么有的邪气易伤上部,有的邪气易侵下部呢？这与邪气的阴阳属性和部位上下的阴阳属性有关。如风为阳邪,身半以上为阳,故风邪易伤上部;清冷的湿邪属阴,人之身半以下属阴,故湿邪易伤下,祖国医学中属于同气相求之理。当然,这只是一般的发病规律,不能概而论之,故原文接着又指出:邪气"或中于阴,或中于阳,上下左右,无有恒常",一般规律和特殊情况是一个问题的两个方面。所以在临床辨证时,一定要知常达变,具体情况具体对待。

二、正虚邪乘,是发病的主要机理

原文从"诸阳之会,皆在于面"至"不能胜之也"段,论述了"正气先虚",邪气伤人的发病观。原文认为风雨寒暑、清湿喜怒、房室劳损、堕坠等多种致病因素,都能影响脏腑气血而发病。特别强调,邪气中人,必须在人体脏腑气血虚弱,正气不足之时,方可乘虚侵犯人体,即"方乘虚时,及新用力,若饮食汗出腠理开,而中于邪"。"两寒相感。中外皆伤。""阴阳俱感,邪乃得往",并以人的头面与臂胻为例说明其中之理,体现了中医学在发病中重视人体正气的观点。

(一)邪侵经脉,皆从虚弱处或薄弱处开始

人体经脉互相贯通,"如环无端",是一个有机整体,但也有相对薄弱之处。外邪侵入阳经时是"方乘虚时,及新用力,若饮食汗出腠理开,而中于邪",其侵入阴经,常从臂胻始,这是由于"其阴皮薄,其肉淖泽",由此可知,邪气侵入经脉,不论阴经、阳经,必先由于经脉之气先有虚弱,不能抵抗外邪所致,说明邪侵经脉是"方乘虚时"。

(二)邪传脏腑,仍以虚弱处易入

原文指出邪气伤于阴经,传于内脏,按理讲,邪犯阴经当传之于五脏,但原文指出传至于腑,这是由于五脏不虚,脏气充实坚固,因此只能仅传于与五脏为表里的六腑。邪气伤腑,因腑不虚而邪留之于本经,即"中阳则溜于经,中阴则溜于府"。本段原文运用对比手法进一步说明了"方乘虚时"的发病道理,强调了邪气是否侵入,关键在于正气是否虚弱;邪入后向何脏何腑何经传变,也在于该脏,该腑(或经络)是否虚弱,说明了正虚邪侵是发病及传变的主要机理。

原文从"邪之中人藏奈何"到"阴阳俱感,邪乃得往"一段,紧接上段,进一步论述了五脏常见病的病因、病机。兹将其内容归纳如下:

愁忧恐惧:伤心(五志过度,心气暗伤,邪气易入)

形寒(外寒入侵)寒饮(内伤寒饮):伤肺(两寒相感)

堕坠,恶血留内;大怒气上逆:伤肝

击仆,醉以入房,汗出当风:伤脾

用力举重,入房过度,汗出浴水:伤肾

以上举例说明常见原因,可以使脏气先虚,则邪气"方乘虚时"而入中。张介宾说:"然必其内有所伤,而后外邪得以入之。"从而突出"邪之所凑,其气必虚","正气存内邪不可干"的发病理论。由此强调人们要在平时注意防止五脏之气内伤,是防止邪气入侵的重要措施。

(三)论述"其面不衣"的道理

原文说:"首面与身形也,属骨连筋……故天气甚寒不能胜之也。"这段原文阐明了天气寒冷,手足因寒冷而懈惰,然面部虽裸露而不被冻伤的道理。这是因头面为诸阳之会,精阳之气(阳气之精华)上注于头面,头面阳气充盛,腠理致密,肌肉坚固,而耐寒冷,故"天寒""其面不衣"。正如马莳说:"此言人面之耐寒,以气之津液,皆上熏于面也。夫首面之与身皆形也,无不连属筋骨,合同气血,宜乎寒则俱寒,热则俱热也。故天有裂地凌冰之寒,而人之手足,皆畏淬寒而懈惰。然而其面不衣,而独无所畏者,何哉? 伯言十二经三百六十五络,凡曰空窍,曰睛,曰听,曰闻臭,曰辨味,皆在人身之首面者,正以气之津液,皆上熏于面。"可见,面部裸露而能耐寒,是因阳气精血充足,则邪不能侵。原文通过面部气血充足,"皮厚","肉坚",与臂胻之"皮薄","肉淖泽"进行对比,一实一虚,实则不为邪中,虚则而易伤,进一步强调了邪之"中人也方乘虚时"的发病观。

【临床应用】

一、关于"方乘虚时"的发病理论问题

关于发病学说,《内经》有一套独特的理论。本篇指出,外邪伤人是"方乘虚时,及新用力,若饮食汗出腠理开,而中于邪",是"阴阳俱感,邪乃得往"。如果再结合其他篇章有关发病学中的理论,如《素问·遗篇·刺法论》说:"正气存内,邪不可干",《素问·评热病论》说:"邪之所凑,其气必虚",《灵枢·百病始生》说"风雨寒热,不得虚,邪不能独伤人,猝然逢疾风暴雨而不病者,盖无虚,故邪不能独伤人。此必因虚邪之风,与其身形,两虚相得,及客其形。"等重要的观点,可以看出祖国医学非常重视正气在发病学中的作用。即若人体正气强盛,抗邪有力,则病邪难以进入人体而发病;即使邪入后,也可因正气强盛而病情较轻,易于痊愈。自然界邪气是普遍存在的,但在同样的环境条件下,有人发病,有人不发病,正可胜邪就是主要的原因。本篇强调,邪气侵入是"方乘虚时",就是这种整体发病观中的一部分。当然,《内经》中也不否认邪气在发病中的作用,如六淫、疫疠之气等,是发病的重要条件,在不同篇章中均有明确的论述,应该把这二者统一起来分析,就能较全面地掌握中医学的发病观。

二、关于"正邪""虚邪"的问题

本篇提出"虚邪之中身也,洒淅动形,正邪之中人也微,先见于色,不知于身,若有若无,若亡若存,有形无形,莫知其情。"那么,什么是正邪,什么是虚邪呢? 前人对此问题有多种解释:《素问·八正神明论》也说:"正邪者,身形若用力汗出,腠理开,逢虚风,其中人也微,故莫知其情,莫见其形",与此篇同义。张介宾解释说:"正邪,即八方之正风也,盖正风之大者,为实风,微者即正风。虽为正风,亦能伤人。故曰正邪。"王冰说:"正邪者,不从虚之乡来也。"《黄帝内经灵枢经析义·邪气藏府病形》解释说:"正邪,又称正风,即四时应时之风,此风虽然主生,主长,但亦可乘虚伤人为病,但伤人较轻,故云'正邪之中人也微'。"综合以上论说,可见《内经》认为正邪者,指八方之正风,如春之东风,夏之南风,似与六气同义,但当人体虚弱汗出腠理开时,亦能伤人,但病情较轻,似属一般伤风之谓。

虚邪者,实即四时不正之气。《素问·太阴阳明论》说:"故犯贼风虚邪者阳受之。"《素问·上古天真论》说:"虚邪贼风避之有时。"王冰曰:"邪乘虚入是谓虚邪。"高士宗说:"凡四时不正之气,皆为之虚邪贼风。"《灵枢·刺节真邪》说:"邪气者,虚风之贼伤人也,其中人也深,不能自去……虚邪之中人也,洒淅动形,起于毫毛而发腠理。"以上诸论,当从高说。即虚邪与正邪相对而言,系指四时不正之气,似指一些传染病之病原体。

灵枢卷之二

根结第五法音

【要点解析】

一、详述了三阴三阳经的根结部位与穴名,及其与治疗的关系。

二、指出三阴三阳经开、阖、枢的不同作用和所主的疾病。

三、列举了手足三阳经根、溜、注、入的穴位。

四、根据经气一昼夜间在人体运行五十周次的基本原理,讨论了从歇止脉次数的多少,来测定脏气亏损的情况。

五、强调运用针刺治疗时,根据患者体质的不同,针刺应有疾、徐、浅、深、多、少的区别。

【内经原典】

岐伯曰:天地相盛,寒暖相移,阴阳之道,孰少孰多? 阴道偶,阳道奇,发于春夏,阴气少,阳气多,阴阳不调,何补何泻? 发于秋冬,阳气少,阴气多,阴气盛而阳气衰,故茎叶枯槁,湿雨下归,阴阳相移,何泻何补? 奇邪离经①,不可胜数,不知根结②,五藏六府,折关败枢③,开合而走,阴阳大失,不可复取。九针之玄,要在终始,故能知终始,一言而毕,不知终始,针道咸绝。太阳根于至阴,结于命门,命门者目也。阳明根于厉兑,结于颡大,颡大者钳耳也。少阳根于窍阴,结于窗笼,窗笼者耳中也。太阳为开,阳明为合,少阳为枢。故开折则肉节渎而暴病起矣,故暴病者取之太阳,视有余不足,渎者皮肉宛焦而弱④也。合折则气无所止息而痿疾起矣,故痿疾者取之阳明,视有余不足,无所止息者,真气稽留,邪气居之也。枢折即骨繇而不安于地,故骨繇⑤者取之少阳,视有余不足,骨繇者节缓而不收也,所谓骨繇者摇故也,当穷⑥其本也。太阴根于隐白,结于太仓。少阴根于涌泉,结于廉泉。厥阴根于大敦,结于玉英,络于膻中。太阴为开,厥阴为合,少阴为枢。故开折则仓廪无所输膈洞⑦,膈洞者取之太阴,视有余不足,故开折者气不足而生病也。合折即气绝而喜悲,悲者取之厥阴,视有余不足。枢折则脉有所结而不通,不通者取之少阴,视有余不足,有结者皆取之不足。足太阳根于至阴,溜于京骨,注入昆仑,入于天柱、飞扬也。足少阳根于窍阴,溜于丘墟,注于阳辅,入于天容、光明也。足阳明根于厉兑,溜于冲阳,注于下陵,入于人迎、丰隆也。手太阳根于少泽,溜于阳谷,注于少海,入于天窗、支正也。手少阳根于关冲,溜于阳池,注于支沟,入于天牖、外关也。手阳明根于商阳,溜于合谷,注于阳溪,入于扶突、偏历也。此所谓十二经者,盛络皆当取之。一日一夜五十营者,以营五藏之精,不应数者,名曰狂生。所谓五十营者,五藏皆受气。持其脉口,数其至也,五十动而不一代者,五藏皆受气;四十动一代者,一藏无气;三十动一代者,二藏无气;二十动一代者,三藏无气;十动一代者,四藏无气;不满十动一代者,五藏无气。予之短期,要在终始。所谓五十动而不一代者,以为常也,以知五藏之期。予之短期者,乍数乍疎也。

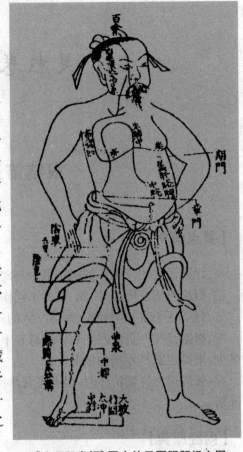

《十四经发挥》图中的足厥阴肝经之图

黄帝曰:逆顺五体者,言人骨节之小大,肉之坚脆,皮之厚薄,血之清浊,气之滑涩,脉之长短,血之多少,经络之数,余已知之矣,此皆布衣匹夫之士也。夫王公大人,血食之君,身体柔脆,肌何软弱,血气慓悍滑利,其刺之徐疾浅深多少,可得同之乎? 岐伯答曰:膏粱菽藿⑧之味,何可同也。气滑即出疾,其气涩则出迟,气滑则针小而入浅,气涩则针大而入深,深则欲留,浅则欲疾。以此观之,刺布衣者深以留之,刺大人者微以徐之,此皆因气慓悍滑利也。黄帝曰:形气之逆顺奈何? 岐伯曰:形气不足,病气有余,是邪胜也,急泻之。形气有余,病气不足,急补之。形气不足,病气不足,此阴阳气俱不足也,不可刺之,刺之则重不足,重不足则阴阳俱竭,血气皆尽,五藏空虚,筋骨髓枯,老者绝灭,壮者不复矣。形气有余,病气有余,此谓阴阳俱有余也,急泻其邪,调其虚实。故曰有余者泻之,不足者补之,此之谓也。故曰刺不知逆顺,真邪相搏。满而补之,则阴阳四溢⑨,肠胃充郭,肝肺内膜,阴阳相错。虚而泻之,则经脉空虚,血气竭枯,肠胃懭辟⑩,皮肤薄者,毛腠夭膲,予之死期。故曰用针之要,在于知调阴与阳,调阴与阳,精气乃光,合形与气,使神内藏。故曰上工平气,中工乱脉,下工绝气危生。

故曰下工不可不慎也。必审五藏变化之病,五脉之应,经络之实虚,皮之柔粗,而后取之也。

【难点注释】

①奇邪离经:奇邪,即不正之气。离,有"罹"的意思,此为侵入。本句的意思为不正之邪侵入人体经脉流传不定。

②根结:经脉的起始和终止的部位。

③折关败枢:关,指开、阖。即折败关枢。

④皮肉宛焦而弱:指肌肉消瘦干枯的意思。

⑤骨繇(yáo):指骨节弛缓不收,摇摆不定。

⑥穷:穷究,推究的意思。

⑦膈洞:指膈塞、洞泄两种病症。

⑧膏粱菽藿:膏,指肥腻食物;粱,精细粮食;菽,豆类;藿,豆叶。

⑨阴阳四溢:《甲乙经》作"阴阳血气四溢"。

⑩惵辟:软弱无力,邪气充斥的意思。

【白话精译】

岐伯说:天地之气相感应,寒暖气候也交相推移,阴阳的消长、寒热的盛衰、谁多谁少,都是有一定的规律的。阴道为偶数,阳道为奇数。病发在春夏之季的,阴气少而阳气多,对阴阳不能调和所致的病,应该怎样用补法和泻法?病发在秋冬季的,阳气少而阴气多,此时由于阳气衰少阴气充盛,因此草木的茎叶枯萎凋落,水湿会下渗到根部,对于阴阳相移的病变,又应该怎样用补法和泻法呢?不正的邪气侵入经络,所发生的病变是难以胜数的,如果不知根结的意义,奇邪侵扰脏腑致使功能失常,枢机败坏,气走泄而阴阳大伤,这样病也就难治了。九针的妙用,主要在于经脉根结。所以知道了经脉根结,针刺的道理一说就清楚了。如果不知道经脉根结,针刺的道理就闭绝难通。

足太阳膀胱经起于足小拇趾外侧的至阴穴,结于面部的命门。所谓"命门",就是内眼角的睛明穴。足阳明胃经起于足大拇趾和食趾端的厉兑穴,归结于额角的颡大。所谓"颡大",就是钳束于耳的上方、额角部位的头维穴。足少阳胆经起于足小趾端的窍阴穴,结于耳部的窗笼。所谓"窗笼",就是听会穴。太阳为开,阳明为合,少阳介于表里之间,可转输内外,如门户的枢纽,故称为枢。所以太阳之关失掉了机能,则肉节渎而发生暴疾。因此针治暴疾,可取用足太阳膀胱经,根据病的情况,判断应该泻有余,还是应该补不足。(渎,是皮肉瘦小憔悴的意思——译注)阴之合失掉了功能,气就会无所止息,痿疾也就发生了。因此,针治痿疾,可取用足阳明胃经,根据病的情况,判断应该泻其有余,还是应该补其不足。(无所止息,就是

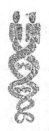

说如果正气运行不畅,邪气就会留在里面了——译注)阳之枢失掉了功能,就会发生骨繇病而站立不稳。因此,诊治骨繇病,可取用足少阳胆经,根据病的情况,判断应该泻其有余,还是应该补其不足。"骨繇",是指骨节弛缓不收的意思。以上所说的病应该探明它的根源。

足太阴脾经起于足大趾内侧的隐白穴,归结于上腹部的太仓穴。足太阴肾经起于足心的涌泉穴,归结于喉部的廉泉穴。足厥阴肝经起于足大趾外侧的大敦穴,归结于胸部的玉英穴而络于膻中穴。太阴为开;厥阴为阖;少阳为枢。所以太阴之关失掉了功能,就会使脾运化功能降低而不能转输谷

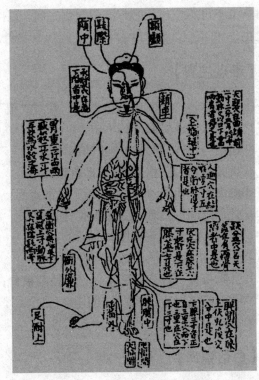

宋代朱肱《活人书》中的经络图,描绘了人体的
器官部位及经络

气,表现为上则膈气痞塞,下则洞泄不止。治膈塞洞泄的病,可取用足太阴脾经穴,根据病的情况而泻其有余,补其不足。太阴之开失掉了功能,主要是因为脾气不足而引起的。厥阴之阖失掉了功能,肝气就会弛缓,表现为时常悲哀。治疗悲的病,可取用足厥阴肝经穴,根据病的情况而泻其有余,补其不足。少阴之枢失掉了功能,肾经脉气就会结滞不通。治疗结滞不通的病,可取用足少阴肾经穴,根据病的情况而泻其有余,补其不足。凡是经脉结滞不通的,都应该用上面的方法刺治。

足太阳膀胱经起于本经井穴至阴,流注于原穴京骨,又注于经穴昆仑,上入于颈部的天柱穴,下入于足部的络穴飞扬。足少阳胆经起于本经井穴窍阴,流经原穴丘墟,然后注于经穴阳辅,在上入于颈部的天容穴,在下入于络穴光明。足阳明胃经起于本经井穴厉兑,流经原穴冲阳,然后注入经穴足三里,在上进入颈部的人迎穴,在下进入足部的络穴丰隆。手太阳小肠经起于本经井穴少泽,流经经穴阳谷,然后注入合穴小海,在上进入头部的天窗穴,在下进入臂部的络穴支正。手少阳三焦经脉起于本经井穴关冲,流经原穴阳池,注入经穴支沟,在上进入头部的天牖穴,在下进入络穴外关。手阳明大肠经起于本经井穴商阳,然后流经原穴合谷,注入经穴阳溪,在上进入颈部的扶突穴,在下进入络穴偏历。这就是手三阳、足三阳左右

共十二条经脉的根源流向与注入的部位,有络脉盛满现象的,都应当用泻法刺这些穴位。

经脉的气在人体内运行,一昼夜为五十周,以营运五脏的精气。如果太过或不及,而不能与周行五十次的次数相应,人就会生病,这种情况又叫"狂生"。所谓"五十营",是说使五脏都能得到精气的营养,并可从诊切寸口脉象、计算脉搏跳动的次数,以测脏气的盛衰。如果脉跳动五十次而无歇止,说明五脏都能接受精气的营养而健全,若脉跳四十次而有一次歇止的,便说明其中一脏衰败了;脉跳三十次而有一次歇止的,是二脏衰败了;脉跳二十次而有一次歇止的,是三脏衰败了;脉跳十次而有一次歇止的,是四脏衰败了;脉跳动不满十次就歇止的,是因为五脏精气俱衰,说明病者死期将近。脉跳动五十次而不歇止的,是五脏正常的脉象,可以借以测知五脏的精气情况。至于预料一个人短期内是否死亡,则是从他脉象的忽快忽慢来断定的。

黄帝说:人形体的差异有五种情况,即是指其骨节大小的不同,肌肉坚脆的差别,皮肤厚薄、清浊的差异,气的运行也有滑有涩,经脉也有长有短,津血也有多有少,以及经络的数目等,这些我已经知道了,但这指的都是布衣之士,对于那些王公大人和终日食肉的人,他们往往身体脆弱,肌肉软弱,血气运行急速而滑利,在治疗时,手法的快慢,进针的深浅,取穴的多少,也可相同对待吗? 岐伯回答说:吃肥甘美味的人与吃糠菜粗食的人,在针治时怎么会一样呢? 对于他们,气滑的应出针快,气涩的应出针慢;气滑的应当用小针浅刺,气涩的应当用大针深刺,深刺的还应留针,浅刺的则出针要快。由此看来,针刺布衣之士应深刺并且要留针,针刺王公大人应浅刺并且要慢进针,因为他们的气行有慓悍与急滑的不同。

黄帝说:形气出现了有余或不足的差别,又该怎样治疗呢? 岐伯说:形气不足,病气有余的,是邪气满实了,应当急用泻法以祛其邪;若形气有余,病气不足的,阴阳之气都已经不足了,不能用针刺这种病人,否则会更加不足,更加不足就会导致阴阳俱竭,气血耗尽,五脏空虚,筋骨枯槁,其结果是,老年人将要死亡,壮年人也难复原。假若形气有余,病气也有余,这就是阴阳都有余了,应该急用泻法祛其实邪,以调其虚实。所以说,凡是有余的应该用泻法,不足的应该用补法,就是这个道理。

所以说,凡是针刺,如果不懂得补泻逆顺的道理,就会导致正气与邪气的相互搏结。若邪气实却用了补法,就会导致阴阳气血满溢,邪气也会充塞大肠和胃,肝肺会发生胀满,阴阳之气也就错乱了。若正气虚却用了泻法,就会使经脉空虚,气血耗损枯竭,肠胃松弛无力,人也就会瘦得皮包骨,毫毛脱折枯焦,凭此便可以预见离死期不远了。

所以说,运用针法的要领,在于懂得调和阴阳。调和好了阴阳,精气就可以充足,形体与神气也可能相合,神气便能内藏而不会泄漏了,所以说,高明的医生能够调理阴阳之气,使阴阳之气平衡。一般的医生常常扰乱经脉,低劣的医生则有可能耗绝精气而危害生命。所以说，针刺时，运用补泻手法不可不审慎，一定要审察五脏的病情变化，以及五脏的脉象与痛的感应情况，经络的虚实情况，皮肤的柔粗情况，才能够选取适当的经穴进行治疗。

【专家评鉴】

一、欲明针道，先明四时阴阳盛衰变化规律

原文开篇首先阐明了四时阴阳的消长变化规律，以及与针刺理论的关系。四时阴阳，各有盛衰，"春夏，阴气少，阳气多"；"秋冬，阳气少，阴气多"。人体阴阳二气的盛衰变化与自然界相应，其疾病的变化也受到春夏阴气少，阳气多，或者秋冬阳气少，阴气多的影响。因此，治疗疾病时要根据自然界阴阳气多少的四时气候变化特点，来运用相应的补泻刺法，勿损其不足之阴或不足之阳。其举例说明，感受四时不正之邪侵入经络，治疗不当深入脏腑，从而形成多种病变，因此临床上必须审经脉根结之本末，察脏腑阴阳之盛衰，明五脏六腑三阴三阳所属开阖枢之作用，如果不懂得不掌握这些知识，治疗失误，人体内外的阴阳之气损伤，则病难治。

二、三阴三阳经的根穴和结穴

三阴三阳六经之根穴多在足趾端（少阴在足心），其结穴分别在头颈胸腹各部。据原文，足六经的根结部位如下："太阳根于至阴结于命门。命门者，目也；阳明根于厉兑，结于颡大，颡大者，钳耳也；少阳根于窍阴，结于窗笼。窗笼者，耳中也。""太阴根于隐白，结于太仓；少阴根于涌泉，结于廉泉；厥阴根于大敦，结于玉英，络于膻中。"列表如下：

表 5-1　三阴三阳经根结表

经名	根部	穴名	结部	穴名
太阳	足小趾	至阴	命门（目）	睛明
阳明	足次趾	厉兑	颡大（钳耳）	大迎
少阳	足四趾	窍阴	窗笼（耳中）	听宫
太阴	足大趾内侧	隐白	太仓（上腹）	中脘
少阴	足心	涌泉	廉泉（颈喉）	廉泉
厥阴	足大趾外侧	大敦	玉英（胸）	玉堂

三、六经根、溜、注、入的穴位

六经的根、溜、注、入，其"根"穴在趾端井穴；"溜"穴皆在跗上或手背部原

（手太阳经在经穴）；其"注"穴皆在腕膝或腕肘部经穴（足阳明经、手太阳经在合穴）；上部的"入"穴都在颈部（天容穴后来归属手太阳），下部的"入"穴皆在肘膝以下络穴。这些穴位可用于泻络，所谓"盛络皆当取之"。六经根、溜、注、入穴位见下表：

表5-2 六阳经根、溜、注、入穴位表

经名	根穴	溜穴	注穴	入穴
足太阳	至阴（井穴）	京骨（原穴）	昆仑（经穴）	天柱、飞扬（络穴）
足少阳	窍阴（井穴）	丘墟（原穴）	阳辅（经穴）	天容、光明（络穴）
足阳明	历兑（井穴）	冲阳（原穴）	下陵（三里）（合穴）	人迎、丰隆（络穴）
手太阳	少泽（井穴）	阳谷（经穴）	小海（合穴）	天窗、支正（络穴）
手少阳	关冲（井穴）	阳池（原穴）	支沟（经穴）	天牖、外关（络穴）
手阳明	商阳（井穴）	合谷（原穴）	阳溪（经穴）	扶突、偏历（络穴）

从"根"穴的记载可知，十二经脉以四肢末端的井穴为根（《内经》未记载手三阴根穴）；"结"的部位则不指具体穴位。元代窦汉卿《标幽赋》概括称为"四根三结"，即用以说明四肢穴位与头、胸、腹之间的主治规律。这方面内容可结合位于膝下的五输、原、络各穴进行学习。

四、六经开、阖、枢及其失职所致病变与治则

表5-3 六经开、阖、枢及其失职所致病变与治则表

经名	开合枢	病变	治则
太阳	开	肉节渎而暴病起	取之太阳，视有余不足
阳明	合	气无所止息而痿疾起	取之阳明，视有余不足
少阳	枢	骨繇而不安于地	取之少阳，视有余不足
太阴	开	仓廪无所输、膈洞	取之太阴，视有余不足
厥阴	合	气绝而喜悲	取之厥阴，视有余不足
少阴	枢	脉有所结而不通	取之少阴，视有余不足

【临床应用】

一、关于根结理论及其临床应用

本篇论足六经的根、结部位及手足三阳的根、溜、注、入部位。所说的"根"，在四肢末端的井穴；"结"则在头、胸、腹的一定部位。根和结，大体上指经脉从四肢末端到头面胸腹之间的联系，强调以四肢为出发点，这与经脉起止点不完全相同。经

脉起止点,在于说明各经之间的气血循环流注;根和结,则是突出各经从四肢上达头、胸、腹的联系特点,以说明对临床辨证和取穴治疗上的指导意义。总之,篇中三阴三阳的根结部位,说明了十二经的经气,皆出自四肢末端,而分别向头面躯干内脏,渐行渐深,渐行渐大。井、荥、输、经、合五腧穴的名称就是基于根结理论而来的。这一学说在经络、腧穴以及临床等方面都有很重要的意义。

本篇中的根结理论,对中医针灸理论的发展奠定了一定的基础。后世医家对此进行了深入的研究和阐发。此录现代医家的一些观点,以资参考。丘氏在有关论文谈及根结理论及其运用时指出:"根"是经气起始的根源处。"结"是经气归结的聚会处。根在下肢的"井穴",结则在头胸腹的一定部位,足三阳在头面,足三阴在胸腹的任脉上。根结理论说明四肢与头身的互相影响,经气从四肢走向头身。因此,四肢腧穴和头身部腧穴在治疗上可相互为用。本篇提出的根、溜、注、入诸穴,十分重视肘膝以下的上述各穴的作用,这与五腧穴的作用相似。根结理论说明经气流动输注,是依次为根、溜、注、入循行输布,从小到大的,最后贯注于十二经主干,从此参与十二经脉流注的程序。根与结的关系,是从四肢走向头身,这似乎与十二经脉循环流注中的某些经,如手三阴和足三阳的循行走向有矛盾,其实不然。因根结走向是十二经循环流注中的一个组成部分,不管十二经各经循行顺逆如何,但根结关系总是从四肢走向头身的,它是通过入穴部位进入十二经中,参与十二经循环流注行列,以后则依随十二经循行方向流动。这为根、溜、注、入诸穴与五腧穴作用相似提供了论据。在临床应用方面:"奇邪离经,不可胜数,不知根结,五藏六府折关败枢,开合而走,阴阳大失不可复取"。可见根结在辨证运用上的重要意义。本篇又有"此所谓十二经者,盛络皆当取之"的记载,指出手足三阳经的根溜注入穴的名称,当各经脉出现充盛症候时,都应刺泻这些穴位。后世医家依据《内经》根结理论,创立了各种配穴法。把五腧穴中的"井"穴作为根结中的根,如《针灸聚英》说"头面之疾针至阴",是以足太阳经结于头面而根于小趾至阴穴为理论依据的。反之,当四肢有疾时,可按根结、标本有关"下病上取"理论选取头面、躯干腧穴治疗之。如《外台秘要》提出浮白穴治腿足痿软的记载。现临床常取攒竹穴配养老穴治眼疾,也是以《内经》标本理论为依据的。殷氏在研究标本、根结和气街理论在临床应用中指出:标本、根结和气街是经络理论的组成部分。标本与根结是在经络循行分布和气血运行的基础上进一步说明人体上下、内外的对应联系;气街理论则着重阐明头部与躯干是经脉之气循行汇合的通道。标,指末端,根即根本;经气作用所出为本,经气影响所及为标。根是四肢末端,结即头面、躯干有关部位。从分布作用上看,根结主要说明经气循行两极相连的关系,而标本则说明经气弥漫散布的影响;它们相互贯通,使人体气血升降出入,上下内外相应,从而形成了经络活动功能和机体变化的多样性。经脉之气密布周身,头、胸、腹、背又是经气集中和流注部位,这就是经络学说中的气街,这些部位均隶属标本、根结范畴,可见三者关系密切。

经脉的循行说明周身联系的具体情况；标本、根结和气街又阐明经脉两极相连及经气集中与扩散的关系；概念不同，关系至为密切，使人体内脏、头身、肢节之间的多样性联系构成了一个有机的整体。《标幽赋》云："四根三结"即四肢末端称四根，结于头、胸、腹为三结，表明了经脉遍及全身呈线状循行，呈面状扩散。《灵枢·卫气》篇云："其浮气之不循经者，为卫气；其精气之行于经者，为营气"。亦即此意。更说明根之上有本，结之外有标。

标本、根结与气街理论对针灸临床取穴有着重要的指导意义，历代医家根据经脉之气上下内外对应的作用原理，创立了许多取穴方法，如上病下取、下病上取、中病旁取等等。

标本、根结和气街理论，对指导临床选穴配方颇有重要意义，目前广泛应用的耳针、鼻针、面针、足针、手针等亦为标本、根结和气街理论增添了新的内容，使经络学说的发展逐步引向深入，因而研究它将对针灸医学理论和临床疗效的提高起到推动作用。

二、关于"开阖枢"理论及其应用

"开阖枢"理论首见于《素问·阴阳离合论》及《灵枢·根结》，前篇主要论述三阴三阳经生理特点及其相互关系，后篇则论述六经开阖枢的病理表现，为开阖枢理论的奠基著作。后世医家又做了一定的发挥，使开阖枢理论逐渐完善，并对临床诊疗有着一定的指导价值。近年来，又有一些医家对"开阖枢"理论及其应用做了有益的探讨。如杨力著文说，开阖枢是三阴三阳六经功能特点及其相互关系的概括，并对开阖枢的含义、源流、生理作用及其与病机发病学和治疗学的关系等方面进行了探讨。其说很有见地，现录有关内容，以资参考。

（一）开阖枢含义及源流

开阖是指人体三阴三阳经生理功能、病理特点及其相互关系的概括。其中，"开"指开达向外的作用；"阖"，言内敛向里的功能；"枢"则指枢纽作用。开、阖、枢的作用说明六经之间的密切关系。后世把开阖枢理论运用于阐述人体内外阴阳的配合关系，如张介宾说：所谓开阖枢者，不过欲明内外而明其辨治之法。对开阖枢的看法，在"开"与"关"字上一直有分歧，杨氏认为，不论是坚持"开"与"关"，都认为开阖枢是借门扇的开关配合来比喻经脉之间的相互关系。所以，研究开阖枢，主要应抓住开阖枢的气化深入研究，探讨其在医学上的作用，不必在文字上纠缠。对于开阖枢的含义，古代医家有所阐发。杨氏认为王冰指出了三阴三阳经六经的区分标准是气的多少及其功能，强调了开阖、动静、出入之间的关系，即有关必有阖，有出必有入，二者相互配合。进一步说，三阴三阳开合的功能正常，气化出入才能进行，阴阳气化也才得以维持平衡。至于枢的作用，就是通过对三阴三阳的开阖从

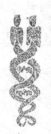

而达到对阴阳升降出入的调节。由此可见开阖枢抽象地概括了人体三阴三阳的气化功能。马蒔提出了开主出,阖主入,枢主立的论点,进一步阐述了开阖枢的运动功能,尤其是指出了开阖枢的表中里位置,对开阖枢气化有一定贡献。张介宾提出了太阳为开是阳气发于外,阳明为阖谓阳气蓄于内,少阳为枢谓阳气在表里之间的作用。并提出了开阖枢的上中下之分,扩大了开阖枢的气化范围。张志聪进一步揭示了开阖枢之间的关系,提出了"舍枢则不能开阖,舍开阖则无从运枢"的学术见解。杨氏认为,至清代,开阖枢气化理论基本形成,并一直指导着中医的临床实践。

(二)开阖枢的生理作用

开阖枢的生理功能是以气化活动为体现,阴阳气化为基础,包含了阴阳之间的互根关系。所谓开阖枢气化,是指三阴三阳经气在人体表、中、里的配合关系,开是指气的运行,阖则指气的内藏,枢是言气的调节作用。因此,开阖枢气化,实质上就是概括了人体三阴三阳六经气的行、藏、调三种功能,包括人体一切外向性和内向性的气化活动。又因经气与脏气相通,所以六经的开阖枢气化实际上就是脏腑气化的体现,也可以说是从六经角度对人体脏腑气化的概括。杨氏对三阳经、三阴经气化分别进行了论述。

1.三阳经开阖枢气化:太阳主三阳之表,为盛阳之气,气化主上行外达,既担任着人体抗御功能,又主持体表的气化。由于太阳主表,阳气宣发于外,尤其是卫气敷布于外,故太阳主开。阳明为三阳之里,主阳气内蓄,其气化主内行下达;阳明又为万物生化之本,诸气化生之源,故阳明主阖。少阳为阳气初生,气行于中,并能使阳气出于表里之间,调节内外阳气之盛衰,枢转表里之气,故少阳为枢。

三阳经开阖枢气化作用,体现了它在人体表里内外的配合关系。有了阳明的阳气内蓄,才保证太阳的阳气外达;有太阳在表的上行外达,才能有阳明在里的内行下达;由于少阳的枢转,才能使内外阳气得以调节,如此,由一开一阖及其枢转于中的配合,升降出入才能维持,人体的气化功能才能协调。正如《素问·阴阳离合论》所言:"是故三阳之离合也,太阳为开,阳明为阖,少阳为枢;三经者,不得相失也,搏而勿浮,命曰一阳。"这就是三阳经分之为三,合之为一的道理。

2.三阴经开阖枢气化:太阴为三阴之表,具有盛阴之气,手太阴肺主宣发布散精微,足太阴脾主为胃行其津液,运化转输精微。凡气血的周流,津液的布达,均为太阴所司,所以太阴的气化主开。厥阴为阴分之里,手厥阴心包经为神明之守护,足厥阴肝经主魂之内藏及血液的内涵,故厥阴主阖。少阴为一阴之初生,手少阴心主血脉外达,足少阴肾"主行津液,通诸经脉,"故少阴心肾水火上下交枢互济,因此少阴为枢。

三阴经的气化作用,说明了人体内三阴经里外的密切联系,有了太阴的转输布达,才能有厥阴的涵藏,也即有了太阴的开,才有厥阴的阖;又由于少阴的通达输转,才能脉气通达,使三阴的气化和调,正如《素问·阴阳离合论》所言:"是故三阴之离合也,太阴为开,厥阴为阖,少阴为枢,三经者不得相失也,搏而勿沉,名曰一阴"。因此,开阖枢并非截然分开,而是开中寓有阖,阖中寓有开,互相关联。

总之,六经气化关系,除了三阴三阳开阖枢之间的联系外,三阴与三阳之间的关系也很密切,正如杨上善所言:"三阳为外门,三阴为内门"。就是说由于有三阳的外卫,才有三阴的内守,有三阳的开,才有三阴的阖,体现了三阴三阳之间阴阳互根的密切关系。

寿夭刚柔第六 法律

【要点解析】

一、论述了人体素质不同与寿夭的关系。

二、以阴阳学说来分析人体内外和脏腑组织的阴阳属性。

三、根据病邪性质的不同及其侵袭人体部位的区别,提出了相应的治法。

四、具体介绍了寒痹熨法的方剂组成、制法、用法和功效。

【内经原典】

黄帝问于少师曰:余闻人之生也,有刚有柔,有弱有强,有短有长,有阴有阳,愿闻其方。少师答曰:阴中有阴,阳中有阳,审知阴阳,刺之有方①,得病所始,刺之有理,谨度②病端,与时相应,内合于五藏六府,外合于筋骨皮肤。是故内有阴阳,外亦有阴阳。在内者,五藏为阴,六府为阳;在外者,筋骨为阴,皮肤为阳。故曰病在阴之阴者,刺阴之荥输;病在阳之阳者,刺阳之合;病在阳之阴者,刺阴之经;病在阴之阳者,刺络脉。故曰病在阳者命曰风,病在阴者命曰痹,阴阳俱病命曰风痹。病有形而不痛者,阳之类也;无形而痛者,阴之类也。无形而痛者,其阳完③而阴伤之也,急治其阴,无攻其阳;有形而不痛者,其阴完而阳伤之也,急治其阳,无攻其阴。阴阳俱动,乍有形,乍无形,加以烦心,命曰阴胜其阳,此谓不表不里,其形不久。

黄帝问于伯高曰:余闻形气病之先后,外内之应奈何?伯高答曰:风寒伤形,忧恐忿怒伤气。气伤藏,乃病藏;寒伤形,乃应形④,风伤筋脉,筋脉乃应。此形气外内之相应也。黄帝曰:刺之奈何?伯高答曰:病九日者,三刺而已。病一月者,十刺而已。多少远近,以此衰之⑤。久痹不去身者,视其血络,尽出其血。黄帝曰:外内之病,难易之治奈何?伯高答曰:形先病而未入藏者,刺之半其日;藏先病而形乃应者,刺之倍其日。此月内难易之应也。

黄帝问于伯高曰:余闻形有缓急,气有盛衰,骨有大小,肉有坚脆,皮有厚薄,其以立寿夭奈何?伯高答曰:形与气相任则寿,不相任则夭。皮与肉相果则寿,不相果则夭。血气经络胜形则寿，不胜形则夭。黄帝曰：何谓形之缓急？伯高答曰：形充而皮肤缓者则寿，形充而皮肤急者则夭。形充而脉坚大者顺也，形充而脉小以弱者气衰，衰则危矣。若形充而颧不起者骨小，骨小则夭矣。形充而大肉䐃坚而有分者肉坚，肉坚则寿矣；形充而大肉无分理⑥不坚者肉脆，肉脆则夭矣。此天之生命，所以立形定气⑦而视寿夭者。必明乎此立形定气，而后以临病人，决死生。黄帝曰：余闻寿夭，无以度之。伯高答曰：墙基⑧卑，高不及其地者，不满三十而死；其有因加疾者，不及二十而死也。黄帝曰：形气之相胜，以至寿夭奈何？伯高答曰：平人而气胜形者寿；病而形肉脱，气胜形者死，形胜气者危矣。

黄帝曰：余闻刺有三变，何谓三变？伯高答曰：有刺营者，有刺卫者，有刺寒痹之留经者。黄帝曰：刺三变者奈何？伯高答曰：刺营者出血，刺卫者出气，刺寒痹者内热。黄帝曰：营卫寒痹之为病奈何？伯高答曰：营之生病也，寒热少气，血上下行。卫之生病也，气痛时来时去，怫忾贲响⑨，风寒客于肠胃之中。寒痹之为病也，留而不去，时痛而皮不仁。黄帝曰：刺寒痹内热奈何？伯高答曰：刺布衣者，以火焠之。刺大人者，以药熨之。黄帝曰：药熨奈何？伯高答曰：用淳酒二十升，蜀椒一斤，干姜一斤，桂心一斤，凡四种，皆㕮咀，渍酒中。用绵絮一斤，细白布四丈，并内酒中。置酒马矢煴中，盖封涂，勿使泄。五日五夜，出布绵絮，曝干之，干复渍，以尽其汁。每渍必晬其日，乃出干。干，并用滓与绵絮，复布为复巾，长六七尺，为六七巾。则用之生桑炭炙巾，以熨寒痹所刺之处，令热入至于病所，寒复炙巾以熨之，三十遍而止。汗出以巾拭身，亦三十遍而止。起步内中，无见风，每刺必熨，如此病已矣，此所谓内热也。

【难点注释】

①刺之有方：针刺有一定的法度、规律。
②度：揣度的意思。
③阳完：指阳分尚未受病。
④乃应形：应误当作"病"字。"作脏病脏"，"伤形病形"，上下相应。
⑤以此衰之：依照这个标准进行计算。
⑥分理：指肌肉的纹理。
⑦立形定气：确立形体的刚柔强弱，决定气之属阴属阳。
⑧墙基：张介宾注："墙基者，面部四旁骨骼也。"
⑨怫忾贲响："怫忾"（fúkài），杨上善曰："怫忾，气盛满貌。贲响。腹胀貌。"胸腹胀满，肠胃响鸣。

【白话精译】

黄帝问少师说：我听说人体的先天素质，有刚柔、强弱、长短、阴阳等不同，想听你谈谈其中有关针刺的方法。

少师答道:就人体的阴阳而论,阴中还有阴,阳中还有阳。首先要掌握阴阳的规律,才能很好运用针刺方法。同时还要了解发病的经过情况,用针才能合理。必须细心推测开始发病的因素,以及人体与四时气候的相应关系,在内与五脏六腑相合,在外与筋骨皮肤相合。所以体内有阴阳,体表亦有阴阳。在体内五脏为阴,六腑为阳;在体表筋骨为阴,皮肤为阳。因而临床治疗上,病在阴中之阴的五脏,可刺阴经的荥穴和腧穴;病在阳中之阳的皮肤,可刺阳经的合穴;病在阳中之阴的筋骨,可刺阴经的经穴;病在阴中之阳的六腑,可刺络穴。因此,疾病的性质由于发病部位不同而异,病在体表,由于外感邪气引起的属阳,称为"风";病在体内,由于病邪在内,使气血阻滞不畅的属阴,称为"痹";如果表里阴阳俱病的,称为"风痹"。再从疾病的症状来分析,如果有外在形体的症状而没有内脏疼痛症状的,多属于阳证;没有外在形体的症状而见有内脏疼痛症状的,多属于阴证。由于体表无病而内脏受伤,当速治其里,不要误治其表;由于内脏无病而体表受伤的,当速治其表,不要误治其里。如果表里同时发病,症状忽见于体表,忽见于内脏,再加上病者心情烦躁不安,是内脏病甚于体表病,这就是病邪不单纯在表,也不单纯在里,属于表里同病,故预后不良。

黄帝问伯高说:我听说人的形体与脏气发病有先后,其内外相应情况如何? 伯高回答说:风寒之邪,多伤于人的外在形体;忧恐愤怒等情志变化,多伤及内在脏气。凡七情之气伤脏,则病变部位应在内脏;外感寒邪伤形,则发生疾病应在形体;风邪直接伤及筋脉,则筋脉也就相应地发生病变。由此可见,病邪与所伤部位的形气,是内外相应的。

黄帝说:如何进行针刺治疗呢? 伯高回答说:大抵病为九天,针治三次就会好;病已一月,针治十次可以好。病程的远近或时间的多少,都可根据这三天针一次的方法来计算之。至于邪气内阻,久而不愈之病,可仔细观察病人的血络,针刺血络出尽其恶血。

黄帝说:内外之病治疗上难易的情况是怎样的? 伯高回答说:外形先受病而尚未伤及内脏的,针治次数可以根据已病的日数减半计算。如果内脏先受病而后相应及于外形的,针刺次数则应当加倍计算。这是说疾病部位有内外之分,而治疗上也有难易的区别。

黄帝问伯高说:我听说人的外形有缓急,正气有盛衰,骨骼有大小,肌肉有竖脆,皮肤有厚薄,从这些方面怎样来确定人的寿夭呢? 伯高回答说:外形与正气相称的多长寿;不相称的多夭折。皮肤与肌肉相称的多长寿;不相称的多夭折。内在血气经络的强盛超过外形的多长寿;不能超过外形的多夭折。

黄帝说:什么叫作形体的缓急? 伯高回答说:外形壮实而皮肤舒缓的多长寿;外形虽盛而皮肤紧急的多夭折。外形壮实而脉象坚大有力的为顺;外形虽盛而脉象弱小无力的为气衰,气衰是危险的。假使外形虽盛而颧骨不突起者骨骼小,骨骼小的多夭折。如外形壮实,而大肉突起有分理者是肉坚实,肉坚实的人多长寿;外形虽盛而大肉无分理不坚实者是肉脆,肉脆的人多夭折。以上所说,虽是人的先天禀赋,但是可以根据这些形气的不同情况来衡量体质之强弱,从而推断其长寿或夭折。医工必须明白这些道理,而后临床时根据形气的情况,以决定预后的良与不良。

黄帝说:我已听过关于寿夭的区别,但究竟怎样来衡量呢? 伯高回答说:凡是面部肌肉陷下,而四周骨骼显露的,不满三十岁就会死亡。如果再加上疾病的影响,不到二十岁就会有死亡的可能。

黄帝说:从形与气的相胜情况,如何来决定寿夭呢? 伯高回答说:健康人正气胜过外形的就会长寿;病人肌肉已经极度消瘦,虽然正气胜过外形,也终将不免要死亡;如果外形胜过正气,则是很危险的。

黄帝说:我听说刺法有三变,什么叫三变呢? 伯高回答说:有刺营分,刺卫分,刺寒痹稽留于经络三种。

黄帝说:这三种刺法是怎样的? 伯高回答说:刺营分时要疏通其血,刺卫分时要调和其气,刺寒痹时要使热气纳于内。

黄帝说:营分、卫分、寒痹的病状如何? 伯高回答说:营分病多出现寒热往来,呼吸少气,血上下妄行。卫有病则痛无定处,也不定时,胸腹会感到满闷或者窜动作响,这是风寒侵袭于肠胃所致。寒痹的病状,多由病邪久留而不解,因此时常感到筋骨作痛,甚或皮肤麻木不仁。

黄帝说:刺寒痹怎样才能使躯体内部产生热感? 伯高回答说:对一般体质比较好的劳动者病人,可用烧红的火针刺治,而对养尊处优体质较差的病人,则多用药熨。

黄帝说:药熨的方法怎样? 伯高回答说:用醇酒二十升,蜀椒一升,干姜、桂心各一斤(升)。共四种药,都嚼碎,浸在酒中。再用丝绵一斤,细白布四丈,一齐纳入酒中。把酒器加上盖,并用泥封固,不使泄气,放在燃着的干马粪内煨,经过五天五夜。将细布与丝绵取出晒干,干后再浸入酒内,如此反复地将药酒浸干为度。每次浸的时间要一整天,然后拿出来再晒干。等酒浸干后,将布做成夹袋,每个长六到七尺,共做成六七个,将药渣与丝绵装入袋内。用时取生桑炭火,将夹袋放在上面烘热,熨敷于寒痹所刺的地方,使得热气能深透于病处。夹袋冷了再将其烘热。如此熨敷三十次,每次都使患者出汗。出汗后用手巾揩身,也需要三十遍。并令患者在室内行走,但不能见风。按照这样的方法,每次针治时,再加用熨法,病就会好了。这就是"内热"的方法。

【专家评鉴】

一、"审知阴阳"的主要方法和意义

（一）审知阴阳

1.体质形态性格分阴阳：不同人的性格有刚有柔，体质有强有弱，身体有高有矮，同时生理功能和病理变化也不相同，这些方面即可用阴阳来划分。

2.病变部位分阴阳：凡病在外者为阳，病在内者为阴。五脏六腑在内，其病为阴；筋骨皮肤在外，其病为阳。阴与阳又是相对的、可分的，因此病在内的五脏为阴中之阴，六腑为阴中之阳；病在外的筋骨为阳中之阴，皮肤为阳中之阳。

3.病邪分阴阳：人体不同部位感受的邪气也不一样，根据不同部位的发病情况，结合致病邪气的性质和致病特点，亦可把邪气分为阴阳两类。多伤人体体表和上部的风邪属阳，多伤人体内脏或下部的湿邪属阴。如原文说："病在阳者命曰风。病在阴者命曰痹。"

4.疾病症状分阴阳：阴邪和阳邪分别作用于人体的阴位和阳位，其临床表现必有所不同。根据症状特点，也可以分为阴阳两类。风邪伤人皮肤筋骨，虽有形态变化，但疼痛不明显，说明病位浅在，故其症状属阳。寒湿伤及内脏，虽看不到形态的改变，但有疼痛的感觉，病位较深，故其症状属阴。如"病有形而不痛者，阳之类也，无形而痛者，阴之类也。"

（二）阴阳不同，刺法有别

审知阴阳的目的，是为正确针刺提供依据。如"病在阴之阴者，刺阴之荥输；病在阳之阳者，刺阳之合；病在阳之阴者，刺阴之经；病在阴之阳者，刺络脉。"病在皮肤筋骨，阳伤则"急治其阳，无攻其阴。"病在五脏六腑，阴伤则"急治其阴，无攻其阳。"若阴阳俱动，病属阴阳俱伤，病情危重，则应阴阳同治。

二、从人体形体刚柔与气血阴阳盛衰的关系来测知人的生死寿夭，以及判断疾病的预后

（一）从形气关系测寿夭

1.形气相任则寿，不相任则夭。形体壮实，气血充盛，二者内外相互适应、协调，人方可长寿。如果二者之间，任何一方出现偏盛或偏衰，失去平衡协调的关系，则人的寿命短。

2.平人而气胜形则寿，病人气胜形或形胜气则夭。常人气胜形，是气血充盛形体肌肉，是健康长寿的表现。张介宾说："人之生死由乎气，气胜则神全，故平人以气胜形者寿。"疾病状态下，气血貌似充盛，但形肉已脱，气血无所依附，最终不免脱失，故其寿不久。或者形肉虽未脱失，而气血已衰竭，形虽胜气，其病亦危。又如张

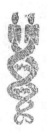

介宾说："若病而至于形肉脱,虽其气尚胜形,亦所必死。盖气为阳,形为阴,阴以配阳,形以寓气,阴脱则阳无所附,形脱则气难独留,故不免于死。或形肉未脱而元气衰竭者,形虽胜气,不过阴多于阳,病必危矣。"

（二）从皮与肉的关系测寿夭

"皮与肉相果则寿,不相果则夭。"皮肤致密,肌肉坚实,二者表里相称协调,人可长寿。肌肉消瘦,皮肤松弛,其寿必短。

（三）从气血经络与形的关系测寿夭

"血气经络胜形则寿,不胜形则夭。"气血旺盛,经络畅通,充盛于形体,人体得到滋养,则生命力强,故能长寿。气血衰少,经络不畅,形体失其滋养,生命力弱,故易早死。

（四）从形体与皮肤的关系测寿夭

"形充而皮肤缓者则寿,形充而皮肤急者则夭。"形体壮实,皮肤柔和,富有弹性,说明气血旺盛,经脉通畅,故能长寿。形体似乎壮实,但皮肤拘急而无弹性,说明气血已衰,经络不畅,故寿命短。

（五）从形与脉的关系测寿夭

"形充而脉坚大者顺也,形充而脉小以弱者气衰,衰则危矣。"脉内运行的是气血,因此,形与脉的关系,实质是形与气血的关系。形体充实,气血旺盛,脉道充盈,和缓有力,即为脉坚大,说明表里如一,此为顺,顺者则能长寿。形虽充实,但气血亏少,脉道不充,故脉小无力,则病危,危者短寿。张介宾说："形充脉大者,表里如一,故曰顺。形充脉弱者,外实内虚,故曰危。"

（六）从形与骨的关系测寿夭

"若形充而颧不起者骨小,骨小则夭矣。"肾主藏精,精能化髓充养于骨。肾精充足,骨得其养则壮实有力。肾精亏虚,骨失其养,则骨软无力。颧骨为肾之外候,颧不起,提示颧骨小而不坚,说明先天不足,根本不固,故易早死。

（七）从形与肉的关系测寿夭

"形充而大肉䐃坚而有分者肉坚,肉坚则寿矣;形充而大肉无分理不坚者肉脆,肉脆则夭矣。"形体壮实,肌肉丰满,纹理明显的,为后天脾胃强健,气血化源充足,故能长寿。形体虽充实,但肌肉松软脆弱瘦削的,说明脾胃渐衰,气血化生之源将竭,故早夭。张志聪说："脾主地而主肉,肉坚者寿。不坚者夭,此后天之土基有厚薄也。"

（八）从耳廓与耳前之肉的关系测寿夭

"墙基卑,高不及其地者,不满三十而死,其有因加疾者,不及二十而死也。"耳廓单薄瘦小,高度不及耳前之肉的,是骨衰肉胜,活不到30岁就可死亡。如再感受其他疾病,不到20岁就会死亡。肾主耳,为先天之本,脾主肉,为后天之本。因此,耳廓与耳前之肉的关系,实质揭示了先天与后天的关系,二者不相协调,即可导致夭亡。

以上测知寿夭的八个方面,可用"立形定气"来概括。也就是说,可以通过观察形体的刚柔强弱,审定气血阴阳的盛衰,并以此推断人的生死寿夭。

【临床应用】

一、形气病的发生原因,针刺治疗的次数、部位及其预后

(一)形气病发生的原因

形病气病的发生,与邪气的性质和致病特点有关。风寒邪气,自外而来,首先伤人皮肤筋骨,故先发生形病。忧恐愤怒,情志激动,情欲内伤,首先导致脏腑气机紊乱,伤耗精气,故先发生气病。但形病与气病不是固定不变的。气病日久,脏腑精气竭尽,又会波及于形,产生形病,所谓"藏先病而形乃应。"总之,皮肤筋骨之形病,以及五脏六腑之气病,与邪气的性质和致病特点有直接关系。

(二)形病气病针刺次数不同

形病气病,感受邪气不同,病位有别,因此,病情轻重以及病程长短也不相同,其针刺次数有所区别。针刺的次数,主要是以病程长短来作为标准的。"病九日者,三刺而已。病一月者,十刺而已。多少远近,以此衰之。"由此即可以形病气病的具体病程时间来确定针刺的次数。但又要看形病气病之间是否相互影响,来增减针刺的次数。若形病而未深入于脏的,病情较轻,病位较浅,针刺只需要比标准时间和次数少一半。若脏先病又影响到形,出现形气同病的,说明病情危重复杂,为表里同病,针刺时,要比标准时间和次数增加一倍。说明古人治疗疾病,既有一定的原则性,又有一定的灵活性。

(三)形病气病的预后

形病者,病仅在皮肉筋骨,病情单纯,病位浅在,容易治疗,预后较好。脏病并且又波及于形者,病情危重复杂,为表里同病,治疗困难,预后不良。

二、针刺治疗疾病的原则

本文提出了针刺治疗疾病的两个重要原则。"审知阴阳,刺之有方",这是第一个原则。人的体质形态、病变部位、病邪性质、症状表现等,虽然千差万别,但都可以用阴阳来划分。根据病属阴属阳不同,而采取相应的治疗方法。如阴虚之体,刺治时要照顾其阴,阳虚之体又当照顾其阳。又如病在脏,为阴之阴,则刺阴经的荥穴、腧穴;病在皮肤,为阳之阳,则刺阳经的合穴。由此可见,针刺时,要首先"审知阴阳",才能达到"刺之有方"。

因人、因病而异,则应采用不同治疗方法,这是针刺的第二个原则。不同的病人,其体质必然有一定差异,那么发病的缓急、病情的轻重、病程的长短,也不尽相

同,其治疗原则和方法也就不一样。如"布衣者",腠理固密,肌肉丰满,身体相对壮实,其感受邪气而为寒痹时,可"以火焠之",侧重于攻邪。"大人者",腠理疏松,阳气易泄,其身体相对脆弱。若其发生寒痹时,而不能以火针治之,否则,不能攻除邪气,还易损伤正气。故应"以药熨之",采取扶正祛邪之法,以缓取之,其病可愈。这些治病原则,对今天的临床实践同样有着重要指导意义。

官针第七 法星

【要点解析】

一、详述九针的九种不同刺法——输刺、远道刺、经刺、络刺、分刺、大泻刺、毛刺、巨刺、焠刺及其相适应的九类不同的病变。

二、介绍了适应十二经病症的十二节刺法——偶刺、报刺、恢刺、齐刺、扬刺、直针刺、输刺、短刺、浮刺、阴刺、傍针刺、赞刺。

三、介绍了适应邪气深浅程度的三刺法和适应五脏病症的五刺法——半刺、豹文刺、关刺、合谷刺、输刺。

【内经原典】

凡刺之要,官针①最妙。九针之宜,各有所为,长短大小,各有所施也,不得其用,病弗能移。疾浅针深,内伤良肉,皮肤为痈;病深针浅,病气不泻,支为大脓②。病小针大,气泻太甚,疾必为害;病大针小,气不泄泻,亦复为败。失针之宜③,大者泻,小者不移,已言其过,请言其所施。

病在皮肤无常处者,取以镵针于病所,肤白勿取。病在分肉间,取以员针于病所。病在经络痼痹者,取以锋针,病在脉,气少当补之者,取以鍉针于井荥分输。病为大脓者,取以铍针。病痹气暴发者,取以员利针。病痹气痛而不去者,取以毫针。病在中者,取以长针。病水肿不能通关节者,取以大针。病在五藏固居者,取以锋针,泻于井荥分输,取以四时。凡刺有九,以应九变。一曰输刺;输刺者,刺诸经荥输藏腧也。二曰远道刺;远道刺者,病在上,取之下,刺府腧也。三曰经刺;经刺者,刺大经之结络经分也。四曰络刺;络刺者,刺小络之血脉也。五曰分刺;分刺者,刺分肉之间④也。六曰大泻刺⑤;大泻刺者,刺大脓以铍针也。七曰毛刺⑥;毛刺者,刺浮痹皮肤也。八曰巨刺;巨刺者,左取右,右取左。九曰焠刺,焠刺者,刺燔针则取痹也。

凡刺有十二节,以应十二经。一曰偶刺;偶刺者,以手直心若背⑦,直痛所,一刺前,一刺后,以治心痹,刺此者傍针之也。二曰报刺;报刺者,刺痛无常处也,上下行者,直内无拔针,以左手随病所按之,乃出针复刺之也。三曰恢刺;恢刺者,直刺傍之,举之前后,恢筋急⑧,以治筋痹也。四曰齐刺,齐刺者,直入一,傍入二,以治寒气小深者。或曰三刺;三刺者,治痹气小深者也。五曰扬刺,扬刺者,正内一,傍内四,而浮之,以治寒气之博大者也。六曰直针刺,直针刺者,引皮乃刺之,以治寒气之浅者也。七曰输刺;输刺者,直入直出,稀发针而深之,以治气盛而热者也。八曰短刺;短刺者,刺骨痹,稍摇而深之,致针骨所,以上下摩骨也。九曰浮刺,浮刺者,傍入而浮之,以治肌急而寒者也。十曰阴刺;阴刺者,左右率刺之,以治寒厥,中寒厥,足踝后少阴也。十一曰傍针刺;傍针刺者,入直刺傍刺各一,以治留痹久居者也。十二曰赞刺;赞刺者,直入直出,数发针而浅之出血,是谓治痈肿也。

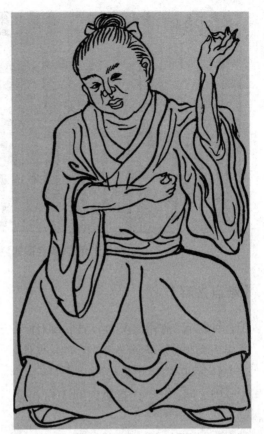

开始应当浅刺,以驱逐浅表的邪气,而让血气流通;然后再深刺,以使阴邪外泄,最后深刺到深处,以疏导谷气。这就叫三刺。

脉之所居深不见者刺之,微内针而久留之,以致其空脉气也。脉浅者勿刺,按绝其脉乃刺之,无令精出,独出其邪气耳。所谓三刺则谷气出者,先浅刺绝皮,以出阳邪;再刺阴邪出者,少益深,绝皮致肌肉,未入分肉间也;已入分肉之间,则谷气出。故刺法曰:始刺浅之,以逐邪气而来血气;后刺深之,以致阴气之邪;最后刺极深之,以下谷气。此之谓也。故用针者,不知年之所加,气之盛衰,虚实之所起,不可以为工也。

凡刺有五,以应五藏。一曰半刺;半刺者,浅内而疾发针,无针伤肉,如拔毛状,以取皮气,此肺之应也。二曰豹文刺;豹文刺者,左右前后针之,中脉为故,以取经络之血者,此心之应也。三曰关刺;关刺者,直刺左右,尽筋上,以取筋痹,慎无出血,此肝之应也,或曰渊刺,一曰岂刺。四曰合谷刺;合谷刺者,左右鸡足,针于分肉之间,以取肌痹,此脾之应也。五曰输刺;输刺者,直入直出,深内之至骨,以取骨痹,此肾之应也。

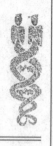

明代张介宾《类经图翼》中的九针图

【难点注释】

①官针："官"有用之义,是动词。旧注为公认的符合标准的针具,似不合。

②支为大脓:支,太素卷作"反"字,当从。

③失针之宜:失,《甲乙经》作"夫"字。

④分肉之间:"分肉"指肌肉间赤白相分。"之间"指肌肉与肌肉之间的凹陷处。

⑤大泻刺:谓针刺脓疡,排脓放血。

⑥毛刺:皮肤浅刺。

⑦直心若背:直,当也。本句意为正当胸背。

⑧恢筋急:恢复筋脉拘急。

【白话精译】

针刺的要点,在于正确选用符合规格的针具。九针各有其不同的功用,它各自的长、短、大、小,也决定了各有不同的用法。

如果用法不当,病就不能去除。病在浅表的却针刺过深,就会损伤里面的好肉,发生痈肿。病在深部的却针刺过浅,病邪就不能排除,反而会形成大的脓疡。病轻浅却用大针,会使元气外泻而加重病情;疾病深重却用小针,邪气得不到排泄,治疗也就得不到效果了。不正确的用针往往是宜用小针却因误用了大针而泄去了正气,应用大针却误用了小针而使病邪得不到排除。这里已经说了错用针具的害处,那就让我再谈九针的正确用法。

病在皮肤而无固定的地方,可以用镵针针刺病变部位,但皮肤苍白的就不能针刺了。病在肌肉间的，可以用圆针揩病变部位。病在经络，日久成痹的，应用锋针治疗。病在经脉，而气又不足的，当用补法，以锃针按压井、荥、输等穴位。对患严重脓疡的，应当用铍针排脓治疗。痹症急性发作的，应当用圆利针治疗。患痹症而疼痛又日久不止的，可以用毫针治疗。病已入里的，应当用长针刺治。患水肿并且关节不通利的，应当用大针刺治。病在五脏而固留不去的，可用锋针，在井荥输等穴用泻法刺治，并依据四时与腧穴的关系进行选穴。

针刺有九种方法：第一种叫作输刺，是针刺十二经四肢的井、荥、输、经、合等各穴，以及背部两侧的脏腑俞穴。第二种叫作远道刺，是说病在上部的，从下部取穴，针刺足三阳经的腑俞穴。第三种叫作经刺，就是针刺在深部经脉触到的硬结或压痛。第四种叫作络刺，就是刺皮下浅部的小络脉。第五种叫作分刺，就是针刺肌肉的间隙。第六种叫作大泻刺，就是用铍针刺肠痒。第七种叫作毛刺，就是针刺皮肤浅表的痹症。第八种叫作巨刺，就是左侧的病刺右侧的穴，右侧的病刺左侧的穴。第九种叫作焠刺，就是用火针治痹症。

针刺有十二种方法，以适应十二经的病变。第一种叫作偶刺，偶刺是用手对着胸部或背部，当痛处，一针刺前胸，一针刺后背，以治疗心痹的病。但刺时，针尖要向两旁倾斜。第二种叫作报刺，报刺就是用针刺治痛无定处的病。方法是垂直行针，用左手按其痛处然后将针拔出。再进针。第三种叫作恢刺，恢刺就是直刺筋脉的旁边，提插运捻向前向后，以治筋痹。第四种叫作齐刺，齐刺就是在病点正中直刺一针，左右两旁再各刺一针，以治寒邪小而深者。此法又叫三刺，三刺可以治疗痹气小而深的病。第五种叫作扬刺，扬刺就是在病点正中刺一针，在病变周围刺四针，用浅刺法，以治寒气广泛的病。第六种叫作直针刺，直针刺就是用手捏起皮肤，将针沿皮直刺而入，以治寒气较浅的病。第七种叫作输刺，输刺就是将针直入直出，取穴少却又刺得深，以治气盛而有热的病。第八种叫作短刺，短刺可以治疗骨痹病，方法是慢慢进针，同时稍稍摇动针体，使针渐渐深入骨部，然后再上下提插摩擦骨部。第九种叫作浮刺，浮刺是在病点旁浮浅的斜刺，以治疗肌肉挛急而寒的病。第十种叫阴刺，阴刺为左右都刺，以治寒厥病，凡中寒厥的，应刺足内踝后面的太溪穴。第十一种叫傍针刺，傍针刺就是在病点直刺一针，旁边也刺一针，以治久而不愈的痹症。第十二种叫赞刺，赞刺就是直入直出，快速进出针并浅刺出血，以治疗痈肿。

经脉所在的部位，深而难见的，针刺时要轻轻地进入而长时间留针，以疏导孔中的脉气。脉浅的不要刺，要先按绝经脉气，才可以进针，不使精气外泄，只使其邪气排出。

所谓经过三刺就使谷气流通的针法，是先浅刺皮肤，以宣泄阳邪；如果再刺就会使阴邪排出，稍微深刺，透过皮肤而接近肌肉，但没有刺到肌肉之间；当刺达肌肉之间时,谷气就会流通,针感也就出现了。所以刺法讲:开始应当浅刺,以驱逐浅表的邪气,而让血气流通;然后再深刺,以使阴邪外泄,最后深刺到深处,以疏导谷气。这就叫三刺。所以用针的人,如果不知道每年运气的变化、气的盛衰所引起的疾病的虚实状况,就不能成其为医者。

还有五种刺法,可以与五脏有关的病变相应。第一叫半刺,半刺就是下针浅而很快出针,不刺伤肌肉,就像拔除毫毛一般,以祛除皮毛间的邪气,这是相应于肺脏的刺法。

第二叫豹文刺,豹文刺就是在病变部位的左右前后下针,以刺中络脉使其出血为度,以消散经络间的瘀血,这是相应于心脏的刺法。

第三叫关刺,关刺就是直刺四肢关节的附近,以治疗筋痹,但应当注意刺时不能出血,这是相应于肝脏的刺法,也叫渊刺,又叫岂刺。

第四叫合谷刺,合谷刺就是将针深刺到分肉之间,左右各斜刺一针,就像鸡足的样子,以治疗肌痹,这是相应于脾脏的刺法。

第五叶输刺,输刺就是直接进针又直接出针,将针深刺到骨部,以治疗骨痹,这是相应于肾脏的刺法。

【专家评鉴】

一、刺治疾病,针具选择的重要性

篇首明确提出"凡刺之要,官针最妙。"其明示凡针刺的要点,在于使用合乎规格的针具。为什么在刺治疾病之前,首先要选择针具呢? 其理有两个方面:

（一）"九针之宜,各有所为"

即九种针具所适宜的病症各不相同。镵针、员针、锋针、锟针、铍针、员利针、毫针、长针、大针,九种针具的大小、长短、粗细、形状各不相同。不同规格型号的针具,是根据临床治疗不同病症的特点而设计的,这也是公认的原则。因此,临床针刺疾病时,一定要结合疾病病位的浅深、病情的轻重、病程的长短而选用不同的针具,此即原文所说:"长短大小,各有所施。"

（二）"不得其用,病弗能移"

如果不能严格按照不同病情选用不同规格的针具进行治疗,非但不能治愈疾病,而且甚或加重病情。例如病情轻、病位浅而深刺,就会损伤人体的肌肉组织,使人体正气耗泻。反之,如果病情重、病位深而反用小针刺治,既不能祛除病邪,亦无益于正气。此即原文所说:"病小针大,气泻太甚,疾必为害"之意。

二、九针的适应证

原文叙述了九种不同规格的针具,所刺治的病症是不相同的,进一步强调"九

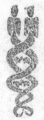

针之宜,各有所为"的精神。具体内容是:若病在皮肤者,用镵针刺治,因为此种针锐利而针身短,适宜浅刺;若病在肌肉者,较之皮肤病位深,用员针,在病变部位施行揩摩,以流通气血,消除疾患;若病位再深一些而在经络时,使用锋针,以刺络出血而治顽疾痹病;若病位在较经络更深的血脉,就用锃针刺治井、荥诸穴,用补法补其脉气不足;若病为脓疡一类的疾病,就选取较宽有刃,形如剑锋一样的铍针以刺痈排脓;若为急性发作的痹病,用针尖圆钝的员利针在局部按摩,既不伤肌肉,又能疏通气机,祛除藏于分肉间的致痹邪气;若久痹不愈,也可用针尖像蚊虫嘴样锐利的锋针,刺入皮肤,轻微提插,久留其针,可使正气得充,痹邪消散。若病邪入里的,可取用治远痹深邪的长针治疗;患水肿病形成关节间气滞不通的,用通气滞的大针治疗;病位深及五脏,固定不移者,就用三面有刃,锐而锋利,能治疗顽疾痼疾的锋针。

对于不同病情的病症,古人根据情况选用不同的九针针具,在刺法上也是根据病情和针具而用不同的方法,即所谓"病不同针,针不同法"。

【临床应用】

一、关子"九针"的近代应用

陈璧琉等在《灵枢经白话解》中说:"本节指出了九针不同的性能与效用,主要是说明应当按照不同的病症,分别使用九针。阐明了病不同针,针不同法的意义。把九针归纳起来,结合近代临床上的应用情况,约可分为四类:①镵针应用于浅刺放血。近代临床上已采用,而多用皮肤针或丛针代替。②员针与锃针是作为皮肤浅表的揩摩与按压之用的。③锋针刺络放血,铍针排脓,大针逐水。其中的大针是锋针的加大。近代对痈肿排脓已由外科治疗,所以大针、铍针也很少使用。只有锋针,就是三棱针,在临床上还是常用的。④员利针、毫针、长针。其中的员利针,已由毫针代替,长针是毫针的加长,所以现代最广泛应用的就是毫针。"

二、关于本篇刺法的研究及其临床应用

《灵枢·官针》篇对刺法的阐述,内容非常丰富,而这些刺法在现在看来也还有十分重要的现实意义。现代对本篇刺法的研究,是从理论和临床应用方面开展的。其具体方法,其一,对本篇刺法的系统研究;其二,按不同部位或不同病症的刺法研究;其三,对某一种刺法的阐发。

（一）关于"九针法""十二刺法""五刺法"的系统研究

1.九刺法的研究

输刺法:输刺,是刺诸经"五腧穴"及背俞的一种配穴刺法。"荥输"是指肘膝

以下的井荥输（原）经穴，"脏俞"是指背部的五脏之俞穴。由于这种方法是刺特定的"五腧穴"和背俞穴，故名为"输刺"。操作是外取手足之荥输，内取背部之脏俞，内外配合刺之。如是厥阴肝经有病，可取足部的荥穴行间，腧穴太冲，背部的肝俞，内外配合针刺。输刺法用于治疗脏腑病变，如肺病咳嗽、大肠腑病腹泻，还可治疗高血压、小便不利等某些全身性疾病。其配穴法参见下表。

表7-1　十二经五腧穴及脏腑背俞穴配应表

经　脉	五　　　　　　　　输					背俞
	井	荥	输	经	合	
	穴　　　　　　　　名					
手太阴经	少　商	鱼　际	太　渊	经　渠	尺　泽	肺　俞
手厥阴经	中　冲	劳　宫	大　陵	间　使	曲　泽	厥阴俞
手少阴经	少　冲	少　府	神　门	灵　道	少　海	心　俞
足太阴经	隐　白	大　都	太　白	商　丘	阴陵泉	脾　俞
足厥阴经	大　敦	行　间	太　冲	中　封	曲　泉	肝　俞
足少阴经	涌　泉	然　谷	太　溪	复　溜	阴　谷	肾　俞
手阳明经	商　阳	二　间	三　间	阳　溪	曲　池	大肠俞
手少阳经	关　冲	液　门	中　渚	支　沟	天　井	膈　俞
手太阳经	少　泽	前　谷	后　溪	阳　谷	小　海	小肠俞
足阳明经	厉　兑	内　庭	陷　谷	解　溪	足三里	胃　俞
足少阳经	足窍阴	侠　溪	足临泣	阳　辅	阳陵泉	胆　俞
足太阳经	至　阴	通　谷	束　骨	昆　仑	委　中	膀胱俞

远道刺法：本法是一种病在上，取穴于下，上病下治，引而竭之，以治疗腑病的配穴刺法。因其取穴于相隔甚远之处，故名"远道刺"。后世医家对"远道刺"做了进一步发展，把下病上治，内脏病取穴在手足肘膝以下治，如脱肛取百会，胎位不正取至阴等，也称为远道取穴法。本法临床应用非常广泛。由于远道刺有以旁治中，以上治下，以下治上，由此及彼，通调内外的特殊感应作用，所以不仅可治腑病，而且可治脏病、头面身形诸症。本法选穴，先应以远道取穴为主，再配以近处穴，远近结合则疗效更好。其配穴法参见下表。

表7-2 局远配穴举例

病位	近取	远取	病位	近取	远取
前头痛	阳白	内庭	腰痛	志室	昆仑
侧头痛	太阳	足临泣	肾病	肾俞	太溪
后头痛	天柱	束骨	肺病	肺俞	列缺、尺泽
口眼喎斜	翳风	偏历	生殖器病	关元	三阴交
风眩而痛	下关	合谷	心病	心俞、厥阴俞	郄门、内关
喉痛	天突	少商	肛门病	长强	承山
目疾	睛明	光明	胃病	中脘、梁门	足三里
耳病	听宫、听会	中渚、后溪	大小肠病	天枢、关元	上巨虚、下巨虚
鼻病	迎香	曲池	肝胆病	肝俞、日月	中封、阳陵泉
舌病	廉泉	通里	膀胱病	中极	委中

经刺法:经脉有病,可出现瘀血、压痛、硬结等结聚现象,束而刺之,可通调其经气,因其直刺大经,又是依经脉取穴的方法,故称为"经刺"。"经分"有大脉此处分行和在该处取穴之意,如手太阴、阳明之列缺、偏历等。大凡经脉与络脉相结合处,均为阴阳表里经之枢纽穴,较之各经其他腧穴,更为重要。经刺的另一意义是依经取穴。经刺主要是在患病本经取穴,治疗经络之间结聚不通病症,如疼痛、硬结、瘀血、瘙痒等症,临床常用于治疗痛症、痹病和气滞血瘀等病。

络刺法:是浅刺体表细小络脉使其出血的方法。因其所刺以血络为主,故称"络刺",又称"刺络"。具体针刺方法有点刺法、散刺法、束刺法。其作用有清热泻火,用于治疗外感发热,实热内结之急症、中风、中暑;祛瘀除痹,用于治疗外伤、气滞血瘀引起的疼痛、活动障碍、肢体麻木等;开窍通闭,用于痰蒙清窍、气机猝闭引起的中风跌倒、不省人事、暴闭神昏、惊痫等;拔毒清肿,用于痈肿初起,蚊虫叮咬等。常用针具有砭石、锋针(三棱针)等。

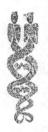

表 7-3　常见病症络刺部位表

病　证	放血部位	刺法	备　注
发　热	大椎、十宣、委中、曲泽	点刺	
中　暑	水沟、十宣、委中	点刺	
吐　泻	十二井、曲泽、委中	点刺	
中风闭症	十二井、水沟	点刺	
头　痛	太阳	点刺	可用毫针
疟　疾	大椎、陶道、后溪	点刺	可用毫针
癫狂痫	水沟、大陵、少商、涌泉、长强	点刺 散刺	长强周围用三棱针散刺、余用 毫针点刺
腰　痛	委中	束刺	
热　痹	委中、曲泽	束刺	
肢端麻木	十宣	点刺	可用毫针
丹　毒	局部及周围、尺泽、委中	散刺 束刺	局部用散刺，尺泽、委中用束刺
风　癣	耳后静脉、局部	点刺 散刺	耳后静脉用束刺 局部可用梅花针密刺
酒糟鼻	素髎及两侧赤处，尺泽	束刺 散刺	
湿　疹	委中	束刺	可配毫针刺曲池、足三里
痔　疮	上唇内侧及与上齿龈交界处	点刺	挑刺唇内出现的粟粒样小疙瘩
急惊风	攒竹、水沟、十宣、督脉沿线	点刺	也可用毫针
疳　积	四缝	点刺	也可用毫针放出少量黄色粘液
暴发火眼	耳尖	点刺	
喉　痹	少商、商阳	点刺	
口　疮	患处周围	散刺	
发际疮	背部小红疙瘩、委中	点刺 束刺	背部挑刺 委中束刺

　　分刺法：是指针刺肌肉之间，以治疗肌肉病变的一种刺法。对于"分肉"的解释，多数认为是指肌肉丰厚而有界限可见之处。另有人认为肌肉赤白相分之处称

分肉,大肉深处的分理之处称分肉,以及骨与肉相分之处为分肉等。治疗肌肉的疾病应当深刺入肌肉之间方能取效,故称"分刺"。此外,员针揩摩分肉,也属分刺。本法主要用于治疗肌肉痹病、痿病,如肌肉萎缩、痉挛,肌束震颤,肌纤维颤动,肌筋膜炎,肌肉外伤等。

大泻刺法:是以针代刀,切开引流,破痈排脓的刺法。因可泻除脓血,故称"大泻刺"。目前已为外科切开引流手术所代替。本法主要用于脓肿的刺开排除脓血水液等。

毛刺法:是以针浅刺皮肤的方法。因其邪在浅表的皮毛部,用浮浅的刺法来治疗,故称"毛刺"。古用镵针,现代则用皮肤针。本法用于治疗多种慢性病和皮肤病,如头痛、高血压、近视、痛经、神经衰弱、肋间神经痛、胃肠疾病、神经性皮炎、皮肤瘙痒症、局部麻木不仁(浮痹)、扁平疣、斑秃等,尤其适宜于婴幼儿和老年患者。

巨刺法:是指左病在右取穴,右病在左取穴,左右交叉的一种刺法。本法主要治疗经脉病,临床上常用于因经脉阻滞,气血不通而引起的肢体疼痛与活动障碍,如半身不遂,一侧肢体麻木、疼痛、口眼㖞斜、偏头痛、肩凝症、坐骨神经痛、肋间神经痛等。

焠刺法:是用烧热的针,治疗疾病的方法。本法可分深刺法、浅刺法。深刺法适用于外科疾患,如痈疽瘰疬以及大脚风(象皮腿)等病。用于排脓时,针要选择粗些;用于阴证肿毒,使其消散时,当选细针。浅刺法一般多应用于风湿痹痛,也可用于顽癣等一些皮肤病。临床主要用长针深刺治疗瘰疬和疖、疮、痈、疽,短针浅刺治疗风寒所致冷痹痛及顽癣等皮肤病。

2.十二刺法的研究

偶刺法:偶刺时先要在前胸和后背,循按找压痛点,然后在压痛点或疼痛的部位,前、后同时针刺,刺此要斜刺,以免伤及内脏引起意外。其特点是一针刺前,一针刺后,前后配偶,故称偶刺,又称"阴阳刺"。偶刺又发展为前后配穴法和俞募配穴法,成为治疗心胸、腹腔内脏腑疾病的重要配穴法,临床应用非常广泛。

报刺法:报,有"重复数次"之义,也有"报应、相应"之义,因这种刺法以求感应为目的,感应不至可再三刺之,故称报刺。本法广泛用于多种有明显压痛点的疾患,如游走性疼痛、肩周炎、关节炎、胃痛等。还可以用来处理滞针,以催气、导气,方法是在滞针上下压痛处再刺一针,或用左手上下循按之。

恢刺法:恢,有"扩大、宽松"的含义,因这种刺法可使拘急痉挛的肌肉松弛,故称恢刺。其特点是多方向刺其肌腱,并捻转、提插针体,结合活动肢体。故又称为"多向刺法"。本法主要用于治疗筋痹,即肌腱拘紧、活动受限、疼痛等。也可治疗腱鞘囊肿、肌腱损伤、关节炎等。

齐刺法:操作时在病变部位正中深刺一针,左右再各刺一针,由于三针齐下,故名齐刺,又叫三刺。本法适用于腰部及四肢的肌腱痹痛,肌肉痹痛及软组织损伤,震颤麻痹、面瘫、肩周炎、腱鞘炎、痛经、遗精、阳萎、失语和吞咽困难等。

扬刺法:扬,有"扬散"之义,浮刺而使邪扬散于外,故名扬刺。本法主治寒气稽留肌表引起的范围较大的痹痛、麻木不仁等。现代亦用于治疗神经性皮炎、腱鞘炎、腱鞘囊肿、股外侧皮神经痛等。

直针刺法:直,是"直对病所"之义,不是正直进针。近代多称为沿皮刺或横刺法。特点是沿皮进针,浮浅而行。常可一针平透两穴,如地仓透颊车,胃俞横透脾俞等。本法主要用于治疗寒气外袭肌表引起的头痛,肌肉痿痛,皮肤病,麻木不仁等。直针刺与扬刺同属于皮下浅刺,其区别在于前者是单针刺,扬刺是多针刺。

输刺法:操作时直刺深处,不留针,而直出针,特点是用针少而深刺之,有泻热平盛的作用,可从阴引阳,输泻热邪,因直入直出,有疏通作用,故称输刺。本法常用于实热症,如外感热病,经络中实邪等。

短刺法:短是接近的意义,因刺深近骨,故名短刺。短刺的手法特点是边摇边刺,有扩大针刺感应的作用,故也常用于催气、导气。本法主治骨痹、骨软、骨蒸等。

浮刺法:入针浮浅,斜刺浅层肌肉,又称卧针法。因针不直入浅浮肌表,故名浮刺。浮刺和直针刺不同,直针刺要用手捏起皮肤横进行针,而浮刺则不用手捏起皮肤,便直接斜进针。浮刺、毛刺和扬刺均为浅刺法,但毛刺是浅刺皮肤,扬刺是五针并行,浮刺则浅刺于肌,三者有别。浮刺主要用于浅层肌肉的病症,如风寒束表引起的肌肉拘急,全身痠困,肌肉麻木不仁,以及皮肤疾患等。

阴刺法:本法应用时要取左右两侧穴位同时进针。左右并刺有加强针感,提高疗效的作用。该法是左右同取一穴以加强疗效的方法,主要取手、足肘膝以下腧穴(如五腧穴),以治疗各种内外杂症。

傍针刺法:其法是先在所取腧穴直刺一针,再在近旁斜向加刺一针,使两针并列,正傍配合,故名傍针刺。现代常用的深刺和浅刺相结合的配穴法,也是由傍针刺法发展而来的。本法主要适用于固定的痹痛,如风湿性肌炎、软组织损伤、神经性头痛等。

赞刺:本法将针直入直出,对准痈肿多次针刺,浅刺之使出血为度。赞,有"助"的含义,这种刺法有助于痈肿的消散。故名赞刺。主要用于痈肿、外伤瘀血或皮下血肿等。也可用于治疗皮肤病。

3.五刺法的研究

半刺法:半是形容进针半途而止,勿深入,即浅刺于皮内,进针浅,出针快,而不针伤肌肉。如同拔毛一样,只出入于皮肤之中,故曰:"以取皮毛"。主要作用是宣散浅表的邪气。主治风寒束表,发热、咳嗽、喘息等肺脏疾患和皮肤病。近年也用于小儿腹泻、消化不良等疾患。

豹纹刺法:本法是以穴位为中心,在经穴周围数针齐下散刺之意,刺时要使其入于脉络而出针后见血,因刺后出血点多如斑斓的豹皮,故称豹纹刺。主要用于宣散血络壅滞之邪,治疗心经积热、诸疮肿毒、麻木不仁等病症。现代多用梅花针点刺重叩法,或三棱针散刺法代替。

表7-4　十二刺法

十二刺	针刺方法	主治
1. 偶　刺	一刺前(胸腹),一刺后(背),直对病所	治心痹
2. 报　刺	进针不即拔针,以左手随病痛所在按之,再刺	刺痛无常处
3. 恢　刺	刺筋旁,时提针或向前,或向后以恢筋急	治筋痹
4. 齐　刺	正入一针,傍入二针	治寒痹小深者
5. 扬　刺	正入一针,傍入四针	治寒痹广大者
6. 直针刺	沿皮乃刺入	治寒痹之浅者
7. 输　刺	直入直同,慢退针而深入	治气盛而热者
8. 短　刺	稍摇而深入	刺骨痹
9. 浮　刺	傍入其针而浮之	治肌肤急而寒
10. 阴　刺	左右并刺,如刺足少阴太溪穴	治寒厥
11. 傍针刺	正入一刺,傍入一针	治留痹久居者
12. 赞　刺	直入直出,多针而浅,放血	治痈肿

关刺法:因多取关节附近肌腱左右的穴位直刺之,故曰关刺。本法主要应用治疗筋痹,关节痠痛,屈伸不利等,针刺常用透针法,如犊鼻透膝眼、阳陵透阴陵等。

合谷刺法:本法是使用三支针,一支直刺,另两支交叉刺入两侧,使呈鸡爪形,"个"字状。同时留针;或用一支针先将针直刺入深处,然后退至浅层,依次分别再向两旁斜刺,使针刺痕成鸡爪形。因此刺法的针向为同时向三个方向而行,有合分肉溪谷之邪气一并而泻之的作用,故称合谷刺,又称合刺。主要治疗肌肉疾患,如肌肉拘急痹痛、活动障碍,肌肉痉挛、强硬、风湿肌痛、肌外伤、重症肌无力等。

输刺法:特点是直进针,直出针,深刺至骨骼,以治疗骨与骨之间的疾患为主。此法与十二刺中的输刺、短刺大致相同,均是深刺至骨法。主治骨刺、软骨炎,以及骨亏骨蒸,骨软和因骨病而引起的肢体疼痛、麻木与痿痹等。

表7-5 五刺法

五　刺	针刺方法	分部	应五脏
1.半　刺	浅刺，疾出	皮	肺
2.豹纹刺	多刺出血	脉	心
3.关　刺	刺尽筋上	筋	肝
4.合谷刺	刺分肉间，如鸡足	肌	脾
5.输　刺	直入直出，深刺	骨	肾

三、对本篇刺法的分类研究

王立义氏对该篇所论二十六种刺法进行了分类研究,其归纳为属于不同部位的刺法,属于取穴原则的刺法,属于特殊功用的刺法。

(一)属于不同部位的刺法

1.刺皮:包括毛刺、半刺;

2.刺肉:直针刺、分刺、输刺、合谷刺;

3.刺筋:恢刺、关刺;

4.刺骨:短刺、输刺;

5.刺脉:络刺、赞刺、豹纹刺。

(二)属于取穴原则的刺法

1.局部取穴法:齐刺、扬刺、报刺;

2.循经取穴法:经刺;

3.五输配穴法:输刺;

4.上下配穴法:远道刺;

5.前后配穴法:偶刺;

6.表里配穴法:傍针刺;

7.左右配穴法:阴刺;

8.左右交叉取穴法:巨刺。

(三)属于特殊功用的刺法

1.排脓刺法:大泻刺;

2.燔针取痹法:焠刺。

本神第八 法风

【要点解析】

一、阐述了广义的"神",一方面本于先天的父母之精,另一方面又依靠后天的不断补给、包括自然界的大气和水谷之精气。因此,针刺治疗上必须首先掌握人的生命活动情况——"本于神";在日常养生上,要经常注意适应周围环境的变化和调摄精神情志活动,否则可能产生各种病变。

二、阐述了神、魂、魄、意、志的意义及其与五脏的关系。

三、叙述各脏因情志不节的影响所发生的病症,指出要根据虚实的不同症候进行调治。

【内经原典】

黄帝问于岐伯曰:凡刺之法,先必本于神[①]。血、脉、营、气、精神,此五藏之所藏也,至其淫泆离藏[②]则精失、魂魄飞扬、志意恍乱、智虑[③]去身者,何因而然乎?天之罪与?人之过乎?何谓德[④]、气[⑤]、生、精、神、魂、魄、心、

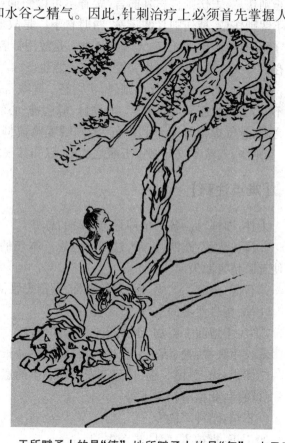

天所赋予人的是"德",地所赋予人的是"气"。由于天之德下流与地之气上交,阴阳相结合,使万物化生,人才能生存。

意、志、思、智、虑?请问其故。岐伯答曰:天之在我者德也,地之在我者气也,德流气薄而生者也。故生之来谓之精,两精相搏谓之神,随神往来者谓之魂,并精而出入者谓之魄,所以任物者谓之心,心有所忆谓之意,意之所存谓之志,因志而存变谓之思,因思而远慕谓之虑,因虑而处物谓之智。故智者之养生也,必顺四时而适寒暑,和喜怒而安居处,节阴阳而调刚柔,如是则僻邪不至,长生久视[⑥]。是故怵惕[⑦]

思虑者则伤神,神伤则恐惧流淫⑧而不止。因悲哀动中者,竭绝而失生。喜乐者,神惮散而不藏。愁忧者,气闭塞而不行。盛怒者,迷惑而不治。恐惧者,神荡惮而不收。

心怵惕思虑则伤神,神伤则恐惧自失,破䐃脱肉,毛悴色夭,死于冬。脾愁忧而不解则伤意,意伤则悗乱,四支不举,毛悴色夭,死于春。肝悲哀动中则伤魂,魂伤则狂忘不精⑨,不精则不正⑩当人,阴缩而挛筋,两胁骨不举,毛悴色夭,死于秋。肺喜乐无极则伤魄,魄伤则狂,狂者意不存人,皮革焦,毛悴色夭,死于夏。肾盛怒而不止则伤志,志伤则喜忘其前言,腰脊不可以俯仰屈伸,毛悴色夭,死于季夏;恐惧而不解则伤精,精伤则骨酸痿厥,精时自下。是故五藏,主藏精者也,不可伤,伤则失守而阴虚,阴虚则无气,无气则死矣。是故用针者,察观病人之态,以知精神魂魄之存亡得失之意,五者以伤,针不可以治之也。

肝藏血,血舍魂,肝气虚则恐,实则怒。脾藏营,营舍意,脾气虚则四支不用,五藏不安,实则腹胀经溲不利⑪。心藏脉,脉舍神,心气虚则悲,实则笑不休。肺藏气,气舍魄,肺气虚则鼻塞不利少气,实则喘喝胸盈仰息。肾藏精,精舍志,肾气虚则厥,实则胀,五藏不安。必审五藏之病形,以知其气之虚实,谨而调之也。

【难点注释】

①神:即神气。各种精神意志活动的总称。

②淫泆离藏:淫泆,失常、过度的意思。本句的意思为七情为度,任情放恣,则可使五脏精气散失。

③智虑:是意、志、思、虑、智的省称,即指思维活动。

④德:指自然界的空气、日光、雨霜。

⑤气:指地面上谷物、水分等生活必须条件。

⑥长生久视:视,活也。长生久视,意即生命长久。

⑦怵惕:怵,恐惧。惕,惊恐不安。即恐惧的意思。

⑧流淫:此指滑精带下等。

⑨不精:精神不能专一。

⑩不正:指神志狂乱,举动失常。

⑪经溲不利:经,《甲乙经》作"泾",为大便,溲为小便。经溲不利,即大、小便不通利。

【白话精译】

黄帝问岐伯道:运用针刺的一般法则,必须以人的生命活动为根本。因为血、脉、营、气、精、神,这些都属五脏所藏的维持生命活动的物质和动力。如果七情过度,使其与内脏分离,那么精气就随之而散失,魂魄不定而飞扬,意志无主而恍乱,

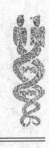

思考决断能力丧失,这是什么原因造成的呢? 究竟是天生的灾难,还是人为的过失呢? 什么叫德、气、生、精、神、魂、魄、心、意、志、思、智、虑? 请教其中的道理。岐伯回答说:天所赋予人的是"德"(如自然界的气候、日光雨露等),地所赋予人的是"气"(如地面上的物产)。因此,由于天之德下流与地之气上交,阴阳相结合,使万物化生,人才能生存。人之生命的原始物质,叫作精;男女交媾,两精结合而成的生机,叫作神;随从神气往来的精神活动,叫作魂;从乎精的先天本能,叫作魄;脱离母体之后,主宰生命活动的,叫作心;心里忆念而未定的,叫作意;主意已考虑决定,叫作志;根据志而反复思考,叫作思;思考范围由近及远,叫作虑;通过考虑而后毅然处理,叫作智。所以聪明的人保养身体,必定是顺从四时节令变化,来适应气候的寒暑,不让喜怒过度,注意正常的饮食起居,节制阴阳的偏颇,调剂刚柔的活动。这样,四时不正的邪气也难以侵袭,从而能够获致长寿而不易衰老。

宋代《圣济总录》中的四花穴灸法图,四花灸是我国古代治疗劳疾的一种特殊灸法

恐惧和思虑太过能损伤心神,神伤而恐惧的情绪时时流露于外。因悲哀太甚,内伤肝脏,能使正气耗竭以至绝灭而死亡。喜乐过度,使神气涣散而不守。忧愁太甚,使气机闭塞不通。大怒以后,能使神识昏迷。恐惧太甚,也使神气散失而不收。

心因恐惧和思虑太过而伤及所藏之神,神伤便会时时恐惧,不能自主,久而大肉瘦削,皮毛憔悴,气色枯夭,死亡在冬季。脾因忧愁不解而伤及所藏之意,意伤便会胸膈烦闷,手足无力举动,皮毛憔悴,气色枯夭,死亡在春季。肝因悲哀太过而伤及所藏的魂,魂伤便会狂妄而不能精明,举动失常,同时使人前阴萎缩,筋脉拘挛,两胁不能舒张,皮毛憔悴,气色枯夭,死亡在秋季。肺因喜乐太过而伤及所藏的魄。魄伤便会形成癫狂,语无伦次,皮毛肌肤憔悴,气色枯夭,死亡在夏季。肾因大怒不止而伤及所藏的志,志伤便会记忆力衰退,腰脊不能俯仰转动,皮毛憔悴,气色枯夭,死亡在夏季。又因恐惧不解而伤精,精伤则骨节酸软痿弱,四肢发冷,精液时时外流。所以说,五脏都主藏精,不能损伤,伤则所藏之精失守而为阴不足,阴不足则正气的化源断绝,人无正气则死。因此,用针治病,应当仔细察看病人的神情与病态,从而了解其精、神、魂、魄、意、志有无得失的情况,如果五脏之精已经耗伤,就不可以妄用针刺治疗。

肝脏主藏血,血中舍魂,肝气虚则易产生恐惧,肝气实则容易发怒。脾脏主藏营,营中舍意,脾气虚则四肢不能运动,五脏缺乏营气而不能发挥正常的功能,脾气实则发生腹中胀满,大小便不利。心脏主藏脉,脉中舍神,心气虚易产生悲感,心气实则嬉笑不止。肺脏主藏气,气中舍魄,肺气虚则发生鼻塞呼吸不利,短气,肺气实则喘促胸满,仰面呼吸。肾脏主藏精,精中舍志,肾气虚则四肢厥冷,肾气实则小腹作胀。五脏发生病变,必须审察其病状,进一步分析其病症属虚还是属实,然后谨慎地进行调治。

【专家评鉴】

一、神的含义

原文:"凡治之法,先必本于神。""先必"《甲乙经》作"必先","本于神",指进行针刺治疗时,必须以病人的精神状态为根据。从"血、脉、营、气、精、神,此五脏之所藏也"到"长生久视"这一段,主要论述了神的概念、五脏与神的关系、神的表现形式,并说明血、脉、营、气、精这五种物质与神的关系,是物质与精神的关系,二者是不可分割的,这是唯物主义的观点。

"至其淫泆离脏",至,到也。其,指代五脏。淫,过度,泆,水溢出。淫泆,指过度耗散。离脏,指血气等物质脱离五脏。"智虑去身",去身,即智虑离开形体,丧失了理智。"天之罪乎,人之过乎",天,指自然界。罪,过错,处罚。意即造成这种结果,是自然的惩罚呢,还是人体本身的过错所致的呢?"天之在我者德也,地之在我者气也,德流气薄而生者也",德,指自然气候如阳光、雨露等。气,指自然界本原物质。我,指生命现象,德流气薄,形容自然界气候与本原物质的结合。全句意思是天地是物质逐渐演化而成的,德与气是自然界气候与物质的两种存在形式,也是产生生命活动的原始物质。天德下流,地气上升,阴阳交会,升降结合,才产生了生命活动。这是《内经》时代对自然界生命产生的一种观点。

"生之来谓之精",指天德地气演化为人体的原始物质叫作精。"两精相抟谓之神"。精,杨上善说:"先我身生,故谓之精也。"即演化为新生的原始生命物质叫作精。两精的"精"指男女生殖之精,相抟,即男女之精的结合。意即男女两性的生殖之精的结合产生一个新的生命现象谓之"神"。神是物质的产物,依附物质而存在。"随神往来谓之魂,"杨上善说:"魂者,神之别灵也"。《左传疏注》说:"精神性识渐有所知"谓魂。魂随神往来,可见是神的一种表现形式,是在神的主宰下进行的一种活动。魂如果离开了神的支配则可出现幻觉或梦游证。如张介宾说:"魂之为言,如梦寐恍惚,变幻游行之境皆是。并精出入者谓之魄",杨上善曰:"魄,亦神明之别灵也"。即魄也是神的一种表现形式,张介宾说:"魄之为用,能动能作,痛痒由而知也。"全句意为随新的形体出现的本能活动与低级反应,称之谓魄。

"所以任物者谓之心",即接受外界信息进行思维的器官叫作心。任,接受。物,信息,事物。《史记·乐书》曰:"人心之动,物使之然也。"心,思维器官,即神明之心,实指大脑。"心有所忆谓之意",即心在任物后留下的记忆叫作意,意同忆,它可以离开对象凭记忆而重现,并对此进行记忆综合分析。"意之所存谓之志,"意念积累所形成的认识叫作志。存,知识的积累保存。志,通识,即对物质多次接触在脑子中形成的感性认识。"因志而存变谓之思":根据储存的认识(即志)而进行的反复思考叫作思。存,已有的认识,留在大脑(心)中的信息;变,思索、思量;因,凭借,以据。"因思而远慕谓之虑":在思考过程中,由远而近,由浅而深地推理思量叫作虑。慕,思虑,《孟子·离娄上》:"巨室之所慕,注,慕,思也。"虑,思虑,谋思。张介宾:"深思远慕,必生忧疑,故曰虑。""因虑而处物谓之智":处,处置,对待。物,事物。凭借思考的认识,能正确处理各种复杂的事物叫作智慧。"节阴阳而调刚柔":此处的阴阳刚柔特指男女之间性生活。即要节制性生活,不使过度伤阴。"僻邪不至":僻邪,指不正之气,即不正之气不会侵袭于人。"长生久视":益寿延年,不易衰老之意,语出《老子》:"长生久视之道。"长生,即长生不老,久视,有二意:一为耳目不衰,一为活也。

以上对神的概念、分类做了十分透彻的唯物主义解释,是祖国医学对精神认识的宝贵文献。

二、凡针之法,必先本于神

原文开头即提出了一个十分重要的问题,即"凡刺之法,先必本于神。"接着论述,神与五脏的关系,神的失常其根本原因是什么等重大问题。那么,针刺为什么必须根据病人的精神状况来进行呢?

首先必须明白什么是神? 在本文主要讲针刺治疗方法,为何又特别重视神的作用。在祖国医学中的"神",狭义的概念指人的精神意识思维等精神功能活动。广义的神指人体生命活动的外在表现。但也有指自然界物质变化的复杂功能的。在本篇所论的"神",主要指病人的精神状态。在诊治病人时,必须根据病人精神变化而予以不同的治疗。因为病人有神、无神直接关系到治疗效果的好坏,并根据病人的神识变化对其预后做出判断。在《素问·上古天真论》中说:"独立守神,肌肉若一,故能寿蔽天地,无有终时"。在治疗时"得神者昌,失神者亡"。(《素问·移精变气论》)针刺时"五者以伤,针不可刺"。其得神,失神在临床上主要根据病人对外界刺激的反映、面色、眼神等来判断,以此作为能否针刺和针刺的效果、预后等神的指标。

原文还指出"血、脉、营、气、精、神,此五脏之所藏也,至其淫洗离脏则精失,魂魄飞扬,志意恍乱,智虑去身者,何因而然乎? 天之罪与? 人之过乎?"。首先论述了物质与精神的关系。即五脏是精神活动的物质基础,血、脉、营、气、精、神这些神的外在表现,是依附于五脏而存在的。意即形体是本,神是生命活动的表现形式及功用。有形体才有生命,有生命才有精神活动,而人的形体又必须依靠摄取自然界一定的物质才能存在。所以说"血气者,人之神"(《素问·八正神明论》),"神者,水谷之精气也"(《灵枢·平人绝谷》),形与神俱,形神统一,才能保障正常的生命活动。如果精神过度耗散脱离五脏(即文中的"淫泆离脏"),就会造成"魂魄飞扬,志意恍乱,智虑去身"等形与神分离的严重后果。在养生方面也强调了精神的耗散会引起一系列病变。因此文中论述了养神的目的、方法。即"故智者养生也,必顺四时而适寒暑,和喜怒而安居处,节阴阳而调刚柔,如是则僻邪不至,长生久视。"其内容可归纳如下:

养神目的和方法
- 目的:僻邪不至,长生久视(不正之气不侵袭于人,可以延年益寿)
- 方法
  - 顺四时,适寒暑(顺应自然,适应寒热)
  - 和喜怒(调节情志)
  - 安居处(生活规律,环境优美)
  - 节阴阳、调刚柔(节制性生活)

【临床应用】

一、本神的意义及形神关系问题

（一）探讨"神"的本质和神的起源

马克思主义哲学认为:意识的产生是一个漫长的过程,物质从自身中产生能思维的生物,即本篇的"德流气薄而生者也",是经过了一个漫长的过程。在这个过程中,有三个决定性环节:其一,由一切物质所具有的反应特性到低级生物的刺激感应性;其二,由刺激感应的反应形式到高级动物的感觉和心理;其三,由一般动物的感觉和心理到人的意识的产生。辩证唯物主义认为,精神意识是自然界长期发展的产物,意识是属于物质的,是物质发展的产物。从意识产生的根源讲,物质是第一性的,意识是第二性的。本篇关于神(意识)是血、脉、营、气、精五种物质的产物,是依附于五脏(物质)的,新的生命的产生是"两精(物质)相搏谓之神","生之来谓之精"(产生自然界的本源物质叫作精)。这些论述,都强调了物质的第一性,精神的第二性,精神是依附于物质由低级向高级发展的。《内经》这种唯物史观,与马克思主义哲学是吻合的,尽管它论述得比较粗浅。

（二）诊治疾病必先本于神

神是生命活动的外在表现,是以脏腑精、气、血等物质为基础的生命现象的外露。所以《灵枢·平人绝谷》说:"神者,五谷之精气也"。《素问·八正神明论》说:"血气者,人之神也"。所以观察神的表现,可以观测判断五脏精、气、血的虚实情况。并以此作为能否针刺,针刺后反应状况的依据。《素问·移精变气论》说:"得神者昌,失神者亡"。可见人病态情况下是否有神,是预测"昌"或"亡"的重要依据。怎样观察神的昌亡呢?主要通过观察病人的眼神、面色、肤色、形体、语言、毛发、脉搏等状况进行综合分析。凡眼球转动灵活,目光有神反应灵敏,面色红润,"如缟裹朱",形体无削瘦脱肉,语言清亮,毛发润泽,脉搏和缓有胃气等,即是有神,即使病态,预后也多吉。反之则凶。故本篇从"毛悴色夭"色泽方面强调神的存亡。文后强调:"察观病人之态,以知精神魂魄之存亡得失之意,五者已伤,针不可以治之也"。这些就是本于神的内容和含义。不仅针刺治疗,其他临床各科,尤其是病重病危者,都必须观察病人形态神色,作为初步判断病势或预后的首要一步,与现代医学医案记录的"一般情况"内容相似。

(三)形与神的关系

本篇处处强调了神是以五脏及精、气、血等物质为基础的观点。生命是由"天之在我者德也,地之在我者气也,德流气薄而生者也"产生的,人体是由"生之来谓之精","两精相搏为之神"产生的,是天体演变产生了物质、生物、生命,由男女结合产生了人。这种人是自然的产物,不是由神或上帝创造的观点,是非常难能可贵的。并且处处强调"形神相依"的观点,即"形神亦恒相因"。如人就是随着胚胎孕育从无到有,从小到大,从低级到高级逐步形成的,由于形与神俱,所以《灵枢·天年》说:"血气已和,营卫已通,五脏已成,神气舍心,魄魂毕具,乃成为人"。这就清楚地说明形体是第一位的,精神是第二位的,精神必须与形体相依而存在。并且随着形体的衰老,精气血的亏减,神的功能也逐渐减退,老人的反应迟钝,记忆减退,耳目失聪,甚或痴呆,都是神的功能衰减的表现。如果人体死亡,神也随之消亡。当然,人是高级动物,不仅不同于一般生物,也与低级动物有很大的区别,其关键在于动物的反应是以具体形象的感觉即感性形象出现的,而人的意识则以抽象的概念即理性形式为主要特征。感性形式只能反应事物的表面现象,理性的思维才能反应事物的本质和规律。动物的感性反应形式没有语言也能进行,而以抽象概括的形式为主要特征的意识却离不开语言。感性反应形式是人和动物共有的,但是人的思维深度和潜力都比动物优越得多。人的大脑是理性思维的器官,它比一般动物要复杂得多。所以,《本神》篇论述的关于神的主要观点与现代唯物史观物质与精神意识的关系是十分接近的,是唯物的,尽管其还比较简单朴素。这也是祖国医学有强大生命力的主要原因。

二、关于情志致病的特点和表现问题

(一)关于情志致病

情志,是心"任物"之后在情志变化方面的体现。情志是神的表现之一,其活动是以五脏精气为物质基础的。如《素问·阴阳应象大论》:"人有五脏化五气,以生喜怒悲忧恐。"但又是由心主管的,如《灵枢·邪客》:"心者,五脏六腑之大主,精神之所舍。"与其他五脏的功能正常密切相关。五脏之精充足,肝脏疏泄之功条达则气血流畅,情志舒畅,所以一般情况下情志是正常的生理活动不是致病的因素,但当大量的、不良的反复精神刺激和精神创伤作用于人体,超越了人体的调节机能时,从而导致气血逆乱、脏腑功能失常、经络阻塞而发病。如《灵枢·百病始生》说:"喜怒不节则伤脏,脏伤则病起……"由于七情致病不同于六淫,是直接损伤脏腑所致,因此七情是造成内伤病的主要原因。

情志致病的特点是:外界的精神刺激首先影响心,而后旁及其他脏腑,如《灵枢·口问》说:"故悲哀忧愁则心动,心动则五脏六腑皆摇"。情志发病伤及内脏,主要是影响脏腑气机,使气机升降失常,气血功能紊乱。如"怒则气上,喜则气缓,悲则气消,恐则气下,惊则气乱,思则气结"(《素问·举痛论》):"忧恐喜怒,五脏空虚,血气离守"(《素问·疏五过论》)。在临床上可以利用情志影响气机的理论治疗某些因气机逆乱所造成的疾病。这方面古代医学家积累了丰富的经验,如《灵枢·杂病》说:"哕,大惊之,亦可已"。

由于情志所致的疾病在治疗方面调节精神具有重要意义。因此,医生必须紧紧抓住病人的思想活动,结合具体病情,作耐心细致的思想开导工作,以安定情绪,减轻病人的思想负担,增强战胜疾病的信心,使之精神愉快地、主动地与医生合作,这样可以事半功倍。如《灵枢·师传》说:"告之以其败,语之以其善,导之以其所便,开之以其所苦,虽有无道之人,恶有不听者乎"。

(二)肾为先天之本,脾为后天之本

本篇在对肾与脾病的论述皆提出"五脏不安"的症状,说明在生理情况下,脾肾两脏的作用是重要的,两者功能均可因情志而失常导致很多病症,为后世医家重视脾胃和肾提供了理论依据,明代李中梓著《医宗必读》提出"先天之本在肾","后天之本在脾",以及李东垣的重脾论和张介宾等重肾论,其立论之根源均受此理论影响。

终始第九 法野

【要点解析】

一、针刺疗法,必须首先掌握脏腑经络气血阴阳的生理变化规律,然后根据脉象与症状等情况,制定虚补实泻的治法。

二、针刺要求针下得气,以达到气血阴阳的调和为目的。

三、指出循经近刺和远道刺法的原则,并说明针刺的深浅与先后,要根据病人体质、时令气候、发病之后、针刺部位等具体情况来灵活运用

四、说明针刺十二禁。

五、叙述了各经气血将绝时所现的症状。

【内经原典】

凡刺之道,毕于终始,明知终始,五藏为纪,阴阳定矣。阴者主藏,阳者主府,阳受气于四末,阴受气于五藏。故泻者迎之,补者随之,知迎知随,气可令和。和气之方,必通阴阳,五藏为阴,六府为阳,传之后世,以血为盟,敬之者昌,慢之者亡,无道行私,必得夭殃。谨奉天道,请言终始,终始者,经脉为纪,持其脉口人迎,以知阴阳有余不足,平与不平,天道毕矣。所谓平人者不病,不病者,脉口人迎应四时也,上下相应而俱往来也,六经之脉不结动①也,本末之寒温之相守司②也,形肉血气必相称也,是谓平人。少气者,脉口人迎俱少而不称尺寸也。如是者,则阴阳俱不足,补阳则阴竭,泻阴则阳脱。如是者,可将以甘药,不可饮以至剂。如此者弗灸,不已者因而泻之,则五藏气坏矣。人迎一盛,病在足少阳,一盛而躁,病在手少阳。人迎二盛,病在足太阳,二盛而躁,病在手太阳。人迎三盛,病在足阳明,三盛而躁,病在手阳明。人迎四盛,且大且数,名曰溢阳③,溢阳为外格。脉口一盛,病在足厥阴,厥阴一盛而躁,在手心主。脉口二盛,病在足少阴,二盛而躁,在手少阴。脉口三盛,病在足太阴,三盛而躁,在手太阴。脉口四盛,且大且数者,名曰溢阴,溢阴为内关④,内关不通死不治。人迎与太阴脉口俱盛四倍以上,命曰关格⑤,关格者与之短期。

人迎一盛,泻足少阳而补足厥阴,二泻一补,日一取之,必切而验之,疏取之上,气和乃止。人迎二盛,泻足太阳,补足少阴,二泻一补,二日一取之,必切而验之,疏取之上,气和乃止。人迎三盛,泻足阳明而补足太阴,二泻一补,日二取之,必切而验之,疏取之上,气和乃止。脉口一盛,泻足厥阴而补足少阳,二补一泻,日一取之,必切而验之;疏而取之,气和乃止。脉口三盛,泻足少阴而补足太阳,二补一泻,二日一取之,必切而验之,疏取之上,气和乃止。脉口三盛,泻足太阴而补足阳明,二补一泻,日二取之,必切而验之,疏而取之上,气和乃止。所以日二取之者,太阳主胃⑥,大富于谷气,故可日二取之也。人迎与脉口俱盛三倍以上,命曰阴阳俱溢,如是者不开,则血脉闭塞,气无所行,流淫于中,五藏内伤。如此者,因而灸之,则变易而为他病矣。

凡刺之道,气调而止,补阴泻阳,音气益彰,耳目聪明,反此者气血不行。所谓气至而有效者,泻则益虚,虚者脉大如其故而不坚也,坚如其故者,适虽言故,病未去也。补则益实,实者脉大如其故而益坚也,夫如其故而不坚者,适虽言快,病未去也。故补则实,泻则虚,痛虽不随针,病必衰去。必先通过十二经脉之所生病,而后可得传于终始矣。故阴阳不相移,虚实不相倾,取之其经。

凡刺之属,三刺⑦至谷气⑧,邪僻妄合,阴阳易居,逆顺相反,沉浮异处,四时不得,稽留淫泆,须针而去。故一刺则阳邪出,再刺则阴邪出,三刺则谷气至,谷气至而止。所谓谷气至者,已补而实,已泻而虚,故以知谷气至也。邪气独去者,阴与阳未能调,而病知愈也。故曰补则实,泻则虚,痛虽不随针,病必衰去矣。阴盛而阳虚,先补其阳,后泻其阴而和之。阴虚而阳盛,先补其阴,后泻其阳而和之。三脉动于足大指之间,必审其实虚。虚而泻之,是谓重虚,重虚病益甚。凡刺此者,以指按之,脉动而实且疾者疾泻之,虚而徐者则补之,反此者病益甚。其动也,阳明在上,厥阴在中,少阴在下。膺腧中膺,背腧中背。肩膊虚者,取之上。重舌,刺舌柱以铍针也。手屈而不伸者,其病在筋,伸而不屈者,其病在骨,在骨守骨,在筋守筋。补须一方实,深取之,稀按其痏,以极出其邪气;一方虚,浅刺之,以养其脉,疾按其痏,无使邪气得入。邪气来也紧而疾,谷气来也徐而和。脉实者,深刺之,以泄其气;脉虚者,浅刺之,使精气无得出,以养其脉,独出其邪气。刺诸痛者,其脉皆实。故曰:从腰以上者,手太阴阳明皆主之;从腰以下者,足太阴阳明皆主之。病在上者下取之,病在下者上取之,病在头者取之足,病在足者取之腘。病生于头者头重,生于手者臂重,生于足者足重,治病者先刺其病所从生者也。春气在毛,夏气在皮肤,秋气在分肉,冬气在筋骨,刺此病者各以其时为齐^⑰。故刺肥人者,以秋冬之齐;刺瘦人者,以春夏之齐。病痛者阴也,痛而以手按之不得者阴也,深刺之。病在上者阳也,病在下者阴也。痒者阳也,浅刺之。病先起阴者,先治其阴而后治其阳;病先起阳者,先治其阳而后治其阴。刺热厥者,留针反为寒;刺寒厥者,留针反为热。刺热厥者,二阴一阳;刺寒厥者,二阳一阴。所谓二阴者,二刺阴也;一阳者,一刺阳也。久病者邪气入深,刺此病者,深内而久留之,间日而复刺之,必先调其左右,去其血脉,刺道毕矣。

凡刺之法,必察其形气,形肉未脱,少气而脉又躁,躁厥者,必为缪刺之,散气可收,聚气可布。深居静处,占神往来,闭户塞牖,魂魄不散,专意一神,精气之分,毋闻人声,以收其精,必一其神,令志在针,浅而留之,微而浮之,以移其神,气至乃休。男内女外,坚拒勿出,谨守勿内,是谓得气。

凡刺之禁:新内勿刺,已刺勿内。已醉勿刺,已刺勿醉。新怒勿刺,已刺勿怒。新劳勿刺,已刺勿劳。已饱勿刺,已刺勿饱。已饥勿刺,已刺勿饥,已渴勿刺,已刺勿渴。大惊大怒,必定其气,乃刺之。乘车来者,卧而休之,如食顷乃刺之。出行来者,坐而休之,如行十里顷乃刺之。凡此十二禁者,其脉乱气散,逆其营卫。经气不次,因而刺之,则阳病入于阴,阴病出为阳,则邪气复生,粗工勿察,是谓伐身,形体淫泆,乃消脑髓,津液不化,脱其五味,是谓失气也。

太阳之脉,其终也,戴眼反折^⑱瘛疭,其色白,绝皮乃绝汗,绝汗则终矣。少阳终者,耳聋,百节尽纵,目系绝,目系绝一日半则死矣,其死也,色青白乃死,阳明终者,口目动作,喜惊妄言,色黄,其上下之经盛而不行则终矣。少阴终者,面黑齿长而垢,腹胀闭塞,上下不通而终矣。厥阴终者,中热嗌干,喜溺心烦,甚则舌卷卵上缩而终矣。太阴终者,腹胀闭不得息,气噫善呕,呕则逆,逆则面赤,不逆则上下不通,上下不通则面黑皮毛焦而终矣。

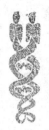

【难点注释】

①结动结,指脉结代。动,指脉疾动。

②相守司:指相互协调配合。

③溢阳:阳气盛极充斥于外。

④内关:阴气盈溢于内,关闭阳气而不得入,故称内关。

⑤关格:阴阳俱盛不相协调,内外阴阳相互格拒,为关格。

⑥太阳主胃:阳,《甲乙经》作"阴"字。太阴主胃,太阴属脾,与胃为表里,故言太阴主胃。

⑦三刺:指针刺皮肤、肌肉、分肉三种不同深浅的刺法。

⑧谷气:在此指正气。

⑨各以其时为齐:分别根据四时阴阳变化作为针刺深浅的准则。

⑩反折:即弓角反张。

正人藏图

明刊三卷本《铜人腧穴针灸图经》中的正人脏图

【白话精译】

　　针刺的原理,全都在"终始"之中,如果要准确了解终始的含义,就必须以五脏为纲纪,以确定阴经阳经的关系。阴经主五脏,阳经主六腑。阳经承接四肢中运行的脉气,阴经承接五脏中运行的脉气。所以,在采用泻法刺治时要迎而守之,采用补法刺治时要随而济之。掌握了迎随补泻的要领,就可以使脉气调和。而调和脉气的要点,在于了解阴阳规律,五脏为阴,六腑为阳。如果要将这些道理传授给后世,传授时应歃血盟誓,也只有如此,才能发扬光大。如果不加重视,这些道理就会逐渐消亡,如果不按这些方法去做,就会造成夭祸。

　　谨慎地顺应天地间阴阳盛衰的道理,以掌握针刺终始的含义。所谓终始,就是以十二经脉为纲纪,诊察寸口和人迎两处,以了解人体阴阳的虚实盛衰,以及阴阳的平衡情况。这样也就大致掌握了阴阳盛衰的规律。所谓平人,就是平常无病的人。平人的脉口和人迎两处的脉象是和四时的阴阳变化相和的,脉气也上下相应,往来不息,六经的脉搏既无结涩和不足,也没有动疾有余的现象产生,内脏之本和肢体之末,在四时寒温变化时,就能相互协调,形肉和血气也能互为协调。这就是平常无病的人。

气短的人，脉口和人迎都会表现出虚弱无力的脉象，与两手的寸、尺两脉也不相称。这种情况，属于阴阳都不足的征象。治疗时，如果补阳，就会导致阴气衰竭，泻阴又会导致阳气脱泄。因此，只能用甘缓的药剂加以调补，如果还不能痊愈则可服用能快速起效的药物。像这样的病，切勿用艾灸治疗，如果因不能快速产生疗效，而用泻法，那么五脏的精气就会受到损害。

人迎脉比寸口大一倍的，病在足少阳胆经，大一倍而又同时出现躁动症状的，病在少阳三焦经。人迎脉比寸口大两倍的，病在足太阳膀胱经，大两倍而又同时有躁动症状的，病在手太阳小肠经。人迎脉比寸口脉大三倍的，病在足阳明胃经，大三倍而又同时有躁动症状的，病在手阳

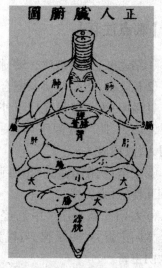

明代吴崑《针方六集》中的正人脏腑图

明大肠经。人迎脉比寸口大四倍的，并且脉象又大又快的，叫溢阳，溢阳是因为六阳盛极，而不能与阴气相交，所以称为外格。

寸口脉比人迎大一倍的，病在足厥阴肝经，大一倍而又同时有躁动症状的，病在手厥阴心包络经。寸口脉比人迎大两倍，病在足少阴肾经，大两倍而又同时有躁动症状的，病在手少阴心经。寸口脉比人迎大三倍，病在足太阴脾经，大三倍而又同时有躁动症状的，病在手太阴肺经。寸中脉比人迎大四倍，并且脉象又大又快的，叫作溢阴。溢阴是因为六阴盛极，而不能与阳气相交，所以称为内关。内关是阴阳隔绝的死症。人迎与寸口脉都比平常的大四倍以上的，叫作关格。出现了关格的脉象，人也就接近死期了。

人迎脉比寸口脉大一倍的，就应泻足少阳胆经，而补足厥阴肝经。用二泻一补法，每日针刺一次，施针时，还必须切人迎与寸口脉，以测病势的进退，如果表现为躁动不安的，应取上部的穴位，直到脉气调和了才能停止针刺。人迎脉比寸口脉大两倍，就应该泻足太阳膀胱经，补足少阴肾经。用二泻一补法，每两日针刺一次，施针时，还应切人迎与寸口脉，以测病势的进退，如果同时有躁动不安的情况的，应取用上部的穴位，直到脉气调和了才能停止针刺。人迎脉比寸口脉大三倍的，就应该泻足阳明胃经，补足太阴脾经，用二泻一补法，每日针刺二次，施针时，还应切人迎与寸口脉，以测病势的进退，如果表现为躁动不安的，就取上部的穴位，直到脉气调和了，才能停止针刺。

寸口脉比人迎脉大一倍的，应该泻足厥阴肝经，以补足少阳胆经，用二泻一补

法,每日针刺一次,施针时,还应切寸口与人迎脉,以测病势的进退,如果有躁动不安的情况的,就应取上部的穴位,直到脉气调和了,才能停止针刺。寸口脉比人迎脉大两倍的,应该泻足少阴肾经,以补足太阳膀胱经。用二泻一补法,每两日针刺一次,施针时,还应切寸口与人迎脉,以测病势的进退,如果有躁动不安的情况的,应取上部的穴位,直到脉气调和了,才能停止针刺。寸口脉比人迎脉大三倍的,应该泻足太阳脾经,以补足阳明胃经,用二泻一补法,每日针刺两次,施针时,还应切寸口与人迎脉,以测病势的进退,如果有躁动不安的情况的,应取上部的穴位,直到脉气调和了,才能停止针刺。每日针刺两次的原因是什么呢?因为太阴主胃,当谷气充盛时,人就气多血多,所以可以每日刺两次。人迎和寸口脉的脉象都比平常大三倍以上的,叫作阴阳俱溢。这样的病,如果不加以疏理,血脉就会闭塞,气血也不能流通,流溢于肉里,就会损伤五脏。在这种情况下,如果妄用了灸法,就会导致变易,而引发其他的疾病。

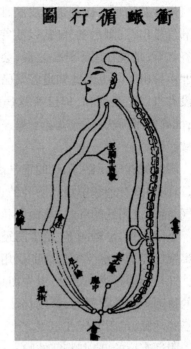

清代吴谦等人《刺灸心法要诀》中的冲脉循行图

大凡针刺,都以达到阴阳调和为目的。补阴泻阳,就是补五脏不足的正气,泻六淫邪气,这样才能声音清朗,元气充盛,耳聪目明。如果泻阴补阳,就会导致气血不畅。所谓针下得气而有了疗效,是说实证因为用了泻法,证候便由实转虚,这种虚证的脉象虽然与原来的大小相同,但已变得虚软不坚了;如果脉象仍然坚实,病人虽已感到轻快,但疾病也并未去除。如果虚证用了补法,证候就会由虚转实,这种实证的脉象虽然与原来同样大小,却比先前坚实有力;如果经过针刺,脉象还像以前那样大,却虚软而不坚实,患者虽然觉得舒服,但疾病也未除去。所以应正确运用补泻的手法,以使补能充实正气,泻能祛除邪气,病痛虽不能随着出针而立即除去。但病势却必然会减轻。必须先了解十二经脉的机理,才能领悟终始章的深刻含义。阴经阳经各有固定的循行部位,与脏腑也有确定的配属关系,补虚泻实的原则也不能互为颠倒。针治也应按经取穴。

凡适于用针治的病,都应当用三刺法,使针下获得谷气流通的感觉。由于邪气侵入经脉后会与血气相温和,会扰乱阴阳之气原有的位置,使气血运行的逆顺方向

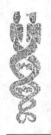

倒置,脉象的沉浮异常,与四时不相应,邪气就会滞留体内而淫溢流散。这些病变,都可用针刺治疗。初刺是刺皮肤,以使浅表的阳邪排出;二刺是刺肌肉,以使阴分的邪气排出;三刺是刺分肉,以使谷气流通而能得气,但得气后就可以出针了。所谓谷气至,是说在用了补法之后,会感觉到正气充实了,在用了泻法之后,会感觉到病邪被排出了。也因此知道谷气已到了。经过针刺,邪气被排出后,虽然阴阳血气还没有得以完全调和,但已察觉病痊愈。所以准确地使用补法,正气就可得到充实;准确使用泻法,邪气就会衰退,病痛虽然不会随着出针而立即痊愈,但病势必定会减轻的。

阴经的邪气旺盛,阳经的正气虚弱,就应该先补充阳经的正气,再泻去阴的邪气,以调和其有余和不足。阴经的正气虚弱了,阳经的邪气盛了,应该先补阴经的正气,再泻去阳经的邪气,从而调和它的有余和不足。

足阳明经、足厥阴经、足少阴经三脉,都搏动于足大拇趾与食指之间,针刺时应当察视三经的实虚。如果虚证误用了泻法,叫重虚,虚而更虚,病情就免不了会加重。凡是刺治这类病证,可以先切其脉搏,脉的搏动坚实而急速的,就立即用泻法;脉的搏动虚弱而缓慢的,就用补法,如果用了相反的针法,那么病情就会加重。至于三经动脉,足阳明经在足跗之上,足厥阴经在足跗之内,足少阴经在足附之下。

阴经有病的,应刺胸部的腧穴;阳经有病的,应刺背部的腧穴;肩膊部出现虚证的,应当取上肢经脉的腧穴。对于重舌(舌下所生的一肿物,形状像小舌——译注。)的患者,应当用铍针,刺舌下根柱部,以排出恶血。手指弯曲而不能伸直的,即筋病;手伸直而不能弯曲的,属骨病。而病在骨的就应当治骨,病在筋的就应当治筋。

用针刺的方法补泻时,必须注意:脉象坚实有力的,就用深刺的方法,出针后也不要很快按住针孔,以利其尽量泄去邪气;脉象虚弱乏力的,就用浅刺的方法,以养护所取的经脉,出针时,则应迅速按住针孔,以防止邪气的侵入。邪气来时,针下会感觉到坚紧而疾速。谷气来时,针下会感觉徐缓而柔和。脉气盛实的,应当用深刺的方法,向外泻去邪气;脉气虚弱的,就应当用浅刺的方法,使精气不至于外泄,而养其经脉,仅将邪气泄出。针刺各种疼痛的病症,大多用深刺的方法,因为痛证的脉象都坚实有力。

腰以上的病,可取手太阴、手阳明二经的穴位针治;腰以下的病,可取足太阴、足阳明二经的穴位刺治;病在上部的,可以取下部的穴位;病在下部的,可以取上部的穴位;病在头部的,可以取足部的穴位;病在足部的,可以取腘窝部的穴位;病在头部的,会觉得足很沉重。取穴刺治时,应先找出最先发病的部位,然后再行针刺。

春天的邪气伤人的毫毛,夏天的邪气伤人的皮肤,秋天的邪气伤人的肌肉,冬天的邪气伤人的筋骨。治疗与时令相关的病,针刺的深浅,应该因季节的变化而有所不同。针刺肥胖的人，应采取秋冬所用的深刺法，针刺瘦弱的人，应采取春夏所用的浅刺法。有疼痛症状的病人，多属阴证，疼痛而用按压的方法却不确定痛处的，也属于阴证，都应当用深刺的方法。病在上部的属阳证，病在下部的属阴证。身体发痒的人，说明病邪在皮肤，属阳证，应采用浅刺的方法。

病起于阴经的，应当先治疗阴经，然后再治阳经；病起于阳经的，应当先治疗阳经，然后再治疗阴经。刺治热厥的病，进针后应当留针，以使热象转寒；刺治寒厥的病，进针后应当留针，以使寒象转热。刺治热厥的病，应当刺阴经二次，刺阳经一次；刺治寒厥的病，应当刺阳经二次，刺阴经一次。二阴的意思，是指在阴经针刺二次；一阳的意思，是指在阳经针刺一次。久病的人，病邪的侵入必定已经很深，针刺这类疾病，必须深刺而且留针时间要长，每隔一日应当再针刺一次。还必须先确定邪气在左右的偏盛情况，刺之以使其调和，并去掉血络中的瘀血。针刺的道理大体就如此了。

针刺前，必须诊察病人形体的强弱和元气盛衰的情况。如果形体肌肉并不显得消瘦，只是元气衰少而脉象躁动的，这种脉象躁动而厥的病，必须用缪刺法，使耗散的真气可以收敛，积聚的邪气可以散去。针刺时，刺者应如深居幽静一样，静察病人的精神活动，又如同紧闭的门窗一样，心神贯注，听不到外界的声响，以使精神内守，专一地进行针刺。或用浅刺而留针的方法，或用轻微浮刺的方法，以转移病人的注意力，直到针下得气为止。针刺之后，应使阳气内敛，阴气外散，持守正气而不让其泄出，谨守邪气而不让其侵入，这就是得气的含义。

针刺的禁忌：行房事不久的不可针刺，针刺后不久的不可行房事；正当醉酒的人不可针刺，已经针刺的不能紧接着就醉酒；正发怒的人不可以针刺，针刺后的人不能发怒；刚刚劳累的人不能针刺，已经针刺的人不要过度劳累；饱食之后不可以针刺，已经针刺的人不能食得过饱；饥饿的人不可以针刺，已经针刺的人不要受饥饿；正渴的时候不可以针刺，已经针刺的人不要受渴。异常惊恐的人，应待其情绪安定之后，才可以针刺。乘车前来的人应该让他躺在床上休息大约一顿饭的时间再给他针刺。步行前来的病人，应叫他坐下休息大约走十里路所需的时间，才可以针刺。以上这十二种情况，大多会脉象紊乱，正气耗散，营卫失调，经脉之气不能依次运行，如果此时草率地针刺，就会使阳经的病侵入内脏，阴经的病传致阳经，使邪气重新得以滋生。粗医不体察这些禁忌而用针刺，可以说是在摧残病人的身体，使其全身酸痛无力，脑髓消耗，津液不能输布，丧失了化生五味的精微，而造成真气消亡，这就是所说的失气。

手足太阳二经脉气将绝时，病人的眼睛上视而不能转动，角弓反张，手足抽搐，面色苍白，皮包败绝，汗水暴下，绝汗一出，人也就快死亡了。手足少阳二经脉气将绝时，病人会出现耳聋，周身关节松驰无力，目系脉气竭绝而眼珠不能转动，目系已经竭绝,过一日半的时间就会死亡了,临死时会面色青白。手足阳明二经脉气将绝时,病人会出现口眼抽动、歪斜,易惊恐,胡言乱语,面色黄,三脉躁动,脉气不行,这时人也就要死亡了。手足少阴二经脉气将绝时,病人会出现面色发黑,牙齿变长且多污垢,腹部胀满,气机阻塞,上下不通等证,这时就接近死亡了。手足厥阴二经脉气将绝之时,病人会出现胸中发热,咽喉干燥,小便频数,心烦,甚至舌卷,阴囊上缩等证,并很快会死亡。手足太阴二经脉气将绝时,病人会出现腹部胀闷,呼吸不利,嗳气,喜呕吐,呕吐时气机上逆,气机上逆面色就会发赤,如果气不上逆就会上下不通,上下不通就会面色发黑,皮毛焦枯等症状,人也因此而死亡。

【专家评鉴】

一、经脉的生理、病理及其在诊断、治疗中的作用

(一)经脉的主要生理

篇首原文首先论述了经脉的生理,大体可归纳为:

1.阴经连属五脏,阳经系通六腑。"阴者主藏,阳者主府"。此即凡是属阴的经脉直通五脏,属阳的经脉直通六腑。

2.阴经之气源于内脏,阳经之气源于体表。"阳受气于四末,阴受气于五藏"。阳主外,阳经承受来自四肢末梢部(实指体表部)的脉气;阴主内,阴经承受来自五脏(泛指内脏)的脉气。指出了经脉之气的分布规律。

(二)正常人脉象的几种标准:正常人的脉象,是其脏腑功能、气血阴阳平衡协调而在人体特定部位的反映。正常脉受体内气血阴阳状态、四时气候变化、形体素质等多种因素影响。但最重要的是,这些因素之间要达到调和、相称或相保状态,即可认为是正常的脉象,正常的经脉的生理表现。结合《内经》其他篇原文来看,正常人脉象大致有以下几种判定标准:

1.脉口人迎应四时:自然界阴阳盛衰变化,常随着一年四时的迁移而发生相应变化,人们生活在自然界中,人体气血阴阳亦有适应性的变化,所以,正常人人迎、脉口的脉象当随四时气候变化而发生变化。具体而言,春夏之时,阳气当盛,人迎当微大而浮;秋冬之季,阴气当盛,脉口当微大而浮。正如《灵枢·禁服》所说:"春夏人迎微大,秋冬寸口微大,如是者名曰平人。"

2.人迎脉口相称:阳在上,阴在下,阳气主升,阴气主降。正常人人迎反映了阳分气血的变化,脉口反映了阴分气血的变化。正如《灵枢·四时气》说:"气口候阴,人迎候阳。"但是,从总体而言,人迎、脉口又是相称的。所谓相称,即各部脉搏大小、浮沉应有其规律性、整体性、协调性,而不得失去平衡状态,亦即"阴阳上下,其动也若一"(《灵枢·动输》)。

3.六脉和调：即本篇所谓"六经之脉不结动"。此说六经的搏动，既没有结涩不足的病象，也没有动疾有余的病象。实指六脉搏动滑利，快慢适度，如"脉弱以滑"，"徐而和"以及《素问·平人气象论》记载的"一呼脉再动，一吸脉亦再动，呼吸定息脉五动"等，均为调和之象。

4.形脉相保：即体质状态与脉象应相一致，所谓"形肉血气必相称"。如《灵枢·寿夭刚柔》篇说："形充而脉坚大者，顺也。"

（三）经脉病理举例

经脉是人体气血运行的通路。因此，人体气血的盛衰、阴阳的变化可从经脉上反映出来。原文以"少气"病症为例

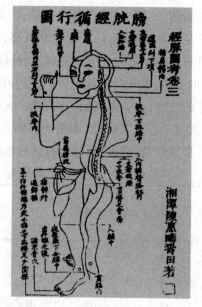

清代陈惠畴《经脉图考》经脉图中的膀胱经循行图

进行了说明。如人迎、脉口脉象不合正常标准，而见无力迟缓时，则表明人体气血阴阳虚衰，名曰"少气"。同时还指出了本病症的治疗法则：运用甘味药物以补养脾胃，滋其气血阴阳之化源；所用药性不宜过猛，量也不宜过大，所谓"不可饮以至剂"；禁用灸法，免复伤阴阳；此外，根据《灵枢·邪气藏府病形》"阴阳形气俱不足，勿取以针，而调之甘药"的记载，针刺治疗本病自当慎重。

（四）经脉病症的治疗原则

人体气血阴阳的盛衰变化，可以随时通过经脉反映于外，其病症有虚有实，如"少气者"，即为虚症。针刺治疗时，首先辨明虚实，然后根据经气流注方向施以针治。即"泻者迎之，补者随之，知迎知随，气可令和。"提出了循经脉循行方向施补泻手法的治疗原则。由此说明，掌握经脉理论，对于制定正确的治疗原则和方法是有帮助的。

二、人迎、脉口脉的病理变化及诊治、预后

（一）人迎、脉口脉盛的诊断和治疗

人迎候阳，人迎脉盛表明阳经邪气亢盛；脉口候阴，脉口脉盛表明阴经邪气亢盛。阳经邪气盛实，易耗伤阴经之气；阴经邪气盛实，多耗伤阳经之气。所以针刺治疗时，人迎脉盛者，采取泻阳经之邪为主，补相表里的阴经之气为辅；脉口脉盛者，采取泻阴经之邪为主，补相表里的阳经之气的方法。如"人迎一盛，泻足少阳而

补足厥阴,二泻一补";"脉口一盛,泻足厥阴而补足少阳,二补一泻。"

　　至于脉盛而躁,除了说明邪气盛,同时也标志着正气受到较大损伤。治疗时,则针对所病经脉的表里经针刺,当补即补,当泻即泻,以消除脉盛躁象为原则,所谓"躁取之上,气和乃止。"此外,在治疗中,又当视其病变所在经脉的生理特点,确定相应的法度,或一天刺治一次,或二天刺治一次。如阳明经属胃所主,气血俱盛,所谓"大富于谷气",因此,阳明经邪盛,一天可以刺治二次。

　　根据原文,将人迎、脉口脉盛诊治列表如下:

表9-1　人迎脉盛诊治表

脉　象	病　位	治　　　　疗		法　度
		二　　泻	一　　补	
一　　盛	足少阳	足　少　阳	足　厥　阴	每日一次
一盛且躁	手少阳	手　少　阳	手　厥　阴	气和乃止
二　　盛	足太阳	足　太　阳	足　少　阴	二日一次
二盛且躁	手太阳	手　太　阳	手　少　阴	气和乃止
三　　盛	足阳明	足　阳　明	足　太　阴	每日二次
三盛且躁	手阳明	手　阳　明	手　太　阴	气和乃止

表9-2　脉口脉盛诊治表

脉　象	病　位	治　　　　疗		法　度
		二　　泻	一　　补	
一　　盛	足厥阴	足　厥　阴	足　少　阳	每日一次
一盛且躁	手厥阴	手　厥　阴	手　少　阳	气和乃止
二　　盛	足少阴	足　少　阴	足　太　阳	二日一次
二盛且躁	手少阴	手　少　阴	手　太　阳	气和乃止
三　　盛	足太阴	足　太　阴	足　阳　明	每日二次
三盛且躁	手太阴	手　太　阴	手　阳　明	气和乃止

　　(二)人迎、脉口四盛的病理及预后

　　1.人迎四盛和脉口四盛:"人迎四盛,且大且数,名曰溢阳,溢阳为外格。"溢阳,指六阳偏盛盈溢之意。外格,指六阳偏盛与阴格拒,阴阳脱节之意。人迎脉大于寸口四倍,大而且快,六阳偏盛到了极点,盈溢于六腑,叫溢阳;因为溢阳不能与阴气相交,所以称为外格。由此说明,是因为邪气亢盛淫溢于阳经,阴气格拒在内所致,表示病情比较危重。"脉口四盛,且大且数者,名曰溢阴,溢阴为内关。内关不通死不治。"溢阴,指六阴偏盛盈之意。内关,关是关闭之意。六阴偏盛,拒六阳于外,有表里隔绝的意思。寸口脉大于人迎四倍,大而且快,六阴偏盛到极点,盈溢于五脏,叫溢阴;溢阴则阳气不能与阴气相交,所以称内关。阴经连属五脏,邪气亢盛于阴经,时刻有中脏的危险。因此病情极为严重,预后不良,即如原文所说:"溢阴为内关,内关不通死不治。"

2.人迎、脉口俱盛:人迎、脉口脉同时大于常人三倍或四倍以上,其病情更为严重。如原文说:"人迎与脉口俱盛三倍以上,命曰阴阳俱溢,如是者不开,则血脉闭塞,气无所行,流淫于中,五藏内伤","人迎与太阴脉口俱盛四倍以上,命曰关格,关格者与之短期。"阴阳俱溢,是说明阴阳两气,都盛极而盈溢于脏腑。不开,乃内外不能开通之意。关格,是指阴阳两气都盛到极点,阴阳隔绝,互不相交。无论是"关格"或"阴阳俱溢",皆说明邪气极端亢盛,人体阴阳内外不能开通,使血脉闭塞,气机受阻,使五脏内伤,大有阴阳离决之势,命在旦夕,正如原文所说:"关格者与之短期。"在抢救治疗此种极其危重的病症时,切勿采用灸法,以免复伤阴阳,此即"如此者,因而灸之,则变易而为他病矣。"

【临床应用】

关于"阴阳俱不足,补阳则阴竭,泻阴则阳脱。如是者,可将以甘药,不可饮以至剂"的症治法则。

"阴阳俱不足……可将以甘药,不可饮以至剂",这是一个非常重要的症治法则,在临床上有深刻的指导意义。

对此段经文,历代医家有基本相同的注释。张介宾注云:"凡阴阳气俱不足者,不可刺。若刺,而补阳则阴竭,泻阴则阳脱。如是者,但可将以甘药。甘药之谓,最有深意。盖欲补虚羸,非甘纯不可也。至剂,刚毒之剂也。正气衰者,不可攻,故不宜用也。非惟不可攻,而灸之亦不可,以火能伤阴也,临此证者,不可忘此节之义。"张志聪注云:"甘药者,调胃之药,谓三阴三阳之气,本于中焦胃腑所生,宜补其生气之源,道以流行,故不可饮以至剂,谓甘味太过反留中也。"马莳注云:"可将理以甘和之药,不可饮以至补至泻之剂。"结合医家注释来理解经文精神,其义为:凡阴阳两虚的病症,若单纯补其阳气,就会使属阴的五脏之气更加衰竭,若泻其阴气,就会使属阳的六腑之气更趋虚弱。对此,只有服以甘药以调和之,切不可给以大补大泻的药物,复损其虚弱的阴阳。

从阴阳学说的基本观点来看,阴与阳互根互用,相互依存,任何一方都不能脱离另一方而单独存在。其在病理状态下,阴和阳之间这种互根互用关系遭到破坏,就会导致"孤阴不生,独阳不长。"如果津血亏损或机体机能不足时,就可引起阴阴两虚或寒热错杂的病症，从而出现形体消瘦、五心烦热、腰膝痠软、目眩耳鸣、午后潮红、颧红盗汗、神疲乏力、少气懒言、蜷卧嗜睡、畏寒肢冷等症状。对于这种阴阳两虚、寒热错杂的病症，临床上片面强调滋阴或补阳，或只注意清热或散寒都不是正确的治法。固然，人身阴阳根于肾，但又不断依赖脾胃化生水谷精气给予充养，即所谓后天养先天，说明人身气血阴阳与脾胃关系至为密切。因此，《素问·太阴阳明论》说："脾者，土也，治中央……脾藏者常著胃土之精也。土者，生万物而法天地。"《灵枢·本神》则指出："脾气虚则四肢不用，五藏不安。"因此，脾胃若病，营养之源匮乏，阴阳气血俱不足，治疗时，应当选用甘药，滋其化源以补脾胃。甘能入脾（胃），故"当以甘药调之"。中气健旺，化源充足，阴阳不足自然渐而恢复。后世医家根据《内经》这一症治法则，立方遣药施治，使其症治法则不断发扬光大。如张仲景创立的小建中汤，即是临床具体运用的体现。本方为治阴阳俱不足，调以甘药具体运用的始祖。对此，尤在泾做了较为贴切的注释："此和阴阳，调荣卫之法也。夫人生之道曰阴曰阳，则阳以其热独行。建中者何也？曰中者，脾胃也。营卫生成于水谷，而水谷转输于脾胃，故中气立，营卫流行，而不失其和。又中者四运之轴，而阴阳之机也。故中气立则阴阳相循，如环无端，而不极于偏，是方甘与辛合而生阳，酸得甘助而生阴，阴阳相生，中气自立。故求阴阳之机者，必于中气，求中气之立者，必以建中也。"由此可见，"阴阳俱不足，当调以甘药"的症治法则，无论在理论和实践上都有着重要的指导意义。

至于"不可饮以至剂"，则说明了对于这种症情在运用甘味药物时要注意量不宜过大，并且所用药性亦不宜过猛，或者说药味不宜偏厚。因为，在脾胃虚弱、阴阳两亏的情况下，剂量过大或甘味偏厚，恐难于接受或更呆滞脾胃。即所谓"虚不受补"。今天，这种观点在虚症的治疗用药上仍有着指导作用。

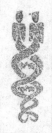

灵枢卷之三

经脉第十

【要点解析】

一、强调经脉在诊断和治疗上的重要作用。

二、详细叙述了十二经脉的起止点、循行部位、发病症候和治疗原则。

三、列举五阴经气绝的特征和预后。

四、简要说明了经脉和络脉的区别。

五、介绍了从络脉颜色变化以诊断疾病的方法。

六、叙述了十五络脉的名称、循行、病候与治疗。

【内经原典】

雷公问于黄帝曰:禁脉之言^①,凡刺之理,经脉为始,营其所行,制其度量,内次五藏,外别六府,愿尽闻其道。黄帝曰:人始生,先成精,精成而脑髓生,骨为干,脉为营,筋为刚,肉为墙,皮肤坚而毛发长,谷入于胃,脉道以通,血气乃行。雷公曰:愿卒闻经脉之始生。黄帝曰:经脉者,所以能决死生,处百病,调虚实,不可不通。

肺手太阴之脉,起于中焦,下络大肠,还循^②胃口,上膈属肺,从肺系横出腋下,下循臑内,行少阴心主之前,下肘中,循臂内上骨下廉,入寸口,上鱼,循鱼际,出大指之端;其支者,从腕后直出次指内廉,出其端。是动^③则病肺胀满膨膨而喘咳,缺盆中痛,甚则交两手而瞀,此为臂厥。是主肺所生病者,咳,上气喘渴,烦心胸满,臑臂内前廉痛厥,掌中热。气盛有余,则肩背痛风寒,汗出中风,小便数而欠。气虚则肩背痛寒,少气不足以息,溺色变。为此诸病,盛则泻之,虚则补之,热则疾之,寒则留之,陷下则灸之,不盛不虚,以经取之。盛者寸口大三倍于人迎,虚者则寸口反小于人迎也。

大肠手阳明之脉,起于大指次指之端,循指上廉,出合谷两骨之间,上入两筋之中,循臂上廉,入肘外廉,上臑外前廉,上肩,出髃骨^④之前廉,上出于柱骨之会上,下入缺盆络肺,下膈属大肠;其支者,从缺盆上颈贯颊,入下齿中,还出挟口,交人中,左之右,右之左,上挟鼻孔。是动则病齿痛颈肿。是主津液所生病者,目黄口干,鼽衄,喉痹,肩前臑痛,大指次指痛不用。气有余则当脉所过者热肿,虚则寒栗不复。为此诸病,盛则泻之,虚则补之,热则疾之,寒则留之,陷下则灸之,不盛不虚,以经取之。盛者人迎大三倍于寸口,虚者人迎反小于寸口也。

胃足阳明之脉,起于鼻之交頞中,旁纳(一本作约字)太阳之脉,下循鼻外,入上齿中,还出挟口环唇,下交承浆,却循颐后下廉,出大迎,循颊车,上耳前,过客主人,循发际,至额颅;其支者,从大迎前下人迎,循喉咙,入缺盆,下膈属胃络脾;其直者,从缺盆下乳内廉,下挟脐,入气街中;其支者,起于胃口,下循腹里,下至气街中而合,以下髀关,抵伏兔,下膝膑中,下循胫外廉,下足跗,入中指内间;其支者,下廉三寸而别,下入中指外间;其支者,别跗上,入大指间,出其端。是动则病洒洒振寒,善呻数欠颜黑,病至则恶人与火,闻木声则惕然而惊,心欲动,独闭户寒牖而处,甚则欲上高而歌,弃衣而走,贲响腹胀,是为骭厥。是主血所生病者,狂疟温淫汗出,鼽衄,口㖞唇胗,颈肿喉痹,大腹水肿,膝膑肿痛,循膺、乳、气街、股、伏兔、骭外廉、足跗上皆痛,中指不用。气盛则身以前皆热,共有余于胃,则消谷善饥,溺色黄。气不足则身以前皆寒栗,胃中寒则胀满。为此诸病,盛则泻之,虚则补之,热则疾之,寒则留之,陷下则灸之,不盛不虚,以经取之。盛者人迎大三倍于寸口,虚者人迎反小于寸口也。

脾足太阴之脉,起于大指之端,循指内侧白肉际,过核骨后,上内踝前廉,上踹后,循胫骨后,交出厥阴之前,上膝股内前廉,入腹属脾络胃,上膈,挟咽,连舌本,散舌下;其支者,复从胃,别上膈,注心中。是动则病舌本强,食则呕,胃脘痛,腹胀善噫,得后与气则快然如衰,身体皆重。是主脾所生病者,舌本痛,体不能动摇,食不下,烦心,心下急痛,溏、瘕、泄、水闭、黄疸,不能卧,强立股膝内肿厥,足大指不用。为此诸病,盛则泻之,虚则补之,热则疾之,寒则留之,陷下则灸之,不盛不虚,以经取之。盛者寸口大三倍于人迎,虚者寸口反小于人迎也。

心手少阴之脉,起于心中,出属心系,下膈络小肠;其支者,从心系上挟咽,系目系;其直者,复从心系却上肺,下出腋下,循臑内后廉,行手太阴心主之后,下肘内,循臂内后廉,抵掌后锐骨之端,入掌内后廉,循小指之内出其端。是动则病咽干心痛,渴而欲饮,是为臂厥。是主心所生病者,目黄胁痛,臑臂内后廉痛厥,掌中热痛。为此诸病,盛则泻之,虚则补之,热则疾之,寒则留之,陷下则灸之,不盛不虚,以经取之。盛者寸口大再倍于人迎,虚者寸口反小于人迎也。

小肠手太阳之脉,起于小指之端,循手外侧上腕,出踝中,直上循臂骨下廉,出肘内侧两筋之间,上循臑外后廉,出肩解,绕肩胛,交肩上,入缺盆络心,循咽下膈,抵胃属小肠;其支者,从缺盆循颈上颊,至目锐眦,却入耳中;其支者,别颊上䪼抵鼻,至目内眦,斜络于颧。是动则病咽痛颔肿,不可以顾,肩似拔,臑似折。是主液所生病者,耳聋目黄颊肿,颈颔肩臑肘臂外后廉痛。为此诸病,盛则泻之,虚则补之，热则疾之，寒则留之，陷下则灸之，不盛不虚，以经取之。盛者人迎大再倍于寸口，虚者人迎反小于寸口也。

膀胱足太阳之脉，起于目内眦，上额交巅；其支者，从巅至耳上角；其直者，从巅入络脑，还出别下项，循肩髆内，挟脊抵腰中，入循膂，络肾属膀胱；其支者，从腰中下挟脊贯臀，入腘中；其支者，从髆内左右，别下贯胛，挟脊内，过髀枢，循髀外从后廉下合腘中，以下贯踹内，出外踝之后，循京骨，至小指外侧。是动则病冲头痛，目似脱，项如拔，脊痛腰似折，髀不可以曲，腘如结，踹如裂，是为踝厥。是主筋所生病者，痔疟狂癫疾，头囟项痛，目黄泪出鼽衄，项背腰尻腘踹脚皆痛，小指不用。为此诸病。盛则泻之，虚则

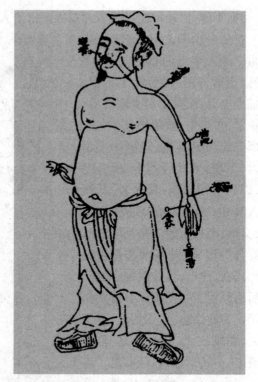

明代吴嘉言《针灸原枢》经穴图中的手阳明大肠经人形之图

补之，热则疾之，寒则留之，陷下则灸之，不盛不虚，以经取之。盛者人迎大再倍于寸口，虚者人迎反小于寸口也。

肾足少阴之脉，起于小指之下，邪走足心，出于然谷之下，循内踝之后，别入跟中，以上踹内，出腘内廉，上股内后廉，贯脊属肾络膀胱；其直者，从肾上贯肝膈，入肺中，循喉咙，挟舌本，其支者，从肺出络心，注胸中。是动则病饥不欲食，面如漆柴，咳唾则有血，喝喝而喘，坐而欲起，目䀮䀮如无所见，心如悬若饥状，气不足则善恐，心惕惕如人将捕之，是为骨厥。是主肾所生病者，口热舌干，咽肿上气，嗌干及痛，烦心心痛，黄疸肠澼，脊股内后廉痛，痿厥嗜卧，足下热而痛。为此诸病，盛则泻之，虚则补之，热则疾之，寒则留之，陷下则灸之，不盛不虚，以经取之。灸则强食生肉，缓带披发，大杖重履而步。盛者寸口大再倍于人迎，虚者寸口反小于人迎也。

心主手厥阴心包络之脉，起于胸中，出属心包络，下膈，历络三焦；其支者，循胸出胁，下腋三寸，上抵腋，下循臑内，行太阴少阴之间，入肘中，下臂行两筋之间，入掌中，循中指出其端；其支者，别掌中，循小指次指出其端。是动则病手心热，臂肘挛急，腋肿，甚则胸胁支满，心中憺憺大动，面赤目黄，喜笑不休。是主脉所生病者，烦心心痛，掌中热。为此诸病，盛则泻之，虚则补之，热则疾之，寒则留之，陷下则灸

之,不盛不虚,以经取之。盛者寸口大一倍于人迎,虚者寸口反小于人迎也。

三焦手少阳之脉,起于小指次指之端。上出两指之间,循手表腕,出臂外两骨之间,上贯肘,循臑外上肩,而交出足少阳之后,入缺盆,布膻中,散落心包,下膈,循属三焦⑤;其支者,从膻中上出缺盆,上项,系耳后直上,出耳上角,以屈下颊出颐;其支者,从耳后入耳中,出走耳前,过客主人前,交颊,至目锐眦。是动则病耳聋浑浑焞焞,嗌肿喉痹。是主气所生病者,汗出,目锐眦痛,颊痛,耳后肩臑肘臂外皆痛,小指次指不用。为此诸病,盛则泻之,虚则补之,热则疾之,寒则留之,陷下则灸之,不盛不虚,以经取之。盛者人迎大一倍于寸口,虚者人迎反小于寸口也。

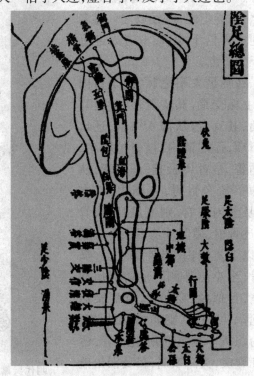

明代张介宾《类经图翼》中的阴足总图

胆足少阳之脉,起于目锐眦,上抵头角,下耳后,循颈行手少阳之前,至肩上,却交出手少阳之后,入缺盆;其支者,从耳后入耳中,出走耳前,至目锐眦后;其支者,别锐眦,下大迎,合于手少阳,抵于颐,下加颊车,下颈合缺盆以下胸中,贯膈络肝属胆,循胁里,出气街,绕毛际,横入髀厌中;其直者,从缺盆下腋,循胸过季胁,下合髀厌中,以下循髀阳,出膝外廉,下外辅骨之前,直下抵绝骨之端,下出外踝之前,循足跗上,入小指次指之间;其支者,别跗上,入大指之间,循大指歧骨内出其端,还贯爪甲,出三毛。是动则病口苦,善太息,心胁痛不能转侧,甚则面微有尘,体无膏泽,足外反热,是为阳厥。是主骨所生病者,头痛颔痛,目锐眦痛,缺盆中肿痛,胁下肿,马刀侠瘿,汗出振寒,疟,胸胁肋髀膝外至胫绝骨外踝前及诸节皆痛,小指次指不用。为此诸病,盛则泻之,虚则补之,热则疾之,寒则留之,陷下则灸之,不盛不虚,以经取之。盛者人迎大一倍于寸口,虚者人迎反小于寸口也。

肝足厥阴之脉,起于大指丛毛之际,上循足跗上廉,去内踝一寸,上踝八寸,交出太阴之后,上腘内廉,循股阴入毛中,过阴器,抵小腹,挟胃属肝络胆,上贯膈,布胁肋,循喉咙之后,上入颃颡,连目系,上出额,与督脉会于巅;其支者,从目系下颊里,环唇内;其支者,复从肝别贯膈,上注肺。是动则为腰痛不可以俯仰,丈夫㿉疝,妇人少腹肿,甚则嗌干,面尘脱色。是主肝所生病者,胸满呕逆飧泄,狐疝遗溺闭癃。为此诸病,盛则泻之,虚则补之,热则疾之,寒则留之,陷下则灸之,不盛不虚,以经取之。盛者寸口大一倍于人迎,虚者寸口反小于人迎也。

手太阴气绝则皮毛焦,太阴者行气湿于皮毛者也,故气不荣则皮毛焦,皮毛焦则津液去皮节,津液去皮节者则爪枯毛折,毛折者则毛先死,丙笃丁死,火胜金也。手少阴气绝则脉不通,脉不通则血不流,血不流则髦色不泽,故其面黑如漆柴者,血先死,壬笃癸死,水胜火也。足太阴气绝者则脉不荣肌肉,唇舌者肌肉之本也,脉不荣则肌肉软,肌肉软则舌萎人中满,人中满则唇反,唇反者肉先死,甲笃乙死,木胜土也。足少阴气绝则骨枯,少阴者冬脉也,伏行而濡骨髓进也,故骨不濡则肉不能著也,骨肉不相亲则肉软却,肉软却故齿长而垢发无泽,发无泽者骨先死,戊笃己死,土胜水也。足厥阴气绝则筋绝,厥阴者肝脉也,肝者筋之合也,筋者聚于阴气,而脉络于舌本也,故脉弗荣则筋急,筋急则引舌与卵,故唇青舌卷卵缩则筋先死,庚笃辛死,金胜木也。五阴气俱绝则目系转,转则目运,目运者为志先死,志先死则一日半死矣。六阳气绝,则阴与阳相离,离则腠理发泄,绝汗乃出,故旦占夕死,夕占旦死。

经脉十二者,伏行分肉之间,深而不见;其常见者,足太阴过于外踝之上⑥,无所隐故也。诸脉之浮而常见者,皆络脉也。六经络手阳明少阳之大络,起于五指间,上合肘中。饮酒者,卫气先行皮肤,先充络脉,络脉先盛,故卫气已平,营气乃满,而经脉大盛。脉之卒然动者,皆邪气居之,留于本末;不动则热,不坚则陷且空,不与众同,是以知其何脉之动也。雷公曰:何以知经脉之与络脉异也? 黄帝曰:经脉者常不可见也,其虚实也以气口知之,脉之见者皆络脉也。雷公曰:细子无以明其然也。黄帝曰:诸络脉皆不能经大节之间,必行绝道而出,入复合于皮中,其会皆见于外。故诸刺络脉者,必刺其结上,甚血者虽无结,急取之以泻其邪而出其血,留之发为痹也。凡诊络脉,脉色青则寒且痛,赤则有热。胃中寒,手鱼之络多青矣;胃中有热,鱼际络赤;其暴黑者,留久痹也;其有赤有黑有青者,寒热气也;其青短者,少气也。凡刺寒热者皆多血络,必间日而一取之,血尽而止,乃调其虚实;其青而短者少气,甚者泻之则闷,闷甚则仆不得言,闷则急坐之也。

手太阴之别,名曰列缺,起于腕上分间,并太阴之经直入掌中,散入于鱼际。其病实则手锐掌热,虚则欠㰦,小便遗数,取之去腕半寸,别走阳明也。手少阴之别,名曰通里,去腕一寸半,别而上行,循经入于心中,系舌本,属目系。其实则支膈,虚则不能言,取之掌后一寸,别走太阳也。手心主之别,名曰内关,去腕二寸,出于两筋之间,循经以上系于心包络心系。实则心痛,虚则为头强,取之两筋间也。手太阳之别,名曰支正,上腕五寸,内注少阴;其别者,上走肘,络肩髃。实则节弛肘废,虚则生肬,小者如指痂疥,取之所别也。手阳明之别,名曰遍历,去腕三寸,别入太阴;其别者,上循臂,乘肩髃,上曲颊遍历;其别者,入耳合于宗脉。实则龋聋,虚则齿寒痹隔。取之所别也。手少阳之别，名曰外关，去腕二寸，外绕臂，注胸中，合心主。病实则肘挛，虚则不收。取之所别也。足太阳之别，名曰飞扬，去踝七寸，别走少阴。实则鼽窒头背痛。虚则鼽衄。取之所别也。足少阳之别，名曰光明，去踝五寸，别走厥阴，下络足跗。实则厥，虚则痿躄，坐不能起。取之所别也。足阳明之别，名曰丰隆，去踝八寸，别走太阴；其别者，循胫骨外廉，上络头项，合诸经之气，下络喉嗌。其病气逆则喉痹瘁喑，实则狂巅，虚则足不收胫枯，取之所别也。足太阴之别，名曰公孙，去本节之后一寸，别走阳明；其别者，入络肠胃。厥气上逆则霍乱，实则肠中切痛，虚则鼓胀，取之所别也。足少阴之别，名曰大锺，当踝后绕跟，别走太阳；其别者，并经上走于心包，下外贯腰脊。其病气逆则烦闷，实则闭癃，虚则腰痛，取之所别也。足厥阴之别，名曰蠡沟，去内踝五寸，别走少阳；其别者，径胫[7]上睾，结于茎。其病气逆则睾肿卒疝，实则挺长，虚则暴痒，取之所别也。任脉之别，名曰尾翳，下鸠尾，散于腹。实则腹皮痛，虚则痒搔，取之所别

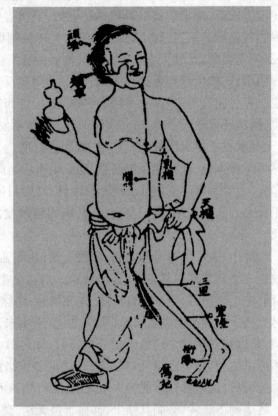

明代吴嘉言《针灸原枢》经穴图中的足阳明胃经人形之图。

也。督脉之别，名曰长强，挟脊上项，散头上，下当肩胛左右，别走太阳，人贯膂。实则脊强，虚则头重，高摇之，挟脊之有过者，取之所别也。脾之大络，名曰大包，出渊腋下三寸，布胸胁。实则身尽痛，虚则百节尽皆纵，此脉若罗络之血者，皆取之脾之大络脉也。凡此十五络者，实则必见，虚则必下，视之不见，求之上下，人经不同。络脉异所别也。

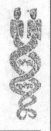

【难点注释】

①禁脉之言：脉，《类经》《灵枢集注》均作"服"；《禁服》，古医书篇名。
②还循：去而复返，称为"还"；循，沿着。

③是动：指外邪侵犯本经。

④髃骨：肩胛骨与锁骨相连接处。

⑤循属三焦：循，当作"遍"字。

⑥足太阴过于外踝之上：外，当作"内"字。

⑦径胫：《甲乙经》作"循胫"。

【白话精译】

雷公问黄帝道：《禁服》（原"服"字作"脉"，据《图经》及张注本改）章上说，针刺治病的原理，首先应当懂得经脉系统，因为它是全身气血运行的通道，它循行的路线和长短都有一定的标准，在内依次与五脏相联，在外分别与六腑相通。希望听你详尽地讲讲其中的道理。

黄帝说：人在孕育之初，是先由男女会合而成精，然后由精发育而生脑髓，此后逐渐形成人体，以骨为支柱，以经脉作为营运气血的通道，以坚劲的筋来约束骨骼，肌肉像墙一样卫护机体，到皮肤坚韧、毛发生长，人形即成，出生以后，水谷入胃，化生精微，脉道内外贯通，血气即可在脉中运行不止。

雷公说：我希望能够全部了解经脉的起始循行情况。黄帝说：经脉用来决断疾病的预后，处治许多疾病，调节虚实，医者必须通晓。

手太阴肺经，起始于中脘部，向下联络大肠，回绕沿着胃下口到胃上口，上贯膈膜，连属肺脏，再从气管、喉咙横走腋下，沿上臂内侧下行，走在手少阴经和手厥阴经的前面，直下至肘内，然后顺着前臂内侧，经掌后高骨下缘，入寸口动脉处，行至鱼，沿手鱼边缘，出拇指尖端；它的支脉，从手腕后直走食指内侧尖端，与手阳明大肠经相接。

由于外邪侵犯本经而发生的病症，为肺部膨膨胀满，咳嗽气喘，缺盆部疼痛，严重的可见两手交叉按于胸部，视物模糊不清，这是臂厥病。本经所主的肺脏发生病变，可见咳嗽，呼吸迫促，喘声粗急，心中烦乱，胸部满闷，臑臂部内侧前缘疼痛厥冷，或掌心发热。本经气盛有余，可发生肩背疼痛，畏风寒，汗出等中风症，小便次数多而量少。本经气虚，可发生肩背疼痛，气短，小便颜色变得不正常。以上这些病症，属实的就用泻法，属虚的就用补法，属热的就用速刺法，属寒的就用留针法，脉虚陷的就用灸法，不实不虚的从本经取治；本经气盛，寸口脉比人迎脉大三倍；气虚，寸口脉反小于人迎脉。

手阳明大肠经，起始于食指尖端，沿食指的上缘，通过拇指、食指岐骨间的合谷穴，上入腕上两筋凹陷处，沿前臂上方至肘外侧，再沿上臂外侧前缘，上肩，出肩峰前缘，上出于大椎穴上，再向前入缺盆，联络肺，下膈，连属大肠；它的支脉，从缺盆上走颈部，通过颊部，入下齿龈，回转线至上唇，左右两脉交会于人中，左脉向右，右脉向左，上行夹于鼻孔两侧，与足阳明胃经相接。

由于外邪侵犯本经而发生的病症，为牙齿疼痛，颈部肿大。本腑所主的津液发生病变，可出现眼睛发黄，口中发干，鼻流清涕或出血，喉中肿痛，肩前及上臂作痛，食指疼痛不能运动。气有余的实症，为在本经脉循行所过的部位上发热而肿；气不足的虚症，为恶寒战栗，且难以回复温暖。这些病症，属实的就用泻法。属虚的就用补法，属热的就用速刺法，属寒的就用留针法，脉虚陷的就用灸法，不实不虚的从本经取治。本经气盛，人迎脉比寸口脉大三倍；气虚，人迎脉反小于寸口脉。

足阳明胃经，起于鼻旁，由此上行，左右相交于鼻梁凹陷处，缠束旁侧的足太阳经脉，至目下睛明穴，由此下行，沿鼻外

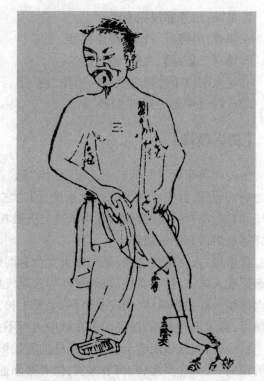

明代吴嘉言《针灸原枢》经穴图中的足太阴脾经人形之图

侧，入上齿龈，复出环绕口唇，相交于任脉的承浆穴，退转沿腮下后方出大迎穴，沿耳下颊车上行至耳前，过足少阳经的客主人穴，沿发际至额颅部；它的支脉，从大迎前下走人迎穴，沿喉咙入缺盆，下膈膜，连属胃腑，联络与本经相表里的脾脏；其直行的经脉，从缺盆下走乳内侧，再向下夹脐，入毛际两旁的气冲部；另一支脉，从胃下口走腹内，下至气冲部与前直行的经脉会合，再由此下行，经大腿前方至髀关，直抵伏兔穴，下入膝盖中，沿胫骨前外侧至足背，入中趾内侧；又一支脉，从膝下三寸处分出，下行到足中趾的外侧；又一支脉，从足背斜出足厥阴的外侧，走入足大趾，直出大趾尖端，与足太阴脾经相接。

由于外邪侵犯本经而发生的病症，有发寒颤抖，好呻吟，频频打呵欠，额部暗黑，病发时厌恶见人和火光，听到木的声响就会惊怕，心跳不安，喜欢关闭门窗独居室内等症状，甚至会登高唱歌，脱掉衣服乱跑，且有肠鸣腹胀，这叫"骭厥"。由本腑所主的血发生病变，会出现因高热以致发狂抽搐，温病，汗自出，鼻流清涕或衄血，口唇生疮疹，颈肿，喉肿闭塞，因水停而腹肿大，膝盖部肿痛，沿胸侧、乳部、伏兔、足胫外缘、足背上均痛，足中趾不能屈伸。本经气盛，胸腹部都发热，胃热盛则消谷而易于饥饿，小便色黄；本经气不足则胸腹部感觉发冷，如胃中有寒，可发生胀满。这

些病症,属实的就用泻法,属虚的就用补法,属热的就用速刺法,属寒的就用留针法,脉虚陷的就用灸法,不实不虚的从本经取治。本经气盛,人迎脉比寸口脉大三倍;气虚,人迎脉反小于寸口脉。

足太阴脾经,起于足大趾尖端,沿大趾内侧赤白肉分界处,经过大趾本节后的圆骨,上行至足内踝的前方,再上行入小腿肚内,沿胫骨后方,交出足厥阴之前,再向上行,经过膝、大腿内侧的前缘,入腹内,属脾络胃,再上穿过横膈膜,夹行咽喉,连舌根,散于舌下;它的支脉,从胃腑分出,上膈膜,注于心中,与手少阴经相接。

由于外邪侵犯本经而发生的病症,为舌根运动不柔和,食后就呕吐,胃脘部疼痛,腹胀,多嗳气,如果解了大便或转矢气后,就觉得轻松如病减去一样,全身感觉沉重。本经所主的脾脏发生病变,会出现舌根疼痛,身体不能动摇,饮食不下,心烦,心下掣引作痛,大便稀薄或下痢,或小便不通,黄疸,不能安卧,勉强站立时,则大腿、膝内侧肿痛厥冷,足大趾不能活动。这些病症,属实的就用泻法,属虚的就用补法,属热的就用速刺法,属寒的就用留针法,脉虚陷的就用灸法,不实不虚的从本经取治。本经气盛,寸口脉比人迎脉大三倍;气虚,寸口脉反小于人迎脉。

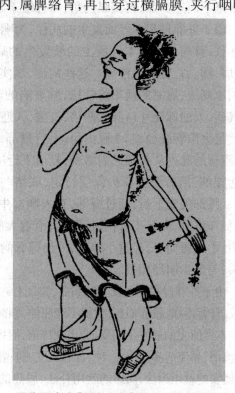

明代吴嘉言《针灸原枢》经穴图中的手少阴心经人形之图

手少阴心经,起于心中,再从心中出而联属于心系,下过膈膜,联络小肠;它的支脉,从心与他脏相联系的脉络上夹咽喉,而与眼球内连于脑的脉络相联系;直行的脉,又从心与他脏相联系的脉络上行至肺向下,横出腋下,沿上臂内侧的后缘,行手太阴经和手厥阴经的后面,下行肘内,沿臂内侧后缘达掌后小指侧高骨端,入手掌内后缘,沿小指内侧至尖端,与手太阳经相接。

由于外邪侵犯本经所发生的病症,为咽喉干燥,心痛,渴欲饮水,这是臂间经气厥逆的现象。本经所主的心脏发生病变,会出现眼睛发黄,胁肋胀满疼痛,上臂臑和小臂内侧后缘疼痛、厥冷,或掌心热痛。这些病症,属实的就用泻法,属虚的就用补法,属热的就用速刺法,属寒的就用留针法,脉虚陷的就用灸法,不实不虚的从本

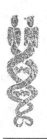

经取治。本经气盛,寸口脉比人迎脉大两倍;气虚,寸口脉反小于人迎脉。

手太阳小肠经,起于小指外侧的尖端,沿手外侧上至腕,过腕后小指侧高骨,直向上沿前臂骨的下缘,出肘后内侧两筋中间,再向上沿上臂外侧后缘,出肩后骨缝,绕行肩胛,相交于两肩之上,入缺盆,联络心,沿咽、食道下穿膈膜至胃,再向下连属于小肠;它的支脉,从缺盆沿颈上颊,至眼外角,转入耳内;又一支脉,从颊部别出走入眼眶下而达鼻部,再至眼内角,斜行络于颧骨部,与足太阳经相接。

由于外邪侵犯本经而发生的病症,为咽喉疼痛,颔部肿,头项难以转侧回顾,肩痛如拔,臂痛如折。本经所主的液发生的病变,会出现耳聋,眼睛发黄,颊肿,颈、颔、肩、臑、肘、臂后缘疼痛。这些病症,属实的就用泻法,属虚的就用补法,属热的就用速刺法,属寒的就用留针法,脉虚陷的就用灸法,不实不虚的从本经取治。本经气盛,人迎脉比寸口脉大两倍;气虚,人迎脉反小于寸口脉。

足太阳膀胱经,起于眼内角,上行额部,交会于头顶;它的支脉,从头顶到耳上角;直行的脉则从头顶入内络脑,复出下行项部,沿着肩胛骨内侧夹行于脊柱两旁,到达腰部,沿着脊旁肌肉深层行走,联络与本经相表里的肾脏,连属膀胱;又一支脉,从腰部夹脊下行,通过臀部,直入腘窝中;还有一支脉,从左右肩胛骨内分而下行,贯穿肩胛,夹行于脊内,过髀枢,沿着大腿外后侧向下行,与前一支脉会合于腘窝中,由此再向下,经过小腿肚,外出踝骨的后方,沿小趾本节后的圆骨至小趾外侧尖端,与足少阴经相接。

由于外邪侵犯本经发生的病症,为气上冲而头痛。眼球疼痛像脱出似的,项部疼痛拟拔,脊背疼痛,腰痛似折,大腿不能屈伸,腘窝部似扎缚,小腿肚疼痛如裂,这叫作踝厥病。本经所主的筋发生病变,会出现痔疮,疟疾,狂病,癫病,囟门部及项部疼痛,眼睛发黄,流泪,鼻流清涕或出血,项、背、腰、尻、腘、腨及脚部都疼痛,足小趾不能活动。这些病症,属实的就用泻法,属虚的就用补法,属热的就用速刺法,属寒的就用留针法,脉虚陷的就用灸法,不实不虚的从本经取治。本经气盛,人迎脉比寸口脉大两倍;气虚,人迎反小于寸口脉。

足少阴肾经,起于足小趾下,斜走足心,出内踝前大骨的然谷穴下,沿内踝骨的后面转入足跟,由此上行经小腿肚内侧,出腘窝内侧,再沿大腿内侧后缘,贯穿脊柱,联属肾脏,联络与本脏相表里的膀胱;直行的经脉,从肾上行至肝,通过膈膜入肺,沿着喉咙而挟于舌根;它的支脉,从肺出联络心,注于胸中,与手厥阴经相接。

由于外邪侵犯本经而发生的病症,是虽觉饥饿而不想进食,面色黑而无华,咳吐带血,喘息有声,刚坐下就想起来,两目视物模糊不清,心慌如悬像饥饿的样子;气虚就容易发生恐惧,心中惊悸好像有人捕捉他一样,这叫作骨厥。本经脉所主的肾脏发生病变,会出现口热,舌干,咽部肿,气上逆,喉咙发干而痛,心内烦扰且痛,黄疸,痢疾,脊背、大腿内侧后缘疼痛,足部痿软而厥冷,好睡,或足心发热而痛。这些病症,属实的就用泻法,属虚的就用补法,属热的就用速刺法,属寒的就用留针法,脉虚陷的就用灸法。不实不虚的从本经取治。使用灸法以后,应加强饮食营养,促使身体恢复,还要宽松腰带,散披头发,手拄结实的拐杖,足穿重履散步,使气血通畅。本经气盛,寸口脉比人迎脉大两倍;气虚,寸口脉反小于人迎脉。

手厥阴心包经,起于胸中,出属心包络,下膈膜,依次联络胸腹的上中下三部;它的支脉,从胸出胁,当腋缝下三寸处上行至腋窝,向下再循上臂内侧手太阴经和手少阴经中间入肘中,向下沿着前臂两筋之间入掌中,经中指直达尖端;又一支脉,从掌内沿无名指直达尖端,与手少阳经相接。

由于外邪侵犯本经而发生的病症,为手心发热,臂肘部拘挛,腋部肿,甚至胸胁胀满,心动过速,面赤眼黄,喜笑不止。本经所主的脉发生

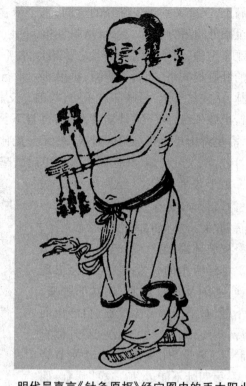

明代吴嘉言《针灸原枢》经穴图中的手太阳小肠经人形之图

病变,会出现心烦,心痛,掌心发热。这些病症,属实的就用泻法,属虚的就用补法,属热的就用速刺法,属寒的就用留针法,脉虚陷的就用灸法,不实不虚的从本经取治。本经气盛,寸口脉比人迎脉大一倍;气虚,寸口脉反小于人迎脉。

手少阳三焦经,起于无名指尖端,上行出小指与无名指中间,沿手与腕的背面,出前臂外侧两骨中间,向上穿过肘,沿上臂外侧上肩,交出足少阳经的后面,入缺盆,布于两乳之间的膻中,与心包联络,下膈膜,依次联属于上、中、下三焦;它的支脉,从胸部的膻中上行,出缺盆,上走项,夹耳后,直上出耳上角,由此环曲下行,绕颊部至眼眶下;又一支脉,从耳后进入耳中,复出耳前,过足少阳经客主人穴的前方,与前一条支脉交会于颊部,向上行至眼外角,与足少阳经相接。

由于外邪侵犯本经而发生的病症,为耳聋轰轰作响,喉咙肿,喉痹。本经所主的气发生病变,出现自汗出,外眼角痛,颊痛,耳后、肩、臑、肘、臂外侧都疼痛,无名指不能运动。这些病症,属实的就用泻法,属虚的就用补法,属热的就用速刺法,属寒的就用留针法,脉虚陷的就用灸法,不实不虚的从本经取治。本经气盛,人迎脉比寸口脉大一倍;气虚,人迎脉反小于寸口脉。

足少阳胆经,起于眼外角,上行至额角,折向下转至耳后,沿颈走手少阳经前面

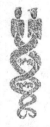

至肩上，又交叉到手少阳经的后面，入于缺盆；它的支脉，从耳后入耳内，复出走耳前至眼外角后方；又一支脉，从眼外角，下走火迎，会合手少阳经，达眼眶下方，再下走颊车至颈，与本经前入缺盆之脉相合，然后下行至胸中，通过膈膜，与本经互为表里的肝脏相联络，连属于胆腑，再沿胁内下行，经气街，绕阴毛处，横入环跳部；直行的脉，从缺盆下腋，沿胸部过季胁，与前一支脉会合于环跳部，由此沿着大腿的外侧下行出膝外缘，向下入外辅骨之前，再直下至外踝上方三寸处的骨凹陷处，出外踝前，沿足背出足小趾与第四趾尖端；又一支脉，由足背走向足大趾，沿足大趾与次趾的骨缝，至大趾尖端，又返回穿入爪甲后的毫毛处，与足厥阴经相接。

由于外邪侵犯本经所发生的病症，为口苦，时常叹气，胸胁部作痛，不能转动翻身，病重的面色灰暗无光泽，全身皮肤枯槁，足外侧发热，这叫作阳厥。本经所主的骨发生病变，会出现头痛，下颌及外眼角痛，缺盆部肿痛，腋下肿，腋下或颈旁生瘰疬，自汗出而发冷，疟疾，胸、胁、肋、大腿、膝外侧直至胫骨、绝骨、外踝前以及诸关节皆痛，足第四趾不能运动。这些病症，属实的就用泻法，属虚的就用补法，属热的就用速刺法，属寒的就用留针法，脉虚陷的就用灸法，不实不虚的从本经取治。本经气盛，人迎脉比寸口脉大一倍；气虚，人迎脉反小于寸口脉。

足厥阴肝经，起于足大趾爪甲后毫毛处的边缘，沿足背上行至内踝前一寸，至踝上八寸，交出于足太阴经的后面，上走腘内缘，沿大腿内侧入阴毛中，左右交叉，环绕生殖器，向上达少腹，夹行于胃

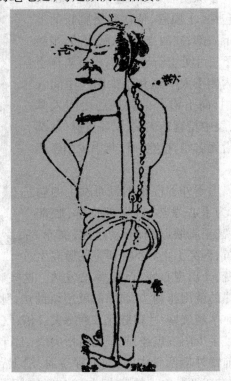

明代吴嘉言《针灸原枢》经穴图中的足太阳膀胱经人形之图

的两旁，连属肝脏，络于与本经相表里的胆腑，向上穿过膈膜，散布胁肋，再沿喉咙后面，绕到面部至上颚骨的上窍，连目系，出额部，与督脉相会于巅顶的百会；它的支脉，从目系下走颊内，环绕唇内；又一支脉，从肝别出穿过膈膜，注于肺中，与手太阴经相接。

由于外邪侵犯本经而发生的病症，为腰痛不能俯仰，男子患癔疝，妇女患少腹部肿胀，病重的可见咽喉发干，面色灰暗无光泽。本经所主的肝脏发生病变，会出现胸中满闷，呕吐气逆，腹泻完谷不化，疝病，遗尿或小便不通。这些病症，属实的就用泻法，属虚的就用补法，属热的就用速刺法，属寒的就用留针法，脉虚陷的就用

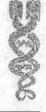

灸法,不实不虚的从本经取治。本经气盛,寸口脉比人迎脉大一倍;气虚,寸口脉反小于人迎脉。

手太阴肺经的脉气竭绝,皮毛就会憔悴枯槁。手太阴肺能运行精气以温润皮毛。所以肺虚而不能运行精气以发挥营养作用,皮毛就憔悴枯槁;皮毛憔悴枯槁,是由于皮肤关节失去了津液的滋润;皮肤关节失去了津液的滋润,于是爪甲枯槁,毫毛折断脱落;毫毛折断脱落,是肺的精气先衰竭的征象。此种征象,丙日危重,丁日死亡,这是由于火克金的缘故。

手少阴心经的脉气竭绝,则脉道不通。手少阴经是心脏的经脉;心与血脉相配合。若脉道不通,血流就不畅;血流不畅,面色就失去润泽。故面色暗黑无光泽,是血脉先枯竭的征象。此种征象,壬日危重,癸日死亡,这是由于水克火的缘故。

足太阴脾经的脉气竭绝,经脉就不能输布水谷精微以营养肌肉。唇舌,是肌肉之本。经脉不能输布营养,就会使肌肉松软;肌肉松软则舌体萎缩,人中部肿满;人中部肿满,口唇就外翻;口唇外翻,是肌肉先衰萎的征象。此种征象,甲日危重,乙日死亡,这是由于木克土的缘故。

足少阴肾经的脉气竭绝,就会使骨枯槁。肾应于冬其脉伏行在深部而濡养骨髓。若骨髓得不到肾气濡养,肌肉就不能附着于骨;骨肉不能亲合而分离,肌肉就软弱萎缩;肌肉软缩,就显得齿长而多垢,头发也失去光泽;头发不光泽,是骨气先衰败的征象。此种征象,戊日危重,乙日死亡,这是由于土克水的缘故。

足厥阴肝经脉气竭绝,筋的功能就衰竭。足厥阴属肝脏的经脉;肝脉外合于筋;经筋会聚在阴器,而脉联络于舌根。如果肝脉不能营运精微以养筋,则筋就拘急;筋急牵引阴囊和舌根。所以出现口唇发青、舌体卷屈、阴囊上缩,是筋先败绝的征象。此种征象,庚日危重,辛日死亡,这是由于金克木的缘故。

五脏阴经的精气都竭绝,就会出现目系转动;目系转动则目眩,视物不清;目眩为神志先丧失;神志既丧,最远不超过一天半就要死亡。六腑阳经的精气败绝,阴气与阳气就两相分离;阴阳分离则腠理开发,精气外泄,可见汗出不止。所以早晨出现危象,预计晚上可能死亡,夜间出现危象,预计明晨可能死亡。

十二经脉均隐伏行于分肉之间,位置较深,从体表不易察见;通常能察见到的,只有手太阴经过手外踝之上气口部分,这是由于该处骨露皮薄无所隐蔽的缘故。其他各脉浮于表浅而能见到的,都是络脉。手六经的络脉以阳明、少阳二经为最大,此络分别起于五指间,向上汇合于肘关节之中。饮酒后,酒随卫气外达皮肤,先充于络脉,使络脉先盛满。所以卫气已经满盛,营气才能满盛以致经脉大盛。任何经脉突然发生异常搏动,都由于邪气留在脏腑(本)经脉(末)所致;如果邪气在经脉聚而不动,就可郁而化热,脉形坚硬,若脉不坚硬,是由邪气深使经气空虚,与一般人的脉象不同,这样就可以知道那一经脉有了变动的病态。

雷公说:怎么知道经脉与络脉不同的呢? 黄帝说:经脉一般是不易看到的,它有了虚实的变化，可从寸口部位诊察得知。脉之显露可见到的，都是络脉。

雷公说：我不明了为什么会有这种区别。黄帝说：所有络脉都不能经过大的骨节之间，只在经脉所不到的间道出入联络，再结合到皮肤的浮络，会合后都显现在外面。因此，凡针刺各络脉时，必须刺在络脉有血液瘀结之处；若血聚甚多，虽无瘀结之络，也应急刺络脉，放出恶血，以泻其邪，否则留结体内，会发为痹痛之证。

一般诊察络脉颜色来判断疾病：络脉色青的，是寒邪凝滞而产生疼痛；络脉色红的，有热象。胃中有寒，手鱼部的络脉多见青色；胃中有热，手鱼部边缘的络脉多呈赤色。络脉显露黑色，是邪留日久的痹证；络脉颜色兼有赤、黑、青

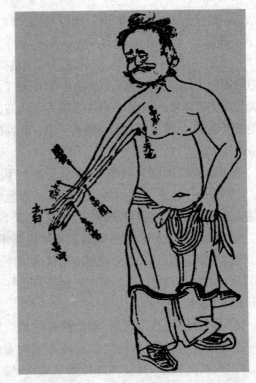

明代吴嘉言《针灸原枢》经穴图中的手厥阴心胞络经人形之图

的，是寒热错杂的病证；络脉青色而部位短小的，是气虚证。针刺治疗时，对于寒热病，应该多刺浅表的血络，必须隔日一刺，把恶血泻尽为止，然后根据病情虚实进行调治；若络脉小而短的，是气虚的表现，对这种病人如用泻法，会引起昏闷烦乱，甚至突然跌倒，不能言语，在昏闷烦乱发生时，应立即扶病人坐起，施行急救。

手太阴经的别络，起点处的腧穴名叫列缺。它起于手腕上的分肉之间，与本经经脉并行，直入手掌中，散于鱼际处。本络脉发病，邪实的见腕后高骨及手掌发热；正虚的见张口呵欠，小便不禁或频数。治疗时，取腕后一寸半的列缺穴。本络由此别出，联络手阳明经脉。

手少阴经的别络，起点处的腧穴名叫通里。它起于腕上一寸处，别出上行，循本经入于心中，再上行联系舌根，联属目系。本络脉发病，邪实的见胸膈间有支撑不舒之感；正虚的见不能言语。治疗时，取掌后一寸处的通里穴。本络由此别出，联络手太阳经脉。

手厥阴心包经的别络，起点处的腧穴名叫内关。它起于腕上二寸处的两筋之间，本络由此别走于手少阳经。并循本经上行，系于心包，联络心系。本络脉发病，邪气实的见心痛；正气虚的见心中烦乱。治疗时，取腕上二寸处两筋间的内关穴。

手太阳经的别络,起点处的腧穴名叫支正。它起于腕上五寸,向内注于手少阴心经;其别出的向上过肘,络于肩髃穴处。本络脉发病,邪实的见骨节弛缓,肘关节萎废不能运动;正虚的就会发生赘肉,小的赘肉数多如指间痂疥一样。治疗时,取本经别出的络穴支正。

手阳明经的别络,起点处的腧穴名叫偏历。它起于腕上三寸处,别行走入手太阴经;其别而上行的沿臂上肩隅,再上行过颈到曲颊,偏络于齿根;另一别出的络脉,上入耳中,合于该部的主脉。本络脉发病,邪实的见龋齿,耳聋;正虚的见齿冷,膈间闭塞不通。治疗时,取本经别出的络穴偏历。

手少阳经的别络,起点处的腧穴名叫外关。它起始于腕上二寸处,向外绕行于臂部,再上行注于胸中与手厥阴心包经相会合。本络脉发病,邪实的见肘关节拘挛;正虚的见肘部弛缓不收。治疗时,取本经别出的络穴外关。

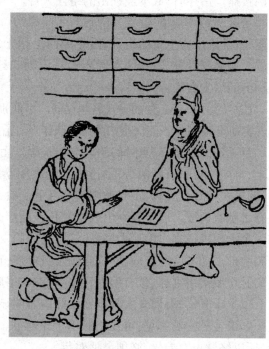

足太阳经的别络,起点处的腧穴名叫飞阳。它起于外踝上七寸处,别行走入足少阴经。本络脉发病,邪实的出现鼻塞不通,头与背部疼痛;正虚的出现鼻流清涕或出血。治疗时,取本经别出的络穴飞阳。

足少阳经的别络,起点处的腧穴名叫光明。它起于外踝上五寸处,别行走入足厥阴经,向下络于足背。本络脉发病,邪实的见肢冷;正虚的见下肢痿软无力不能行走,坐而不能起立。治疗时,取本经别出的络穴光明。

足阳明的经的脉络,起点处的腧穴名叫丰隆。它起于外踝上八寸处,别行走入足太阴经;其别出而上行的,沿着胫骨的外缘,络于头项,与该处其他各经经气会合,向下绕络于喉咽。本络脉发病,其病气上逆,出现喉痹和突然失音;邪实则神志失常而发生癫狂;正虚则两足弛缓不收,小腿肌肉枯萎。治疗时,取本经别出的络穴丰隆。

足太阴经的别络。起点处的腧穴名叫公孙。它起于足大趾本节后一寸处,别行走入足阳明经;其别出而上行的入腹络于肠胃。本络脉发病,其厥气上逆则发为霍乱;邪气实则肠中疼痛如刀切;正气虚则腹胀如鼓。治疗时,取本经别出的络穴公孙。

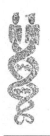

足少阴经的别络,起点处的腧穴名叫大钟。它起于足内踝的后面,环绕足跟别行走入足太阳经;其别出而行的络脉与本经向上的经脉相并,走入心包络下,然后向外贯穿腰脊。本络脉发病,其病气上逆发生心烦闷乱;邪气实则二便不通;正气虚则腰痛。治疗时,取本经别出的络穴大钟。

足厥阴经的别络,起点处的腧穴名叫蠡沟。它起于内踝上五寸处,别行走入足少阳经;其别出而上行的络脉,沿小腿向上达于睾丸部,聚于阴茎。其病气上逆突然发为疝病睾丸肿大;邪气实则阴茎易于勃起;正气虚则阴部奇痒。治疗时,取本经别出的络穴蠡沟。

任经的别络,起点处的腧穴名叫尾翳。由此别出下行,散布于腹部。本络脉发病,邪气实则腹部皮肤痛;正气虚则腹部皮肤作痒。治疗时,取本经别出的络穴尾翳。

督脉经的别络,起点处的腧穴名叫长强。由此别出挟脊膂上行到项部,散布于头上,再向下行于肩胛两旁,别行走入足太阳膀胱经,深入贯穿脊膂内。本络脉发病,邪气实则脊柱强直;正气虚则头部沉重。检查时,摇动患者的头项部,可以发现挟脊之脉有病变。取本经别出的络穴长强治疗。

足太阴脾经别出的最大络脉,起点处的腧穴名叫大包。从渊腋下三寸处,散布于胸胁部。如本络脉发病,邪气实则全身疼痛;正气虚则周身骨节弛纵无力。因这一络脉包罗诸络之血,若有瘀血,治疗时取本络脉的大包穴。

以上十五络脉,邪气实则壅盛于脉中而明显可见,正气虚则脉络陷下而不易看见。如果在外表看不见,可在络脉的上下寻求。由于经脉随着人的体型而有所不同,所以络脉也有差异,必须灵活对待。

【专家评鉴】

一、论述了经脉的重要性

首先指出在临床针刺时经脉的重要性,这是引用《禁服》篇内容来说明的,就是要医者必须抓住经脉这个根本,掌握它的循行路线、度量的方法及气血的多少,论述了在内侧针刺治五脏病,外侧针刺治六腑病的基本规律。

其次回答了为什么经络如此重要的问题。认为先天之精的形成和后天胃气的推动,经脉道路通畅,气血才能循行,人体才能生长发育。骨、脉、筋、肉、皮毛实际上是代表五脏的原始脏气,胃代表了六腑的腑气,这就意味着只有经脉道路畅通,先天与后天结合,气血运行正常了,这些组织才能在其营养联络下,形成人体,从而维护了人体正常的生理功能,使生命活动正常。

文中又从临床角度指出经络有"决死生,处百病,调虚实"的重要作用,作为医生,必须精通它。这就明确地强调了经络的重要作用,为后面全面阐述经络的循行、功能奠定了基础。

从马王堆发现的帛书到《灵枢·经脉》，标志着经脉学说是在实践中产生逐步完善从而达到了科学化、系统化的，从而奠定了中医学中经络学说的生理学及病理学基础，创造出世界上独一无二的中医学，这是对中国人民及世界人民的巨大贡献。时至今日，现代科学也一再证明经络的客观存在和经络的物质性。

本文从唯物主义观点出发，简明扼要地论述了人体的形成，即"人始生，先成精，精成而脑髓生，骨为干，脉为营，筋为刚，肉为墙，皮肤坚而毛发长。"这是在脏腑经络理论指导下的独特中医人体形成发育学，即"气聚成形"的过程，这对中医气化理论是一个补充，也批判和否定了天神创造人的唯心观点。

二、十二正经的名称、循行路线、常见病及治疗方法

（一）手太阴肺经

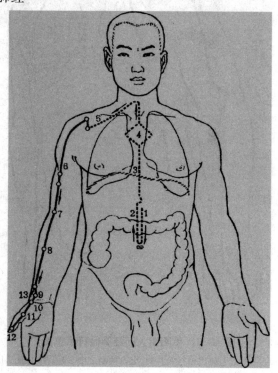

图 10-1　手太阴肺经脉循行示意图

1.起于中焦　下络大肠　2.还循胃口　3.上膈　4.属肺　5.从肺系横出腋下　6.下循臑内，行少阴、心主之前　7.下肘中　8.循臂内上骨下廉　9.入寸口　10.上鱼　11.循鱼际　12.出大指之端　13.其支者，从腕后直出次指内廉，出其端

图例：——本经有穴通路……本经无穴通路　〇本经腧穴　△他经腧穴

手太阴肺经的循行路线

起于中焦→大肠→循胃上下口→膈→肺→喉→腋下→上肢内侧→肘→前臂桡侧→寸口→鱼际→大拇指尖。其支：从寸口上腕→食指端，交手阳明大肠经

（二）手阳明大肠经

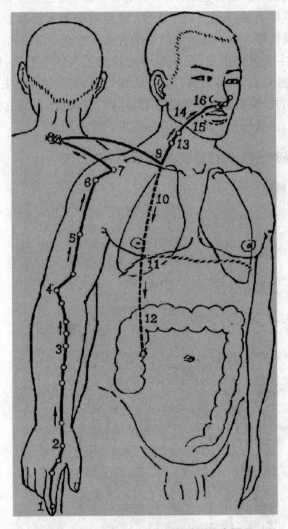

图 10-2　手阳明大肠经脉循行示意图

1.起于大指次指之端　2.循指上廉出合谷两骨间,上入两筋之中　3.循臂上廉　4.入肘外廉　5.上臑外前廉　6.上肩　7.出髃骨之前廉　8.上出于住骨之会上　9.下入缺盆　10.络肺　11.下膈　12.属大肠　13.其支者,从缺盆上　14.贯颊　15.入下齿中　16.还出挟口,交人中,左之右,右之左,上挟鼻孔

　　手阳明大肠经的循行路线

　　起于食指端→合谷→臂→肘→上臂外侧前缘→肩峰→大椎→缺盆→颊→下齿→口→鼻旁,交足阳明胃经。其支:从缺盆入胸中→肺→膈→大肠

(三)足阳明胃经

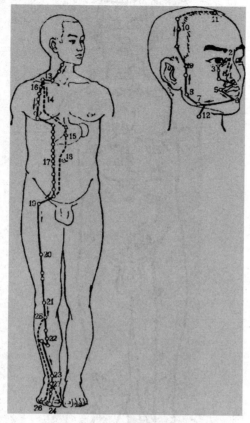

图 10-3　足阳明胃经脉循行示意图

1.起于鼻之交頞中　2.旁纳太阳之脉　3.下循鼻外　4.入上齿中　5.还出挟口环唇　6.上交承浆　7.却循颐后下廉出大迎　8.循颊车　9.上耳前,过客主人　10.循发际　11.至额颅　12.其支者,从大迎前,下人迎,循喉咙　13.入缺盆　14.下膈　15.属胃络脾　16.其直者,从缺盆下乳内廉　17.下挟脐入气街中　18.其支者,起于胃口,下循腹里,下至气街中而合　19.以下髀关　20.抵伏兔　21.下膝膑中　22.下循胫外廉　23.下足跗　24.入中指(按:指应作趾,以下足经均同)骨间(按:应作次指外间)　25.其支者,下廉三寸而别　26.下入中指外间　27.其支者,别跗上,入大指间,出其端

足阳明胃经的循行路线

起于鼻旁→目内角→上齿→环唇→承浆→大迎→颊车→耳前→发际→额颅。其支:从大迎→人迎→缺盆→入胸内→膈→胃→脾。其支:缺盆→乳房→气街。其支:从胃→下气街,与上支相汇合→髀关→伏兔→膝→胫→次指外侧。另一分支从足背→足大趾内侧与足太阴脾经汇合。其支:从膝下三寸处,下行到中趾之端

（四）足太阴脾经

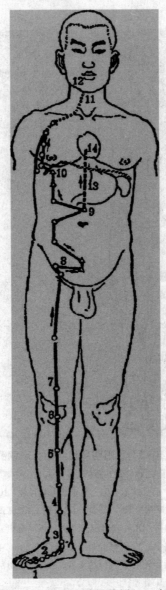

图 10-4　足太阴脾经脉循行示意图

1.起于大指之端,循指内侧白肉际　2.过核骨后　3.上内踝前廉　4.上踹
(按:踹应作腨)　5.内循胫骨后　6.交出厥阴之前　7.上膝股内前廉　8.
入腹　9.属脾络胃　10.上膈　11.挟咽　12.连舌本散舌下　13.其支者,
复从胃别上膈　14.注心中

　　足太阴脾经的循行路线

　　起于足大趾内侧→内踝→腿肚→股前→腹→脾→胃→膈→胸→咽喉
→舌。其支:从膈走心中,交手少阴心经

（五）手少阴心经

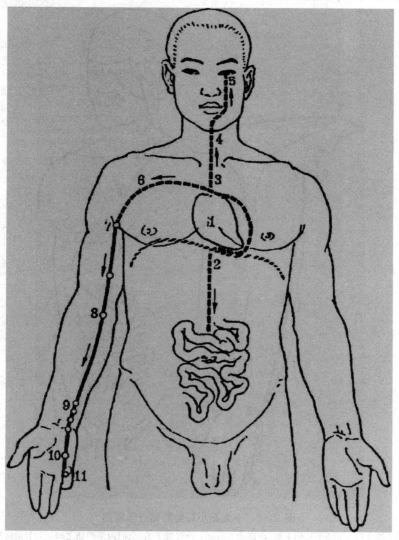

图 10-5　手少阴心经脉循行示意图

1.起于心中,出属心系　2.下膈,络小肠　3.其支者,从心系　4.上挟咽　5.系目系　6.其直者,复从心系却上肺,下出腋下　7.下循臑内后廉,行少阴、心主之后　8.下肘内,循臂内后廉　9.抵掌后锐骨之端　10.入掌内后廉　11.循小指之内,出其端

　　手少阴心经的循行路线

　　起于心内→心系→膈→下络小肠。其支,从心系→咽喉→目系。其支:从心系→肺→腋→上臂内侧→肘→臂→掌→小指端,与手太阳小肠经相交

（六）手太阳小肠经

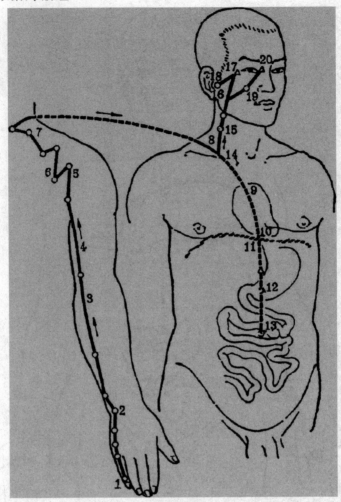

图 10-6　手太阳小肠经脉循行示意图

1.起于小指之端　2.循手外侧上腕,出踝中　3.直上循臂骨下廉,出肘内侧两筋之间　4.上循臑外后廉
　5.出肩解　6.绕肩胛　7.交肩上　8.入缺盆　9.络心　10.循咽　11.下膈　12.抵胃　13.属小肠
14.其支者,从缺盆　15.循颈　16.上颊　17.至目锐眦　18.却入耳中　19.其支者,别颊上䪼,抵鼻
20.至目内眦,斜络于颧

　　手太阳小肠经的循行路线

　　起于手小指→腕→肘内→上臂外侧→肩胛→大椎→缺盆→心→膈→胃→小肠。其支:从缺盆→
颈→颊→目外眦→耳。其支:从面颊→目眶下→鼻→眼内眦,与足太阳膀胱经交接

（七）足太阳膀胱经

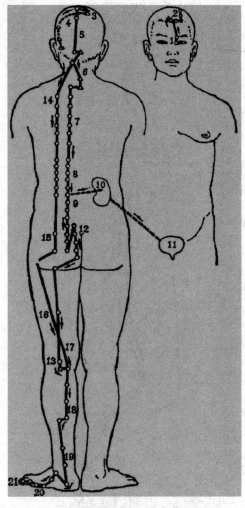

图 10-7　足太阳膀胱经脉循行示意图

1.起于目内眦　2.上额　3.交巅　4.其支者，从巅至耳上角　5.其直者，从巅入络脑　6.还出别下项　7.循肩髆内，挟脊　8.抵腰中　9.入循膂　10.络肾　11.属膀胱　12.其支者，从腰中挟脊贯臀　13.入腘中　14.其支者，从髆内左右，别入贯胛，挟脊内　15.过髀枢　16.循髀外从后廉　17.下合腘中　18.以下贯踹内　19.出外踝之后　20.循京骨　21.至小指外侧

　　足太阳膀胱经的循行路线

　　起于目内眦→上额交巅→项→肩髆→挟脊→腰→肾→膀胱。其支：腰→臀→腘窝。其支：肩→夹脊→髀枢→股外→与前支合于腘窝→腿肚→外踝→小趾，交足少阴肾经

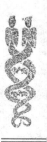

(八)足少阴肾经

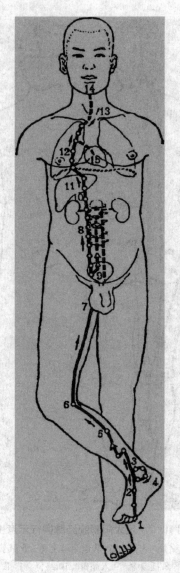

图 10-8　足少阴肾经脉循行示意图

1.起于小指之下,斜走足心　2.出于然谷之下　3.循内踝之后　4.别入跟中　5.以上端(按:端应作腨)内　6.出腘内廉　7.上股内后廉　8.贯脊属肾　9.络膀胱 10.其直者,从肾 11.上贯肝膈 12.入肺中 13.循喉咙 14.挟舌本 15.其支者,从肺出络心,注胸中

　　足少阴肾经的循行路线

　　起于足小趾→足心→内踝→腿肚→膝腘→股内→脊柱→肾→膀胱。其支:肾→肝→膈→肺→喉咙→舌根。其支:肺→心→胸中,与手厥阴心包经交接

(九)手厥阴心包经

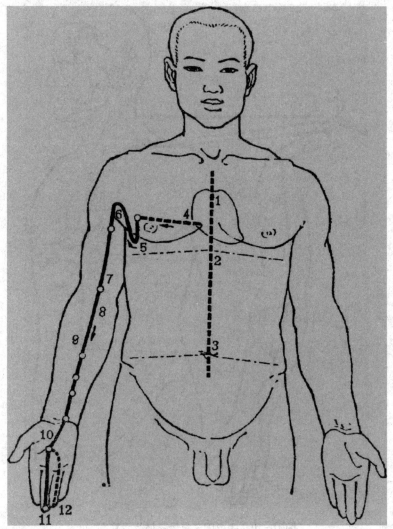

图 10-9　手厥阴心包经脉循行示意图

1.起于胸中,出属心包络　2.下膈　3.历络三焦　4.其支者,循胸　5.出胁,下腋三寸　6.上抵腋下　7.循臑内,行太阴少阴之间　8.入肘中　9.下臂,行两筋之间　10.入掌中　11.循中指,出其端　12.其支者,别掌中,循小指次指,出其端

手厥阴心包经脉的循行路线

起于胸中→心包→膈→三焦。其支:胸中→胁→腋→臂内侧正中→掌→中指。其支:掌→无名指,交于手少阳胆经

（十）手太阳三焦经

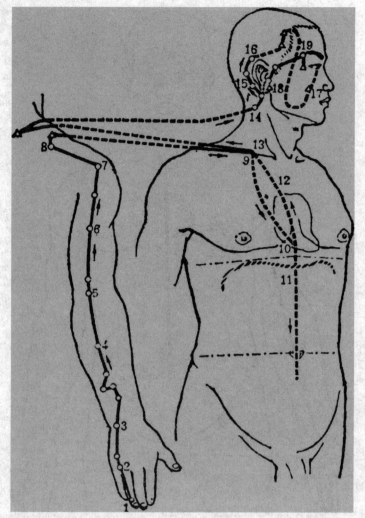

图 10-10　手少阳三焦经脉循行示意图

1.起于小指次指之端　2.上出两指之间　3.循手表腕　4.出臂外两骨之间　5.上贯肘　6.循臑外

7.上肩　8.　而交出足少阳之后　9.入缺盆　10.布膻中，散络心包　11.下膈，循属三焦　12.其支者，从膻

中　13.上出缺盆　14.上项　15.系耳后直上　16.直耳上角　17.以屈下颊　18.其支者，从耳后入耳中，出

走耳前，过客主人前，交颊　19.至目锐眦

　　手少阳三焦经的循行路线

　　起于无名指→腕→前臂→肘外→肩→缺盆→膻中（心包）→膈→三焦。其支：缺盆→项→耳后→耳上

角→额→目下。其支：耳后→耳中→耳前→颊→目外眦，与足少阳胆经相交

(十一)足少阳胆经

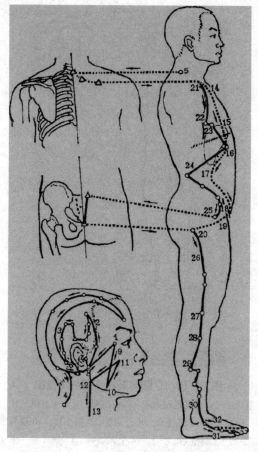

图 10-11 足少阳胆经脉循行示意图

1.起于目锐眦 2.上抵头角 3.下耳后 4.循颈行手少阳之前，至肩上却交出手少阳之后 5.入缺盆 6.其支者，从耳后入耳中 7.出走耳前 8.至目锐眦 9.其支者，别目锐眦 10.下大迎 11.合于手少阳抵于顊 12.下加颊车 13.下颈合缺盆 14.以下胸中贯膈 15.络肝 16.属胆 17.循胁里 18.出气街 19.绕毛际 20.横入髀厌中 21.其直者，从缺盆 22.下腋 23.循胸 24.过季胁 25.下合髀厌中 26.以下循髀阳 27.出膝外廉 28.下外辅骨之前 29.直下抵绝骨之端 30.下出外踝之前，循足跗上 31.入小趾次趾之间 32.其支者，别跗上，入大指趾之间，循大趾歧骨内出其端，还贯爪，出三毛

　　足少阳胆经的循行路线

　　起于目外角→头角→耳后→目内眦→头角→肩→缺盆。其支：从耳后→耳中→从耳前→目外眦。其支：目外眦→大迎，合于手少阳→顊→颊车→缺盆→胸中→贯膈→肝→胆→气街→毛际→髀厌。其支：缺盆→腋→季胁→髀厌与上肢相合→股外→膝外→外踝→足第四趾端。其支：跗上→大趾爪甲，与足厥阴肝经相交

（十二）足厥阴肝经

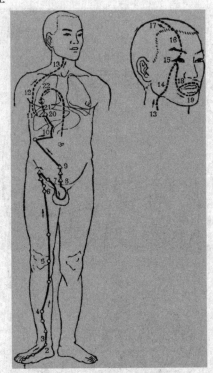

图 10-12　足厥阴肝经脉循行示意图

1.起于大趾丛毛之际　2.上循足跗上廉　3.去内踝一寸　4.上踝八寸，交出太阴之后
5.上腘内廉　6.循股阴　7.入毛中　8.过阴器　9.抵小腹　10.挟胃属肝络胆　11.
上贯膈　12.布胁肋　13.循喉咙之后　14.上入颃颡　15.连目系　16.上出额　17.与
督脉会于巅　18.其支者，从目系下颊里　19.环唇内　20.其支者，复从肝　21.别贯
膈　22.上注肺

足厥阴肝经的循行路线

起于足大趾爪甲→内踝→腘内廉→股内→阴毛→胃→肝→胆→膈→咽喉→颃
颡→目系→巅顶。其支:目系→颊→唇。其支:肝→肺，与手太阴肺经相接

三、诸经气绝症的症状及机理

原文"手太阴气绝则皮毛焦"至"旦占夕死，夕占旦死"一段，主要内容是论述了
各经脉的经气竭绝出现的症状及产生的机理。

本段是根据五脏与五体五华的联系而展开论述的，因此五脏气绝主要表现在五体、
五华的颓败方面。如手太阴肺主气，与皮毛关系密切，因此手太阴肺经的经气竭绝，不
能输精于皮毛，故主要表现为皮毛焦枯而不荣，爪枯毛折，毛先死等症状。它脏亦然。

本段最后概括地论述了五脏阴经气绝和六腑阳经气绝的问题，而且抓住了问
题的关键。五脏藏神，五脏六腑精气上注于目，故眼睛上翻是神亡精气绝的标志，
"阳加于阴谓之汗"。六腑阳经的阳气终绝，则绝汗出。故见"绝汗"者为元阳之

脱,六腑之经气绝之症。

本段运用五行相克规律,预测五脏经气终绝之时的死亡时期。病情加重或死亡于各脏所不胜之时。如肝病死于庚辛(金),心病死于壬癸(水),脾病死于甲乙(木),肺病死于丙丁(火),肾病死于戊己(土)。这与《素问·玉机真藏论》所说五脏有病,"死于其所不胜"的意思相一致。但是,人的死亡因素是多方面的,时间规律只是其中一个因素,尤其单纯用五行相克来推测死期是比较机械的,不能过于拘泥于此。

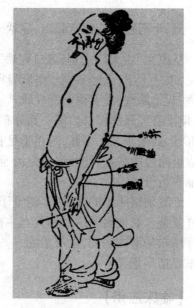

明代吴嘉言《针灸原枢》经穴图中的手少阳三焦经人形之图

四、经脉与络脉的区别

原文从"经脉十二者,伏行分肉之间,深而不见"到"闷甚则仆不得言,闷则急坐之也"一段,主要用对比的方法,从理论到临床,对经脉与络脉进行了区别。现将其内容归纳,其主要区别有如下几点:

其一,经脉深行而络脉浅行。"经脉十二者,伏行分肉之间,深而不见。""诸脉之浮而常见者,皆络脉也。"就指出经脉与络脉循行部位有深有浅之别,因此,能看得见的就是浮行于肌表的络脉,但也有例外,如"足太阴过于外踝之上,无所隐故也。"

其二,经脉长而络脉短。经脉内属脏腑,外络肢节,故其行长。而络脉在四肢远端连系各经,一般都是"起于五指间,上合肘中。"故曰短。

其三,经行纵而络行横。十二正经皆沿身体上下部位纵行。而络脉则多是横行串连于诸经脉之间,这就是原文所说的:"诸络脉皆不能经大节之间,必行绝道而出,入复合于皮中,其会皆见于外。"其中的"绝道"就是指络脉的横行交错情况的。

其四,经深刺不出血,络浅刺而易出血。刺络脉要刺血聚结之处,如此才能见效。所以原文说:"故诸刺络脉者,必刺其结上,甚血者虽无结,急取之以泻其邪而出其血。"

其五,经脉诊察察全身,络脉诊察察局部及颜色

诊经脉察寸口,因为脉会太渊,故察寸口脉可知十二经脉气血盛衰及全身病变。而诊络脉则要察鱼际,以诊局部之病变。同时也可从络脉的颜色来判断病情,如"凡诊络脉,脉色青则寒且痛,赤则有热。"

其六,经脉主营,络脉主卫。"营行脉中,卫行脉外。"(《灵枢·营卫生会》)因为卫气日行于阳,夜行于阴,主要是散行,故原文以饮酒为例,说明卫气先行四末分肉之间而先入络脉,而营气从中焦化生后,经肺脉沿十二经脉循行。

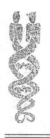

五、十五别络的络穴起始、症状

从原文"手太阴之别,名曰列缺"到"凡此十五络者,实则必见,虚则必下,视之不见,求之上下,人经不同。络脉异所别也"一段,主要——列举了十五络脉络穴的名称,起始路线,虚实两类的症状。它们的共同特点是循行方向与经脉循行方向一致,但没有经脉那样长而深。其分布区域,除任脉、督脉、脾脉三经的络脉在腹、胸、背部外,其余十二条络脉,均在手足腕踝关节至肘膝关节间。络脉的共同作用是加强表里两经的联系,使经络成为沟通上下表里内外的通道,共同维持人体气血津精的输布运行。

十五别络所主的病症,多侧重于四肢末端及体表,也比较简单,不像十二正经那样复杂。其别出的络穴都具有主治本络及相联系经脉的病症的作用,因此既可治疗络穴局部的病变,也可治疗一些内脏的疾病,为针灸取穴近远结合、执简驭繁有重要指导意义。

【临床应用】

一、关于经脉能决生死、处百病、调虚实的问题

经脉是人体内十分重要的系统,是祖国医学理论中一个重要组成部分。什么叫经络呢? 经,指经脉,直行者为经,是主干,在里,较大。《医学入门》说:"脉直行者为经"。络,指网络,是旁支,在表,较小。《灵枢·脉度》说:"支而横者为络",经与络的关系十分密切,经脉、络脉简称经络。《灵枢·海论》说:"凡十二经脉者,内属于藏府,外络于肢节",明确指出经络能沟通内外,贯穿上下,把人体的脏腑、肢体、官窍及皮肉筋骨等组成一个有机的整体,借以运行气血,联络肢体脏腑,调节体内各部组织的一种特殊的联络系统。

据今古针灸及临床医家的不断总结,经络的生理病理作用主要有以下几个方面:

一是通达表里上下,联络脏腑官窍。

二是输送气血,营养全身;《灵枢·本藏》:"经脉者,所以行血气而营阴阳,濡筋骨,利关节者也。"

三是调节机体平衡与卫外固表。

四是经络感传。

在病理方面,能传注病邪,反映病候。在人体正虚外邪入侵情况下,经络有病可以传入内脏,内脏病也可以累及经络。当人体某脏某腑有病时,也可以在相应的经络、官窍上反映出来,如心火上炎可见舌口生疮,肝火旺时眼目红赤等。

所以,通过经络可以了解内脏的病变,判断病情轻重吉凶等预后情况,并可以针刺某些穴位治疗多种疾病,调整机体的虚实情况。因此原文说:"经脉者,所以决死生,处百病,调虚实,不可不通。"

二、十二经是动、所生症候及虚实表现

表 10-1　十二经脉病症

经名	病候	实证	虚证
手太阴肺经	是动：肺胀满，喘咳，缺盆中痛，剧则交两手而瞀，臂厥。 所生：咳，上气喘咳，口渴，心烦不安，胸满，掌心发热	肩背疼痛	肩背疼痛，怕冷，气短，尿色变
手阳明大肠经	是动：牙齿疼痛，颈间肿大 所生：目黄，口干，鼻流清涕或出血，喉中肿痛，上臂痛，大指次指痛不同	经脉所过处热肿	怕冷寒栗
足阳明胃经	是动：洒洒振寒，常常呻吟，呵欠，额部暗黑，发病时怕见人和火光，听木声则怕，心慌，只想闭门窗独坐，甚则欲上高而歌，弃衣而走，肠鸣腹胀 所生：疟疾，温病，鼻流清涕或出血，口角歪斜，口唇生疮，颈肿，喉痹，大腹水肿，膝膑肿痛，足中趾不用等	身前胸腹部发热，消谷善饥，小便黄	身前胸腹部寒颤，胃寒胀满
足太阴脾经	是动：舌本强，食则呕，胃脘痛，腹胀，嗳气，便后轻松，但身体重滞 所生：舌根痛，体不能动摇，食不下，烦心，心下急痛，溏、瘕、泄、尿闭、黄疸，不能卧，股膝内肿厥，足大指不用		
手少阴心经	是动：咽干，心痛，口渴欲饮，臂厥 所生：目黄，胁痛，上臂屈侧疼痛，掌心热痛		
手太阳小肠经	是动：咽痛，颔肿，头难以回转，肩痛，上臂剧痛 所生：耳聋，目黄，颊肿，颈、颔、肩、上臂、肘、前臂外侧后缘痛		
足太阳膀胱经	是动：头痛，目似脱，项如拔，脊痛腰似折，髀不可以曲，腘如结，踝厥 所生：痔疮、狂、癫疾，头囟项痛，目黄，泪出，鼻血，项、背、腰、腘、小腿痛，足小趾不用		
足少阴肾经	是动：饥不欲食，面如漆柴，咳唾有血，喘不能平卧，目无所见，心如悬如饥状 所生：口热舌干，咽肿上气，嗌干及痛，烦心、心痛、黄疸、泻痢、痿厥思卧，足下热而痛		恐惧、心惕惕如人将捕之，是谓骨厥
手厥阴心包经	是动：手心发热，臂肘挛急，腋肿，胸胁支满，心中憺憺大动，面赤目黄，善笑不休 所生：烦心心痛、掌中热		
手少阳三焦经	是动：听觉不清，嗌肿喉痹 所生：自汗出，眼外眦痛，颊痛，耳后、肩、上臂、肘前臂外缘皆痛，小指次指不用		
足少阳胆经	是动：口苦，叹气，胸胁痛不能转侧，甚则面微有尘，体无膏泽，足外反热，叫作阳厥 所生：头痛，下颔痛，眼外眦痛，缺盆中痛，腋下肿，马刀侠瘿，汗出振寒，疟，小指次指不用		
足厥阴肝经	是动：腰痛不能俯仰，男子㿉疝，好少腹肿，甚则嗌干，面尘脱色 所生：胸中满闷，呕吐之逆，水泻完谷不化，狐疝，溃尿或小便不通		

三、关于阳明经主"血""阳明疟"等问题

其一，关于阳明主"血"所生病的问题。《灵枢·决气》说："中焦受气取汁，变化而赤是谓血。"所以这里实指病由内发，中焦受气取汁，化赤为血的功能受到阻遏而发生的病。胃有病，气血生化之源不足，会使血液化生无源。故曰阳明主"血所生病"者也。主要是从血的生成源流去分析，其与心主血，肝藏血并不矛盾。

其二，关于阳明疟的问题。疟疾是以寒热往来为特点，多从少阳论治。在临床上疟有多种，而阳明之疟是其一种，如《素问·刺疟》论说："足阳明之疟，令人先寒，洒淅洒淅，寒甚久乃热，热去汗出，喜见日月光火气乃快热，刺足阳明跗上。"说明阳明与疟的发病也有关，疟的一种类型与阳明有关，故要刺阳明经穴，体现了辨证论治的特点。

其三，关于"温淫"的问题。无论伤寒中的阳明经症，或是温病中的气分阶段，都有大热、大汗、大渴、脉洪大的特点，从病因言，一为寒邪，一为温邪。从病势言，一者导致阳衰，一者可使阴亏。但二者有一交叉点，那就是阳明阶段。对伤寒来说是寒邪郁

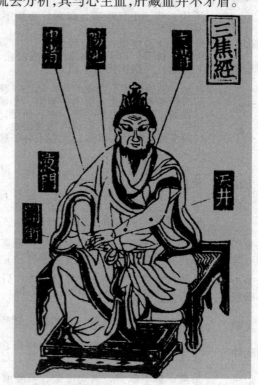

《铜人图经》五腧穴图中的三焦经图

而化热的结果。因为阳明经多气多血，故而症状突出，症状反应剧烈。故此把"温淫"列入阳明经是有道理的。

其四，阳明所致的狂症属热属实，这在临床上有重要意义。《素问·厥论》指出："阳明之厥，则巅疾欲走呼，腹满，不得卧，面赤而热，妄见而妄言。"与本节指出的"恶人与火，闻木声则惕然而惊，心欲动，独闭户塞牖而处，其则欲上高而歌，弃衣而走。"两段原文生动地描述了躁狂抑郁型精神病的特征。临床应用白虎汤、承气汤加减治疗狂躁型精神病取得良效者屡见不鲜。

其五，阳明经在胃肠病的治疗上有着特殊意义。《灵枢·寿夭刚柔》指出："怫忾贲响，风寒客于肠胃之中。"《灵枢·五邪》："邪在脾胃，则病肌肉痛，阳气有余，阴气不足，则热中，善饥。阳气不足，阴气有余则寒中，肠鸣，腹痛。阴阳俱有余，若

俱不足,则有寒有热,皆调于三里。"就突出阳明胃经在胃肠病的发病及治疗中有突出的意义,故有"胃者,水谷之海也,六府之大源也"的说法,阳明经是后天气血之源,因此治疗中抓阳明建后天,对于许多虚弱性疾病的治疗有重要意义。

其六,阳明经痿症的发病和治疗中的意义。《素问·痿论》提出"治痿者独取阳明"的观点,指出:"阳明者,五藏六府之海,主闰宗筋,宗筋主束骨而利机关也。""故阳明虚则宗筋纵,带脉不引,故足痿不用也。"本节内容也有这一思想。因此,在治疗痿症,以及临床所说的乙脑、脊髓灰质炎、多发性神经根炎等症,就可用大剂量的白虎汤或承气汤治疗,而对慢性痿症,如面神经麻痹、重症肌无力、阳萎等,可用补气益胃之剂治疗。

经别第十一

【要点解析】

一、举五脏六腑为例,说明"天人相应"的情况。
二、指出十二经脉在医学上的重要作用。
三、详细叙述了十二经别的循行径路及其离合出入的配合关系。

【内经原典】

黄帝问于岐伯曰:余闻人之合于天道也,内有五藏,以应五音五色五时五味五位也;外有六府,以应六律,六律建①阴阳诸经而合之十二月、十二辰、十二节、十二经水、十二时、十二经脉者,此五藏六府之所以应天道。夫十二经脉者,人之所以生,病之所以成,人之所以治,病之所以起②,学之所始,工之所止也③,粗之所易,上之所难也。请问其离合出入④奈何? 岐伯稽首再拜曰:明乎哉问也! 此粗之所过,上之所息也⑤,请卒言之。

足太阳之正,别入于腘⑥中,其一道下尻五寸⑦,别入于肛,属于膀胱,散之肾,循膂当心入散;直者,从膂上出于项,复属于太阳,此为一经也。足少阴之正,至腘中,别走太阳而合,上至肾,当十四颓⑧,出属带脉;直者,系舌本,复出于项,合于太阳,此为一合。成以诸阴之别⑨,皆为正也。

足少阳之正,绕髀入毛际,合天厥阴;别者,入季胁之间,循胸里属胆,散之上肝贯心,以上挟咽,出颐颔中,散于面,系目系,合少阳于目外眦也。足厥阴之正,别跗上,上至毛际,合于少阳,与别俱行,此为二合也。

足阳明之正,上至髀,入于腹里,属胃,散之脾,上通于心,上循咽出于口,上颊颔,还系目系,合于阳明也。足太阴之正,上至髀,合于阳明,与别俱行,上结于咽,贯舌中,此为三合也。

手太阳之正,指地⑩,别于肩解,入腋走心,系小肠也。手少阴之正,别入于渊腋两筋之间,属于心,上走喉咙,出于面,合目内眦,此为四合也。

手少阳之正,指天⑪,别于巅,入缺盆,下走三焦,散于胸中也。手心主之正,别于渊腋三寸,入胸中,别属三焦,出循喉咙,出耳后,合少阳完骨之下,此为五合也。

手阳明之正,从手循膺乳,别于肩髃,入柱骨下,走大肠,属于肺,上循喉咙,入缺盆,合于阳明也。手太阴之正,别入渊腋少阴之前,入走肺,散之太阳,上出缺盆,循喉咙,复合阳明,此六合也。

【难点注释】

①建:分主。

②起:谓病愈。《史记·扁鹊列传》:"越人能使之起耳。"

③止:谓留心。杨上善曰:"止,留也。"

④离合出入:离,出是指经别从经脉分出来;合,入是指阳经经别最后归于本经,阴经经别最后与阳经相合。

⑤上之所息:息,《甲乙经》作"悉"。

⑥腘:膝部的后面,正中处是委中穴。

⑦下尻五寸:"尻",此指承扶穴处。

⑧颇:《甲乙经》作"椎"。

⑨成以诸阴之别:成,《甲乙经》作"或"。

⑩指地:自下而上行。

⑪指天:"天"指上说,谓三焦经别始于头顶部。

手阳明大肠经的正经,起于手并上行而沿侧胸部之间,另行出于肩髃穴处,进入大椎,再向下行至于大肠本腑。上属于肺脏,然后向上沿喉咙,出于缺盆,与手阳明本经相会合。手太阴肺经的正经,另行而入渊腋穴,行于手少阴经的前方,进入肺脏,散行至大肠,再上行出于缺盆,沿喉咙,再与手阳明大肠经相合,这就是阴阳表里相配的第六合。

【白话精译】

黄帝问岐伯道:我听说人身与自然界的现象是相合的,内有属阴的五脏分别对应着五音、五色、五时、五味、五方;外有属阳的六腑以对应六律,六律分六阴六阳,合于人体诸经,以应时令的十二月、十二辰、十二节、十二经水、十二时和十二经脉。这就是五脏六腑所适应自然界现象的概况,十二经脉在人体内是气血运行的通路,与人的生存,疾病盼形成,以及人的健康,疾病的痊愈,都有着密切的关系。所以初学医者必须从十二经脉学起,就是知识渊博的医生,也要进一步研究它。粗劣的医生觉得经脉容易掌握，而高明的医生却认为经脉难以精通。

黄帝问岐伯道：经脉在人体内的离合出入是怎样的呢？岐伯恭敬地行礼后说：关于经脉的学问，粗劣的医生容易忽略，而高明的医生却尽心研究，让我详尽地说一下吧。

足太阳膀胱经的正经，另出而行，并进入膝腘窝，其中一条至尻下五寸处后，另行入肛门，入属于膀胱本腑，再散行于肾脏，沿脊柱内侧上行，至心脏而分散；其本经之外别行的一条直行经，由脊上出于颈部，再入属于足太阳本经经脉。足

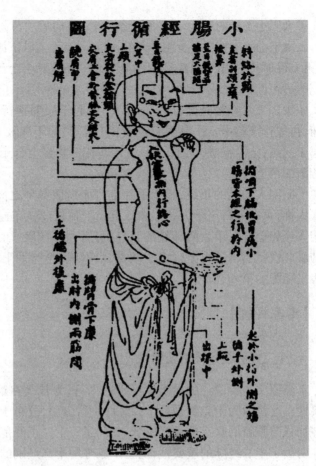

清代陈惠畴《经脉图考》经脉图中的小肠经循行图

少阴肾经的正经，由膝腘窝中，另出一脉，与足太阳之经相会合，又上行至肾脏，当十四椎处，再外出而联属于带脉；其直行的，系于舌根，又出于颈部与足太阳膀胱经相合，这就是阴阳表里相配的第一合。诸阳经的正经，均流入诸阴经的别出经，称为别出的正经。

足少阳胆经的正经，绕大腿后进入阴毛中，与足厥阴肝经相合。其另行的，注入季肋之间，再沿着胸里，入属于胆腑，又散行上至肝脏，通过心部，夹于咽喉，出于腮部与颔中，散布在面部，系于目系，与足少阳本经会合于眼外角处。足厥阴肝经的正经，由足背另行，上至阴毛中，与足少阳胆经相合，与其另行的经脉并行，这就是阴阳表里相配的第二合。

足阳明胃经的正经，上行至髀部，进入腹里，入属于胃腑，散行至脾脏，通过心，沿咽喉而由于口部，再上行至鼻柱的上部和眼眶的下部，环绕目系，与足阳明本经相会合。足太阴脾经的正经，上行至髀部，与足阳明经另行的正经合并后上行，上至咽喉部，贯入舌中，这就是阴阳表里相配的第三合。

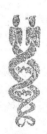

手太阳小肠经的正经，自下而上循行，并从肩后关节另行，进入腋下，经过心脏，下行入属于小肠本腑。手少阴心经的正经，另行而入腋下渊腋穴的两筋之间，入属心脏，再上行于喉咙，出于面部，与手太阳经的一条支脉会合于眼内角，这就是阴阳表里相配的第四合。

手少阳三焦经的正经，自上而下循行，起于巅部别行进入缺盆，向下行入三焦本腑，再散行于胸中。手厥阴心包经的正经，另起于渊腋下三寸处，进入胸中，再行入属于三焦，上沿喉咙，出于耳后，与手少阳三焦经会合于完骨之下，这就是阴阳表里相配的第五合。

手阳明大肠经的正经，起于手并上行而沿侧胸部之间，另行出于肩督禺穴处，进入大椎，再向下行至于大肠本腑。上属于肺脏，然后向上沿喉咙，出于缺盆，与手阳明本经相会合。手太阴肺经的正经，另行而入渊腋穴，行于手少阴经的前方，进入肺脏，散行至大肠，再上行出于缺盆，沿喉咙，再与手阳明大肠经相合，这就是阴阳表里相配的第六合。

【专家评鉴】

一、十二经脉在人体的重要性

本篇原文主要论述的是十二经别的循行，为什么在篇首先论述了十二经脉的重要性？这是因为十二经别是十二经脉别行分出，分布于胸腹和头部，沟通表里两经并加强与脏腑的联系的重要支脉，其仍属于十二正经范围，也是人体气血通行之道。明确了十二经脉的重要性，也就不难理解十二经别的重要作用了。

关于十二经脉的重要性，本篇原文主要是从两个方面论述的。其一，它是根据"天人相应"的观点，从普遍联系的角度，指出十二经脉与五脏六腑是相互一致的，与自然界的许多事物和现象是相应的，是自然界这个整体的一个组成部分。这种相应表现为五脏以应五音、五色、五时、五味、五位；六腑以应六律、十二月、十二辰、十二节、十二经水、十二时。其二，从生理、病理角度论述十二经脉的作用。在生理状态下，十二经脉内连脏腑，外络肢节，沟通表里上下，运行全身气血，如此人体机能才能协调正常。在病理状态下，十二经脉则又成为邪气在人体传注的通道。故原文说："十二经脉者，人之所以生，病之所以成，人之所以治，病之所以起"，说明人体的生成、疾病的形成、人体的健康、疾病的痊愈，莫不与十二经脉有关。强调了十二经脉在人体的重要性，指出学习医学必须从学习经脉开始，即使是知识渊博的医生，也要深入研究。这些观点，为后世经络学说的学习与发展，起了重要的指导作用。

二、十二经别分布概况

本篇原文分别详细叙述了十二经别的循行分布情况，现总结如下（表11-1）：

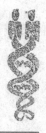

表 11-1 　十二经别分布部位简表

经　别	分　　布			
	别，入	胸　腹　部	出	合
足太阳 足少阴	入腘中，入肛 至腘中，合太阳	属膀胱，散之肾，循膂，散心 至肾，系舌本	出于项	足太阳
足少阴 足厥阴	入毛际，入季肋间 至毛际，合少阳	属胆，上肝，贯心，夹咽 与别俱行	出颐颔中	足少阳
足阳明 足太阴	至髀，入腹里 至髀，合阳明	属胃，散脾，通心，循咽， 与别俱行，络咽，贯舌中	出于口	足阳明
手太阳 手少阴	入腋 渊腋两筋间	走心，系小肠 属心，走喉咙	出于面	手太阳
手少阳 手厥阴	入缺盆 下渊腋三寸，入胸中	走三焦，散胸中 属三焦，循喉咙	出耳后	手少阳
手阳明 手太阴	入柱骨之下 入渊腋少阴之前	走大肠，属肺 入走肺，散大肠	出缺盆	手阳明

【临床应用】

一、十二经别的循行特点

其一，十二经别皆由浅入深，再由深出浅。除手少阳经别外，都从本经的四肢部位别出（离），深入体内（入），然后再浅出体表（出）。本篇中明确记载了各条经别浅出体表的部位。

其二，十二经别从同名正经别出后，经过体内纵行，最后又多于头项部合入同名（阳经别）或表里（阴经别）之阳经，所以十二经别阴阳表里相合，组成六组，称为"六合"。

其三，阴经经别在体内循行过程中，多与表里阳经别相并行或会合。

其四，阳经经别在体内循行时，都与同名正经所属络的脏腑发生联系。阴经经别因多合并阳经经别而行，所以也同这些脏腑发生关系。

其五，经别在体内循行中，大都与心相联系。根据本篇记载：足太阳经别"当心入散"；足少阳经别"上肝贯心"；手太阳经别"入腋走心"。本篇虽未明载手少阳经别与心的联系，但由于手少阳经别"入缺盆，下走三焦，散于胸中"，胸中当包括心。与之相表里的诸阴经别，因在体内与其并行，故也应联系于心（阳经别中有手阳明未载与心之联系）。通过经别和心脏的联系，既突出了心在脏腑经络中的地位和作用，也密切了诸经之间的联系。

其六,十二经别的循行方向,皆为向心性走行。

其七,十二经别除手太阳经别外,其他皆布于头面。

总之,一般而言,十二经别的循行特点可用"离、合、出、入"来概括。

二、关于经别的生理功能及其意义

由于十二经别的循行部位有些是十二经脉循行所不及之处,因而在生理、病理及治疗方面都有其重要作用。其主要有以下几个方面:

其一,加强了表里两经的联系。十二经别深入体内循行过程中,阴经经别多与表里阳经相并行或会合,经过相互表里的脏腑,从而使表里两经在体内的联系得以加强。此外,经别浅出体表后大多上出头项,阴阳相配构成六合,因而在头面部也加强了表里经的联系。这是临床表里配穴的理论基础之一。

其二,加强了体表和体内、四肢和躯干的向心性联系。这对于扩大经络的联系和由外而内地传导感应起着重要的作用。

其三,加强了十二经脉与头面部的联系。经别浅出体表后,阴经经别皆上于头面而合于表里阳经,从而弥补了十二经脉中六阴经循行不上头面的不足,为《内经》"十二经脉,三百六十五络,其血气皆上于面而走空窍"(《素问·邪气藏府病形》)的理论作出了具体说明。这不仅突出了头面部腧穴的重要性,也为近代发展起来的头针、面针、耳针等奠定了理论基础。

其四,十二经别弥补了十二经脉分布之不足。如足太阳经别"别入于肛",故足太阳膀胱经循行虽不入肛,但其腧穴承山、承筋等却可以治疗肛疾。又如足少阴经别"出属带脉",故肾经与带脉虽无明确直接联系,但临床妇科疾患与肾密切相关。这些作用都是通过经别的作用而实现的。

其五,加强了经脉对脏腑之间的联络作用。由于诸经别大多联系于心,所以尤其突出了心与脏腑经络的联系途径,从经络学说的角度,进一步阐述了《内经》中"心者,君主之官……五藏六府之大主"的理论。

经水第十二

【要点解析】

一、从十二经水与十二经脉、五脏六腑的相合情况,突出"天人相应"的整体观念。

二、说明古人曾通过对人体皮肉的度量及其死后的解剖观察,来研究人体的结构和功能。

三、在具体叙述了十二经脉与十二经水相合关系的基础上,指出各经针刺浅深与留针时间的标准。

四、简要说明针灸不能太过,以及度量人体要以中等身材为标准。

【内经原典】

黄帝问于岐伯曰:经脉十二者,外合于十二经水,而内属于五藏六府。夫十二经水者,其有大小、深浅、广狭、远近各不同,五藏六府之高下、小大、受谷之多少亦不等,相应奈何? 夫经水者,受水而行之;五藏者,合神气魂魄而藏之;六府者,受谷气而行之,受气而扬之;经脉者,受血而营之。合而以治①奈何? 刺之深浅,灸之壮数,可得闻乎? 岐伯答曰:善哉问也! 天至高,不可度,地至广,不可量,此之谓也。且夫人生于天地之间,六合之内,此天之高、地之广也,非人力之所能度量而至也。若夫人八尺之士,皮肉在此,外可度量切循而得之,其死可解剖而视之,其藏之坚脆,府之大小,谷之多少,脉之长短,血之清浊②,气之多少③,十二经脉之多血少气,与其少血多气,与其皆多血气,与其皆少血气,皆有大数④。其治以针艾,各调其经气,固其常有合乎?

黄帝曰:余闻之,快于耳,不解于心⑤,愿卒闻之。岐伯答曰:此人之所以参天地而应阴阳也,不可不察。足太阳外合清水,内属膀胱,而通水道焉。足少阳合于渭水,内属于胆。足阳明外合于海水,内属于胃。足太阴外合于湖水,内属于脾。足少阴外合于汝水,内属于肾。足厥阴外合于渑水,内属于肝。手太阳外合于淮水,内属于小肠,而水道出焉。手少阳外合于漯水,内属于三焦。手阳明外合于江水,内属于大肠。手太阴外合于河水,内属于肺。手少阴外合于济水,内属于心。手心主外合于漳水,内属于心包。凡此五藏六府十二经水者,外有源泉而内有所禀,此皆内外相贯,如环无端,人经亦然。故天为阳,地为阴,腰以上为天,腰以下为地。故海以北者为阴,湖以北者为阴中之阴,漳以南者为阳,河以北者至漳者为阳中之阴,漯以南至江者为阳中之太阳,此一隅之阴阳也,所以人与天地相参也。

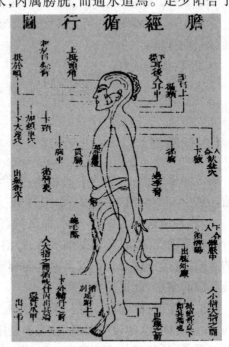

《刺灸心法要诀》中的胆经循行图

黄帝曰：夫经水之应经脉也，其远近浅深，水血之多少各不同，合而以刺之奈何？岐伯答曰：足阳明，五藏六府之海也，其脉大血多，气盛热壮，刺此者不深弗散，不留不泻也。足阳明刺深六分，留十呼。足太阳深五分，留七呼。足少阳深四分，留五呼。足太阴深三分，留四呼。足少阴深二分，留三呼。足厥阴深一分，留二呼。手之阴阳，其受气之道近，其气之来疾，其刺深者皆无过二分，其留皆无过一呼。其少长大小肥瘦，以心撩之，命曰法天之常。灸之亦然。灸而过此者得恶火，则骨枯脉涩；刺而过此者，则脱气⑥。

黄帝曰：夫经脉之大小，血之多少，肤之厚薄，肉之坚脆，及腘之大小，可为量度乎？岐伯答曰：其可为度量者，取其中度也，不甚脱肉而血气不衰也。若失度之人，瘠瘦而形肉脱者，恶可以度量刺乎⑦。审切循扪按，视其寒温盛衰而调之。是谓因适而为之真也。

【难点注释】

①合而以治：谓用经水比喻经脉以治病。

②血之清浊：人体血气有轻清与稠浊的区别。

③气之多少：谓脏腑、经脉之气的强弱。

④大数：大，《甲乙经》作"定"。定数，一定的标准。

⑤快于耳，不解于心：杨上善注："快于耳，浅知也；解于心，深识也。"不解于心，不能深刻地理解。

⑥脱气：损伤止气。

⑦恶可以度量刺乎："恶"，作"何"解。本句是说不能用失度之人而确定针刺的浅深。

【白话精译】

黄帝问岐伯道：人体的十二经脉，外合于地面上十二条河流，内则连属于五脏六腑。这十二条河流，每条的大小、深浅、广狭和远近各不相同；五脏六腑也有上下、大小和容纳饮食多少的不同，那么两者相应的关系是怎样的呢？五脏主管神、气、魂、魄等功能活动；六腑受纳水谷，经消化吸收水谷精气，输送布散于全身；经脉受纳血液，营运于周身。把以上这些内容运用在治疗上是怎样的呢？针刺的深浅，施灸壮数的多少，能说给我听吗？

岐伯回答说：你问得很好！天很高难以计算，地很广难以度量。人生活在天地之间，六合之内，这就说明天高地广，不是用人力所能计量准确的。但是人的身体，皮肉俱在，可从外部计算测量，用手指切按而获得各部的情况，死了以后可以通过解剖来观察内在的情况。

黄帝说：希望你能详尽地讲给我听。

岐伯说:这是人与自然界相配合而与阴阳规律相适应的道理,不可不详细识别。足太阳经外合于清水,内联属于膀胱腑,主要功能是通利水道;足少阳经外合于渭,内联属于胆腑;足阳明经外合于海水,内联属于胃腑;足太阴经外合于湖水,内联属于脾脏;足少阴经外合于汝水,内联属于肾脏;足厥阴经外合于渑水,内联属于肝脏;手太阳经外合于淮水,内联属于小肠,水道由此而出;手少阳经外合于漯水,内联属三焦;手阳明经外合于江水,内联属于大肠;手太阴经外合于河水,内联属于肺脏;手少阴经外合于济水,内联属于心脏;手厥阴经外合于漳水,内联属于心包络。以上所说的五脏六腑和十二经水,显现于外各有源泉,在内各有禀承,这都是内外相互贯通,如圆环一样周而复始无有尽头,人的经脉循行也是如此。天气轻清属阳,地气重浊属阴;人体腰以上像天属阳,腰以下像地属阴。以十二经水分阴阳,海水以北属阴,湖水以北属阴中之阴;津水以南属阳,河水以北至漳水之间属阳中之阴;漯水以南至江水之间属阳中之太阳。这是举大地一部分区域河流的阴阳属性,用来说明人与自然界密切相应的情况。

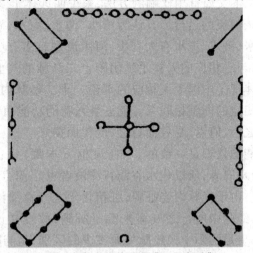

河图,选自宋代朱元昇《三易备遗》

黄帝说:十二经水应于十二经脉,它们各不相同,如果两者结合起来,用于针刺治疗是怎样的呢? 岐伯回答说:足阳明胃,是五脏六腑气血来源的"海",其经脉最大而多气多血,发病时热势必甚,所以不深刺则邪不能散,不留针则邪气不能泻。足阳明经,针刺六分深,留针呼吸十次的时间;足太阳经,针刺五分深,留针呼吸七次的时间;足少阳经,针刺四分深,留针呼吸五次的时间;足太阴经,针刺三分深,留针呼吸四次的时间;足少阴经,针刺二分深,留针呼吸三次的时间;足厥阴经,针刺一分深,留针呼吸二次的时间。手三阴三阳经脉,均循行于人体上半身,接受心肺气血的距离较近,针刺深度一般不超过二分,留针时间一般不超过一次呼吸。

但年岁有老少,身材有大小,体格有胖瘦的不同,医者必须心中有数,因人而施,这叫作顺从自然之理。灸法也是如此。如果施灸过度,变成"恶火",就会骨髓枯槁,血脉凝涩;针刺过度,会发生正气虚脱的不良后果。

黄帝说:经脉的大小,血的多少,皮肤的厚薄,肌肉的坚脆,以及胴肉的大小,都可以计量吗? 岐伯回答说:可以进行计量的,要选择中等身材,以肌肉不甚消瘦,血气不甚衰弱的人为标准。如果被计量的人形体消瘦,以致肌肉脱削,怎么可以计量以作针刺的标准呢？所以必须通过切、循、扪、按等方法检查,根据证候的寒热虚实情况,来进行调治,这就叫作因人制宜的治疗法则。

【专家评鉴】

一、十二经脉内属五脏六腑,外合十二经水

本文篇首用比喻的方法,来说明人体十二经脉的气血运行,犹如大地上的十二条河流的运行。其认为清水、渭水、海水、湖水、汝水、渑水、淮水、漯水、江水、河水、济水、漳水有大有小,河水流量有多有少,其长度有远有近,其深度有深有浅,与之相应的人体手足阴阳十二经脉的气血也有多有少,经脉也有长有短,从而体现了中医天人相应的理论。十二经脉内属于五脏六腑,手足三阴三阳经脉与相应的内脏相联系。就五脏六腑的功能而言,本文说:"五藏者,合神气魂魄而藏之;六府者,受谷而行之,受气而扬之。"这一论述与《内经》其他篇对五脏六腑功能的认识是一致的。如《灵枢·本藏》说:"五藏者,所以藏精神血气魂魄者也;六府者,所以化水谷而行津液者也。"简言之,脏腑的功能是五脏藏神,六腑化谷。由于经脉内连脏腑,脏腑化生之气血津液等精微物质通过经脉输布全身各处,经脉中所行之气血来源于脏腑,故经文说:"经脉者,受血而营之。"由此可知,手足阴阳十二经脉气血多少的区别,是与脏腑气血多少关联的。经脉气血的多少,又与针刺的深浅程度,施灸壮数的多少有直接关系。张介宾总结说:"经水者,受水而行于地也。人之五藏者。所以藏精神魂魄者也;六府者,所以受水谷,化其精微之气,而布扬于内外者也。经脉犹江河也,血犹水也,江河受水而经营于天下,经脉受血而运行于周身,合经水之道以施治,则其源流远近固自不同,而刺之浅深,灸之壮数,亦当有所辨也。"

二、人与自然密切相关

本篇明确提示,"此人之所以参天地而应阴阳也,不可不察。"说明人体脏腑、经脉的生理活动都和自然界的阴阳变化是息息相关的。本文从两个方面论述人与自然的关系。

其一,以经水喻经脉。十二经脉与十二经水均有一定的对应关系。经脉与经水的远近深浅、水血多少不同,其理论用于指导针刺治疗时,针刺深度及留针时间亦有所区别。根据原文内容总结如下:

表 12-1　十二经脉合十二经水表（据《灵枢经白话解》）

经脉名称	足太阳	足少阳	足阳明	足太阴	足少阴	足厥阴	手太阳	手少阳	手阳明	手太阴	手少阴	手厥阴
内属	膀胱	胆	胃	脾	肾	肝	小肠	三焦	大肠	肺	心	心包
外合	清水	渭水	海水	湖水	汝水	渑水	淮水	漯水	江水	河水	济水	漳水
刺深度，留针时间	刺五分，留七呼	刺四分，留五呼	刺六分，留十呼	刺三分，留四呼	刺二分，留三呼	刺一分，留二呼	刺二分，留一呼	刺二分，留一呼	刺二分，留一呼	刺二分，留一呼	刺二分，留一呼	刺二分，留一呼

篇中提到的十二经水,属我国古代版图上的河流。由于历史和地理状况的变迁,其中有的河流名称和流经区域等有关情况,都发生了很大的变化。因此,对十二经水的具体内容,学习时不可过分拘泥。应着重理解本篇的重要精神是借用十二条河流纵横交错,川流不息的状态,比喻说明人体脏腑、经脉的气血运行,犹如自然界的江河湖海一样,有着各自的源流及交会、出入、离合等运行规律。故原文总结说:"凡此五藏六府十二经水者,外有源泉而内有所禀,此皆内外相贯,如环无端,人经亦然。"

其二,以部位分阴阳。本篇是以十二经水的流域位置为依据,运用取象比类的方法,归类人体各部分以及十二经脉和其内属脏腑的阴阳属性。张志聪说:"腰以上为天,腰以下为地,天地上下之皆有水也。海以北者,谓胃居中央,以中胃之下为阴,肝肾之所居也。湖以北者,乃脾土所居之分,故为阴中之阴,脾为阴中之至阴也。漳以南者为阳,乃心主包络之上,心肺之所居也。盖以上为天为阳为南,下为地为阴为北也……此以人之面南而背北也。盖人生于天地之间,六合之内,以此身一隅之阴阳,应天地之上下四旁,所与天地参也。"由此可知,以经水喻经脉。以部位分阴阳的核心,是通过取类比象,归纳演绎的方法,论述人体脏腑、经脉等组织器官与自然界之间的阴阳表里雌雄输应的关系。

【临床应用】

一、有关解剖学的论述

祖国医学对人体脏腑、经络、组织器官的生理功能和病理变化的认识,除了长期的生活观察、反复的医疗实践活动验证外,在《内经》时代已有了解剖实验的记载。如本篇说:"若夫八尺之士,皮肉在此,外可度量切循而得之,其死可解剖而视之。其藏之坚脆，府之大小，谷之多少，脉之长短，血之清浊，气之多少……皆有大数。"《灵枢·肠胃》篇中也有关于消化道各部分的大小、重量、长短、容量等的记载，而且与现代解剖学测量的结果非常近似。由此说明，中医的藏象学说是有其解剖实验基础的。但是，由于历史条件的限制，科技水平的影响，这种解剖实验仅仅是直观的、粗糙的。因而。也决定了祖国医学侧重于从宏观的角度来认识人体的生理功能和病理变化，从而形成了祖国医学独特的理论体系。通过本段原文的学习，从中可以提示如下几个方面的问题；第一，提出了中医最早的"解剖"概念，反映了《内经》时代医学发展的概况，尤其是人体解剖也已经有了相当的成就，开创了人体解剖的先河。第二，提供了从形态方面观察内脏器官的方法，为中医藏象学说的形成，从形态学方面奠定了基础。至于篇中论述十二经气血多少的问题，是古人在长期实践经验中总结出来的概括性结论，并非实质性的定量分析，但在借以阐述病机、指导疾病治疗、确定宜忌等方面，仍有一定的借鉴意义。

二、关于十二经气血多少的问题

十二经气血多少的问题，《内经》以及历代医家的记载、注释不一，见解各异。根据本篇的说法，可分为"多血少气"、"少血多气""多血多气""少血少气"四项，最后一项在正常生理上似不应存在，实际只有前三项。这三项与三阳经、三阴经相匹配，详细内容，可参阅《灵枢·五音五味》《灵枢·九针论》《素问·血气形志》等篇中有关条文理解。

灵枢卷之四

经筋第十三

【要点解析】

一、叙述了十二经筋的起止点与循行部位。

二、列举十二经筋的主要病候和治疗方法。

【内经原典】

足太阳之筋,起于足小指上,结于踝,邪①上结于膝,其下循足外侧,结于踵②,上循跟,结于腘;其别者,结于踹外,上腘中内廉,与腘中并上结于臀,上挟脊上项;其支者,别入结于舌本;其支者,结于枕骨,上头下颜,结于鼻;其支者,为目上网,下结于頄③;其支者,从腋后外廉,结于肩髃;其支者,入腋下,上出缺盆,上结于完骨④;其支者,出缺盆,邪上出于頄。其病小指支,跟肿痛,腘挛,脊反折,项筋急,肩不举,腋支,缺盆中纽痛,不可左右摇。治在燔针劫刺⑤,以知为数,以痛为输,名曰仲春痹也。

足少阳之筋,起于小指次指,上结外踝,上循胫外廉,结

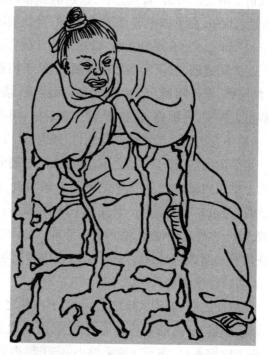

因受寒而引起筋拘急的,就会令眼闭合;因受热而导致筋弛缓的,就会使眼无法张开。颊筋受寒,就会牵引颊部,使口张开不能闭合;颊筋受热,就会使筋弛缓舒张、无力收缩,以致口角歪斜。

于膝外廉；其支者，别起外辅骨，上走髀，前者结于伏兔之上，后者结于尻；其直者，上乘䏚季胁，上走胁前廉，系于膺乳，结于缺盆；直者，上出腋，贯缺盆，出太阳之前，循耳后，上额角，交巅上，下走颔，上结于頄；支者，结于目眦为外维⑥。其病小指次指支转筋，引膝外转筋，膝不可屈伸，腘筋急，前引髀，后引尻，即上乘䏚季胁痛，上引缺盆膺乳颈，维筋急，从左之右，右目不开，上过右角，并跷脉而行，左络于右，故伤左角，右足不用，命曰维筋相交。治在燔针劫刺，以知为数，以痛为输，名曰孟春痹也。

足阳明之筋，起于中三指，结于跗上，邪外上加于辅骨，上结于膝外廉，直上结于髀枢，上循胁，属脊；其直者，上循骬，结于膝；其支者，结于外辅骨，合少阳；其直者，上循伏兔，上结于髀，聚于阴器，上腹而布，至缺盆而结，上颈，上挟口，合于頄，下结于鼻，上合于太阳，太阳为目上网，阳明为目下网；其支者，从颊结于耳前。其病足中指支，胫转筋，脚跳坚⑦，伏兔转筋，髀前肿，㿉疝。腹筋急，引缺盆及颊，卒口僻，急者目不合，热则筋纵目不开。颊筋有寒则急引颊移口，有热则筋弛纵缓，不胜收故僻。治之以马膏，膏其急者，以白酒和桂，以涂其缓者，以桑钩钩之，即以生桑灰⑧置之坎中，高下以坐等，以膏熨急颊，且饮美酒，噉美炙肉，不饮酒者，自强也，为之三拊⑨而已。治在燔针劫刺，以知为数，以痛为输，名曰季春痹也。

足太阴之筋，起于大指之端内侧，上结于内踝；其直者，络于膝内辅骨，上循阴股，结于髀，聚于阴器，上腹，结于脐，循腹里，结于肋，散于胸中；其内者，著于脊。其病足大指支，内踝痛，转筋痛，膝内辅骨痛，阴股引髀而痛，阴器纽痛，下引脐两胁痛，引膺中脊内痛。治在燔针劫刺，以知为数，以痛为输，命曰孟秋痹也。

足少阴之筋，起于小指之下，并足太阴之筋邪走内踝之下，结于踵，与太阳之筋合而上结于内辅之下，并太阴之筋而上循阴股，结于阴器，循脊内挟膂，上至项，结于枕骨，与足太阳之筋合。其病足下转筋，及所过而结者皆痛及转筋。病在此者主痫瘛及痉，在外者不能俯，在内者不能仰。故阳病者腰反折不能俯，阴病者不能仰。治在燔针劫刺，以知为数，以痛为输，在内者熨引饮药。此筋扭伤，纽发数甚者，死不治，名曰仲秋痹也。

足厥阴之筋，起于大指之上，上结于内踝之前，上循胫，上结内辅之下，上循阴股，结于阴器，络诸筋。其病足大指支，内踝之前痛，内辅痛，阴股痛转筋，阴器不用，伤于内则不起，伤于寒则阴缩小，伤于热则纵挺不收。治在行水清阴气。其病转筋者，治在燔针劫刺，以知为数，以痛为输，命曰季秋痹也。

手太阳之筋，起于小指之上，结于腕，上循臂内廉，结于肘内锐骨之后，弹之应小指之上，入结于腋下；其支者，后走腋后廉，上绕肩胛，循颈出走太阳之前，结于耳后完骨；其支者，入耳中；直者，出耳上，下结于颔⑩，上属目外眦。其病小指支，肘内锐骨后廉痛,循臂阴入腋下,腋下痛,腋后廉痛,绕肩胛引颈而痛,应耳中鸣痛,引颔目瞑,良久乃得视,颈筋急则为筋瘘颈肿。寒热在颈者,治在燔针劫刺之,以知为数,以痛为输,其为肿者,复而锐之。本支者,上曲牙,循耳前,属目外眦,上颔,结于角。其痛当所过者支转筋。治在燔针劫刺,以知为数,以痛为输,名曰仲夏痹也。

手少阳之筋,起于小指次指之端,结于腕,上循臂结于肘,上绕臑外廉,上肩走颈,合手太阳;其支者,当曲颊入系舌本;其支者,上曲牙,循耳前,属目外眦,上乘颔,结于角。其病当所过者即支转筋,舌卷。治在燔针劫刺,以知为数,以痛为输,名曰季夏痹也。

手阳明之筋,起于大指次指之端,结于腕,上循臂,上结于肘外,上臑,结于髃;其支者,绕肩胛,挟脊;直者,从肩髃上颈;其支者,上颊,结于顺;直者,上出手太阳之前,上左角,络头,下右颔。其病当所过者支痛及转筋,肩不举颈,不可左右视。治在燔针劫刺,以知为数,以痛为输,名曰孟夏痹也。

手太阴之筋,起于大指之上,循指上行,结于鱼后,行寸口外侧,上循臂,结肘中,上臑内廉,入腋下,出缺盆,结肩前髃,上结缺盆,下结胸里,散贯贲,合贲下,抵季胁。其病当所过者支转筋痛,甚成息贲,胁急吐血。治在燔针劫刺,以知为数,以痛为输,名曰仲冬痹也。

手心主之筋,起于中指,与太阴之筋并行,结于肘内廉,上臂阴,结腋下,下散前后挟胁;其支者,入腋,散胸中,结于臂。其病当所过者支转筋,前及胸痛息贲。治在燔针劫刺,以知为数,以痛为输,名曰孟冬痹也。

手少阴之筋,起于小指之内侧,结于锐骨,上结肘内廉,上入腋,交太阴,挟乳里,结于胸中,循臂,下系于脐。其病内急,心承伏梁,下为肘网。其病当所过者支转筋,筋痛。治在燔针劫刺,以知为数,以痛为输。其成伏梁唾血脓者,死不治。经筋之病,寒则反折筋急,热则筋弛纵不收,阴痿不用。阳急则反折,阴急则俯不伸。焠刺者,刺寒急也,热则筋纵不收,无用燔针。名曰季冬痹也。

足之阳明,手之太阳,筋急则口目为僻,眦急不能卒视,治皆如右方也。

【难点注释】

①邪:通“斜”。

②踵:足跟部。

③顺(qiú):指眼眶下外侧的高骨,即颧骨。

④完骨:即耳后的高骨。

⑤劫刺:速入针速出针的一种针刺方法。

⑥维：筋骨。

⑦脚跳坚：脚跳动而且有坚硬不适的感觉。

⑧生桑灰：灰，《太素》作"炭"。

⑨拊：抚摸。在此有按摩之意。

⑩颌：腮下。

【白话精译】

足太阳膀胱经的筋，起于足的小拇趾，上行并结聚于足的外踝，再斜行向上结聚于膝部；循行于足跗下，沿足外踝的外侧，结聚于足跟，又沿足跟上行而结聚于膝腘内。它另行的一条支筋，结聚于腿肚的外侧，上行进入腘窝的内侧缘，与前一支筋并行，上结于臀部，再上行经过脊柱两旁，至头项；由此分出的支筋，另行入内并结聚于舌根。其直行的支筋，由项上行而结聚于枕骨，再至头顶，然后下至眉上，结聚于鼻的两旁。由鼻分出的支筋，像网络一样围绕而上至眼泡，然后向下结聚于颧骨处；又一支筋，由腋后外侧，上行而结聚于肩髃穴处；另一条支筋，由腋窝，向上出于缺盆处结聚于耳后完骨部；还有一条支筋，由缺盆部另出，斜行向上出于颧骨部。由本经筋所引起的病症表现为：足小拇趾及足跟疼痛，膝腘部挛急，脊背反张，项筋发紧，肩不能抬举，腋部牵扯缺盆部辗转疼痛，肩部不能左右摇动。治疗时应用火针速刺疾出的方法。针刺的次数以病情好转为度，以痛处作为针刺的穴位。这种病称为仲春痹。

足少阳胆经的筋，起于足的无名趾端，上行而结聚于外踝，并沿着胫骨外侧，向上结聚于膝部外缘；其支筋，另起于外辅骨，上行至髀部时，分为两支，其行在前面的，结聚于伏兔之上，行在后面的，结聚于尻部；它的直行筋，上行至肋下空软处，再至腋部的前缘，夹胸旁乳部而结聚于缺盆；又一直行筋，向上出于腋部，经过缺盆，行于足太阳经筋的前面，沿着耳后，上抵额面，在头顶上相交，再下行到颌部，然后又向上结聚于颧部；另有一条支筋，结于眼外角，为眼的外维。本经筋所发生的病症表现为：足的无名趾抽筋牵引至膝的外侧，膝关节僵直，膝窝里的筋拘紧，并牵引到前后的髀部和尻部，又向上牵及肋下空软处和软肋部疼痛，再向上牵引缺盆部、胸旁乳部、颈部等处，使所有连结的筋都感到拘急。如果从左侧向右侧维络的筋拘急时，右眼就无法睁开，这是因为本筋上行而过头的右面与跷脉并行的原因，另外左侧的筋与右侧的筋相连结，如左侧的筋受伤，右脚就不能活动。以上现象称为维筋相交。治疗时应采取火针速刺疾出的方法。针刺的次数以病情好转为度，以痛处作为针刺的穴位。这种病称为孟春痹。

足阳明胃经的筋,起于足的中趾,结聚于足背,沿足背的外侧斜行,上行至辅骨,结聚于膝的外侧,再直上而结聚于髀枢,然后沿胁部,联属于脊柱;其直行的一条支筋,向上沿胫骨而结聚于膝部;由此又分出的支筋,在外辅骨相结聚,并与足少阳经的筋相合;其直行的筋,上沿伏兔而结于髀,在阴器相会合,再向上散布于腹部,至缺盆部结聚,然后上沿颈部,夹口而行,至颧部会合后,又向下结聚于鼻部,上与足太阳经的筋相合,足太阳经的筋是上眼泡的纲维,足阳明经的筋是下眼泡的纲维;它的支筋由颊部结聚于耳前。本经筋所发生的病症表现在:足的中趾及胫部抽筋、足部颤动及强硬不适、伏兔部转筋、髀前部肿、阴囊肿大、腹筋拘急,并向上牵引缺盆及颊部,使口角突然歪斜。因受寒而引起筋拘急的,就会令眼闭合;因受热而导致筋驰缓的,就会使眼无法张开。颊筋受寒,就会牵引颊部,使口张开不能闭合;颊筋受热,就会使筋弛缓舒张、无力收缩,以致口角歪斜。治疗时可用马油膏涂擦拘急的面颊,用白酒调和桂末涂抹弛缓的面颊,用桑钩钩住口角,再将桑木炭火,放在地坑中,地坑的深度要与病人坐位的高度相等。然后用马脂温熨拘急的面颊,同时饮点美酒,吃些熏肉之类的美味,就是不会喝酒的人,也要尽量喝一点,并在患处频频按摩。至于治疗患筋病的病人,就应采取火针速刺疾出的方法。针刺的次数,以见效为度,以痛处作为针刺的穴位。这种病称为季春痹。

足太阴脾经的筋,起于足的大拇趾内侧的尖端,上行而结聚于内踝;其直行的一条支筋,向上结聚于膝内辅骨,再沿大腿内缘,于髀部交结后聚会于阴器,又上行至腹部,在脐部相结聚,然后沿着腹里,结聚于胁肋,并散布于胸中;其内部的支筋,附着于脊柱。本经筋所发生的病症表现为:足的大拇趾疼痛牵引至内踝痛,或抽筋痛、膝内辅骨痛、大腿内侧及脾部作痛,阴器有扭转痛感,并向上牵引脐部和两胁作痛,甚至引起胸的两旁和脊内痛。治疗本病时,应采取火针速刺疾出的方法。针刺的次数以见效为度,以痛处作为针刺的穴位。这种病为仲秋痹。

足少阴肾经的筋,起于足小拇趾的下方,与足太阴脾经的筋合并后,沿内踝骨的下方斜行,结聚于足跟,又与足太阳膀胱经的筋相合而上行,结聚于内辅骨下,并在此与足太阴经的筋合并,再沿着大腿的内侧上行,结聚于阴器,然后沿脊内,夹脊柱骨上行至项,结聚于枕骨,与足太阳膀胱经的筋相合。本经筋所发生的病症表现为:足下转筋,以致本经筋所到之处都疼痛、抽筋。病在足少阴经筋的,以痛症、拘挛、痉症为主要症状;病在背侧的不能前俯;病在胸腹侧的不能后仰。所以患阳病则项背拘急,腰向后反折而身体不能前俯;阴病则腹部拘急,身体就不能后仰。治疗本病时,应采取火针速刺疾出的方法。针刺的次数以病情好转为度,以痛处作为针刺的穴位;病在胸腹内的,可用熨法、导引、汤药来治疗。

如转筋发作次数过多而病情危重的,就为不治之症。这种病称为孟秋痹。

足厥阴肝经的筋,起于足的大拇趾上,上行而结聚于内踝之前,再上行沿胫骨结于膝内辅骨的前方,然后沿大腿内侧,结聚于阴器,与其他经筋相联络。本经筋所发生的病症表现为:足的大拇趾疼痛牵引内踝前疼痛、内辅骨痛、大腿内侧痛并且抽筋、前阴功能障碍。如伤于房室,就会导致阳痿;伤于寒邪则阴器缩入;伤于热则阴器挺长不收。治疗本病时,应该行水以治厥阴之气,如属抽筋疼痛之类的病症,就应用火针速刺疾出的方法,针刺的次数以病情好转为度,以痛处作为针刺的穴位。这种病称为季秋痹。

手太阳小肠经的筋,起于手的小拇指的上端,结聚于手腕,再沿前臂内侧上行,结聚于肘内高骨的后方,如用手指弹拨此处的筋,小指就会有酸麻的感觉,再上行入内结聚于腋下;它的支筋,向后沿腋窝后缘,上行绕过肩胛,经过颈部,出于足太阳经筋之前,结聚于耳后完骨处;由此处分出的支筋,进入耳中;其直行的筋,于耳上出,下行结于颔部,又上行联属于眼外角。本经筋所发生的病症表现为:手的小拇指疼痛牵引肘内侧高骨后缘疼痛、沿臂的内侧至腋下及腋下后侧都疼痛、肩胛周围及颈部疼痛,并引起耳中鸣痛,牵引颔部使眼睛无法睁开,要过许久才能看东西;若颈筋拘急过甚,就导致筋痿、颈肿等症。颈部受寒热之气而发病的,应用火针速刺疾出的方法。针刺的次数以见效为度,以痛处作为针刺的穴位。如针刺后肿仍不消除,就再用锐利的针刺治。这种病称为仲夏痹。

手少阳三焦经的筋,起于手的无名指端,结聚于手腕,沿臂上行并结聚于肘部,再向上绕臑的外侧,行至肩部,然后至颈部与手太阳小肠经的筋相合。它的支筋,由曲颊部深入,系于舌根;另有一条支筋,上行于曲牙,沿耳前,联属于眼外角,再向上经过额部,结聚于额角。本经筋所发生的病症表现为:经筋所过之处,出现疼痛、抽筋、舌卷等症。治疗时应采取火针速刺疾出的方法。针刺的次数以见效为度,以痛处作为针刺的穴位。将这种病症称为季夏痹。

手阳明大肠经的筋,起于手的食指之端,结于腕部,沿臂上行并结于肘部的外侧,再经过臑部而结于肩髃;它的支筋,绕过肩胛,夹脊柱两侧而行;其直行的筋,由肩髃上至颈部;出于手太阳小肠经筋的前方,再至左额角,络于头部,然后下行到右额。另一条支筋,上行于颊部,结聚于颧骨部。本经筋所发生的病症表现为:本筋经所经过的部位,出现疼痛、抽筋、肩不能抬、脖颈不能左右转动。治疗时应采取火针速刺疾出的方法。针刺的次数以见效为度,以痛处作为针刺的穴位。这种病称为孟夏痹。

手太阴肺经的筋,起于手的大拇指之端,沿指上行,结聚于鱼际部之后,经过寸口的外侧，沿臂内结聚于肘中，再上行于臑部内侧，进入腋下，出于缺盆，又结聚于肩髃前方，然后上行结于缺盆，再下行结聚于胸里，分散而贯穿贲门下部，与手厥阴经的筋相合后，下行直抵季胁。本经筋所发生的病症表现为：循行经过的部位，出现抽筋、疼痛，严重的则发展为息贲之症（息贲：五脏积病之一，因肺气积于胁下，喘息上贲而得名。症状为：恶寒发热、右胁痛、背痛、呕逆等——译注）、两胁拘急、吐血。治疗时应采取火针速刺疾出的方法。针刺的次数以见效为度，以痛处作为针刺的穴位。这种病称为仲冬痹。

手厥阴心包络经的筋，起于手的中指之端，与手太阴肺经的筋并行，结聚于肘的内侧，再上行沿臂的内侧结聚于腋下，然后下行分散，前后夹胁肋；它的支筋，进入腋下，散布于胸中，结聚于贲门。本经筋所发生的病症表现为：其循行经过的部位，出现抽筋和胸部作痛，成为息贲证。治疗时应采取火针速刺疾出的方法。针刺的次数以见效为度，以痛处作为针刺的穴位。这种病称为孟冬痹。

手少阴心经的筋，起于手的小拇指的内侧，结聚于掌后高骨，再上行而结于肘部内侧，进入腋下，与手太阴肺经的筋相交叉，夹乳的内侧而结聚于胸中，然后沿着贲门，向下与脐部相连。本经筋所发生的病症表现为：胸内拘急、心下有积决坚伏而成伏梁（伏梁：五脏积病一，起于心经气血凝滞，久治不愈，以致脐旁或脐上突起如手臂之物，伏而不动，如屋梁——译注）、肘部拘急、本经筋所循行经过的部位，都会抽筋，疼痛。治疗时，应采取火针速刺疾出的方法。针刺的次数，以见效为度，以痛处作为针刺的穴位。如果已成伏梁之症而吐脓血的，为不治之症，这种病称为季冬痹。

凡是经筋所发生的病症，遇寒则筋拘急；遇热就会使筋驰缓不收，阴痿不举。背部的筋拘急就会使身体向后反张，腹部的筋拘急就会使身体前俯而不能伸直。火针是用于刺治因寒而致筋急的，若因热而致筋驰缓，就不能再用火针了。而足阳明胃经和手太阳小肠经的筋拘急时，就会出现口眼歪斜、眼角拘急、视物模糊的症状，治疗时就可用上述治法。

【专家评鉴】

一、十二经筋的循行分布

本篇经文论述的十二经筋的循行分布，与十二经脉的体表通路基本一致。其循行走向规律是从四肢末端走向头身，皆不入内脏，其中足三阳经筋，皆从下而上，起于足趾，行于下肢的外侧，结于膝，上缺盆，结于面部；足三阴经筋，均起于趾，由下而上,循行于下肢的内侧,结于内辅之下,循阴股结于阴器;手三阳经筋,起于手指,皆由手指走向头部,循行于上肢的外侧,结于腕、肘、肩,循颈,结于角;手三阴经筋,起于手指,循行于上肢的内侧,结于肘,入腋,散胸胁结于贲。

其具体循行分布用下图说明:

(一)足太阳之筋

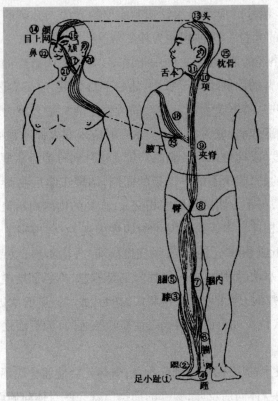

图 13-1 足太阳经筋分布图

起于足小指(趾),上结于踝,邪(斜)上结于膝,其下循足外踝,结于踵,上循跟,结于腘;其别者,结于腨外,上腘中内廉,与腘中并,上结于臀,上挟脊上项,其支者别人结于舌本,其直者,结于枕骨,上头下颜,结于鼻。其支者,为目上网,下结于頄,其支者,从腋后外廉,结于肩髃。其支者,入腋下,上出缺盆,上结于完骨。其支者,出缺盆,邪(斜)上出于頄

（二）足少阳之筋

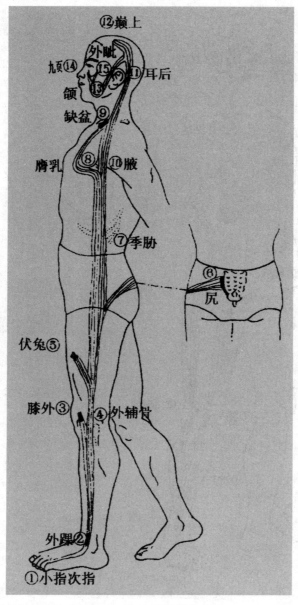

⑫巅上
外眦
九頄⑭ ⑮ ⑪耳后
⑬
颌
缺盆⑨
膺乳 ⑧ ⑩腋
⑦季胁
⑥尻
伏兔⑤
膝外③ ④外辅骨
外踝②
①小指次指

图13-2 足少阳经筋分布图

起于小指（趾）次指（趾），上结外踝，上循胫外廉，结于膝外廉。其支者别起外辅骨，上走髀，前者结于伏兔之上，后者结于尻。其直者上乘眇季胁，上走腋前廉，系于膺乳，结于缺盆。直者上出腋，贯缺盆，出太阳之前，循耳后，上额角，交巅上，下走颌，上结于頄。支者结于目外眦，为外维

（三）足阳明之筋

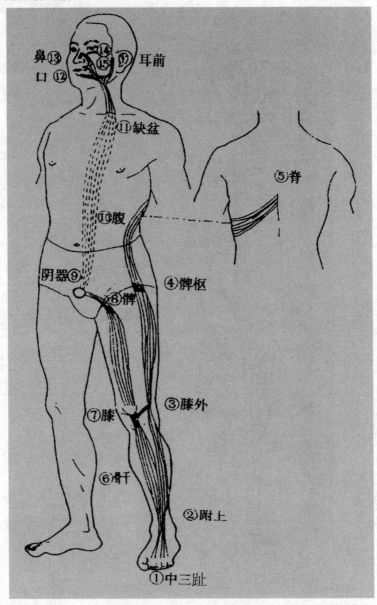

鼻⑬　⑭　⑫　耳前
口⑫　⑮

⑪缺盆

⑤脊

⑩腹

阴器⑨

④髀枢

⑧髀

③膝外

⑦膝

⑥骭干

②跗上

①中三趾

图 13-3　足阳明经筋分布图

　　起于中三指（趾），结于跗上，邪（斜）外上加于辅骨，上结于膝外廉，直上结于髀枢，上循胁，属脊。其直者，上循骭，结于膝；其支者，结于外辅骨，合少阳。其直者，上循伏兔，上结于髀，聚于阴器，上腹而布，至缺盆而结，上颈，上挟口，合于頄，下结于鼻，上合于太阳。太阳为目上网，阳明为目下网。共支者，从颊结于耳前

（四）足太阴之筋

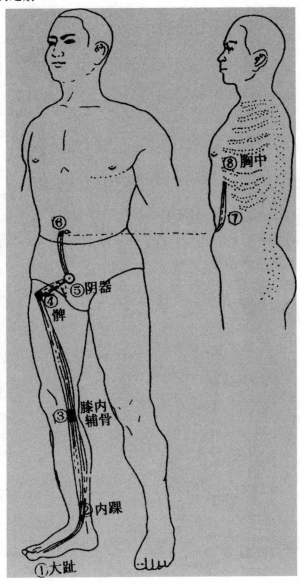

图 13-4　足太阴经筋分布图

起于大指（趾）之端内侧，上结于内踝，其直者，络于膝内辅骨，上循阴股结于髀，聚于阴器。上腹，结于脐，循腹里，结于肋，散于胸中；其内者着于脊

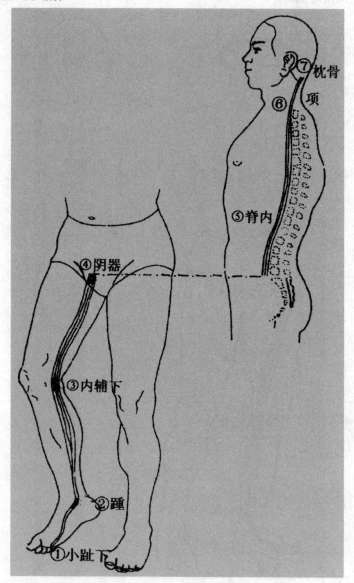

图 13-5 足少阴经筋分布图

起于小指（趾）之下，入足心，并太阴之筋，邪（斜）走内踝之下，结于
踵，与足太阳之筋合，而上结于内辅骨之下，并太阴之筋而上，循阴股，结
于阴器，循脊内挟膂，上至项，结于枕骨，与足太阳之筋合

（六）足厥阴之筋

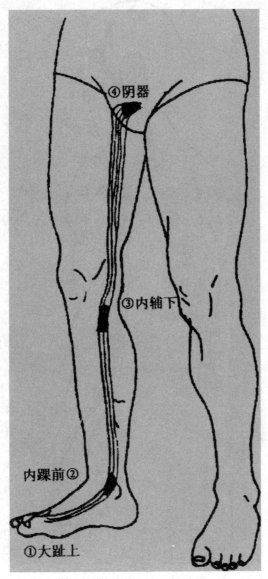

④阴器

③内辅下

内踝前②

①大趾上

图 13-6　足厥阴经筋分布图

起于大指（趾）之上，上结于内踝之前，上循胫，
上结内辅骨之下，上循阴股，结于阴器，络诸筋

（七）手太阳之筋

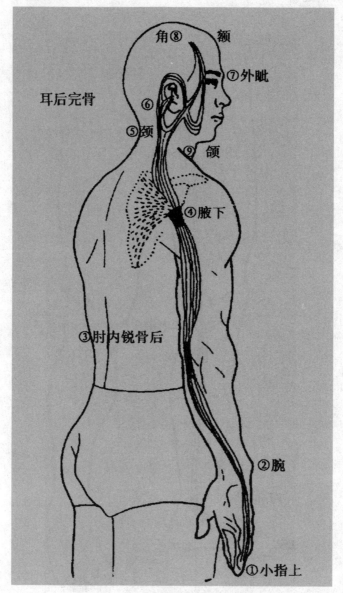

角⑧　　　额

⑦外眦

耳后完骨　　⑥

⑤项

⑨颔

④腋下

③肘内锐骨后

②腕

①小指上

图 13-7　手太阳经筋分布图

　　起于小指之上，结于腕，上循臂内廉，结于肘内锐骨之后，弹之应小指之上，入结于腋下。其支者，后走腋后廉，上绕肩胛，循颈，出足太阳之筋前，结于耳后完骨；其支者入耳中；直者出耳上，下结于颔，上属目外眦。其支者，上曲牙，循耳前，属目外眦，上额结于角

（八）手少阳之筋

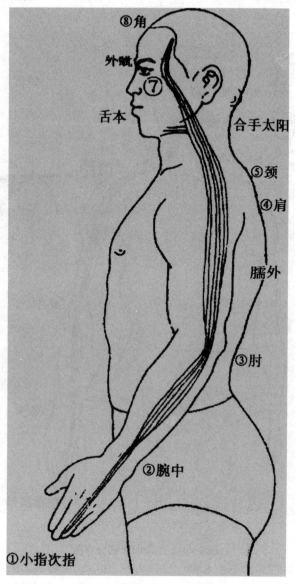

⑧角

外蠡

⑦

舌本

合手太阳

⑤颈

④肩

臑外

③肘

②腕中

①小指次指

图 13-8　手少阳经筋分布图

　　起于小指次指之端,结于腕;中循臂,结于肘;上绕臑外
廉,上肩走颈,合手太阳。其支者,当曲颊入系舌本;其支者
上曲牙,循耳前,属目外眦,上乘颌,结于角

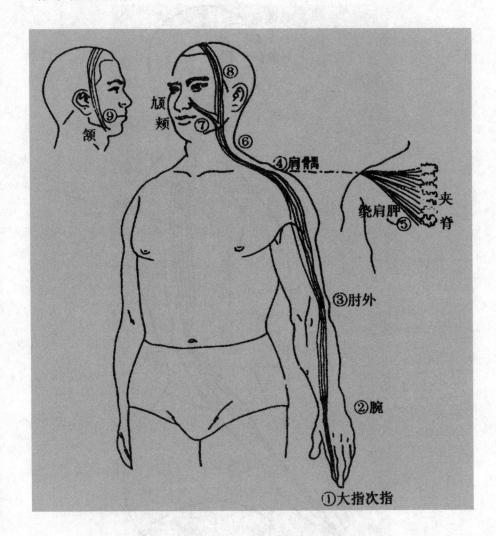

图 13-9　手阳明经筋分布图

　　起于大指次指之端,结于腕,上循臂,上结于肘外,上臑,结于肩髃,其支者,绕肩胛,挟脊;其直者从肩髃上颈,其支者上颊,结于頄,直者上出于手太阳之前,上左角,络头,下右颔

（十）手太阴之筋

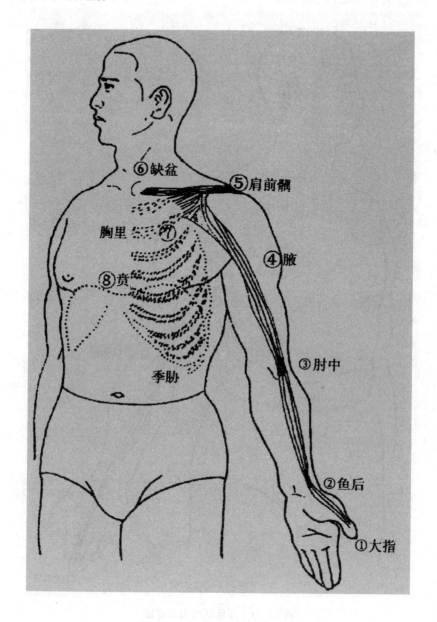

图 13-10　手太阴经筋分布图

起于大指之上,循指上行,结于鱼后,行寸口外侧,上循臂,结肘中,上臑内廉,
入腋下,出缺盆,结肩前髃,上结缺盆,下结胸里,散贯贲,合贲下,抵季胁

中华传世医典　黄帝内经　灵枢卷之四

（十一）手心主之筋

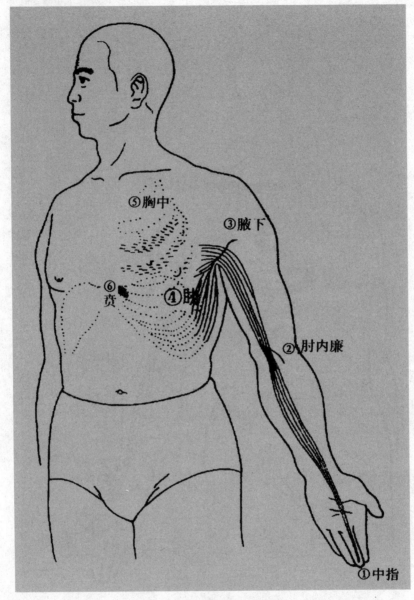

⑤胸中

③腋下

⑥贲

④胁

②肘内廉

①中指

图 13-11　手厥阴经筋分布图

　起于中指，与太阴之筋并行，结于肘内廉，上臂阴，结腋下，下散前后挟胁。其支者，入腋，散胸中，结于贲

（十二）手少阴之筋

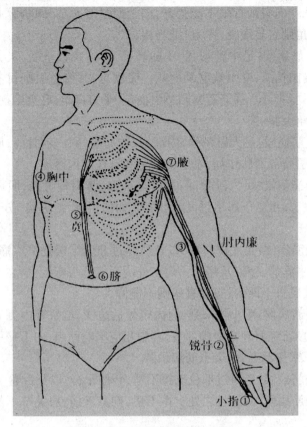

图 13-12　手少阴经筋分布图

起于小指之内侧,结于锐骨,上结肘内廉,上入腋,交太
阴,挟乳里,结于胸中,循贲下系于脐

二、十二经筋病候

（一）十二经筋主病

本篇经文精辟阐述了十二经筋病候,这是古人在长期医疗实践中,对肌肉、肌腱、韧带、筋膜、关节等包括软组织运动器官及部分神经的功能,结合解剖、病理知识概括总结出来的。指出了筋病的发生多表现为"当所过者""支转筋痛",对筋病进行分类、划区、归纳,确定了经脉所属的筋肉系统的症候群。由于十二经筋隶属于十二经脉,故以经脉为名,为经筋病的辨症治疗提供了理论根据。十二经筋主病分述如下:

1.足太阳经筋病候:足小趾支撑不适,足跟部肿痛,骨节挛急,脊强反折,颈项拘急,肩不能举,腋部牵掣强直,缺盆部抽痛,不能左右转动。

2.足少阳经筋病候:足第四趾掣强,牵引膝外侧转筋,膝不能屈伸,腘窝筋急,

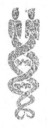

前面牵引髀，后面牵引尻骶，向上到胁下，季胁部位疼痛，上面牵引缺盆、乳部、颈部，维筋拘急，从左向右则右眼不能张开，向上经过右头角，同跷脉并行，左边的络于右边，故伤左角则右足痿废，称为"维筋相交"。

3.足阳明经筋病候：足中趾挈强，小腿转筋，突然痉挛坚硬，伏兔转筋，髀前肿胀，疝气，腹部筋肉拘急，牵引缺盆及面颊。突发口喎，筋急引则目不合；属于热则筋弛纵而目不能张开。颊筋有寒则急引面颊，牵引口角；有热则筋弛缓不能对应收缩，也会使口角上斜。

4.足太阴经筋病候：足大趾挈强，内踝痛，转筋痛，膝内辅骨痛，股内侧引髀痛，阴器抽痛，上牵引脐部两胁作痛，牵引胸两旁和脊柱之内疼痛。

5.足厥阴经筋病候：足大趾挈痛，内踝之前痛，膝内辅骨痛，股内侧痛而转筋，阴器的功能丧失，如果由于房事过度，则阴痛；如伤于寒，则阴缩；伤于热，则阴器纵缓，挺而不收。

6.足少阴经筋病候：足底部转筋，以及所经过和所结聚处都疼痛及转筋。病发于这些部分的，主痛病、瘛疭及痉病。病在外的不能低头弯俯；病在内的不能后仰。故背部有病则腰反折不能俯；腹部有病则不能仰。

7.手太阳经筋病候：手小指挈强，肘内锐骨后边痛，沿着臂内侧牵连腋下，而发生腋下及腋后边痛，绕肩胛牵引颈部痛，耳中相应鸣响而痛，向下痛引下颔，视力障碍。若颈部中了寒热邪毒，就会患筋痿颈肿。

8.手少阳经筋病候：当所过部位支撑不适，转筋挈行，以及舌卷。

9.手阳明经筋病候：所经过之处支撑不适，拘急疼痛，肩关节不能上举，颈不能向两侧转动。

10.手太阴经筋病候：本经筋经过的部位支撑不适，拘紧挈痛，重者可成息贲病，胁肋拘急，上逆吐血。

11.手心主经筋病候：本经筋所经过的部位支撑不适，挈痛转筋，向前累及胸部时，则发生息贲病。

12.手少阴经筋病候：内部感到拘急，心下积聚为"伏梁"。本经筋经过部位挈引抽筋，筋肉作痛。

综上所述，十二经筋反映的病候，多表现为肌肉和运动功能异常。当外邪侵袭经筋时，特别是风、寒、湿邪入侵经筋会出现一系列症状，如筋脉的挈行、拘急、转筋、强直、抽痛等，影响肢体的正常活动。

（二）十二种筋痹

《素问·长刺节论》云："病在筋，筋挛节痛，名为筋痹"。本篇中用一年四季十二个月分主十二经筋，又因筋病多系气血留闭而痛，部位多在经筋所过之处，统称痹病，又以十二个月分名十二经筋病，故分十二种筋痹。列表如下：

表 13-1　十二筋痹

季	春			夏			秋			冬		
月	正	二	三	四	五	六	七	八	九	十	十一	十二
经筋	足少阳	足太阳	足阳明	手阳明	手太阳	手少阳	足太阴	足少阴	足厥阴	手厥阴	手太阴	手少阴
痹	孟春	仲春	季春	孟夏	仲夏	季夏	孟秋	仲秋	季秋	孟冬	仲冬	季冬

【临床应用】

一、十二经筋的概念

十二经筋，是十二经脉之气结聚散络于筋肉关节的体系，是十二经脉的附属部分，它的名称与十二经脉相同，也分为十二部分，故称为十二经筋。筋，《说文》解释为"肉之力也"，意指能产生力的肉，也就是现在所称的"肌肉"，旧称"筋肉"；其附着于骨的部分称为"腱"，《说文》解释作"筋之本也"。经筋，是就筋肉的生理功能和病理现象，结合十二经脉的循行部位来论述，同样分为手足三阴三阳，总称十二经筋。经筋皆起于四肢的末端，走向头身，结聚于关节骨骼部，有的进入胸腹腔，但皆不入通于内脏。筋有大小，或散布成片，由于经筋受十二经脉气血的濡养，又循行于四肢肌肉关节，所以它具有联缀百骸，维络筋肉，主司关节的功能，所以表现的症候多属于筋肉组织的病患。十二经脉各有一条经筋，唯独没有冠以脏腑之名，也没有十二经脉那样严格的流注程序。

二、十二经筋的生理

（一）走行有结、聚、散、著的特点

足三阳经筋均起于足趾，循股外上行结于面部（颅）；足三阴经筋起于足趾，循股内上行结于腹部；手三阴经筋起于手指，循臑内上行，结于胸部；手三阳经筋起于手指，循臑外上行，结于头部。可见经筋均起于四肢末端，而后上行躯干，过肌肉丰满处，结聚于大关节周围，与十二正经的循行方向有所不同。经筋联系全身的部位，除头、面、颈、项、胸、腹、背、脊之外，还分别附着于四肢关节部，如踝、腘、膝、股、髀、臀、腕、肘、臂、肩、腋等处；有些经筋虽然进入胸腹腔，但与内脏无络属关系，并有结、聚、散、著的特点。

（二）十二经筋与十二正经的关系

十二经筋分布较广，密切联系十二经脉，十二经筋的循行与十二经脉有密切的联系，例如足太阳经筋结于肩髃，与手阳明经有联系；上结于完骨，与足少阳胆经有联系。足少阳经筋前结于伏兔，与足阳明经脉联系；后结于尻，与足太阳经联系；上交于巅，与督脉、足厥阴经相联系。足阳明经筋上结于髀枢，与足少阳、足太阳经脉联系;后结于脊,与督脉联系。足三阴经筋均结于阴器,与足厥阴肝经有联系。

(三)经筋有刚柔、阴阳不同的特点

经筋有刚柔之分,阴阳之别。刚筋属阳分布在四肢项背骨骼附近,坚强而有力,联缀四肢百骸;柔筋属阴分布在胸腹头面部,柔而纤细和缓,有相互维系的作用。手足三阳之筋行于外,刚者较多,手足三阴经筋行于内,柔者较多。

在正常情况下,刚柔相济来维持人体的屈伸拮抗运动;腰背部的俯和仰、肘关节、膝关节屈和伸,四肢部的外展和内收,均靠刚柔二筋对立统一的关系来完成。若阴阳刚柔二筋失调,则会出现"阳急则反折""阴急则俯不伸""寒则反折筋急"、"热则筋弛纵不收"等病理变化。

(四)联系百骸,维络周身

经筋具有联缀四肢百骸,维络周身的功能,利于关节的屈伸活动和保持人体正常的运动功能。并能对周身各部分的组织脏器起着保护作用。正如《灵枢·经脉》篇说:"骨为干,脉为营,筋为刚,肉为墙"。所谓"筋为刚"指肌肉肌腱附着于骨骼,能屈伸活动,表现为强劲有力。"肌为墙",指以肌肉满布、充实体表和四肢浅部,形成抵御外邪和防止重要脏器损伤的外围组织。

骨度第十四

【要点解析】

一、具体记述了人体各部骨骼的长短尺寸。

二、说明经脉的长度是以骨度为依据的。

三、认为外形大小与内在脏器有关。例如胸部与肺,上腹部与胃,下腹部与肠等,其大小、长短都是密切相关的。

【内经原典】

黄帝问于伯高曰:脉度言经脉之长短,何以立之? 伯高曰:先度其骨节之大小广狭长短,而脉度定矣。

黄帝曰:愿闻众人之度,人长七尺五寸者,其骨节之大小长短各几何? 伯高曰:头之大骨围二尺六寸,胸围四尺五寸,腰围四尺二寸。发所覆者,颅至项尺二寸,发以下至颐长一尺,君子终折①。结喉以下至缺盆中长四寸,缺盆以下②至䯏骺③长九寸,过则肺大,不满则肺小。䯏骺以下至天枢④长八寸,过则胃大,不及则胃小。天枢以下至横骨⑤长六寸半,过则回肠广长,不满则狭短。横骨长六寸半,横骨上廉以下至内辅之上廉长一尺八寸,内辅之上廉以下至下廉长三寸半,内辅下廉下至内踝长一尺三寸,内踝以下至地长三寸,膝腘以下至跗属长一尺六寸。跗属以下至地长三寸,故骨围大则太过,小则不及。角以下至柱骨长一尺,行腋中不见者长四寸,腋以下至季胁长一尺二寸,季胁以下至髀枢长六寸,髀枢以下至膝中长一尺九寸,膝以下至外踝长一尺六寸,外踝以下至京骨长三寸,京骨以下至地长一寸。耳后当完骨者广九寸,耳前当耳门者广一尺三寸,两颧之间相去七寸,两乳之间广九寸半,两髀之间广六寸半。足长一尺二寸,广四寸半。肩至肘长一尺七寸,肘至腕长一尺二寸半,腕至中指本节长四寸,本节至其末长四寸半。项发⑥以下至背骨长二寸半,膂骨⑦以下至尾骶二十一节长三尺,上节长一寸四分,分之一奇分⑧在下,故上七节至于膂骨九寸八分分之七,此众人骨之度也,所以立经脉之长短也。是故视其经脉之在于身也,其见浮而坚,其见明而大者,多血;细而沉者,多气也。

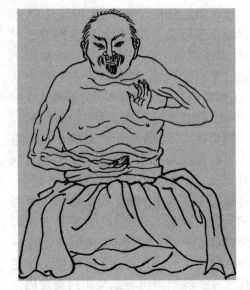

经脉的长度是以骨度为依据的。经脉在人体中,其浮于表面,坚实明显而粗大的多血,细小而隐于内的多气。

【难点注释】

①君子终折:终,极也。在此指发育完全成熟的成年人。折,在此指标准。指一般成年人标准。

②缺盆以下:指胸骨上窝正中,任脉的天突穴。

③𩩲𩨗(héyú):指蔽心骨,即胸骨剑突,又称鸠尾骨。

④天枢:穴名。属足阳明胃经。位于脐旁二寸。在此指两天枢穴之间的脐中央部位。

⑤横骨:即耻骨。

⑥项发:指项后发际正中处。

⑦膂骨:此处指大椎。

⑧奇分:奇,余数。奇分,指有余未尽的部分。

【白话精译】

黄帝问伯高道:《脉度》篇所说经脉的长短,是如何确定的呢?伯高说:应当先测量骨节的大小、宽狭、长短,从而就可以测定经脉的长度。

黄帝道:想听听关于一般人的骨度,成人以七尺五寸长计算,其骨节的大小、长短各是多少?伯高说:头颅大骨周围二尺六寸,胸围四尺五寸,腰围四尺二寸。

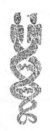

头发所覆盖的部位,颅至项为一尺二寸,前发际以下至颐长一尺,后发际至颐共二尺二寸,君子则折中各一尺一寸。喉结以下至缺盆中央长四寸,缺盆以下至剑骨突长九寸,如果超过九寸的是肺大,不满九寸的是肺小。剑骨突以下至天枢长八寸,超过八寸的是胃大,不满八寸的是胃小。天枢向下至耻骨长六寸半,超过六寸半的是回肠宽而长,不满六寸半的是回肠狭而短。耻骨横长为六寸丰,横骨的上缘向下至膝内辅骨的上缘长一尺八寸,内辅骨上缘向下至内辅骨下缘长三寸半,内辅骨下缘向下至内踝骨尖长一尺三寸,内踝骨尖至足底长三寸。膝腘窝向下至足跗两踝之周围所属长一尺六寸,跗骨向下至足底长三寸。以上这些骨的尺寸数字,粗大的会超过,细小的会不及。两侧头角向下至柱骨长一尺,肩骨行至腋中尽处长四寸,腋部向下至

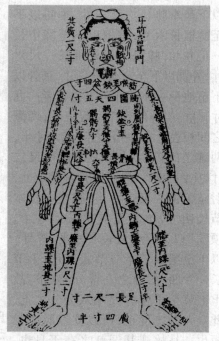

元代滑涛《十四经发挥》中的正人骨度图

软肋长一尺二寸,软肋向下至髀枢长六寸,髀枢向下至膝盖中央长一尺九寸,膝向下至外踝骨尖长一尺六寸,外踝骨尖向下至小趾侧后的京骨长三寸,京骨向下至足底长一寸。耳后当完骨部之间宽九寸,耳前当两耳门之间宽一尺三寸,两颧骨之间宽七寸,两乳之间宽九寸半,两髀之间宽六寸半。足长一尺二寸,宽四寸半。肩峰至肘关节长一尺七寸,肘至腕关节长一尺二寸半,腕至中指本节长四寸,中指本节至中指端长四寸半。项后发际向下至背骨第一节的大椎处长二寸半,大椎骨向下至尾骶骨共二十一节长三尺,上面的七节每节长一寸四分一厘,零数在下,所以上七布共长九寸八分七厘。以上所述是一般人骨的长度,根据这个标准,然后来确定经脉的长短。所以说经脉在人体中,其浮于表面,坚实明显而粗大的多血,细小而隐于内的多气。

【专家评鉴】

一、骨度的意义

通过骨度可以测知经脉的长短,为针灸循经取穴提供了依据,如经文中说:"先度其骨节之大小、广狭、长短,而脉定矣","此众人之骨度也,所以应经脉之长短也"。其意就是要知道经脉的长短,必须先度量出各骨节的大小、宽窄和长短,而后根据这个标准才能确定人体经脉的长短度数。又如经文:"缺盆以下至髑骬长九

寸,过则肺大,不满则肺小,髑骺以下至天枢长八寸,过则胃大,不及则胃小,天枢以下至横骨长六寸半,过则回肠广长,不及则狭短"。其意就是从缺盆中行到蔽心骨长九寸,若超过九寸的则肺脏就大,不满九寸的肺脏就小。从胸骨下端到天枢穴之间(脐中)长八寸,超过八寸的则大肠粗且长,不满的大肠细且短。在此更说明了古人通过常人骨度,而测知内脏发育情况,明确体表与内脏的关系,用以指导针灸施针操作,以避免刺中内脏,发生医疗事故,这在临床上是很有实用价值的。

二、以骨度为标准确定脉度

因为人的皮肉可肥瘦增减,而骨节的长度不可延缩,所以可用骨节的长度为标准,来确定经脉的长短。故曰:"先度其骨节之大小、广狭、长短,而脉度定矣。"

在测量脏腑大小、经脉长短时,应该确立一个中等的骨度。古人取身高七尺五寸作为一般人的长度标准,故称"众人之度,人长七尺五寸者。"

【临床应用】

一、关于经文中之古"度"

对经文中所述尺寸,折合今之尺寸如何,是个值得探讨的问题。首先《灵枢经》所用度制不知取于何时之制。从成书年代看,多数学者认为《灵枢》和《素问》一样,基本上是成书于战国时代,只是个别的篇卷,掺入了汉代的东西,因而它亦并不是成于某一人之手。那么经文中度制可能源于战国,但从秦统一度、量、衡来分析,战国时各国度量衡的标准是很不一致的,不一定尊周制,更何况还有取秦汉之度制的可能。此处因《灵枢》托言黄帝之书,是否会仿古制而采用黍尺(轩辕之度)呢?张介宾就认为经文中之尺即是黍尺,《类经图翼·黄钟生度》中说:"众人身度当以黍尺七尺五寸","纵黍之尺,黄帝尺也,宋尺也;横黍之尺,夏尺也;斜黍之尺,汉尺也。"其实根据《中国度量衡史》的历代尺度折算,他所说的"古之一尺,得今之八寸"所指古尺,即非宋尺又非汉尺。从临床实践看,即使得出准确数据,也没有太大的实用意义,关键是掌握骨骼、经脉在人身上的比例,故后人有"同身寸"之说,而无复考古。张介宾在解释骨度时说:"下文皆骨度篇古数,骨之大者则太过,小者则不及。此亦言其则耳。"正是强调其则,而不泥于数。

现将历代尺度有关部分附录于下:

周(公元前 1066～前 221 年)每尺合市尺 0.5973 尺

秦(公元前 221～前 206 年)每尺合市尺 0.8295 尺

西汉(公元前 206～公元 23 年)每尺合市尺 0.8295 尺

东汉(公元 25～220 年)每尺合市尺 0.6912 尺

宋(公元 960～1279 年)每尺合市尺 0.9216 尺

明(公元 1368～1644 年)每尺合市尺 0.9330 尺

二、《灵枢》骨度与《针灸学》骨度比较

其一，现在所用的骨度分寸表，是以《灵枢经》骨度分寸法为依据，进一步整理简化而成。

其二，虽然古代和现代用的尺度标准完全不一致，但是《灵枢》所记载的是正常人的骨度分寸法，相隔千年之久，和现在所用的折算基本一致，例如：前发际至后发际都是一尺二寸；歧骨至脐中均八寸，等等。

其三，《灵枢》所记载的骨度分寸，共用了37处作为取穴的标志，对照针灸学，只用了17处。说明了古代医家治学的态度是非常严肃的。以上具有真实性和可靠价值的记载，仍是今天针灸疗法中骨度分寸折量法，作为循经取穴和诊断治疗上的依据。

其四，从表中可以看出有些地方并不完全一致，历代针灸书籍也曾将个别部分做了一些修改，甚至对某些不十分适合取穴需要的分寸规定，亦省略不谈，或采用其他的定点方法来丰富它的内容，使古法的骨度更有实用价值了。

表 14-1　骨度分寸折量法古今对照表

分部	《灵枢》骨度分寸折量法			常用骨度分寸		
	起　　　止	尺度	度量法	起　　　止	尺度	度量法
头	发所覆者颅至项（前发际后发际）	一尺二寸	直寸	前发际至后发际	一尺二寸	直寸
	耳后当完骨者（耳后两侧乳突之间）	九寸	横寸	耳后两完骨（乳突）之间	九寸	横寸
	头之大骨围（头盖周围）	二尺六寸	横寸			
面	发以下至颐	一尺	直寸			
	两颧之间	七寸	横寸			
部	耳前当耳门者（耳前两侧外耳乳前缘之间）	一尺三寸	横寸			
	角以下至柱骨	一尺	直寸			
颈项部	项发以下至脊骨（即项后发际至大椎）	二寸五分	直寸	后发际至大椎	三寸	直寸
	结喉以下至缺盆中	四寸	直寸			
胸腹部	缺盆以下至髑骬（胸骨上切迹至剑突）	九寸	直寸	天突穴至歧骨（胸剑联合）	九寸	直寸
	髑骬以下至天枢（剑突至脐）	八寸	直寸	歧骨至脐中	八寸	直寸
	天枢以下至横骨	六寸五分	直寸	脐中至横骨上廉（耻骨联合口上缘）	五寸	直寸
	横骨长	六寸五分	横寸			
	两乳之间	九寸五分	横寸	两乳之间	八寸	横寸
	胸围	四尺五分	横寸			
背腰部	养脊骨以下至尾骶	三尺	直寸	大椎以下至尾骶	二十一椎	直寸
	腰围	四尺二寸	横寸			
侧腹胸部	腋以下至季胁	一尺二寸	直寸	腋以下至季胁	一尺二寸	直寸
	季胁以下至髀枢	六寸	直寸	季胁以下至髀枢	九寸	直寸

上肢部	肩至肘	一尺七寸 直寸	腋前纹头至肘横纹	九寸	直寸
	行腋中不见者(柱骨至腋横纹头)	四寸 直寸			
	肘至腕	一尺二寸五分 直寸	肘横纹至腕横纹	一尺二寸	直寸
	本节至其末	四寸五分 直寸			
	腕至中指本节	四寸 直寸			
下肢部	两髀之间	六寸五分 横寸			
	横骨上廉以下至内辅骨之上廉	一尺八寸 直寸	横骨上廉至内辅骨上廉	一尺八寸	直寸
	内辅骨之上廉以下至下廉	三寸五分 直寸			
	内辅骨下廉至内踝	一尺三寸 直寸	内辅骨下廉至内踝尖	一尺三寸	直寸
	内踝以下至地	三寸 直寸			
	膝腘以下至跗属	一尺六寸 直寸			
	跗属以下至地	三寸 直寸	外踝尖至足底	三寸	直寸
	髀枢以下至膝中	一尺九寸 直寸	髀枢至膝中	一尺九寸	直寸
	膝以下至外踝	一尺六寸 直寸	膝中至外踝尖	一尺六寸	直寸
	外踝以下至京骨	三寸 横寸			
	京骨以下至地	一寸 直寸			
	足长(足跖侧长)	一尺二寸 长度			
	足广(足跖侧宽)	四寸五分 横度			

五十营第十五

【要点解析】

一、以二十八脉和二十八宿相应的情况,说明人体营气循环往复,周流不息。

二、指出呼吸与脉搏的比例。

三、记述一昼夜营气运行的周次和脉行度数。

【内经原典】

黄帝曰:余愿闻五十营①奈何?岐伯答曰:天周二十八宿,宿三十六分,人气行一周②,千八分。日行二十八宿,人经脉上下、左右、前后二十八脉,周身十六丈二尺,以应二十八宿,漏水下百刻,以分昼夜。故人一呼,脉再动,气行三寸,一吸,脉亦再动,气行三寸,呼吸定息③,气行六寸。十息气行六尺,日行二分。二百七十息,气行十六丈二尺,气行交通于中④,一周于身,下水二刻,日行二十五分。五百四十息,气行再周于身,下水四刻,日行四十分。二千七百息,气行十周于身,下水二十刻,日行五宿二十分。一万三千五百息,气行五十营于身,水下百刻,日行二十八宿,漏水皆尽,脉终矣。所谓交通者,并行一数也,数五十营备,得尽天地之寿矣,凡行八百一十丈也。

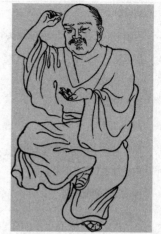

人的脉气如果能经常日夜运行五十周,就可使人健康无病,寿尽而终。
脉气在人体运行五十周的总长度是八百一十丈。

【难点注释】

①五十营:五十,指营气一昼夜中在人身周流二十八脉的周数。营,营运的意思。

②人气行一周:指经脉之气在一昼夜内运行五十周次。

③息:一呼一吸为一息。

④气行交通于中:经气在二十八脉中内外贯通运行。

【白话精译】

黄帝说:我想知道经脉之气在人体运行五十周的情况是怎样的?

岐伯回答说:周天有二十八宿,每宿的距离为三十六分;人体的经脉之气在一昼夜中运行五十周,合一千零八分。在一昼夜中太阳运行经历了二十八宿,而人体的经脉分布在上下、左右、前后,共二十八脉,脉气在全身运转 ·周共十六丈二尺,恰好与二十八宿相应。以铜壶漏水下注百刻为标准,来划分昼夜。所以人呼气一次,脉就跳动二次,气行三寸;吸气一次,脉也跳动二次,气也行三寸。一呼一吸为一息,脉气共行六寸。十息,脉气共行六尺。以二十七息,气行一丈二尺六寸计算,则太阳运行为二分。二百七十息,气行共十六丈二尺,气行交流贯通于经脉之中,在全身运转一周,此时漏水下注二刻,太阳运行二十分有零;五百四十息,脉气在全身运行两周,这时漏水下注四刻,太阳运行四十分有零;二千七百息,脉气在全身运行十周,此时漏水下注二十刻,太阳运行五宿二十分有零;一万三千五百息,脉气在全身运行五十周,漏水下注正好为一百刻,太阳运行二十八宿。漏水都滴尽时,经脉之气也正好走完五十周。所谓交流贯通,是指脉气在二十八脉通行一周的总数。人的脉气如果能经常日夜运行五十周,就可使人健康无病,寿尽而终。脉气在人体运行五十周的总长度是八百一十丈。

【专家评鉴】

经文从天人相应的观点出发,用比类取象的方法,以天体运转来说明营气在周

身的运行规律,又以脉气之行与呼吸的比率计算营气的运行速度。同时又提出营气正常运行的意义。分析如下:

一、天人相应的整体观点

经文从"日行二十八宿,入经脉上下、左右、前后二十八脉,周身十六丈二尺,以应二十八宿,漏水下百刻,以分昼夜。"认为人体经脉之行上合天星之度,下应漏水之刻数,这是古人对天体运行和人体营气运行长期观察中总结的经验,说明人体与自然界相应的整体观念。

二、营气运行

营气的运行是有一定规律的,经气从手太阴肺脉开始,沿着二十八脉,阴阳表里以次运行。当人呼吸二百七十息,营气运行十六丈二尺。在此时间内,天体运转二十分一厘六毫,漏水下二刻,正好营气循行人身一周,又回到手太阴肺脉。紧接着又开始了下周的运行。当呼吸一万三千五百息时,营循脉运行了五十周次,漏水下百刻,天体运行一个周天,即日行二十八宿,共"千八分",正合一个昼夜的时间,如是无已,与天地同纪,人体营气如果能够经常保持一昼夜运行五十周的话,身体可健康无病活到天赋之年。

三、五十营的计算方法

根据原文"天周二十八宿,宿三十六分……日行二十八宿,漏水皆尽,脉终矣。"列表如下:

表 15-1　五十营计算表

呼吸	一息	十息	二百七十息	五百四十息	二千七百息	一万三千五百息
气行	六寸	六尺	十六丈二尺	再周于身	十周于身	五十营于身
日行		二分（即七厘四毫米丝六忽强）	二十五分（即二十分一厘六毫）	四十分（即四十分三厘二毫）	五宿二十分（即五宿二十一分六厘）	千八分
漏水			二刻	四刻	十二刻	百刻

由于原文中"日行"之数不确,故参照《类经》之数

【临床应用】

一、关于日行分度的推算问题

本篇中,古人根据脉搏的至数和呼吸的息数而推算出来的经脉之气在人体中运行的情况。但原文所载的日行分数,其余零尾数,皆未详述。为了便于理解,现参考《灵枢经白话解》,将有关日行分度和漏水下注的计算问题分述如下:

其一,每宿的距离是三十六分,周天共二十八宿。36×28＝1008。所以日行周天二十八宿则为一千零八分。

其二,每昼夜,日行一千零八,气行五十周于身。1008÷50＝20.16。所以气行一周则为二十分一厘六毫;气行十周则为二百零一分六厘。因每宿是三十六分,201.6÷36＝5……余21.6,所以,也就是五宿二十一分六厘。余可类推。

其三,古代计时器铜壶滴漏,以一昼夜分为100刻,每刻60分,100刻共6000分。如以现代时计,每小时3600秒,24小时共86400秒。以此数去折算铜壶滴漏的每昼夜6000分,则86400÷6000＝14.4,即漏水下注一分,等于14.4秒。漏水下注一刻合现代时计:86400÷100＝864,即864秒,也就是14分24妙。气行一周为漏水下注2刻,14分24秒×2＝28分48秒。这就是气行一周所需要的时间。

其四,气行一周,计270息,行16丈2尺,需时2刻,合现代时计则为1728秒。1728÷270＝6.4,则每息所需要的时间为64秒。而我们现代人的实际呼吸频率为每分钟平均18次左右,折合每息则为60÷18≈3.33,即大约为3.33秒。至于文中所载每息脉搏搏动的至数与今人的实际情况无大出入。古人一呼脉再动,一吸脉亦再动,呼吸定息,闰以太息,为一息四至到五至,是为平脉。今人亦然。由此可见,今人的呼吸频率比古人要快近一倍。这个差距产生的原因,究竟是由于古人当时的呼吸本来就比今人深长呢?还是由于《内经》文字传抄有误呢? 这个问题有待进一步考证。不过,《难经·一难》也说:"人一呼脉行三寸,一吸脉行三寸,呼吸定息,脉行六寸。人一日一夜,凡一万三千五百息,脉行五十度,周于身。"与本篇所载一致。似可认为,古人当时的呼吸频率比今人要慢得多,这可能与两千多年以前人的体质发育状况同今人有差异有关,但也可能是古医者以"呼吸精气"练功调息时的呼吸频率做计算的,因练功调息时的呼吸频率是可以相当缓慢的。

二、关于"五十营"理论的来源问题

五十营的理论产生主要来源于实践,是古人对人体生理活动的长期观察、记录总结出来的,是人体中普遍存在的生理规律。其气的运行是在针刺时才显现出来的,犹如用血压计测量时才得血压数值一样。据本篇记载一昼夜气行的总长度为8100尺,依《中国度量衡史》所载周时一尺合今19.91厘米计算,则8100尺合计

161271 厘米,据此则知《五十营》的气行速度为 1.87 厘米/秒,与循经感传的速度基本吻合,如解放军 309 医院等测得循经感传速度是 1.36~19.06 厘米/秒,孟昭威等测得特经感传速度是 2.7~8.0 厘米/秒,可见"五十营"气行规律与循经感传一样是普遍存在人体中的生理现象。

营气第十六

【要点解析】

一、简述营气的来源和生成。

二、具体叙述了十四经脉的循行方向、次序和交接部位,构成"常营无已,终而复始"的整体循环。

【内经原典】

黄帝曰:营气之道,内①谷为宝。谷入于胃,乃传之肺,流溢于中,布散于外,精专②者行于经隧,常营无已,终而复始,是谓天地之纪。故气从太阴出,注手阳明,上行注足阳明,下行至跗上,注大指间,与太阴合,上行抵髀③。从脾注心中,循手少阴出腋下臂,注小指,合手太阳,上行乘腋出顺④内,注目内眦,上巅下项,合足太阳,循脊下尻,下行注小指之端,循足心注足少阴,上行注肾,从肾注心,外散于胸中。循心主脉出腋下臂,出两筋之间,入掌

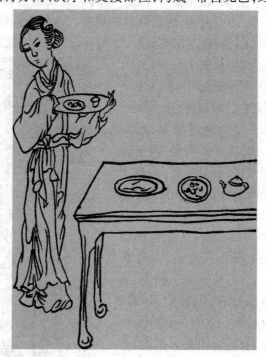

营气能运行全身,以纳入饮食为最宝贵。饮食入胃后,传输到肺,流溢于内营养脏腑,布散于外滋养形体。

中,出中指之端,还注小指次指之端,合手少阳,上行注膻中,散于三焦,从三焦注胆,出胁注足少阳,下行至跗上,复从跗注大指间,合足厥阴,上行至肝,从肝上注肺,上循喉咙,入颃颡⑤之窍,究于畜门⑥。其支别者,上额循巅下项中,循脊入骶,是督脉也,络阴器,上过毛中,入脐中,上循腹里,入缺盆,下注肺中,复出太阴。此营气之所行也,逆顺之常也。

【难点注释】

①内:同"纳"。受纳的意思。

②精专:精纯的意思。指水谷精微中最精华的营养物质。

③髀:《甲乙经》卷一第十、《太素》卷十二均作"脾"。可从。

④頔:(zhuō):指目下,颧骨内侧的部位。

⑤颃颡:指上腭与鼻相通的孔窍处。

⑥究于畜门:究,终尽。畜,同臭。畜门,即鼻孔。即终于鼻孔。

【白话精译】

黄帝说:营气能运行全身,以纳入饮食为最宝贵。饮食入胃后,传输到肺,流溢于内营养脏腑,布散于外滋养形体。其中最精纯的部分,则行于脉道之中,经常营运不息,终而复始,这是自然的规律。营气的运行是从手太阴经脉出,注于手阳明经脉,上行传注足阳明经脉,下行达足跗,传注足大趾间,与足太阴经脉会合。上行股内入腹,从脾上传注心中,沿手少阴经脉,出腋窝,下臂,至手小指,会合于手太阳经脉。上行经过腋部,出眼下眶内,注于眼内角,再上行头顶中央,下走项后,与足太阳经脉会合。沿脊柱下行于尾骶部,再下行注于足小趾尖,斜入足心,注于足少阴经脉。上行注入肾脏,由肾转注心脏,向外布散于胸中,沿手厥阴经脉,出腋窝,下臂,经腕后两筋之间,入掌中,出中指尖,回出注无名指尖,合手少阳经脉。上行于两乳之间,膈膜之上,散布于三焦,从三焦注胆,出胁肋,注足少阳经脉。下行至足背,复从足背注足大趾,合足厥阴经脉。上行至肝脏,从肝脏上

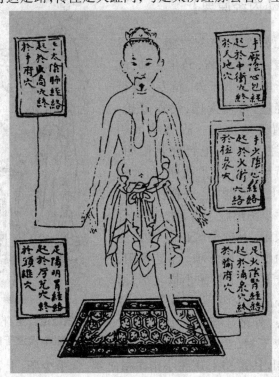

明抄本《普济方》中的铜人正图,图中标注了人体的经脉及穴

注于肺脏，再上沿喉咙，入上颚之窍，深入于鼻内通脑之处。别行的分支，由额沿头顶，下项后中线，沿脊柱入骶内，这是督脉；再由此环绕阴器，从阴毛中部上行，过脐中，上沿腹内，入缺盆，下注肺脏，复出手太阴经脉。这就是营气运行的途径，无论上行下行，都循此常道而不变。

【专家评鉴】

本篇主要论述了人体的营气是如何生成的，并详细阐明了营气生成后在经脉中的运行规律。

一、营气的生成

"营气之道，内谷为宝"，"精专者行于经隧"，这短短的两句话，不仅说明了营气来源于水谷，由脾胃水谷精微所化生。而且还说明了营气是水谷精微中最精纯柔和的部分，最富有营养的部分。所以营气不像悍浊的卫气那样，只行于脉外，它是运行于经隧之中，化生血液，内养五脏六腑，外濡皮毛筋骨。这也就是经文所说的"流溢于中，布散于外"。经文的这些观点，在《灵枢》的《营卫生会》《邪客》以及《素问·痹论》中都有所论述，可见《内经》的作者对营气的生成、特性及作用的认识是统一的。关于营气生成的详细过程，可参看《素问·经脉别论》和《灵枢·营卫生会》等篇，以加深理解。

二、营气的运行

营气的特性既然是精专柔顺，所以它的循行也就有严格的规律性。这种规律性主要体现在以下两个方面：

（一）循十四经常道运行，如环无端

营出中焦，注手太阴肺经，然后沿十四经常道，运行全身。在到达足厥阴肝经之后，一部分营气通过经脉之别，贯膈注肺中。另一部分继续沿肝经循喉咙之后，上入颃颡，于督脉交会于巅顶，再经督脉、任脉复注肺中。马莳在解释"上循喉咙"句时说："复经肺经上循喉咙"。结合《灵枢·经脉》篇十二经脉原文来分析，不难辨认其非。关于营气循行经路，可用以下简图示意：

（二）一昼夜五十周身，终而复始

关于这个规律，本篇经文虽然没有直接阐述（详见《灵枢·五十营》）。但是，透过对"常营无已，终而复始，是谓天地之纪"这句原文的分析，我们可以间接看出《内经》作者包含有这层意思。

所谓"天地之纪"，可以说营气的运行，就如同日月星辰的运行一样，没有停止的时候。也可以说营气的运行与天同度。滑伯仁在《十四经发挥》中说：营气常以平旦之寅时为纪，由中焦而始注手太阴以次流行也……与天同度者，言一昼夜漏下百刻之内,人身之经脉流行,无有穷止,与天地同一运行也。盖天以三百六十五又四分之一度为一周天而终一昼夜。人之荣卫则以五十度周于身,气行一万三千五百息,脉行八百一十丈而终一昼夜,适当明日之寅时而复会于手太阴。是与天同度,终而复始也。"

营气循行路线图

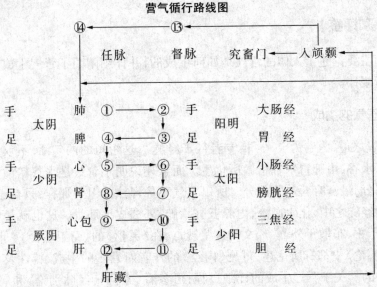

【临床应用】

一、营气的功能

营气在人体生命活动过程中,具有特殊的重要功能。《素问·痹论》说:"营者,水谷之精气也,和调于五藏,洒陈于六府,乃能入于脉也,故循脉上下,贯五藏络六府也。"精辟地阐明了营气的内养五脏六腑,外濡皮毛筋骨的生理作用。只有血脉调和,营卫通利,人体的脏腑活动才能维持正常,全身的肌肉、筋骨、关节才能健壮有力,活动自如。营之与血可分而不可离,《灵枢·邪客》说:"营气者,泌其津液,注之于脉,化以为血,以荣四末,内注五藏六府"说明,营可化血,血中有营,营血俱行脉中,以行濡养全身的功能。故营气衰则血必不足,血虚者,营必受损。营和血无论在生化过程、循行规律、生理功能、病理变化诸方面,都有着休戚与共、如影随形的密切关系,所以,通常将营血并称,但是,营和血还是有一定区别的,可概括为:血言营之体,营言血之用。

营气的特性精专柔顺,故循行有严格的规律性。营气出于中焦,注手太阴肺经,循十四经常道,运行于全身,一昼夜共行五十周,终而复始,如环无端。

二、营气与卫气的关系

营气和卫气同源异流,关系非常密切。故《灵枢·营卫生会》说:"人受气于谷,谷入于胃,以传于肺,五藏六府皆以受气,其清者为营,浊者为卫。"由此可知,营卫都是水谷精微所化,但由于二者特性有别,故在人体中的生理作用也不相同。《素问·痹论》说:"卫者,水谷之悍气也,其气慓疾滑利,不能入于脉也,故循皮肤之中,分肉之间,熏于肓膜,散于胸腹。"卫主气,营主血,卫属阳而营属阴,"卫"有捍卫于外的保卫作用,"营"有充养于内的营养功能。一般来说,"营卫"主要体现在功能方面,"气血"主要体现在物质基础方面,即在人体的生理活动过程中,通过气血的运行,发挥营卫的作用。这些阴阳、内外、物质、功能等对偶概念,提示了营卫气血之间的相互依存的关系。故《难经·三十难》说:"……荣行脉中,卫行脉外,营周不息,五十度而复大会,阴阳相贯,如环无端,故知营卫相随也。"

脉度第十七

【要点解析】

一、记述了二十八脉的长度,总计为十六丈二尺。
二、说明了经与络的区别。
三、具体说明五脏和七窍在生理上的联系。
四、概括说明邪气侵入阳经和阴经后的不同病理变化。
五、从跷脉的起止、循行,说明其和眼睛与睡眠的关系。

【内经原典】

黄帝曰:愿闻脉度。岐伯答曰:手之六阳,从手至头,长五尺,五六三丈。手之六阴,从手至胸中,三尺五寸,三六一丈八尺,五六三尺,合二丈一尺。足之六阳,从足上至头,八尺,六八四丈八尺。足之六阴从足至胸中,六尺五寸,六六三丈六尺,五六三尺,合三丈九尺。跷脉从足至目,七尺五寸,二七一丈四尺,二五一尺,合一丈五尺。督脉任脉各四尺五寸,二四八尺,二五一尺,合九尺。凡都合一十六丈二尺,此气之大经隧也。经脉为里,支而横者为络,络之别者为孙,盛而血者疾诛之[①],盛者泻之,虚者饮药以补之。

五藏常内阅[②]于上七窍也,故肺气通于鼻,肺和则鼻能知臭香矣;心气通于舌,心和则舌能知五味矣;肝气通于目,肝和则目能辨五色矣;脾气通于口,脾和则口能知五谷矣;肾气通于耳,肾和则耳能闻五音矣。五藏不和则七窍不通,六府不和则留为痈。故邪在府则阳脉不和,阳脉不和则气留之,气留之则阳气盛矣。阳气太盛则阴脉不利,阴脉不利则血留之,血留之则阴气盛矣。阴气太盛,则阳气弗能荣也,故曰关;阳气太盛,则阳气不能荣也,故曰格。阴阳俱盛,不得相荣,故曰关格。关格者,不得尽期而死也。

黄帝曰:跷脉安起安止?何气荣水③?岐伯答曰:跷脉者,少阴之别,起于然骨之后,上内踝之上,直上循阴股入阴,上循胸里入缺盆,上出人迎之前,入顺属目内眦,合于太阳、阳跷而上行,气并相还则为濡目④,气不荣则目不合。黄帝曰:气独行五藏,不荣六府,何也?岐伯答曰:气之不得无行也,如水之流,如日月之行不休。故阴脉荣其藏,阳脉荣其府,如环之无端,莫知其纪,终而复始。其流溢之气,内溉藏府,外濡腠理。黄帝曰:跷脉有阴阳,何脉当其数⑤?岐伯答曰:男子数其阳,女子数其阴,当数者为经,其不当数者为络也。

【难点注释】

①盛而血者疾诛之:孙络血盛的,应当马上放血。

②阅:经历,通达。

③荣水:《甲乙经》卷二第二作"荣也"。可从。

④濡目:张志聪注:"阴跷阳跷之气相并,经脉外内之气交相往还,则为濡目。"濡,润泽的意思。

⑤当其数:指计算在经脉总长度十六丈二尺之内的,即男子数两阳跷脉,女子数两阴跷脉。

【白话精译】

黄帝说:我还想知道经脉的长度。

岐伯回答说:手的左右六条阳经,由手到头,每条经脉长五尺,五六合三丈,手的左右六条阴经,由手到胸,每条经脉长三尺五寸,三六合一丈八尺,五六为三尺,共合二丈一尺。足的左右六条阳经,由足到头,每条经脉长八尺,六八合四丈八尺。足的左右六条阴经,由足到胸,每条经脉长六尺五寸,六六合三丈六尺,五六合三尺,共计三丈九尺。左右跷脉,由足到目,每条长七尺五寸,二七合一丈四尺,二五为一尺,共计一丈五尺。督脉、任脉各长四尺五寸,二四合八尺,二五为一尺,二条经脉共长九尺。以上各经总长共为一十六丈二尺,这就是脉气循行的大的经脉通道。经脉在体内,由经脉分出而横行的支脉为络脉,由络脉分出的分支为孙络。如孙络满盛而有瘀血,就应该立即除去瘀血。经络中邪气盛的,可以用泻下法,正气虚的就应服药进行补益。

五脏的精气,由体内显露于面部七窍。肺气与鼻相通,肺气调和,鼻就能辨别香臭;心气与舌相通,心气调和,舌就能辨别五味;肝气与目相通,肝气调和,目就能

辨五色;脾气与口相通,脾气调
和,口就能辨别五谷的味道;肾
气外通于耳,肾气调和,耳就能辨别
五音。如果五脏失调,就会导致
七窍滞涩,六腑不和,则会导致邪
气留积,气血郁阻,发为痈疡。所
以六腑受邪,属阳的经脉就会失
调,以致气留滞,使阳气偏盛。而
阳气偏盛,就会使属阴的经脉失
调,引起血留滞,使阴气偏盛。如
果阴气太盛,就会阻碍阳气运行,
这叫关;阳气太盛,就会阻止阴气
的运行,这叫做作格。如果阴阳
之气都偏盛,使阴阳不能相互营
运调和,就称为关格。出现关格
后,人就会早亡。

　　黄帝说:跷脉的起止之处在
哪里呢? 又是哪一条经的经气使
它像流水一样地营运呢? 岐伯回

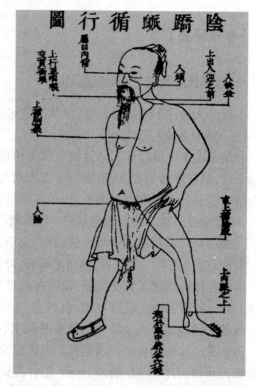

清代吴谦等人《刺灸心法要诀》中的阴跷脉循行图

答说:阴跷脉是足少阴肾经的支脉,起于然骨后的照海穴,上行至内踝上,再沿大腿
内侧,进入阴器,并沿着腹部向上,经胸内,进入缺盆,然后向上出于人迎的前面,进
入颧部,连于眼内角,与足太阳经、阳跷脉相合而上行,阴跷、阳跷的脉气并行回还
而濡润眼目。如果脉气衰竭,那么眼睛就不能闭合。

　　黄帝说:阴脉之气,独行于五脏,而没有营运到六腑,这是为什么呢? 岐伯回答
说:脉气的营运不会停息,如流动的水,又如运行的日月,永无止时。所以阴脉营运
五脏的精气,阳脉营运六腑的精气,就像圆环一样没有尾端,也无从知道它的起点,
因其总是周而复始地循环着。流溢的脉气,在内灌溉五脏六腑,在外濡润肌表皮
肤。

　　黄帝说:跷脉有阴阳之分,究竟哪一条的长度与前面所说的一丈五尺的数值相
等呢? 岐伯说:男子计算的是阳跷脉的长度,女子计算的是阴跷脉的长度。要计算
长度的跷脉为经,不计算长度的跷脉为络。

【专家评鉴】

一、经脉长度及其与络脉的区别

本篇经文论述了经脉的长度、经脉与络脉的区别和经络的作用,其内容如下:

(一)经络系统与脉度

经络系统主要由经脉和络脉两大部分组成。经有径路的意思,指纵行深伏于里的干线;络有网络的含义,指横行于浅表的分支。故本篇说:"经脉为里,支而横者为络。"经脉分正经和奇经两类,正经即手足三阴三阳经脉,合称十二经脉。奇经有八,统称奇经八脉。络脉也有别络、浮络、孙络之别。其他尚有十二经筋,十二经别,十二皮部等,共同组成一个沟通表里、上下,联系脏腑器官的独特系统。故《灵枢·海论》说:"夫十二经脉者,内属于藏府,外络于肢节。"

本篇具体地论述了脉度问题,说明古人对经络的研究已经较深入、细致。所谓脉度,乃指经脉的长度,经脉之中,也规定二十八脉为脉度的计算范围。并在分别叙述各条经脉的起止点及各自的脉度基础上,得出二十八脉的总长度为十六丈二尺。为全身经脉的总长度。这是我国古代医家研究人体解剖所记载经脉长度的原始数据,为研究人体生理、病理、诊断、治疗提供了依据(见表17-1)。

表17-1　二十八脉脉度表

经		脉	循行部位及起止点	各自的脉度	合计脉度
脉度	正经 手三阳经	手少阳三焦经 手阳明大肠经 手太阳小肠经	从手循臂外侧至头部	五尺	三丈
	手三阴经	手少阴心经 手太阴肺经 手厥阴心包经	从手循臂内侧至胸中	三尺五寸	二丈一尺
	足三阳经	足少阳胆经 足阳明胃经 足太阳膀胱经	从足循身体外侧至头部	八尺	四丈八尺
	足三阴经	足少阴肾经 足太阴脾经 足厥阴肝经	从足循身体内侧至胸中	六尺五寸	三丈九尺
	奇经	督、任二脉	循行于背腹正中线	四尺五寸	九尺
		阴、阳跷脉	由足至目(当数者两条)	七尺五寸	一丈五尺
总计 二十八脉					十六丈二尺

(二)经脉与络脉的区别

经脉与络脉,均属经络系统的重要组成部分,只是形态大小、干支、分布深浅、伏浮的不同,"经脉为里,支而横者为络"。阐明经脉是经络系统的纵行干线,伏行深在,络脉是经脉的分支,纵横交错,网络全身。经脉与络脉,总称为经络。

二、经气营运全身的生理病理

(一)营运脏腑,交通表里

经文提出:"五藏常内阅于上七窍出,故肺气通于鼻,肺和则鼻能知臭香矣……肾气通于耳,肾和耳能闻五音矣。"阐明了经气能够营运脏腑,交通表里,把脏腑与体表各部联成一个完整的统一体。经文用"五脏"与"七窍"的关系来说明经脉的营运不已,七窍才能发挥正常的功能。如果五脏有疾,可反应于七窍,从七窍的病理变化来诊察五脏之疾。五脏与七窍的关系列表如下:

表17-2 五脏与七窍的关系

五脏与七窍		经脉联系	生理效应
五脏常内阅于上七窍	肺——鼻	肺经的表经大肠经止于鼻旁迎香	肺和鼻知香臭
	心——舌	手少阴心经之别系舌本	心和舌知五味
	肝——目	肝经上入颃颡,连系目系	肝和目辨五色
	脾——口	脾经的表经胃经入齿中,还出环唇	脾和口知五谷
	肾——耳	肾经的表经膀胱经支脉从巅至耳上角	肾和耳闻五音

(二)脏腑不和,营运失常

"五藏不和则七窍不通……不得近期而死也",说明了脏腑不和,营运失常,阴阳阻格的经脉的病理变化过程。由于经脉的沟通作用,病理上常常相互影响。脏腑病变,可通过经脉反映到体表,"五藏不和,则七窍不通",说明五脏功能失调,不能正常发挥"内阅于上七窍"的作用,反映在外部,则表现为"七窍不通",即五官七窍功能低下或发生异常变化。六腑以通为用,如果气机不利,功能失调,营运不利,郁滞于分肉腠理,化腐为脓,发为痈肿,"六府不和,则留为痈。"

由于阴阳的偏盛,导致营运障碍,发为"关""格",甚则发展为阴阳俱盛,表里隔离,不能相互营运,而发为"关格"。这就进一步说明了"藏府不和,营运失常",导致发病的道理。

(三)跷脉的循行及其功能

跷脉左右成对,阴阳跷均起于足跟(然骨之后),其循行路径,本篇只叙述阴跷脉经起于内踝,沿下肢内侧后方上行,经前阴,上沿腹胸进入缺盆,出结喉旁,上行至目内眦,与阳跷会合。

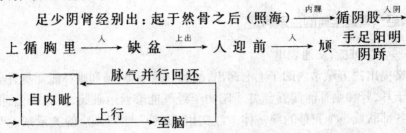

阳跷脉的循行,《难经·二十八难》"阳跷脉者,起于跟中,循外踝上行,入风池。"

跷脉的主要功能有三个方面:

1.濡眼目,司开合:跷脉经气盛衰,与眼睑的开合有关,能"濡目",主眼睑开合。另一意义又是与人体睡眠有关。本文说:"气并相还则为濡目,气不荣则目不合。"《灵枢·寒热病》篇,提出阴阳跷协调作用主司人体睡眠:"是太阳有通项入于脑者……在项中两筋间,入脑乃别。阴跷、阳跷、阴阳相交,阳入阴,阴出阳,交于目锐(内)眦,阳气盛则瞋目,阴气盛则瞑目"。阴跷主合,其盛嗜睡;阳跷主开,其盛失眠。临床凡与眼睑开合有关的疾患,以及失眠或嗜睡患者,均可考虑取跷脉治疗。

2.主运动,步矫健:跷脉功能与下肢运动有关。《难经·二十九难》指出"阴跷为病,阳缓而阴急;阳跷为病,阴缓而阳急。"临床出现惊痫,神经麻痹,瘫痪等下肢屈肌紧张足内翻,所谓"阳缓而阴急",治取阴跷。相反如果下肢伸肌紧张足外翻,所谓"阴缓而阳急",治取阳跷。可做参考。

3.荣脏腑,行营卫:跷脉具备"阴脉荣其藏,阳脉荣其府,如环之无端,莫知其纪,终而复始"的功能。

跷脉的脉气,接于足少阴,行于内与脏腑联系。又在目内眦与手足太阳,阳明相会,入脑,与髓海联系,有内外交通的作用。营气由下向上行,卫气由目内眦向下传布,而阴阳跷又有分别:

内溉脏腑 { 阴跷——和诸阴脉一起"荣其脏" }
外濡腠理 { 阳跷——和诸阳脉一起"荣其腑" } 如环无端终而复始

(四)跷有阴阳,何当其数

本篇围绕跷脉的阴阳当数提出"男子数其阳,女子数其阴",因为男子以阳跷为经,阴跷为络;女子以阴跷为经,阳跷为络。所以男子以阳跷计数,女子以阴跷计数。以补充说明在第一节中经脉长度跷脉仅计左右各一条度数的缘由。

【临床应用】

一、脉的长度如何测知的问题

根据《内经》时期医学发展及其所记载的资料分析,经脉的长度测定数据,是建立在骨度基础上的。《灵枢·骨度》:"先度其骨节之大小、广狭、长短,而脉度定矣。"因为骨骼尺度的可靠程度要比软组织高。经脉长度的测量,又是建立在当时大体解剖的基础上的。《灵枢·经水》:"若夫八尺之士,皮肉在此,外可度量切循而得之,其死可解剖而视之,其藏之坚脆,府之大小,谷之多少,脉之长短,血之清浊,气之多少……皆有大数。"脉度数据的产生,便是建立在这样一种解剖基础之上的。

二、关于"此气之大经隧也"

本篇所测量的二十八脉,是人体经气的感传线而不是指血管。"手之六阳,从手至头","手之六阴,从手至胸中","足之六阳,从足上至头","足之六阴,从足之胸中"。这和"手之三阴从藏走手……足之三阴从足走腹"(《灵枢·逆顺肥瘦》)是相一致而略有不同的。后者是从向心进展到十二经循环。这里所描述的不是血管而是人体经气感传的途径。《内经》时期的医学家,对人体经气感传线不仅做了定性的观察,而且作了定量的测定,测出十二经脉、跷脉(以性别当数)、任督二脉的总长度为十六丈二尺。其结论是"此气之大经隧也"。这里所说的"气"应理解为经气的感传,"大经隧"理解为感传线即感传途径。经脉的感传是人体的生理反应,而其感传线也应有其形态存在。

三、关于二十八脉长十六丈三尺计数问题

本篇分述经脉的长度,其中包括手足三阴三阳十二经脉,左右共二十四脉,跷脉左右各一条,任、督二脉,合计二十八脉,总长为十六丈二尺,化为一百六十二尺,其单数为八十一尺,恰合九九制会。若是以这种计算法,产生这一数据,未免过于机械了。

营卫生会第十八

【要点解析】

一、指出了营卫来源于饮食,生成于脾胃,上输于肺脏,传之五脏六腑,发挥营养全身的作用。

二、营卫循行的径路是:营在脉中,卫在脉外。

三、说明营卫运行的周次是昼夜各二十五度,合为五十度;会合于手太阴。

四、概述了营卫与三焦的关系以及营卫与气血的关系。

【内经原典】

黄帝问于岐伯曰：人焉受气？阴阳焉会？何气为营？何气为卫？营安从生？卫于焉会？老壮不同气，阴阳异位，愿闻其会。岐伯答曰：人受气于谷，谷入于胃，以传与肺，五藏六府，皆以受气，其清者为营，浊者为卫，营在脉中，卫在脉外，营周不休，五十而复大会。阴阳相贯①，如环无端。卫气行于阴二十五度，行于阳二十五度，分为昼夜，故气至阳而起，至阴而止。故曰：日中而阳陇②为重阳，夜半而阴陇为重阴。故太阴主内，太阳主外，各行二十五度，分为昼夜。夜半为阴陇，夜半后而为阴衰，平旦阴尽而阳受气矣。日中为阳陇，日西而阳衰，日入阳尽而阴受气矣。夜半而大会，万民皆卧，命曰合阴，平旦阴尽而阳受气，如是无已，与天地同纪。

黄帝曰：老人之不夜瞑③者，何气使然？少壮之人不昼瞑者，何气使然？岐伯答曰：壮者之气血盛，其肌肉滑，气道通，荣卫之行，不失其常，故昼精而夜瞑。老者之气血衰，其肌肉枯，气道涩④，五藏之气相搏⑤，其营气衰少而卫气内伐⑥，故昼不精，夜不瞑。

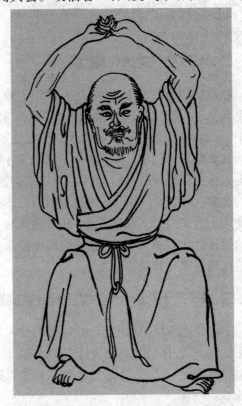

营气运行于经脉之内，卫气运行于经脉之外，周流不息，各行五十周次而后大会，阴分和阳分互相贯通，终而复始，如圆环之无端始。

黄帝曰：愿闻营卫之所行，皆何道从来？岐伯答曰：营出于中焦，卫出于下焦⑦。黄帝曰：愿闻三焦之所出。岐伯答曰：上焦出于胃上口，并咽以上贯膈而布胸中，走腋，循太阴之分而行，还至阳明，上至舌，下足阳明，常与营俱行于阳二十五度，行于阴亦二十五度一周也，故五十度而复大会于手太阴矣。黄帝曰：人有热，饮食下胃，其气未定，汗则出，或出于面，或出于背，或出于半身，其不循卫气之道而出何也？岐伯曰：此外伤于风，内开腠理，毛蒸理泄，卫气走之，故不得循其道，此气慓悍滑疾，见开而出，故不得从其道，故命曰漏泄。

黄帝曰：愿闻中焦之所出。岐伯答曰：中焦亦并胃中，出上焦之后，此所受气者,泌⑧糟粕,蒸津液,化其精微,上注于肺脉,乃化而为血,以奉生身,莫贵于此,故独得行于经隧,命曰营气。黄帝曰:夫血之与气,异名同类,何谓也? 岐伯答曰:营卫者精气也,血者神气也,故血之与气,异名同类焉。故夺血者无汗,夺汗者无血,故人生有两死而无两生。

黄帝曰:愿闻下焦之所出。岐伯答曰:下焦者,别回肠,注于膀胱而渗入焉。故水谷者,常并居于胃中,成糟粕,而俱下于大肠,而成下焦,渗而俱下,济泌别汁⑨,循下焦而渗入膀胱焉。黄帝曰:人饮酒,酒亦入胃,谷未熟而小便独先下何也? 岐伯答曰:酒者熟谷之液也,其气悍以清,故后谷而人,先谷而液出焉。黄帝曰:善。余闻上焦如雾,中焦如沤,下焦如渎,此之谓也。

【难点注释】

①阴阳相贯:阴经阳经相互贯通。

②阳陇:陇通隆,隆盛之义。阳气陇起,形容阳气旺盛。

③瞑:此处指睡眠。

④气道涩:营卫之气运行涩滞不畅。

⑤相搏:相互搏结。

⑥内伐:向内扰。

⑦卫出于下焦:有一说认为"下"应为"上"字。

⑧泌:过滤。

⑨济泌别汁:经过滤分开清浊,清者渗入膀胱,浊者归于大肠。

【白话精译】

黄帝问岐伯说:人体的精气受自何处? 阴阳之气是怎样交会的? 什么气叫"营"? 什么气叫"卫"? 营是怎样生成的? 卫是怎样和营相会的? 老年人与壮年人气的盛衰不同,日夜气行的位置各异,请你讲讲交会的情况。岐伯答道:人体精气来源于饮食物,饮食入胃,经过消化,再经脾吸收其精微之气,然后向上传注到肺,从而五脏六腑都能得到精微之气的供养。这些精气中,精粹的部分叫"营",慓悍的部分叫"卫",营气运行于经脉之内,卫气运行于经脉之外,周流不息,各行五十周次而后大会,阴分和阳分互相贯通,终而复始,如圆环之无端始。卫气运行于阴分二十五周次,运行于阳分二十五周次,这是以白天和黑夜来划分的,所以气行到阳分为起始,行到阴分为终止。因此,当中午阳气隆盛时叫作"重阳",到半夜阴气隆盛时叫作"重阴"。太阴主管人体内部,太阳主管人体外表,营卫在其中各运行二十五周次,都以昼夜来划分。半夜是阴分之气最隆盛的时候,自半夜以后,行于阴分之气就逐渐衰减,到早晨时,则行于阴分之气已尽,而阳分开始受气。中午是阳分之气最隆盛的时候,从日西斜,行于阳分之气就逐渐衰减,到日落时,则行于阳分之气已尽,而阴分开始受气。并且在半夜的时候,阴阳之气相会合,此时人们均已入睡,称为"合阴"。到早晨则行于阴分之气已尽,而阳分开始受气。如此循环不息,和自然界昼夜阴阳的变化规律相一致。

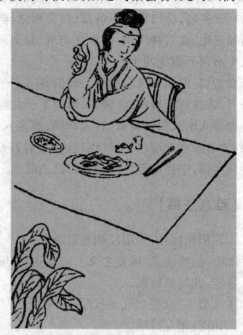

黄帝说:老年人往往夜间不易熟睡,是什么气使他们这样的? 壮年人在白天往往不想睡,这又是什么气使他们这样的? 岐伯答道:壮年人的气血旺盛,肌肉滑利,气道畅通,营卫的运行都很正常,所以白天的精神饱满,而晚上睡得很熟。老年人的气血衰少,肌肉枯瘦,气道滞涩,五脏之气耗损,营气衰少,卫气内伐于阴,所以白天精神不振,晚上也就不能熟睡了。

黄帝说:请教关于营气与卫气的运行,是从什么道路来的? 岐伯答道:营气出于中焦,卫气出于下(上)焦。

黄帝说:请教三焦之气的出发处。岐伯说:上焦出自胃的上口贲门,与食道并行向上至咽喉,贯穿于膈膜而分布于胸中,再横走至腋下,沿着手太阴经的路线循行,回复至手阳明,向上到舌,下循足阳明胃经,卫气与营气同样运行于阳分二十五周次,运行于阴分二十五周次,这就是昼夜一周,所以卫气五十周次行遍全身,再与营气大会于手太阴肺经。

黄帝说:人吃了热的饮食入胃,还没有化成精微的时候,就已出汗,有出于面部的,有出于背部的,有出于半身的,不循卫气通常的运行道路而出,这是什么缘故呢? 岐伯说:这是由于外表受了风邪的侵袭,腠理开发,毛窍疏泄,卫气趋向体表,就不能循常道而行,这是因为卫气的本性是漂悍滑疾的,见到何处疏张开来,就由此道而出行,所以不一定循行于脉道,这种出汗过多的情况,名叫"漏泄"。

黄帝说:请你再谈谈中焦的出处。岐伯答道:中焦的部位与胃相并列,在上焦之后,它的功能是吸收精气,通过泌去糟粕、蒸腾津液,而化成精微,然后向上传注于肺脉,再化为血液,奉养周身,这是人体内最宝贵的物质,所以能够独行于经脉之内,称为"营气"。

黄帝说:血与气,名虽不同而实是同类的物质,如何来理解呢? 岐伯答道:营和卫,都属于精气;而血是精气所化生的更高贵的物质,因此叫"神气"。所以说血与气名虽不同,而实质上是同类的物质。凡失血过多的人,其汗也少;出汗过多的人,其血亦少。所以说人体夺血或夺汗均可死亡,而血与汗缺一则不能生存。

黄帝说:请教关于下焦的出处。岐伯答道:下焦分别清浊,糟粕从回肠而下行,水液注于膀胱而渗入其中。所以说,水谷同在脾胃之中,经过消化吸收以后,糟粕传入大肠;水液渗入膀胱,这就是下焦的主要功能。总的来看,是经过分别清浊之后,循下焦而渗入于膀胱的。

黄帝说:人饮的酒也是入胃的,为什么五谷尚未消化,而小便独先下行呢? 岐伯答道:由于酒是谷类已经蒸熟酿成的液体,其性,慓悍而质清稀,因此,酒液虽在五谷之后入胃,但经过脾胃的迅速吸收,多余的水分反在五谷腐熟之前排出于体外。

黄帝说:很对。我听说上焦的作用能输布精气,像雾露蒸腾一样;中焦的作用主腐熟运水化谷,像沤渍东西一样,下焦的作用主排泄废料,像沟渠一样。就是这样的道理吧!

【专家评鉴】

一、营卫的生成、运行与交会

本篇原文重点论述了营卫的生成来源、运行与交会的总的规律,还提示出营卫的功能及区别。现以本篇原文为主,结合《内经》其他篇章有关营卫的论述,分析如下:

（一）营卫的生成

"人受气于谷……皆以受气。"这段原文指出了营卫生成的重要来源是纳入胃中的水谷。水谷经脾运化成精微物质,并由脾上输到肺,再通过肺主气、司呼吸、宣发肃降、朝百脉等作用,而化生营卫之气并由此布送全身,而营养五脏六腑。这就回答了"营（卫）安从生"的问题。《素问·痹论》:"营者,水谷之精气也;卫者,水谷之悍气也。"《灵枢·营气》:"营卫之道,纳谷为宝。"《灵枢·五味》:"谷气津液已行,营卫大通。"这些原文也都说明了营卫的来源。俱由水谷精气所生。如下所示:

$$\text{谷人于口} \longrightarrow \text{胃（脾）} \xrightarrow{\text{传之于}} \text{肺} \begin{cases} \text{卫气} \\ \text{营气} \end{cases} \text{"五藏六府皆以受气"}$$

（二）营卫的特征

"清者为营,浊者为卫,营在脉中,卫在脉外"。这是对黄帝提问"何气为营,何气为卫"的回答。唐容川解释说:"清浊以刚柔言,阴气柔和为清,阳气刚悍为浊"。营气清故称为水谷之精气,性能柔而和顺,行于脉内;卫气浊,其性刚悍滑疾,行于脉外,故称水谷之悍气。此处清、浊不是指质地清稀和粘稠。如下所示:

$$\text{性能} \begin{cases} \text{清:营气} \longrightarrow \text{水谷之精气,柔润脏腑} \longrightarrow \text{属阴} \longrightarrow \text{行脉中} \\ \text{浊:卫气} \longrightarrow \text{水谷之悍气,刚悍卫表} \longrightarrow \text{属阳} \longrightarrow \text{走脉外} \end{cases}$$

（三）营卫的运行

1.营气的运行:本文从总的方面指出"营在脉中",及其昼夜运行五十周次以外,未说明其具体循行情况。据《灵枢·营气》记载,营气"行于经隧,常营无已,终而复始",就是说营气行于经脉之中,周而复始。其循行路线,主要是按十二经脉的循行贯注次序进行,始于手太阴,终于手太阴,可是还有别行路线,即循督任二脉,最后也注肺中而出手太阴经。如下图所示:(见图18-1)

有关营气循行的内容,详见《灵枢·五十营》。

《灵枢·营气》原文并未明言任脉,但原文说:"故气从太阴出,注手阳明,……其支别者,上额循巅下项中,循脊入

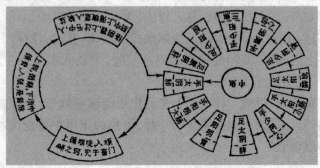

图18-1 营气流注示意图

骶,是督脉也,络阴器,上过毛中,入脐中,上循腹里,入缺盆,下注肺中,复出太阴,此营气之所行也。"张介宾:"督脉自尾骶前络阴器,即名任脉,入脐上腹,入缺盆,下肺中,复出于手太阴经。前《经脉》篇未及任督,而此始全备,是十四经营气之序也。"所以据上引原文和张注,其循行必经任脉调节。

2.卫气的运行:关于卫气的运行,本文从总的方面指出了两点:一是"卫在脉外",二是每昼夜"卫气行于阴二十五度,行于阳二十五度",也是五十周于身。至于具体沿什么途径,怎样运行,没有谈到。《灵枢·卫气行》中,首先从总的方面指出:"故卫气之行一日一夜五十周于身,昼日行于阳二十五周,夜行于阴二十五周,周于五藏。"这同本篇一致。然后具体叙述了卫气的运行情况,结合张介宾的注文,大致情况是这样的:平旦阴尽,卫气由阴出阳首先到眼睛的睛明,平旦阴尽人醒,即卫气从眼睛的睛明穴出于阳分,同时按着手足三阳经的路线由上向下运行,从足阳明抵达足底进入足心,行于足少阴经,循足少阴之别跻脉,上行再返回眼睛。这就是卫气行于阳的一周。张介宾:"言卫气昼行阳分,始于足太阳经,以周六府而及于肾经,是为一周……此卫气昼行之序,自足手六阳而终于足少阴经,乃为一周之数也"。卫气在白天就是以这样的路线运行二十五周的。(见图18-2)

为什么卫气昼行于阳,还兼循足少阴肾经的部位呢?张介宾解释说:"考之《邪客篇》亦曰:'卫气者,昼行于阳,夜行于阴,尝从足少阴之分间,行于五脏六腑。'然则无论昼夜不离于肾经者何也?盖人之所本,惟精与气。气为阳也,阳必生于阴,阴必生于阳,故营本属阴,必从肺而下行;卫本属阳,必从肾而上行,此即卫出下焦之义。而肾属水,水为气之本也,故上气海在膻中,下气海在丹田,而人之肺肾两脏,所以为阴阳生息之根本。"关于卫气昼行阳的具体循行情况,古今注家认识尚未

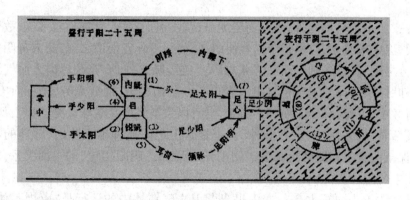

图18-2 卫气流注示意图

统一,应注意进一步深入研讨。

关于卫气夜行于阴的具体情况,《灵枢·卫气行》:"阳尽于阴,阴受气矣。其始入于阴,常从足少阴注于肾,肾注于心;心注于肺;肺注于肝;肝注于脾;脾复注于肾为周。"张介宾:"此言卫气夜行阴分,始于足少阴肾经以周五脏,其行也以相克为序,故肾心肺肝脾相传为一周,而复注于肾也。"卫气在夜间就是以这样的顺序运行二十五周的。上述卫气昼夜运行情况可参考《灵枢·卫气行》的有关内容。

(四)营卫的交会

"营周不休,五十而复大会,阴阳相贯,如环无端"。会,会合、交会、相聚之意。营卫运行中的"会",包含着营、卫各自的会合和营卫之间的会合三个内容:

1.营气运行中的会合:是指其起于手太阴而终复于手太阴,运行一周而言。如张介宾:"营气始于手太阴,而复合于太阴。"

2.卫气运行中的会合:是指其起于足太阳而终复于足太阳,运行一周而言。如张介宾:"卫始于足太阳,而复会于太阳。"可见营卫各自运行一周即可称为"会"。

3.营与卫的交会:营与卫虽是"阴阳异位"各走其道,但在运行中,两者并非互不相干,而是有交会的。其交会主要表现在两个方面:一是脉内、外的交会;二是"五十而复大会"。现分述如下:

其一,脉内、外的交会:营卫之气并行,在运行过程中,卫入脉变营,营出脉为卫,营卫不断交会,运行五十周次而复大会。理解营卫间这一交会的关键是要领会"营在脉中,卫在脉外"的含义。营行脉中,是否等于脉外无营;卫行脉外,是否等于脉中无卫呢? 似乎就很难下此结论。其实,原文只说"营在脉中",未曾说到不行脉外;只说"卫在脉外",同样未说不行脉中。所以,营在脉中,不能理解为脉外无营;卫在脉外,不能理解为脉中无卫。如果把营卫二字这样机械地分开来理解,不但不全面,且和原文意义也不相符合。因此"营在脉中""卫在脉外",可以理解为以其行于脉中,则曰营;以其行于脉外,则曰卫。自内言之,则曰营;自外言之,则曰卫。《灵枢·痈疽》说"营卫稽留于经脉之中",就简明扼要地交代了这个道理。张介宾

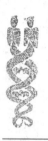

也认为:"虽卫主气而在外,然亦何尝无血;营主血而在内,然亦何尝无气,故营中未必无卫,卫中未必无营,但行于内者便谓之营,行于外者便谓之卫,此人身阴阳交感之道,分之则二,合之则一而已。"张志聪:"盖经脉之外,有充肤热肉之血气皆为营气,当知脉外有营,与卫气相将出入者也……阴阳之道,通变无穷,千古而下,皆碍于营行脉中,卫行脉外句,而不会通于全经,以致圣经大义蒙昧久矣。"以上所引,说明了要活看"营在脉中,卫在脉外"。正是营卫之间这种出入脉内、脉外的不断交会,才保持两者之间既各走其道,"阴阳异位"而又"阴阳相随"的平衡关系,从而发挥其正常的生理功能。

其二,"五十而复大会":文中提出营卫之气在体内的运行是"营周不休,五十而复大会。阴阳相贯,如环无端"。在这里必须搞清两个问题,一是营卫昼夜循行五十周是怎样推算的,另一问题是会于何处、何时?

五十周次的推算是根据《灵枢·五十营》的有关数据推导的。

关于营卫运行中,每昼夜有一次大的会合,会于何时、何处的问题? 原文明确指出"夜半而大会";"五十周而复大会于手太阴",就确切地回答了这个问题。即营卫一昼夜运行五十周次后,于夜半之时交会于手太阴肺。交会规律示意如表:

表 18-1　营卫交会规律表

```
                    25度
      太阳主外(卫) ─────→ 日人阳尽、而阴受气  25度
平       白昼                          夜晚
而 阳
旦 受  (至阳而起             至阴而止        夜半五十
阴 气   行手足三阳)          行肾心肺肝脾)    而大会
尽                                          (合阴)
      太阴主内(营) ─────────────────
                 25度                  25度
                 白昼(按十二经流注次序)夜晚
```

(起手太阴,终手太阴)

(五)营卫的区别

本文主要从其性质和分布两个方面指出营卫的不同。"清者为营,浊者为卫,营在脉中,卫在脉外",这四句话就回答了"何气为营? 何气为卫?"这一提问。此外,还应结合其各自的功能予以区别。(见表 18-2)

表 18-2　营、卫区别示意表

名　称	性　质	作　用	分　布	阴阳
营	清	水谷之精气 柔润脏腑	行于脉中	属阴
卫	浊	水谷之悍气 刚悍固表	行于脉外	属阳

(六)营卫与生态的关系

"老人之不夜瞑者,何气使然? 少壮之人不昼瞑者。何气使然……"阐明了营

卫运行和人体生态的关系。总的精神阐明,在正常情况下,人体营卫和调,气血充盛,白天营卫活动趋向于表,运行于阳分,精明而动;夜晚营卫活动趋向于里,运行于阴分,合阴而卧。并举少壮之人与老人的营卫气血运行的不同状况为例,给予说明。亦是对黄帝提问"老壮不同气,阴阳异位"的回答,根据本文精神,归纳如下。

正常人—气血充盛,营耳和调 ⟨ 白天—行于表(精明而动)
　　　　　　　　　　　　　　 夜晚—行于里(合阴而卧)

例:少壮之人—气血盛、肌肉滑、气道通—营卫和调 ⟨ 昼行于阳—昼精
　　　　　　　　　　　　　　　　　　　　　　　　 夜行于阴—夜瞑

异常人—气血不足,营耳不和 ⟨ 白天—不能行于表—不振奋
　　　　　　　　　　　　　　 夜间—不能行于里—不入眠

例:老人—气血衰、肌肉枯、气道涩—营耳不和 ⟨ 昼不行于阳—昼不精
　　　　　　　　　　　　　　　　　　　　　　 夜不行于阴—夜不瞑

【临床应用】

一、试从血液生理学的角度来探讨《内经》营卫学说的实质

《内经》营卫学说,是祖国医学理论体系之一,在《素问·痹论》和《灵枢》的《营气》,《营卫生会》《卫气》《卫气失常》等篇,专门讨论营卫的来源、生理功能和病理变化,牵涉内容非常广泛,是祖国医学的一个重要组成部分。

虽然,前人已经阐述了营是血,卫是气。但是,它的实质究竟是什么? 还不够清楚。我们在临床实践过程中,体会到《内经》营卫学说,和血液生理学上某些基本概念,有其共同相似之处。因之,采用了比拟、推理的方法,试探讨《内经》营卫学说的实质为何?

(一)营卫的来源、所在部位及其生理功能和病理变化

1.营卫的来源:在《内经》上都称营卫来于水谷,如"荣者,水谷之精气也"(《素问·痹论》)。又如"其精气之行于经者为营气"(《灵枢·卫气篇》)。说明荣和营气都是水谷精气所化。在前人很多论者中都认为荣即营,营即是营气。它包含着营养百骸和运营不息的两种含义。

《内经》讨论"卫"和"卫气"时,称"卫者,水谷之悍气也"(《素问·痹论》),又称"其浮气之不循经者为卫气"(《灵枢·卫气》)。前者指出了卫者是水谷的悍气所化,后者提出了卫者是水谷的浮气所化,二者之间,物质基础的属性不同。再从名词的含义来研究,是大有出入的,古人习惯地把肉眼不能看到的物质,称之为气;所以悍气的含义是"慓悍滑疾,乃保卫机体的一种物质",而浮气的含义是"浮游到脉外而渗透到组织中的一种物质"。说明它们都处于脉管之外,其间还有着不同差距。

2.营卫的所在部位:在《内经》中,能够清楚地看到营卫的所在部位,有下列几

其一，营的所在部位：营是水谷之精气化生，在机体的消化道里被吸收入脉管以后，就转化为血液，因此，常在脉管中流动。所以说："精专者，行于经隧，常营无已，终而复始"（《灵枢·营气》）。但有一部分又是流溢于中，布散于外，这说明在脉管里的营分，有一部分可以从脉管里逸出到脉管外面去。

其二，卫气所在部位：卫气是浮游在脉管外面的，而且它还能到达于组织间隙和体腔之内。所以《素问·痹论》谓"卫者，水谷之悍气也，其气慓疾滑利，不能入于脉也，故循皮肤之中，分肉之间，熏于肓膜，散于胸腹"，这是说明在全身的组织间隙和体腔之内，都有卫气的存在。

3.营卫的生理功能：从经文的叙述来看营卫的生理功能，大致有下列三种：

其一，营有营中华外的功能。所谓"经脉者，所以行气血而营阴阳、濡筋骨而利关节者也。"（《灵枢·本藏》）可见营血的生理功能是营养四肢百骸、五脏、六腑，故《灵枢·营卫生会》又称其"以奉生身，莫贵于此，故独得行于经隧，命曰营气。"

其二，卫有固表卫外的功能。如《灵枢·本藏》说"卫气者，所以温分肉，充皮肤，肥腠理，司开阖者也"，故"卫气和则分肉解利，皮肤调柔，腠理致密矣"。这是卫气的正常生理功能。

若在病理状况之下，卫气不固，则汗大泄，如《灵枢·营卫生会》说"人有热，饮食下胃，其气未定，汗则出，或出于面，或出于背，或出于身半，其不循卫气之道而出，何也？"接着便解释为"此外伤于风，内开腠理，毛蒸理泄，卫气走之，因不得循其道，此气慓悍滑疾，见开而出，故不得从其道……"

但是，营和卫有连带关系，它们很难截然分割，都有卫外抗邪的功能。必须营卫相随，共同和谐，才能起到抵抗外邪的作用。如《灵枢·五乱》称"四时者，春秋冬夏，其气各异，营卫相随，阴阳已和，清浊不相干，如是则顺之而治"，又如《灵枢·动输》说的"今有其卒然遇邪气及逢大寒，手足懈惰，其脉阴阳之道，相输之会，行相失也，气何由还？"。这两段经文，前者是说机体赖于"营卫相随，阴阳已和"，不至于得病。后者是说的营卫之行相失，而疾病即生。

（二）就血液生理学的角度，对《内经》营卫学说所做的比拟，推理和假说

按照上面所分析的材料，明确了营卫的来源，所在部位及其生理功能和病理变化，发现《内经》的营卫学说，是表达了很多的生理、病理状态，牵涉到很多器官、组织细胞、体液的机能活动。今就其与血液生理学方面有关的经文，进一步分述如下：

1.《内经》中所称的"营卫之行"。如《灵枢·营卫生会》说的"营行脉中，卫行脉外，营周不休，五十而复大会，阴阳相贯，如环无端"。《灵枢·决气》所说脉管的作用是"壅遏营气、令无所避"以及《灵枢·营气》所讲的"精专者，行于经隧，常营无已，终而复始"等等论点，都是以说明在血管内循环不息的血液，它在《内经》中

称之为营。

现代知道血液之所以能够在闭锁的管道（经隧）里循环不息，是依赖着心脏和脉管的扩张和收缩，而心脏和脉管的活动，是由自律神经在支配调节，自律神经的末梢纤维是伸入在循环系统的肌肉层里。古人在大体解剖时，已经初步看到了心脏和脉管相连，并且也看到了心脏里和经遂里的血液，所以在《内经》上很清楚地说"心主血脉"。

但是，古人限于客观条件，看不到伸入于脉管肌层里的神经末梢，却从生活机体上看到血液在经脉里循行不休，死亡后便凝固不动，领会到在脉管之外，还有一种物质循行不息，卫护了脉管里的营，上下相贯，终而复始，因此，把这些肉眼所不能看到的物质，理解为气，称之为卫。

2.《内经》一方面论营的来源，源于消化道，如《素问·六节藏象论》所说的"脾、胃、大肠、小肠……者，仓廪之本、营之居也"，又如《灵枢·决气》所说的"中焦受气，取汁变化而赤，是谓血。"讨论了营是饮食中精微所化。

但，另一方面中焦之气之所以变化而赤的原理，在《灵枢·营卫生会》指出"此所受气者，泌糟粕，蒸津液，化其精微，上注于肺脉，乃化而为血……"这节经文的内容，说明古人理解到从消化道吸收来的精微，一定要到了肺，才会变成血。

3.《内经》所论营卫相随的实质，与血液中的免疫防御体系的功能，有着极其相似之处，临床中经常看到，局部炎症处所的皮肤充血潮红，温度增高，嗜中性粒细胞的渗透性和吞噬作用也随之活跃，最后酿脓。在《素问·气穴论》则称之为"邪溢气壅，脉热肉败，荣卫不行，必将化脓"，这里所说的荣卫不行，实际上是荣卫之道失常，以此来理解，是很明白清楚的。

以"流溢于中，布散于外"这个论点，很清楚地说明了流溢于脉管中的血液成分是营气，其中有一部分布散到脉管外的。此处布散于脉管外的营气，是不同于"浮气之不循经者的卫气"，因为它是水谷精气所化。这部分能布散于脉管外的营气，很像是血液中能够自由透过毛细血管内皮的吞噬细胞和其他物质成分。一般的营养物质和氧气，对机体起了荣中华外的作用，已在上文提到。而这些吞噬细胞和这些免疫蛋白成分，在抵御外邪时，对机体起了最大的保护作用，实际上它们的功能是"卫"而不是营，而它们的活动则是出营入卫，所以，也可以说是"营卫相随"的一个例子，不过在《内经》上没有明确的指出来。

在《灵枢·邪客》中说的"卫气者，出其悍气之慓疾，而先行于四末分肉皮肤之间，而不休者也。"以及《素问·痹论》说的"循皮肤之中，分肉之间，薰于肓膜，散于胸腹"的卫，在这两段经文里所论的卫气和卫，都是水谷的悍气所化，其物质基础相同，其功能也相同，分布在全身组织的间隙和体腔里面，对机体起着保护作用。

现在知道在组织液和淋巴液中，有着很多的免疫物质，对机体防御外邪，尤其是慢性感染时，起着很大的保护作用。与《素问·风论》称的"风气与太阳俱入，行诸脉俞,散于分肉之间,与卫气相干,其道不利,故使肌肉愤瞋而有疡;卫气有所凝而不行,故其肉有不仁也"等等论点作以比拟,是有相似之处。但这部分卫气,都是与布散于脉管外的营气,共同参与了防御斗争,实际上也是营卫相随。

恽铁樵认为卫气是人身的抵抗力,他在《伤寒辑义按》里说"因知寒暖云者,虽属气候,当以人身感觉为主,而感觉之差等,又视本身抵抗力为进退,因体察本身之抵抗力之所在与变化,而名之曰卫气"。恽氏又说:"卫气附丽于营血,血之所至,气亦至焉,血少则卫气弱,血无则卫气亦无,故不得血则卫气亦无,此就卫气一方面言也;若就营血一方面言之,血之所以遇寒不凝,遇热不沸,全赖有卫气为之调节,故营卫二字常并举"。恽氏又说"血是在脉管中行的,卫是血生出来的热气,即是现在人所谓体温,血赖卫气的保护调节,而此所依赖的东西,就是他自身所产生的。"

现在,我们知道调节体温衡定的生理功能,是机体新陈代谢时,进行了一系列生化反应,有神经、体液、循环、呼吸、泌尿、皮肤、消化、内分泌等器官组织共同参与的有机联系。与《内经》所论卫气的功能"温分肉、充皮肤、肥腠理、司开阖"的论点是相符的。

而在机体受到外邪侵袭之后,血液中的免疫防御体系在发生效应时,首先出现变化的是调节体温恒定的有机联系发生了故障,在临床可以见到发冷、发热、汗出、汗闭等等现象,在《伤寒论》上则称之为"卫强营弱"或称之为"营卫不可复收"。《素问·离合真邪论》说"……荣卫散乱,真气已失,邪浊内著,绝人长命,予人夭殃"。以上都是说明了营和卫,是一种抵御外邪的物质基础,失去了这种物质基础,就会出现生命的危险。从而知道营卫相随的实质,与血液中的免疫防御体系的功能活动,有共同的相似之处。

二、关于营卫的循行问题

营气和卫气是中焦脾胃的水谷精气所化生,营气行于脉中,卫气行于脉外。营气温顺柔和,受脉道之约束,循脉运行全身,和调于五脏,洒陈于六腑。卫气其性慓悍滑疾,不受脉道约束,行于脉外,充于腠理,盛于肌表。营卫之气并行,在运行过程中,卫入脉变营,营出脉为卫,营卫不断交会,运行五十周次而复大会。营与卫白天趋向于表,夜间趋向于里,行于阳则寤,行于阴则寐,上述理论已成定论。而营气的贯注次序根据《灵枢·营气》篇记载:经肺、大肠、胃、脾、心、小肠、膀胱、肾、心包、三焦、胆、肝、督脉、任脉再入肺脉,常行无已,如环无端。卫气的循行次序,各家认识不一,可参考《灵枢·卫气行》《灵枢·五十营》等篇理解。

四时气第十九

【要点解析】

一、论述了四时气候变化对人体的影响,指出针刺治疗时,要根据时令气候的不同,选择适当的穴位,掌握进针的深浅和手法。

二、列举了温疟、风水、飧泄、转筋水肿、着痹、疠风等病的针刺治疗方法。

三、对六腑病的病理与针刺治疗方法,作了简要的说明。

【内经原典】

黄帝问于岐伯曰:夫四时之气,各不同形,百病之起,皆有所生,灸刺之道,何者为定(一本作宝)？岐伯答曰:四时之气,各有所在,灸刺之道,得气穴为定。故春取经血脉分肉之间,甚者深刺之,间者①浅刺之。夏取盛经孙络,取分间绝皮肤。秋取经腧,邪在府,取之合。冬取井荥,必深以留之。

温疟汗不出,为五十九痏。风痋②肤胀,为五十七痏,取皮肤之血者,尽取之。飧泄,补三阴之上,补阴陵泉,皆久留之,热行乃止。转筋于阳治其阳,转筋于阴治其阴,皆卒刺③之。徒痋④,先取环谷下三寸,以铍针针之,已刺而筩⑤之,而内之,入而复之,以尽其水,必坚,来缓则烦悗,来急则安静,间一日刺之,痋尽乃止。饮闭药⑥,方刺之时徒饮之,方饮无食,方食无饮,无食他食,百三十五日。著痹不去,久寒不已,卒取其三里骨为干。肠中不便,取三里,盛泻之,虚补之。疠风者,素刺其肿上,已刺,以锐针针其处,按出其恶气,肿尽乃止,常食方食,无食他食。

腹中常鸣,气上冲胸,喘不能久立,邪在大肠,刺肓之原、巨虚上廉、三里。小腹控睾⑦,引腰脊,上冲心,邪在小肠者,连睾系,属于脊,贯肝肺,络心系。气盛则厥逆,上冲肠胃,熏肝,散于肓,结于脐。故取之肓原以散之,刺太阴以予之,取厥阴以下之,取巨虚下廉以去之,按其所过之经以调之。善呕,呕有苦,长太息,心中憺憺⑧,恐人将捕之,邪在胆,逆在胃,胆液泄则口苦,胃气逆则呕苦,故曰呕胆。取三里以下胃气逆,则刺少阳血络以闭胆逆,却调其虚实以去其邪。饮食不下,膈塞不通,邪在胃脘,在上脘则刺抑而下之,在下脘则散而去之。小腹痛肿,不得小便,邪在三焦约,取之太阳大络,视其络脉与厥阴小络结而血者,肿上及胃脘,取三里。睹其色,察其以⑨,知其散复者,视其目色,以知病之存亡也。一其形,听其动静者,持气口人迎以视其脉,坚且盛且滑者病日进,脉软者病将下,诸经实者病三日已。气口候阴,人迎候阳也。

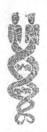

【难点注释】

①间者:病情轻的。

②风疢(shuǐ):张志聪注:"水病也。因汗出遇风,风水之邪。留于皮肤而为肿胀也。"张景岳注:"疢,水同。"风疢,病名,即风水。

③卒刺:即粹刺、燔刺。

④徒疢:徒,仅仅,只。徒疢,指只仅仅是因水邪所引起的水肿病。

⑤箭:箭与"筒"同,中空如筒的针。

⑥闭药:指治疗小便不利等闭病的利尿逐水药。

⑦控睾:牵引睾丸。

⑧心中憺憺,憺憺,动荡貌。心中憺憺,指心烦不安。

⑨察其以:以,《太素》作"目"。

【白话精译】

黄帝问岐伯道:四时气候的变化各有不同,而百病的产生又与气候有一定的关系,怎样来决定针灸治疗的方法呢?岐伯回答说:四时邪气侵袭人体而使人发病,但各有一定的部位。灸刺的原则,也应当根据不同的发病季节来确定有关的穴位。所以在春天针刺,就取用络脉分肉的间隙,病重的深刺,病轻的浅刺;在夏天针刺,就取用阳经、孙络,或取分肉之间,以及透过皮肤浅刺;在秋天针刺,就取用各经的腧穴,如病邪在六腑的,可以取用合穴;在冬天针刺,就取用各经的井穴和荥穴,应深刺而且留针时间较长。

患温疟而不出汗的,可以取五十九个治疗热病的主要腧穴。患风水病,皮肤浮肿的,可以取五十七个治疗水病的主要腧穴。如果皮肤有血络,就应针刺放血。患飧泄证,应补三阴交穴,同时上刺阴陵泉,都应长时间留针,待针下有热感才可止针。患转筋在外侧部位的,取三阳经的腧穴;患转筋在内侧部位的,取三阴经的腧穴,都是用火针刺入。

患水肿而不兼风邪的,首先用铍针刺脐下三寸的部位,然后再用中空如筒的针刺入针处,以吸出腹中的水。反复这样做,把水放尽。水去之后,则肌肉坚实。若排水时排泄缓慢,就会使病人烦躁满闷;若排泄得较快,则病人觉得舒适安静。用此法可隔天刺一次,直至水尽为止,并兼服利水的药物。一般在刚进行针刺时服药。服药时不可吃东西,吃东西时不可服药,开始禁食伤脾助湿的食物一百三十五天。患各种痹症经久不愈的,是有寒湿久留在内,应用火针刺足三里;如腹中感觉不适,就取足三里穴针治。邪气盛的就用泻下法,正气虚的就用补益法。患麻风病的,应经常用针刺其肿胀部位,然后再用锐利的针刺患处,并用手按压出毒气恶血,直到肿消为止。患者宜经常吃些适宜的食物,忌吃任何不利于调理的食物。

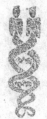

腹中时常鸣响，气上逆而冲向胸部，喘促，身体不能久立，说明邪在大肠，应用针刺气海、巨虚上廉、足三里。小腹部牵引睾丸作痛，连及腰脊上冲心而痛，表明邪在小肠而为小肠疝病，小肠下连睾系，向后附属于脊椎，与肝肺相通，联络心系。因此邪气盛时，就会使厥气上逆，冲犯肠胃，干扰肝脏，散布于肓膜，结聚于脐。所以治小肠病时应当取脐下的气海穴，以散邪气。针刺手太阴经以补肺经之虚；取足厥阴经，以泻肝经之实；取下巨虚穴以去小肠的病邪，并且按邪气所过的经脉取穴调治。

病人时常呕吐，且呕吐物有苦味，常叹息，心里恐惧不安，如人将捕捉他一般，这是邪气在胆，胃气上逆所致。胆汁外泄，就会口感苦味，胃

明代吴嘉言《针灸原枢》脏腑图中的脾脏形象之图

气上逆，就会呕出苦水来，所以叫呕胆。治疗时应取足三里穴以降胃气之逆，刺足少阳经的血络，以抑制胆气之逆。然后根据病的虚实用补虚泻实的方法，调虚实去其邪。饮食入咽后，如停滞不下，就会感觉胸膈闭塞不通，这是邪气在胃脘所致。如邪气在上脘，就针刺上脘穴，使滞气下行；若邪气在下脘，就针刺下脘穴，用温而使其散行的方法，以散寒滞。小腹部肿痛，小便不通，这是邪在膀胱，下焦阻塞不通所致，应当取用足太阳经的大络委阳穴。如发现足太阳经的络脉与足厥阴经的孙络有瘀血结聚，且肿势又向上延及胃脘，就应该取足三里穴刺治。针刺时，应注意观察病人的气色和眼神，从而推知正气的散失或恢复。观察病人目色的变化，可推知病邪的存在或消失。诊病时，医生要形神专注，察看病人的神态举止，诊其气口脉和人迎脉。如果脉象坚硬并且洪大而滑，说明邪气正盛，是病症日渐加重的迹象；如果脉象软而和缓，表明正气正在恢复，是病势将退的征兆。如病在各经而且脉坚实有力，说明病再过三天左右就会痊愈，气口脉属手太阴肺脉，为五脏之主，故

以候手足各脉之阴；人迎脉属足阳明胃脉，胃为六腑之源，故以候手足各脉之阳。

【专家评鉴】

本篇是在人与自然一体观的思想指导下，根据四时寒热温凉不同气候变化对人体气血运行的影响为依据，提出应时选穴的针刺治疗原则。同时也对13种病症的发病机制，症状特点，刺治方法做了论述。最后以人迎寸口二部诊脉方法的运用原则而结束全文。

一、按四时气候变化而施针

篇首原文的主要精神是论述按四季气候的变化规律选穴治病。古人不仅认为人体是一个有机的整体，同时明确地肯定了人体与自然界的不可分割性，这就是"人与天地相应"的整体观念。认为人的一切活动和变化，与自然界的变化息息相关。本节指出气候变化的周期性，对人体的生理和病理会产生重要的影响，从而使人体产生相应的变化，以致产生相应的季节性多发病，即所谓"四时之气，各不同形，百病之起，皆有所生。"此处原文就是根据这一思想，总结出了相应的针刺治疗规律。关于四时针刺选穴原则，见下表。

表19-1　四季针刺选穴表

季　节	取穴部位	刺　法	机　理
春	络脉与肌肉之间隙	病甚者深刺，轻者浅刺	气血运行滑利，卫阳之气浮于表，故春夏取浅层部位，并用浅刺法
夏	手、足三阳经和孙络，或皮肤与肌肉之间	绝皮肤（即浅刺）	
秋	各经的经穴、输穴，邪在腑取合穴	可浅刺，也可深刺	气血运行涩滞，卫阳之气内沉，故宜深刺
冬	井穴、荥穴	深刺、久留	

二、诸种杂病及刺治方法

在论述根据时令气候变化进行选穴刺治的原则之后，原文对温疟、风水、肤胀、飧泄、转筋、水肿、著痹、肠中不便、疠风、大肠病、疝病、胆病、胃病、三焦病等十三种病症的病机、症状和刺治做了论述。

（一）温疟

《素问·疟论》："温疟者，得之冬中于风，寒气藏于骨髓之中，至春则阳气大发，邪气不能自出，因遇大暑，脑髓烁，肌肉消，腠理发泄，或有所用力，邪气与汗皆出，此病藏于肾，其气先从内出之于外也。如是者，阴虚而阳盛，阳盛则热矣。衰则气复反入，入则阳虚，阳虚则寒矣，故先热而后寒，名曰温疟。"详细地讨论了温疟的病因病机、恶寒发热、反复发作的症状特点，以及温疟的命名依据，原文还指出温疟治不彻底，来年还会复发，这一认识对温疟的治疗有重要意义。

疟病出汗是正邪交争，正气驱邪外出之象，若不出汗则不利于邪之祛除，故本节原文说："温疟汗不出，为五十九痏"，即从刺治热病的五十九穴中筛选有效腧穴。这五十九穴是：少泽、关冲、商阳、少商、中冲、少冲、后溪、中渚、三间、束骨、足临泣、陷谷、太白、五处、承光、通天、头临泣、目窗、正营、承灵、脑空、听会、完骨、风池、天柱，左右共五十二穴。承浆、哑门、百会、囟会、神庭、风府、廉泉七穴，合为五十九穴腧。

（二）风水与肤胀

1.风水：风水是汗出受风而成的水肿病。《素问·水热穴论》："勇而劳甚则肾汗出，肾汗出逢于风，内不得入于藏府，外不得越于皮肤，客于玄府，行于皮里，传为胕肿，本之于肾，名曰风水。"可见，过劳汗出受风为其病因，病位在肾，水泛肌肤而为水肿。

2.肤胀：肤胀则是感寒而生。在《灵枢·水胀》中有具体论述，其症状为"腹大，身尽肿，皮厚，按其腹窅而不起，腹色不变"，是"寒气客于皮肤之间"而得。

本篇认为此二病的治疗选穴都在"五十七"刺之中。风水、肤胀的病因病机虽然有别，但都是水液运行障碍、泛溢肌肤所致，故在论治时原文一并提出。这五十七腧穴是：长强、腰俞、命门、悬枢、脊中、白环俞、中膂俞、膀

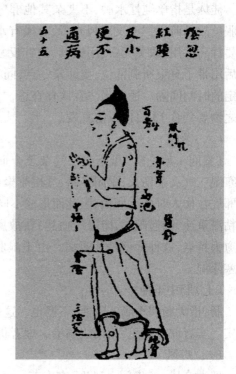

明抄本《针灸集成》针方图中的小便不通取穴图

胱俞、小肠俞、大肠俞、秩边、胞肓、志室、肓门、胃仓、横骨、大赫、气海、四海、四满、中注、气冲、归来、水道、大巨、外陵、大钟、照海、复溜、交信、筑宾、阴谷（《类经》廿一卷·针刺类）。

（三）飧泄

《素问·阴阳应象大论》："清气在下，则生飧泄。"《素问·藏气法时论》："脾病者……虚则腹满肠鸣，飧泄，食不化。"可见，脾阳不振，运化失常，清阳之气下陷，是飧泄病形成的主要病机。病位在脾，性质属虚，故张志聪说："脾为湿土，乃阴中之至阴，脾气虚寒则为飧泄。"原文指出此病的刺治方法是取三阴交、阴陵泉穴，用补

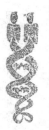

法,留针,待有热气运行时止针。

（四）转筋

《诸病源候论》："转筋者,由荣卫气虚,风冷气搏于筋故也……若血气不足,阴阳虚者,风冷邪气中于筋,随邪中之筋,筋则转。转者,谓其转动也。"可见,转筋之症是有营卫气血亏虚在先,复感风冷之邪伤于筋在后,而致筋急转挛,因此原文提出要用焠刺法治疗。焠刺,就是用火针劫刺,以散其寒,以温其阳。外侧转筋刺外侧,内侧转筋刺内侧。

（五）徒㽲

徒㽲是指单纯性水肿,不夹杂其他邪气,故不同于风水,也不同于感寒而致的肤胀。故马莳说："上文言风水者,有风有水也,此曰徒水,则有水无风也。"原文提到要针药并用,取关元穴,用铍针、筒针反复提插,隔日一次,水肿消退而止针。针刺后用带子裹束所刺部位,要缚紧一点,同时服用通阳利水之剂。服药与进食要有一定的时间间隔。还应当注意饮食宜忌,"常食方食,无食他食",凡有碍脾胃的生湿之物要禁食 135 日,以防复发。

（六）著痹

《素问·痹论》："风寒湿三气杂至合而为痹也……湿气胜者为著痹也。"指出风寒湿三气夹杂伤人,壅闭经络,气血凝聚,闭阻不通,所致的病症即为痹病。但致痹邪气在伤人时各有所偏,因此而形成不同类型的痹病。若湿邪伤人偏重时,因湿邪粘滞重浊,困遏阳气,阻滞气血运行,故所致之痹则以肢体沉重,顽麻不仁,留着难愈为特点,这种痹就是著痹病。由于湿邪属阴,故原文提出用焠针刺足三里,以散寒除湿。

（七）肠中不便

肠,指大肠和小肠。不便,不调也。这是指大、小肠功能失调的病症而言,有虚有实。实者取足三里,用泻法刺治。虚者仍取足三里,但用补法刺治。

（八）疠风

即大麻风。《素问·风论》有专节论述,是指风寒之邪伤犯于皮肤肌肉,内侵血脉之中,营血不行,郁而化热,腐肉化脓,出现皮肤麻木不仁、肌肤溃疡、鼻柱败坏、须眉脱落之症。本篇原文认为疠风的刺治方法,就在肿胀部位用锐利之针刺之,使恶血毒气外泄。同时要注意饮食宜忌,张志聪认为"当淡其食",张介宾提出要"忌动风发毒"的食品。可资参考。

【临床应用】

一、人迎寸口二部诊法

《内经》中的诊脉方法较多,除三部九候诊法(《素问·三部九候论》)、独取寸口诊法、虚里诊法外,还有人迎寸口二部诊脉方法。原文说,"气口候阴,人迎候阳",就是这种二部合参诊法的运用依据。张介宾注释说:"气口在手,手太阴肺脉也,气口独为五藏主,故以候阴;人迎在颈,阳明胃脉也,胃为六府之大源,故以候阳。"张氏之解,淋漓尽致。此种诊脉方法在《内经》中广泛地运用于经脉病症的诊察,如《灵枢·经脉》中,凡阳经之实症,人迎脉皆大于气口脉,而虚症则皆反小于气口。反之,诸阴经之实症,气口脉皆大于人迎脉,而虚症则皆反小于人迎,其他篇也有运用这一诊脉方法的记载。可见,这一诊法在《内经》时代的运用是很普遍的。

二、关于时间治疗学

由于"人与天地相应",所以本篇强调疾病是受气候节律变化的影响,所以在刺治时,也适应四时气候的变化规律,采用不同的针刺部位和进针方法,才能提高治疗效果。古人认为人类生活在自然界,为了适应自然界的各种周期性变化,如昼夜节律周期、月节律周期、季度节律周期,甚至 60 年的甲子周期等,进而形成机体自身的周期节律,《内经》时代就已发现了这种周期性的变化,所以古人就根据气候和人体的周期节律,选择最佳的治疗方法和时间,故近人称之为"生物钟""时间生物医学""时间治疗学",在本篇以及《内经》其他篇章中已有这方面的内容,应当予以重视和整理提高。

灵枢卷之五

五邪第二十

【要点解析】

叙述邪伤五腑所引的病症和刺治方法。

【内经原典】

邪在肺,则病皮肤痛,寒热,上气喘,汗出,咳动肩背。取之膺中外腧,背三节五藏①(一本作五颇又五节)之傍,以手疾按之,快然,乃刺之,取之缺盆②中以越之。

邪在肝,则两胁中痛,寒中,恶血在内,行善掣,节时脚肿,取之行间以引胁下,补三里以温胃中,取血脉以散恶血,取耳间青脉③,以去其掣。

邪在脾胃,则病肌肉痛。阳气有余,阴气不足,则热中善饥;阳气不足,阴气有余,则寒中肠鸣腹痛。阴阳有余,若俱不足,则有寒有热。皆调于三里。

邪在肾,则病骨痛阴痹。阴痹者,按之而不得,腹胀腰痛,大便难,肩背颈项痛,时眩。取之涌泉、昆仑,视有血者尽取之。

邪在心,则病心痛喜悲,时眩仆,视有余不足而调之其输也。

【难点注释】

①三节五藏:《甲乙经》卷九第三,《脉经》卷六第七等均作"三椎"。可从。
②缺盆:即天突穴。
③耳间青脉:张志聪曰:"耳间青脉,乃少阳之绝,循耳之前后,入耳中。"

【白话精译】

病邪侵袭到肺脏,就会发生皮肤疼痛,恶寒发热,气上逆而喘,汗出,咳嗽牵引到肩背作痛。治疗可取侧胸上部的中府、云门穴,以及背部第三椎骨旁的肺俞穴。针刺时,先以手速按其处,病者觉得爽快一些,就在该处进针。同时可取缺盆穴,使肺中邪气向上越出。

病邪侵袭到肝脏，就会发生两胁中疼痛、寒气在中，恶血瘀留在内，走路时经常关节牵引作痛，并且时有脚肿的症状。治疗可取行间穴，以引胁肋间的郁结之气下行，并取足三里穴以温其胃中，同时对有瘀血的络脉，可用刺法以散其恶血，再取耳轮后青络上的瘈脉穴，以减去牵引性的病痛。

病邪侵袭到脾胃，就会发生肌肉疼痛，如果阳气有余，阴气不足，则热在中而易饥；阳气不足，阴气有余，则寒在中而肠鸣、腹痛；若阴阳均有余或均不足，则有寒有热。这些病症，都可取三里穴来调治。

病邪侵袭到肾脏，就会发生骨痛、阴痹。所谓阴痹，是说在形体表面按摸不到，症见腹胀、腰痛，大便难，肩、背、颈、项等处疼痛，以及经常目眩诸症。治疗时可取涌泉、昆仑穴；凡有瘀血的，都刺出其血。

病邪侵袭到心脏，就会发生心痛，易于悲伤，时时目眩跌仆。诊疗时先要分析其偏虚还是偏实，而后取治于本经的腧穴。

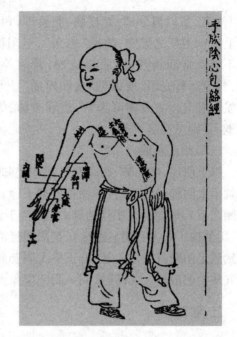

明代高武《针灸聚英》经穴图中的手厥阴心包络经图

【专家评鉴】

一、邪在肺

原文："邪在肺……取之缺盆中以越之。"本段讨论病邪在肺的临床症候及针刺治法。

（一）临床症候

症见恶寒发热、汗出、皮肤疼痛、气上逆而喘促、咳嗽剧烈、牵引肩背不适等。

肺居上焦，位于胸中，为五脏之华盖。具有主气、司呼吸，宣发肃降，通调水道，以及外合皮毛而主表等功能。病邪侵犯及肺，使肺的上述功能失调，则必然反映出一系列的临床症候。然究其病理变化，则不外主表和主气功能失常两个方面。首先为主表失调，而表现出肌表皮毛的症候。《灵枢·决气》篇说："上焦开发，宣五谷味，熏肤充身、泽毛，若雾露之溉，是谓气。"《灵枢·本藏》篇又说：

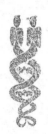

"卫气者,所以温分肉,充皮肤,肥腠理,司开阖者也。"邪气犯肺,上焦开发受阻,皮毛失却卫气之温煦,故见"恶寒";卫阳被遏郁,邪正交争于表,则又"发热";卫气不能正常职司开阖,肌腠疏松,营阴外泄,是以"汗出";邪束皮毛,气难行于表,营卫运行受阻,所以见"皮肤疼痛"。其次为主气失常、宣发肃降失调所致的症候。肺气以宣发肃降为常,病邪袭肺,失于宣降,肺气上逆,故见上气而喘促、咳嗽、甚则息摇肩背等。

（二）治法及取穴

综上所述,邪在肺,病属邪气犯肺之肺卫表证。治宜开宣肺气,疏表散邪。宜针刺手太阴肺经的云门穴（锁骨外端下缘）、中府穴（胸前壁外上方,肩胛骨喙状突内侧之下）,配合足太阳经的肺俞穴（位于背部第三、四胸椎棘突之间,旁开1.5寸处,用手按压病人有明显感觉）、足阳明经的缺盆穴（位于锁骨上窝中点）。缺盆穴虽然属足阳明胃经之穴,但由于手太阴肺经上出于缺盆,针刺缺盆,可以使肺经之邪气从上而散越。此即《素问·阴阳应象大论》"其高者,因而越之"之义。

二、邪在肝

原文"邪在肝……取耳间青脉以去其掣。"本段讨论病邪在肝的临床症候以及针刺治法。

（一）临床症候

两胁部疼痛,活动时易于出现筋骨关节抽掣挛急,常下肢肿胀;易患中焦虚寒及瘀血内停等症。

肝脏位居胁下,具有主疏泄、喜条达恶抑郁等特性;肝为血海而主藏血,主筋,与少阳互为表里,与脾胃关系密切。足厥阴肝经起于足大趾内侧端,沿足跗经内踝上沿下肢内侧环绕外生殖器,抵达小腹;挟胃属肝络胆,分布于胁肋部。上述症候皆为病邪侵犯及肝,肝的诸项功能失调所反映的病理变化。肝受邪袭,疏泄不利,经气郁滞,故见胸胁两侧疼痛;肝气不舒,气机郁滞,气滞则血瘀,因此易"恶血在内"而患瘀血症;肝藏血而主筋,肝血不足,筋脉失养而拘急,故易出现筋骨关节抽掣挛急;邪气在肝,疏泄失常,经气不利,水湿内停下注肝经,所以常患下肢肿;木能疏土,肝脾相关,若脾胃不足,木横克土,则又易患中焦虚寒症等等。

（二）治法及取穴

综上分析可知,邪在肝,病属肝失疏泄,气血不和,肝脾不调,治宜疏肝理脾,调和气血。可针刺足厥阴肝经的荥穴行间（位于足第一、二趾缝间）,以疏肝祛邪而止胁痛;针刺足阳明经的合穴足三里（位于外膝眼下3寸）,用补法,以温脾胃而散寒邪;针刺肝经的血络并放血,以散内滞之瘀血;并取足少阳胆经耳间青脉上的瘈脉穴刺之,以缓挛解痉治"掣节"。

【临床应用】

一、关于五脏病症与脏腑辨证

本篇主要讨论了邪在五脏所致的五脏病症。以脏腑为中心，探讨五脏的发病机理，这一分析辨证方法在《内经》中应用的相当广泛。如《素问·风论》篇的"五藏之风"，《素问·痹论》篇的"五藏六府之痹"，《素问·咳论》篇"五藏六府之咳"，《素问·痿论》篇"五藏使人痿"，《灵枢·胀论》篇"五脏之胀"等等。从所论内容看，虽然所论导致五脏症候的病因——"邪"的概念比较笼统，所列举的五脏病症尚不全面，其治疗仅采取针刺一法；但是这种以五脏为中心的分析方法，却以脏腑的生理功能为基础，探讨邪气侵犯五脏后，使其生理功能失调而反映出各种病理变化；它揭示了五脏病症产生的病理生理基础，是一种科学的分析方法。

《内经》以脏腑病机为中心，探讨五脏发病机理的分析方法，为后医家的理论探索和临床实践提供了思路和方法，并且被逐步发展成为"脏腑辨证"而指导临床实践。

二、关于五脏病症的治疗

《内经》在论及五脏病症治疗时，大多仅采取针刺一法，涉及其他疗法者较少。随着后世药物学的发展、药物治病经验的积累，临床对脏腑病症的治疗逐渐采用药物疗法为主，针灸疗法仅属治疗方法之一。此外，还有气功、按摩、推拿、手术等多种治疗方法。因此，现代临床时决不可拘泥于针刺一法而忽略其他疗法。

寒热病第二十一

【要点解析】

一、介绍了皮寒热、肌寒热、骨寒热以及骨痹、厥痹等病的症状和治疗方法。
二、讨论了天牖五部的五个腧穴的部位和主治。
三、叙述了龋齿、热厥、寒厥等病症的治疗方法。
四、指出四时针刺取穴的常规。
五、说明身体五个重要部位患痈疽病的不良预后。
六、指出误用针刺的危害性。

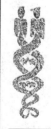

【内经原典】

皮寒热者，不可附席，毛发焦，鼻槁腊①，不得汗。取三阳之络，以补手太阴。肌寒热者，肌痛，毛发焦而唇槁腊，不得汗。取三阳于以下去其血者，补足太阴以出其汗。骨寒热者，病无所安，汗注不休。齿未槁，取其少阴于阴股之络；齿已槁，死不治。骨厥亦然。骨痹，举节不用而痛，汗注烦心。取三阴（一本作三阳）之经，补之。身有所伤血出多，及中风寒，若有所堕坠，四支懈惰不收，名曰体惰。取其小腹脐下三结交。三结交者，阳明、太阴也，脐下三寸关元也。厥痹者，

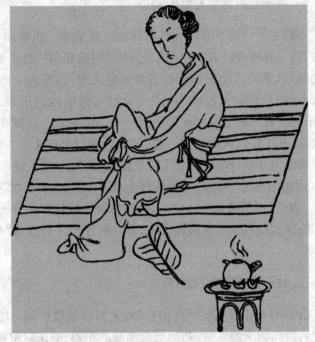

体表寒热，疼痛不能接触床席，毛发枯燥，鼻孔发干，汗液不得出，治疗时应取足太阳经的络穴，以补手太阴经诸穴的不足。

厥气上及腹。取阴阳之络，视主病也，泻阳补阴之经也。

颈侧之动脉人迎。人迎，足阳明也，在婴筋②之前。婴筋之后，手阳明也，名曰扶突。次脉，手少阳也，名曰天牖。次脉，足太阳也，名曰天柱。腋下动脉，臂太阴也，名曰天府。阳阳头痛，胸满不得息，取之人迎。暴喑气鞭③，取扶突与舌本出血。暴聋气蒙④，耳目不明，取天牖。暴挛痫眩，足不任身，取天柱。暴瘅内逆，肝肺相搏，血溢鼻口，取天府。此为天牖五部。

臂阳明有入頄遍齿者，名曰大迎，下齿龋取之。臂恶寒补之。不恶寒泻之。足太阳有入頄遍齿者，名曰角孙，上齿龋取之，在鼻与頄前。方病之时其脉盛，盛则泻之，虚则补之。一曰取之出鼻外⑤。足阳明有挟鼻入于面者，名曰悬颅，属口，对入系目本⑥，视有过者取之，损有余，益不足，反者益其。足太阳有通项入于脑者，正属目本，名曰眼系，头目苦痛取之，在项中两筋间，入脑乃别阴跷、阳跷，阴阳相交，阳入阴，阴出阳，交于目锐眦，阳气盛则瞋目，阴气盛则瞑目。热厥取足太阴、少阳，皆留之；寒厥取足阳明、少阴于足，皆留之。舌纵涎下，烦悗，取足少阴。振寒洒洒，鼓颌，不得汗出，腹胀烦悗，取手太阴。刺虚者，刺其去也；刺实者，刺其来也。春取络

脉,夏取分腠,秋取气口,冬取经输,凡此四时,各以时为齐。经脉治皮肤,分腠治肌肉,气口治筋脉,经输治骨髓、五藏。身有五部:伏兔一;腓二,腓者腨也;背三;五藏之腧四;项五。此五部有痈疽者死。病始于臂者,先取手阳明、太阴而汗出;病始头首者,先取项太阳而汗出;病始足胫者,先取足阳明而汗出。臂太阴可汗出,足阳明可汗出。故取阴而汗出甚者,止之于阳;取阳而汗出甚者,止之于阴。凡刺之害,中而不去则精泄,不中而去则致气;精泄则病甚而恇,致气则生为痈疽也。

【难点注释】

①槁腊:槁腊,同义复词,即干焦的意思。
②婴筋:指颈两侧的筋。
③暴喑气鞕:暴喑,突然音哑不能讲话。气鞕,《太素》作“气鲠”。指喉舌强硬。
④暴聋气蒙:暴聋,突然耳聋。气蒙,病名,因经气蒙蔽所致的耳目不明。
⑤一日取之出鼻外:此句下脱“方病之时,盛泻虚补”一句。
⑥目本:即目系,眼内连于脑的脉络。

【白话精译】

体表寒热,疼痛不能接触床席,毛发枯燥,鼻孔发干,汗液不得出,治疗时应取足太阳经的络穴,以补手太阴经诸穴的不足。

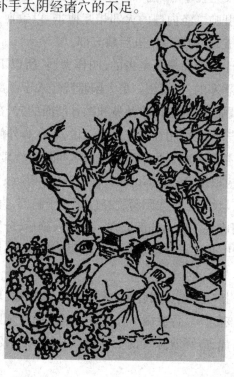

肌肉寒热,则难免肌腱疼痛,毛发焦枯,唇舌干燥,汗不得出。应取足太阳经在下肢的络穴,散放出瘀血,以补足太阴经,汗就得出了。

骨骼寒热,病人烦躁不安,大汗淋漓,若是牙齿还没出现枯槁的现象,当取足少阴大腿内侧的络穴大钟,如牙齿已现枯槁,便是不治的死症。至于骨厥病的诊治也是这样。

患骨痹的,全身骨节不能自由活动,疼痛异常,汗出如注,心中烦乱。治疗时可取三阴经的穴位,针刺用补法。

身体被金属利器所伤,血流甚多,且又受风寒的侵袭,或者从高处跌落,以致肢体懈惰无力,这叫作体惰,治疗时可取小腹脐下的三结交。

厥痹,是厥逆之气上及腹部,治疗时可取阴经或阳经的络穴,但必须察明主病的所在,在阳经用泻法,在阴经用补法。

颈侧的动脉是人迎穴,人迎属足阳明胃经,在颈筋的前面。颈筋后面是手阳明经的腧穴,名叫扶突。再向后是手少阳经的天牖穴。天牖后面是足太阳经的天柱穴。腋下三寸处的动脉,是手太阴经的腧穴,名叫天府。

阳邪上逆而头痛,胸中满闷,呼吸不利,当取人迎穴治之;突然失音,喉舌强硬的。当取扶突穴刺之,并针刺舌根出血;突然耳聋,经气蒙蔽,耳失聪,目不明的,治疗时取天牖穴。突然发生拘挛、癫痫、眩晕、足软支撑不住身体,治疗时取天柱穴。突然热渴,腹气上逆,肝肺二经内蕴的火邪相互搏击,以致血逆妄行,上溢鼻口,治疗时取天府穴。以上五穴,即所谓的五后扁五部。

手阳明大肠经入于颧部而遍及全齿的,叫作大迎,所以下齿龋痛应取大迎穴。其恶寒的,用补法,不恶寒的,用泻法。足太阳膀胱经入于颧部而遍及全齿的,名叫角孙,所以治疗上齿龋痛,应取角孙穴及鼻和颧骨前面的穴,在刚发病的时候,如果脉气充盛,就要用泻法,反之则用补法。另有一说,可在鼻外侧取穴施治。

足阳明胃经有夹着鼻子循行而入于面部的,名叫悬颅。其经脉下行属于口,上行的由口入系于目本。应根据发病的部位取穴,泻有余,补不足;若取之不当,则可能泻不足,补有余,而适得其反了!足太阳膀胱经过颈入于脑部,直接连属于目本的叫作眼系。若头目疼痛,可在头项中两筋间取穴。此脉入脑后,分别联属于阴阳二跷脉,阴阳交会,阳入里,阴出外,交会于眼的内角。如果阳气偏盛,则两目张开,如果阴气偏盛,则两目闭合。

热厥症,取足太阴脾经、足少阳肝经进行治疗。寒厥症,取足阳明胃经、足少阴肾经进行治疗,都应该留针。舌纵缓不收,口角流涎,胸中烦闷的,当取手太阴肺经穴。针刺正气虚的病症,应顺着脉气的去向施以补法;针刺邪气实的病症,应迎着脉气的来向施以泻法。

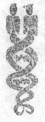

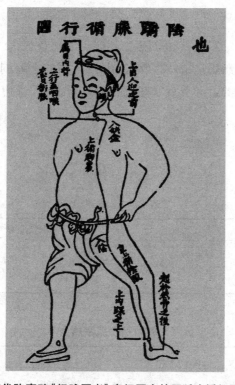

清代陈惠畴《经脉图考》奇经图中的阴跷脉循行图

春季用针取穴于络脉;夏季用针取穴于肌肉与皮肤间;秋季用针取穴于气口,冬季用针取穴于经脉。凡此四时行针,应与时令的特征相适应、相谐调。

取络穴脉穴可治皮肤,取肌肤间穴可治肌肉,取气口穴可治筋脉。取各经脉之穴则可治骨髓和五脏诸病。

身体有五个重要部位:伏兔其一,小腿其二,背部(督脉及膀胱经所行处。——译注)其三,五脏俞穴其四,项部其五。此五部患痈疽者,为不治之症。

疾病始于手臂的,可先取手阳明大肠经、手太阴肺经的穴位,使其出汗;疾病始于头部的,可先取项部足太阳膀胱经的穴位,使其出汗;疾病开始发生在足部胫部的,可先取足阳明胃经的穴位,使其出汗。针刺手太阴经的诸穴可令汗出,针刺足阳明经诸穴也可令汗出。针刺阴经而出汗过多的,可取阳经穴来止汗;针刺阳经而出汗过多的,可取阴经穴来止汗。

大凡错误用针造成的危害有:一是刺中病邪而留针不去,使病人精气耗泄;二是尚未刺中病邪就立即出针,使邪气凝聚不散。精气耗泄会使病情加重而身体孱弱,邪气凝聚不散则能引起痈疡之症。

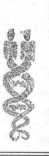

【专家评鉴】

本篇所论述的寒热病是指外感或内伤所引起发热恶寒同时并见的病症。由于病位深浅不同及病机的差异分皮寒热、肌寒热、骨寒热、骨痹、体惰、厥痹。现归纳如下：

一、体寒热

（一）皮寒热

表 21-1　皮寒热

病机	症状	取穴配方
寒邪束表，太阳经气不利，玄府闭塞	不可附席，毛发焦，鼻槁腊，不得汗	取三阳（太阳）之络（飞扬穴）手太阴（鱼际、太渊）

（二）肌寒热

表 21-2　肌寒热

病机	症状	取穴配方
邪伤脾胃肌肤失养	肌痛，毛发焦，唇槁腊，不得汗	去三阳于下，以去其血（放血）补足太阴（大都，太白）

（三）骨寒热

表 21-3　骨寒热

病机	症状	取穴配方	预后
外邪伤肾	病无所安（烦躁不安）	齿未槁，取足少阴肾经阴	齿已槁
肾阴亏虚	汗注不止（津液外脱）	股内侧之络	死不治
阴虚内热	齿未槁		

（四）骨痹

表 21-4　骨　痹

病机	症状	治疗
阴精不足，骨节失养，阴虚内热，迫津外泄	举节不用而痛，汗注，烦心	取三阴经之穴补之

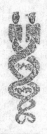

（五）体惰

表 21-5 体 惰

病因病机	症状	治疗
外伤出血\气血虚衰 外感风寒/肢体失养	四肢懈惰不收	刺三结交（关元穴）

（六）厥痹

表 21-6 厥 痹

病机	治疗
厥气上逆,气血痹阻	视主病,泻阳经补阴经

二、天牖五部

原文"颈侧之动脉人迎……此为天牖五部。"主要阐述天牖五部的部位和主病,此为治疗寒热病常用的五个腧穴,现归纳如下:（表 21-7)

表 21-7 天牖五部

五穴	经脉	主治	部位
人迎	足阳明	阳逆头痛,胸满不得息	婴筋之前
扶突	手阳明	暴瘖气鞕	婴筋之后
天牖	手少阳	暴聋气蒙,耳目不明	婴筋次脉
天柱	足太阳	暴挛痫眩,足不任身	婴筋次脉
天府	臂太阴	暴瘅内逆,肝肺相搏,血溢鼻口	腋下动脉

三、龋齿的治疗

原文:"臂阳明……一曰取之出鼻外。"此段阐述龋齿的治疗,现归纳于下:（表21-8)

表 21-8 龋齿刺治

部位	治疗
上龋齿	取之出鼻外（足阳明胃,地仓）,其脉盛泻之;虚则补之,取足太阳（角孙穴）
下龋齿	取之臂（手阳明大肠合谷穴）及大迎穴。恶寒者用补法,不恶寒者用泻法

四、头部病及其他病的治疗

原文:"足阳明有挟鼻人于面者……取手太阴。"此段主要阐述头部清窍诸疾及振寒,寒厥,热厥等的治疗,归纳于下:（表 21-9)

表 21-9　头面部病症的刺治

疾病	治疗
面(口,目,鼻)	足阳明胃经(损有余,补不足)取悬颅
头目苦痛	取之项中两筋间(玉枕)
瞋目	取阳跷
瞑目	取阴跷
舌纵涎下,烦悗	取足少阴(然谷)
振寒洒洒,鼓颔,不得汗出	取手太阴(少商)
热厥	足太阴(太白),足少阳胆(光明)
寒厥	足阳明(足三里),足少阴肾(太溪)

【临床应用】

一、关于寒热的概念及相互关系

寒热一词在中医学中有广泛的含义,归纳起来,大致有下列五种说法:一是指病邪,即寒邪或热邪。《素问·痹论》:"风寒湿三气杂至合而为痹。"《灵枢·百病始生》:"风雨寒热不得虚,邪不能独伤人。"皆指此而言。二是指病机。指人体受邪后,表现出病理性的机能亢奋,以发热为特征,或病理性机能减退,以寒为特征的病机。如《素问·阴阳应象大论》:"阳盛则热""阴盛则寒"和《素问·调经论》:"阴虚则内热""阳虚则外寒"皆指此而言。三是指症状。机体在病变过程中所出现的寒或热的症状。如本篇中的"振寒洒洒"及《灵枢·五邪》:"邪在肺,则病皮肤痛,寒热。"皆指此而言。四指症候的性质,即热性或寒性的症候,如《素问·厥论》:"寒厥"或"热厥"。五指治疗方法及药物之性。如《素问·至真要大论》:"寒者热之"和"热者寒之"。寒热的含义,在不同的地方虽有不同所指,但就疾病发展的本身来说,有其不可分割的内在联系。但这一联系,是通过机体内在的阴和阳的相互作用而产生和表现于外的。寒热病邪侵入人体,使人体阴阳失衡,从而产生了阴阳盛衰的变化,随之亦产生了不同性质的病机与症候,自然就会有寒热不同的临床表现,治疗上,无疑要采取"寒者热之"和"热者寒之"的治疗原则。张志聪云:"寒热者,阴阳之气也",一语总结了寒热在疾病过程中的内在联系。

二、寒热病的概念

寒热,是临床常见的主要病理征象,但本篇所指的寒热病,是经气逆乱,阴阳失调所产生的。正如张志聪:"此章论阴阳之经气为病,故篇名曰寒热。寒热者,阴阳之气也。"篇首的皮寒热,肌寒热及骨寒热是指外邪侵入人体不同部位而出现寒热并见的三种疾病。本篇中所述的杂病,虽未称之为寒热病,但大都有寒热的症状,归纳起来,大致可分为四种类型。一是外感六淫之邪,肺卫失宣,邪正交争产生的恶寒发热的表证。如皮寒热、肌寒热、骨寒热属于此类。二是邪气闭阻经络,经气逆乱,阴阳之气不相交通产生的病症,因兼见有寒热的症状,故属于寒热病。这类病的特点是发病急暴,症见厥逆窍闭兼见寒热的症状。如厥痹,暴挛痫眩、暴喑气鞕,暴聋气蒙属于此类。三是由于阳虚,阴虚,或由阴阳气血皆虚所致阴阳盛衰出现的寒热病症。如热厥、骨痹、寒厥、体惰皆属此类。四是由于邪客经脉,营卫气血运行不畅,寒热相搏,逆于腠理而产生的寒热病,如痈疽之类。因痈疽伴有寒热的症状,故亦属寒热病的范畴。综上所述,本篇所称的寒热病的概念是相当广泛的,既有内伤,亦有外感,寒热是多种疾病的常见症状,其病机是阴阳失调,经气逆乱,故为寒热病。

三、临床意义

寒热病是临床常见的疾病之一,由于病变部位和致病原因不同,兼症亦不一样。以外邪言有皮寒热、肌寒热、骨寒热。从疾病言有骨痹、厥痹、创伤出血过多、寒厥、热厥以及龋齿、头目疾等,都能导致寒热病的发生,故临床时应根据病变所在的脏腑经络,以及虚实状况,辨证论治,随症针刺,才能达到预期效果。本篇介绍"天牖五部"治疗寒热病具有一定实用价值,须结合后世医家的经验不断丰富和完善。

癫狂第二十二

【要点解析】

一、叙述了癫疾的发作过程、症候类型和临床表现、针灸治疗方法和预后。
二、论述了狂症的病因、症状和针灸治疗方法。
三、对风逆、厥逆等病的症治作了简要的介绍。

【内经原典】

目眦外决于面者,为锐眦;在内近鼻者为内眦;上为外眦,下为内眦。癫疾始生,先不乐,头重痛,视举①目赤,甚作极已,而烦心,候之于颜,取手太阳、阳明、太阴,血变而止。癫疾始作而引口②啼呼喘悸者,候之手阳明、太阳,左强者攻其右,右强者攻其左,血变而止。癫疾始作先反僵,因而脊痛,候之足太阳、阳明、太阴、手太阴,血变而止。治癫疾者,常与之居,察其所当取之处。病至,视之有过者泻之,置其血于瓠壶③之中,至其发时,血独动矣,不动,灸穷骨二十壮。穷骨者,骶骨也。骨癫疾者,顑④齿诸腧分肉皆满,而骨居⑤,汗出烦悗。呕多沃沫,气下泄,不治。筋癫疾者,身倦挛急大,刺项大经之大杼脉。呕多沃沫,气下泄,不治。脉癫疾者,暴仆,四肢之脉皆胀而纵。脉满,尽刺之出血;不满,灸之挟项太阳,灸带脉于腰相去三寸,诸分肉本输。呕多沃沫,气下泄,不治。癫疾者,疾发如狂者,死不治。

狂始生,先自悲也,喜忘苦怒善恐者,得之忧饥,治之取手太阴、阳明,血变而止,及取足太阴、阳明。狂始发,少卧不饥,自高贤也,自辨智也,自尊贵也,善骂詈,日夜不休,治之取手阳明、太阳、太阴、舌下少阴,视之盛者,皆取之,不盛,释之也。狂言、惊、善笑、好歌乐、妄行不休者,得之大恐,治之取手阳明、太阳、太阴。狂,目妄见、耳妄闻、善呼者,少气之所生也,治之取手太阳、太阴、阳明、足太阴、头、两顑。狂者多食,善见鬼神,善笑而不发于外者,得之有所大喜,治之取足太阴、太阳、阳明,后取手太阴、太阳、阳明。狂而新发,未应如此者,先取曲泉左右动脉,及盛者见血,有顷已,不已,以法取之,灸骨骶二十壮。

风逆暴四支肿,身漯漯⑥,唏然⑦时寒,饥则烦,饱则善变,取手太阴表里,足少阴、阳明之经,肉清取荥,骨清取井、经也。厥逆为病也,足暴清,胸若将裂,肠若将以刀切之,烦而不能食,脉大小皆涩,暖取足少阴,清取足阳明,清则补之。温则泻之。厥逆腹胀满,肠鸣,胸满不得息,取之下胸二胁咳而动手者,与背腧以手按之立快者是也。内闭不得溲,刺足少阴、太阳与骶上以长针,气逆则取其太阴、阳明、厥阴,甚取少阴、阳明动者之经也。少气,身漯漯也,言吸吸也,骨酸,体重,懈惰不能动,补足少阴。短气,息短不属,动作气索,补足少阴,去血络也。

【难点注释】

①视举:指目上视或是目直视。

②引口:指口角牵拉,抽掣而动。

③瓠壶:将葫芦剖开所作成的容器。

④顑:顑通颔,面部的一个部位,约相当于腮部。

⑤骨居:亦即骨倨,骨倨,骨骼强直。

⑥漯漯:汗出淋漓。

⑦唏然:因身体寒冷而发出的一种唏嘘声。

【白话精译】

眼角向外凹陷于面颊一侧的,叫作目锐眦;在眼的内侧靠近鼻梁的,叫作目内眦。上眼胞属目外眦;下眼胞属目内眦。

癫病开始发生的时候,病人本感到闷闷不乐,头部沉重疼痛,眼直视,两眼发红,进一步发作到严重时,就会出现心中烦乱不宁。医者诊察时,可通过颜面部的色泽、表情,来推断其病将要发作。治疗可取手太阳、手阳明、手太阴三经的一些腧穴,等到患者面部的血色转为正常时停针。癫病开始发作的时候,有口角牵引而歪斜,发出啼叫的声音,喘促、心悸的症状,应当候察手阳明、手太阳两经,根据其病变所在而治疗,凡左侧正常的,应刺右侧,右侧正常的,应刺左侧,等到患者面部的血色转为正常时停针。癫病开始发作时,先见腰脊反张而僵硬,因此会觉得脊柱作痛,候察其病变所在。可取足太阳、足阳明、足太阴、手太阳经的一些腧穴,等到患者面部的血色转为正常时停针。治疗癫病时,医生应当常与病者住在一处,观察所应当取治的部位,当病发作时,根据其有病的经脉,使用泻法出血。将泻出的血放在葫芦内,等到再复发时,其血就会变动;如果没有变动,可灸穷骨二十壮。所谓"穷骨",就是骶骨。

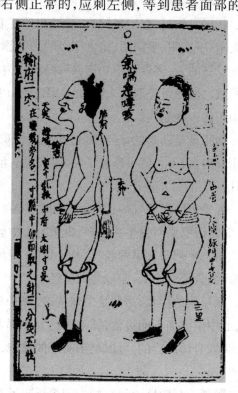

明代何秉《针灸捷径》针灸方图中的气喘急哮咳取穴图

病已深入到骨的骨癫疾,颔齿部的腧穴及分肉之间,都充满了邪气,形体瘦弱而骨独留,常出汗、胸中烦闷;倘呕吐出很多的白沫,而又气泄于下,就是不治的死症。病已深入于筋的筋癫疾,筋肉拘挛而身体蜷缩,筋脉拘急,脉大,治疗宜刺项后足太阳膀胱经的大杼穴;倘呕吐出很多的白沫,而又气泄于下的,就是不治的死症。病已深入于脉的脉癫疾,发病时突然跌倒,四肢的脉都胀满而弛纵不收。当脉满处,都可以针刺出血;如脉不满而陷下的,宜灸夹行于项后两侧足太阳经的腧穴,并可灸带脉穴,在与腰相距三寸许的地方,也可灸诸经的分肉之间与四肢的腧穴;倘呕吐出很多的白沫，而又气泄于下的，就是不治的死症。

上述各种癫疾，如发作时像狂症一样，就是不治的死症。

狂证开始发生的时候，患者先有悲伤的情绪，健忘，容易发怒，时常恐惧，这是由于过度的忧愁与饥饿所致。治疗可取手太阴经、手阳明经的一些腧穴，等到患者面部的血变为正常时停针，并取足太阴经、足阳明经的一些腧穴。

狂症开始发作的时候，不知饥饿，好骂人，日夜吵闹不休。治疗可取手阳明、手太阳、手太阴、手少阴经的一些腧穴及舌下的廉泉穴。但要注意血脉盛的才可以施针。

患者语言狂妄，易惊，好笑，喜欢歌唱，行动反常而不停止，这是由于大恐所致。治疗可取手阳明、手太阳、手太阴经的一些腧穴。

狂证发作时，有幻视幻听，好喊叫的症状，这是由于神气衰少所致。治疗可取手太阳、手太阴、乎阳明、足太阴经的一些腧穴以及头部和两颊部的腧穴。

发狂的人，多食而不知饱，疑神疑鬼，内心喜笑而不显露于外，这是由于喜乐过度所致。治疗可先取足太阴、足太阳、足阳明的一些腧穴，后再取手太阴、手太阳、手阳明的一些腧穴。

如狂证是新起的，还没有见到上述严重症状时，应先取左右曲泉，以及血脉盛的用针泻血，不久就可痊愈了；如果还没有治愈，再用上述的治法治疗，并灸骶骨二十壮。

外受风邪而厥气内逆的病，症状见四肢突然肿胀，身体像被水淋一样寒栗颤抖，时常因寒栗而发生唏嘘声，饥饿时心中就烦乱，吃饱后又多变而不安，治疗可取手太阴与手阳明表里两经，以及足少阴、足阳明经的一些腧穴，如果肌肉清冷的，可取荥穴，骨骼清冷的，应取井穴与经穴。

厥逆病的症状，是两足突然清冷，胸中痛得像要裂开一样，肠中痛得如刀切一样，心中烦乱而不能进食，脉搏无论大小都兼涩象，如身体温暖的，可取足少阴经的腧穴，如身体清冷的，可取足阳明经的腧穴，身体清冷的当用补法，身体温暖的当用泻法。

厥逆病见腹胀，肠鸣，胸中闷而呼吸不利，治疗可取胸下两胁肋间，咳嗽则脉动应手的腧穴，再取背俞穴，用手按压就觉得轻快的，就是应刺的穴位。

下焦肾与膀胱气化不利而小便不通，治疗可取足少阴与足太阳两经及骶上的一些腧穴，用长针刺之。

气机上逆，就取足太阴、足阳明、足厥阴经的一些腧穴，病势重的，可取足少阴与足阳明经发生变动的腧穴。

如气衰而身体颤抖，言语不相连续、骨节发疫而身体沉重，身体懈惰无力而不

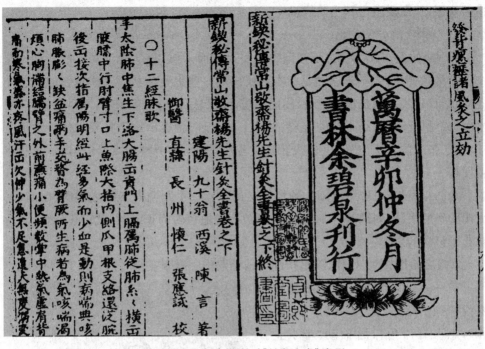

明万历十九年史勤斋刊《针灸全书》书影

能动作,治疗可取足少阴经的腧穴用补法。

如果气息短促,呼吸不能连续,活动就感到气虚而疲乏,治疗可补足少阴经的腧穴,其脉有瘀血时,应刺之出血。

【专家评鉴】

一、癫疾

本篇先对狂病的临床表现和针刺取穴做了论述,接着对风逆、厥逆诸症的表现和刺治做了论述,并以此结束全文。

(一)癫疾的定义

癫疾是神志失常的疾病,多由情志所伤,神明错乱所致。癫病总属于阴为静,多以沉默痴呆,多疑善虑,幻视幻听,语无伦次等症状为特点。

(二)癫疾形成的病因病机

癫疾大都以七情所伤为首要病因,《症治要诀》认为癫狂由七情所郁,所出现的"不乐""烦心"都是情志异常的症状,这是七情郁滞之故,所以说癫病多由思虑太过,积忧久郁,损及心脾,气滞津停,结成痰饮,痰气上逆,神志迷蒙,不能自主所致。原文中多处提到患者有"呕多涎沫",都是气滞痰停所致。因此说,七情所伤,是其

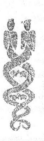

主要病因,气滞痰阻为其主要病机。

(三)癫疾的分型症治

1.癫疾始发:癫疾始发,是指癫疾将要发作而未发作,即处于发作的前期。原文说:"癫疾始生,先不乐",就是指本病仅出现一些先兆症状。这些短暂的预感先兆症状,首先表现的是情绪改变,闷闷不乐,或叹息自卑,头重头痛,双目直视,两眼发红,或见烦躁等情绪不宁的表现,见到上述表现,就提示癫疾将要发作。除了上述症状,张志聪还认为"邪色必见于颜",天庭部位可有异样改变,同样提示此病将要发作。

为防止发作,可取手太阳小肠经的支正、小海;手阳明大肠经之偏历、温溜;手太阴肺经的太渊、列缺等穴刺治放血,所放出的血色转为正常时,就停止治疗,也就防止了该病的发作。

2.癫疾始作:癫疾始作,就是指此病已经发作。癫疾发作时的表现类型有二:

其一,引口啼呼,喘急惊悸。原文说:"癫疾始作而引口啼呼",指发作时患者有口角口唇抽动,牵引歪斜,并伴有尖声呼叫,呼吸急促,惊悸等症状。这是痰气阻滞经脉,经气厥逆,因而筋脉牵引抽动,故有上述症状,痰气上冲心肺,在心则有惊悸,在肺则有喘呼。显然其病位是在上焦心肺。

由于心与小肠,肺与大肠为表里,据"阳病治阴,阴病治阳"和"从阴引阳,从阳引阴,以右治左,以左治右"(《素问·阴阳应象大论》)的治疗原则,因此,原文中取手阳明大肠,手太阳小肠的经穴,观察病之所在采用缪刺方法治疗,向左侧牵引的刺右侧,向右侧牵引的刺左侧。直到血色变至正常,病情停止发作就止针。

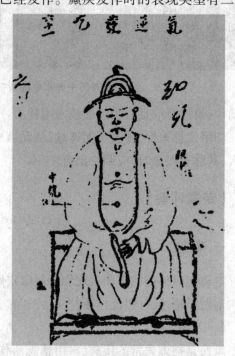

明抄本《针灸集成》针方图中的气逆取穴图

其二,全身痉挛,角弓反张,脊痛。原文说:"癫疾始作,先反僵,因而脊痛。"这是癫疾发作的又一类型。指病情发作时,病人首先是全身抽搐痉挛,角弓反张,呈僵尸状。《素问·脉解》:"所谓强上引背者,阳气大上而争,故强上也。"《灵枢·经筋》篇论:"足太阴之筋……其病……脊反折,项筋急。"《素问·缪刺论》:"邪客于足太阳之络,令人拘挛背急。"可见,病位以足太阳经为主,病机是经气逆乱,气血运行不畅,筋脉失养所致。可从足太阳、足阳明、足太阴和手太阳经四经的变化观察病情变化,取足太阳之委阳、飞扬、仆参、金门;足阳明之三里、解溪;足太阴隐白、公孙穴刺治。

3.久癫变症:癫疾反复发作,久治不愈,厥逆之气会深入于筋脉和骨,因而有骨癫疾、筋癫疾和脉癫疾三种类型。

其一,骨癫疾。原文说:"骨癫疾者,颃齿诸腧分肉皆满,而骨居,汗出,烦悗。呕多沃沫,气下泄,不治。"就指出癫疾病情恶化,深入至骨,出现经气壅闭,烦闷,抽搐,形体羸瘦,骨瘦如柴,痰涎壅盛等症者,称为骨癫疾。如出现阴阳上下脱离,元气下陷者,是脾肾之气衰败之故,预后不佳。故张志聪说:"汗者,血之液,汗出而烦悗者,病在足少阴肾,而上及于手少阴心也。呕多沃沫,太阴阳明之气上脱也。肾为生气之源,气下泄,少阴之气下泄也。阴阳上下离脱,故为不治。莫云从曰:病入骨髓,虽良医无所用其力,故不列求治之法。"

其二,筋癫疾。原文说:"筋癫疾者,身倦挛急大……呕多沃沫,气下泄,不治。"此是癫疾病久深入于筋,筋脉反复抽搐疼挛,身体疲倦,长久不愈而成此。由于诸筋受累,故全身痉挛蹁屈。同样,如果出现呕吐涎沫,二便失禁的元气下泄症,则为脾肾疲惫,预后凶险。可取足太阳经的天柱、大杼和足少阳经的带脉穴艾灸。

其三,脉癫疾。原文说:"脉癫疾者,暴仆,四肢之脉,皆胀而纵,脉满,尽刺之出血。"就指癫病深入于脉,致使血脉失调,气血紊乱,厥气上闭清阳而突然晕倒,不省人事,由于末梢循环障碍,故血脉胀急。因血脉为邪气郁滞,故取胀满的经脉放血治疗。

上述骨、筋、脉三癫疾,是久治不愈,反复发作之重症,预后均较差。

其四,癫发如狂。原文说:"癫疾者,疾发如狂者,死不治。"张志聪对此解释说:"夫阴盛者病癫,阳盛者病狂。癫疾发如狂者,阴阳之气并伤,故死不治。"指病程日久,正虚至极,症状如狂者是真阳外越之势,预后凶险,临床应当认真对待。

此外,癫疾也可因受惊和先天遗传而得,如《素问·奇病论》就指出:"人生而有癫疾者,病名曰何? 安所得之? 岐伯曰:病名曰胎病,此得之在母腹中时,其母有所大惊,气上而不下,精气并居,故令子发癫疾也。"这是先天因素而致癫疾的最早记载。

(四)癫疾的诊察

由于癫疾有发作先兆,所以原文提出对先兆症状的观察,对预测病情发作,选取有效针刺部位都有重要意义。

1.察神志变化,及时掌握癫疾是否将要发作:癫疾发作的先兆症状是患者见有情志"不乐",如果患者无缘无故地出现叹息、自卑、情绪抑郁不乐时,就提示可能要发病,及时采取有效措施,防止发病。

2."常与之居,察其所当取之处":原文指出要详细观察,了解患者的病史及发病情况,才能判断出是哪一经脉的气血逆乱所致,这对辨证定位,正确选穴刺治都有不可忽视的意义。

3.置血于瓠壶,观察病情变化:无论对此方法做何解释,但这种通过验血察病的思路是积极可取的,原文是指把患者血放置在葫芦瓢中进行观察,若血动就提示要发病,及时艾灸长强穴。

4.观察兼症,确定病位:如见口眼歪斜者是病在手阳明、手太阳;见有"反僵、脊痛"则病在足太阳;见"颇齿诸腧分肉皆满",骨瘦如柴者是病深至骨;全身痉挛抽搐是病深至筋;若"四肢之脉皆胀而纵",则病深至脉等。

(五)癫疾的预后

本篇从两方面来判断癫疾的预后。

1."呕多沃沫,气下泄,死不治":沃沫,指痰涎,是脾虚水湿不化所致。若病久见有呕吐大量的痰涎,这是脾胃之气将绝之兆。有胃气则生,无胃气则死,故云:"死不治。"

"气下泄"是元气下脱。肾主生气之源,为元阴元阳之根本,主司二阴的开合启闭,故癫疾日久,发作时见有二便失禁,是肾气衰败,元气下脱之危候。

2.癫"发如狂者,死不治":《难经·二十二难》说:"重阴者癫,重阳者狂"。癫本为阴,此又见如狂者,是阴损病及阳,真阳外越,故"癫发如狂",为阴阳俱伤,故预后较差。

此外,《素问·长刺节论》从另一角度提出癫疾的预后判断,说:"病初发,岁一发;不治,月一发;不治,月四五发,名曰癫疾。"说明癫疾发作次数愈频繁,间隔时间愈短,其预后愈差。

二、狂病

(一)狂病的定义

狂病是一种神志失常的病症。临床特点是狂妄自大、歌笑无常、衣被不敛、狂言骂詈、逾垣上屋、幻视幻听等神志狂乱之症。《内经》中又称此证为"阳厥",即阳气亢盛而逆乱之故。《素问·病能论》说:"有病怒狂者,此病安生? 岐伯曰:生于阳也。帝曰:阳何以使人狂? 岐伯曰:阳气者,因暴折而难决,故善怒也,病名曰阳厥。"

(二)狂病的病因病机

1.病因：原文明确指出，狂病"得之忧饥"，"得之大喜""得之大恐""少气之所生"。可见，情志刺激，是本病的主要原因。此外与饥饿、疲劳等诱因都有一定关系。

2.病机：本篇原文未明言其病机，但从出现的症状。皆系阳亢之症。据《素问·至真要大论》："诸躁狂越，皆属于火"以及《素问·生气通天论》："阴不胜其阳，则脉流薄疾，并乃狂"以及《素问·宣明五气》："邪入于阳则狂"等有关狂的论述所见，阳热亢盛，扰乱神明，是狂病的基本病机。当然，因虚而致狂者亦有之，如原文所言的"少气之所生"。

（三）狂病的辨证治疗（见表22-1）

表22-1　狂病的辨证治疗表

分　型	临床表现	治　疗
始　生	喜忘、苦怒、善恐	取手太阴之太渊、列缺；手阳明之偏历、温溜；足太阴之隐白、公孙；足阳明之三里、解溪等穴，血变止针（张介宾）
发　作	少卧不饥，自高贤，自辩智，自尊贵，善骂詈，日夜不休	刺手阳明、太阳、太阴，取穴同上。并刺舌下手少阴之脉 盛者皆取之，不盛释之
	狂言、惊，善笑，好歌乐，妄行不休	刺手阳明、太阳、太阴。取穴如上
	狂，目妄见，耳妄闻，善呼	刺手太阳、太阴、阳明、足太阴、头、两颔。取穴同上
	多食，善见鬼神，喜笑而不发于外	先刺足太阴、太阳、阳明，后取手太阴、太阳、阳明
新　发	未应如此（张介宾："未应如此者，皆狂病新起，未有如上文五节之见证"）	刺先取曲泉左右动脉，及盛者见血，不已者以法取之，灸骨骶十二壮

【临床应用】

一、癫、狂、痫的含义

（一）癫

本篇称"癫疾"，《内经》有作"巅疾"（《素问·脉要精微论》等篇），有作"颠疾"（《素问·脉解》等），也有作"瘨"者（《素问·腹中论》）。癫、巅、颠、瘨，古通。《内经》所论之癫疾，含义有二：一指猝然昏倒，不省人事，抽搐，牙关紧闭，口吐白沫，口中伴有异样叫声，反复发作之疾，即后世之痫病。本篇及《素问·长刺节论》所论者是。所以张介宾在《景岳全书·杂症谟》中说:"癫即痫也,观《内经》所言癫证甚详而痫则无辨,即此可知。"二指精神抑郁,表情淡漠,沉默痴呆,语无伦次,静而少动为特征的一类精神错乱病,相当于精神抑郁型精神分裂症。

《内经》所言的"巅疾"或"颠疾",则指以头晕、头痛等头部症状为主症的病症。如王冰在释《素问·脉要精微论》"厥成为巅疾"时说:"气逆上而不已,则变为上巅之疾。"在《内经》中明确指头痛晕眩之疾为"巅疾"者,如《素问·方盛衰论》"气不上下,头痛巅疾",《素问·玉机真脏论》认为春脉"太过则令人善忘,忽忽眩冒而巅疾。"《素问·五藏生成》:"是以头痛巅疾,下虚上实。"均指头痛、眩晕等头部疾患。

（二）狂

狂是以精神亢奋,狂躁刚暴,喧扰不宁,毁物怒骂为特征的精神失常的疾病。狂之为名,《内经》有作"狂越"者(《素问·气交变大论》等),有作"狂妄"(《灵枢·本神》),也有作"发狂"(《灵枢·厥病》),还有称之为"阳厥",如《素问·病能论》;"有病怒狂者","病名阳厥"。综《内经》所论之狂,其临床特征是一致的,以神志狂乱,动作狂越,躁扰不宁,甚或打人毁物为特征的一类疾病,相当于今之狂躁型精神分裂症。正如《灵枢·刺节真邪》说:"狂而妄见、妄闻、妄言",以及本篇所云之"狂始发,少卧不饥,自高贤,自辩智,自尊贵也,善骂詈,日夜不休。"

（三）、痫

痫病是指突然昏倒,不省人事,口吐白沫,抽搐,角弓反张,牙关紧闭,喉有痰鸣,醒后如常人,反复发作等一过性神志障碍的疾病。"痫"于《内经》凡六见,虽有专名,如"痫惊"(《素问·通评虚实论》)"痫瘛""痫厥"(《素问·大奇论》)和"痫眩"(《灵枢·寒热病》),惜其所论过简,无从知晓《内经》作者对该病的系统认识。就本病的临床特点言之,《内经》将"痫病"与"癫疾"混称统论,尤以《素问·大奇论》及本篇最具代表性,所论之"癫疾",实乃"痫"病。古人"癫""痫"不分,对后世影响极大,常将"痫"病称为"癫痫"。今之所谓"癫痫"病名,实为"痫"之误称。这种癫与痫含混不清的状况,直到明王肯堂《症治准绳·癫痫狂总论》始作确分。其后何梦瑶对三者有了详细、确切的描述,说:"狂者,猖狂刚暴,裸体骂詈,不避亲疏,甚则持刀杀人,逾垣上屋,飞奔疾走,不问水陆,多怒不卧,目直叫呼,时或高歌大笑,妄自尊贵,妄自贤智者是也。癫者,如醉如呓,或悲或泣,或笑或歌,言语有头无尾,秽洁不知,左顾右盼,如见鬼神,有时正性复明,深自愧沮,少倾状态复露者是也。痫者,发则昏不知人,卒倒无知,口噤牙紧,将醒时吐痰液,甚则手足抽搐,口眼相引,目睛上视,口作六畜之声,醒后起居饮食皆若平人,心地明白,亦有久而神呆者,然终不似癫狂者时常迷惑也"。

癫疾与狂病,都是精神失常,意识障碍之病症,二者虽有阴阳之别(《难经·二十难》），临床表现各异，但两者可相互转化。若狂病迁延日久，可转变为癫；而癫亦可突逢刺激而致狂。正如篇中所言"癫疾者，疾发如狂"，即是言此。

二、癫狂的病因病机

（一）癫疾的病因病机

本病的发病原因，篇中虽无明确记载，但据本篇所述的症状，以症推因，以及《素问·奇病论》《素问·通评虚实论》等有关原文内容分析，精神刺激，情志不遂，或先天因素是本病的主要致病原因。由于七情所伤，情怀不舒，气机郁滞，气不行津而生痰浊，痰气搏结，迷阻心窍，神明不能自主之故。文中多处提到"呕多沃沫"，即是气滞痰涎之症，所以说七情所伤是本病的主要病因，痰气阻蔽神明是其基本病机。

（二）狂病的病因病机

至于狂病发生的原因，《内经》有明确论述，综《内经》相关篇章之所述，纳之有三：一曰情志所伤，乃发为狂。如本篇指出，狂"得之忧饥""得之大喜""得之大悲"。二曰阳盛气逆，乃生躁狂。《素问·生气通天论》之"阴不胜其阳……并乃狂。"《素问·至真要大论》之"诸躁狂越，皆属于火。"《素问·通评虚实论》有狂"久逆之所生也。"这是由于阳盛气逆，扰动心神，神明失控而狂乱。三曰阳气虚弱，神魂失养而狂。本篇有云：狂，"少气之所生也。"《灵枢·通天》有"阳重脱者易狂"。《素问·腹中论》有阳"虚则狂"。此正如《类经·针刺类》在注释本篇时所说："气衰则神怯，所以妄见妄闻而惊呼也。"

热病第二十三

【要点解析】

一、主要论述热病的证候、诊断、治疗以及预后。

二、简要说明偏枯与痱的鉴别点和治疗原则。

三、指出热病禁忌针刺的九种症候。

四、介绍了治疗热病的五十九个穴位。

五、简介了喉痹、癃等病证的治法。

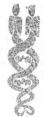

偏枯，身偏不用而痛，言不变，志不乱，病在分腠之间，巨针取之，益其不足，损其有余，乃可复也。痱之为病也，身无痛者，四支不收，智乱不甚，其言微知，可治，甚则不能言，不可治也。病先起于阳，后入于阴者，先取其阳，后取其阴，浮而取之。

热病三日，而气口静，人迎躁者，取之诸阳，五十九刺，以泻其热而出其汗，实其阴以补其不足者。身热甚，阴阳皆静者，勿刺也；其可刺者，急取之，不汗出则泄。所谓勿刺者，有死征也。热病七日八日，脉口动喘而短①（一本作弦）者，急刺之，汗且自出，浅刺手大指间。热病七日八日，脉微小，病者溲血，口中干，一日半而死，脉代者，一日死。热病已得汗出，而脉尚躁，喘且复热，勿刺肤，喘甚者死。热病七日八日，脉不躁，躁不散数，后三日中有汗；三日不汗，四日死。未曾汗者，勿腠刺之。

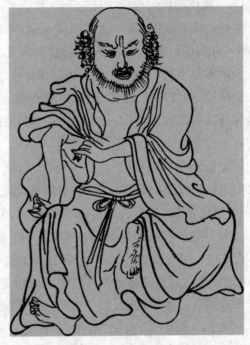

热病有咽干，饮水多，时常惊悸不宁、不能安卧等症状的，当以针刺肌肉为主，用九针中的圆利针，刺五十九穴中与肌肉有关的穴位。

热病先肤痛窒鼻充面，取之皮，以第一针，五十九，苛轸鼻②，索皮于肺，不得索之火，火者心也。热病先身涩，倚而热，烦悗，干唇口嗌，取之皮，以第一针，五十九，肤胀口干，寒汗出，索脉于心，不得索之水，水者肾也。热病嗌干多饮，善惊，卧不能起，取之肤肉，以第六针，五十九，目眦青，索肉于脾，不得索之木，木者肝也。热病而青脑痛，手足躁，取之筋间，以第四针，于四逆，筋躄目浸，索筋于肝，不得索之金，金者肺也。热病数惊，瘈疭而狂，取之脉，以第四针，急泻有余者，癫疾毛发去，索血于心，不得索之水，水者肾也。热病身重骨痛，耳聋而好瞑，取之骨，以第四针，五十九刺，骨病不食，啮齿耳青，索骨于肾，不得索之土，土者脾也。热病不知所痛，耳聋不能自收，口干，阳热甚，阴颇有寒者，热在髓，死不可治。热病头痛颞颥③目瘈脉痛，善衄，厥热病也，取之以第三针，视有余不足，寒热痔。热病体重，肠中热，取之以第四针,于其腧及下诸指间,索气于胃胳⑤,得气也。热病挟脐急痛,胸胁满,取之涌泉与阴陵泉,取以第四针,针嗌里。热病而汗且出,及脉顺可汗者,取之鱼际、太渊、大都、太白,泻之则热去,补之则汗出,汗出太甚,取内踝上横脉以止之。热病已得汗而脉尚躁盛,此阴脉之极也,死;其得汗而脉静者,生。热病者脉尚盛躁而不得汗者,此阳脉之极也,死;脉盛躁得汗静者,生。

热病不可刺者有九:一曰,汗不出,大颧发赤哕者死;二曰,泄而腹满甚者死;三曰,目不明,热不已者死;四曰,老人婴儿,热而腹满者死;五曰,汗不出,呕下血者死;六曰,舌本烂,热不已者死;七曰,咳而衄,汗不出,出不至足者死;八曰,髓热者死;九曰,热而痉者死。腰折,瘛疭,齿噤龂也。凡此九者,不可刺也。

所谓五十九刺者,两手外内侧各三,凡十二痏;五指间各一,凡八痏,足亦如是;头入发一寸傍三分各三,凡六痏;更入发三寸边五,凡十痏;耳前后耳下者各一,项中一,凡六痏;巅上一,囟会一,发际一,廉泉一,风池二,天柱二。

气满胸中喘息,取足太阴大指之端,去爪甲如韭叶,寒则留之,热则疾之,气下乃止。心疝暴痛,取足太阴、厥阴,尽刺去其血络。喉痹舌卷,口中干,烦心心痛,臂内廉痛,不可及头,取手小指次指爪甲下,去端如韭叶。目中赤痛,从内眦始,取之阴跷。风痉身反折,先取足太阳及腘中及血络出血;中有寒,取三里。癃,取之阴跷及三毛上及血络出血。男子如蛊,女子如怚⑥,身体腰脊如解,不欲饮食,先取涌泉见血,视跗上盛者,尽见血也。

【难点注释】

①喘而短:《甲乙经》作"喘而眩"。

②苛轸鼻:苛,小也;轸,同"疹"。苛疹鼻,指鼻上生有小疹。

③啮齿:啮,咬也。即咬牙齿。

④颞颥(nièrú):即鬓骨。

⑤胳:当为"络"。

⑥女子如怚:《甲乙经》作"女子如阻"。即女子如月经之阻隔。

【白话精译】

偏枯表现为半身不遂并且疼痛,言语没有改变,神志没有错乱,这是病邪在分肉腠理之间所致,治疗时宜温卧取汗,用大针刺,虚则补,实则泻,即可恢复正常。风痱表现为身体不觉疼痛,四肢弛缓不收,意识错乱但尚属轻微,说起话来,声音虽小,但还可以听明白。如此则可治疗,病情严重不能说话的,就不可治疗了。风痱病先起于阳分,而后入于阴分,治疗时应当先刺其阳经,再刺其阴经,并用浅刺的方法。

热病已经三日，如寸口部脉象平静而人迎部脉象躁动的，可随症选取各阳经治疗热病的五十九穴，以泻其表热，使邪气随汗而出，充实其阴而补不足。病人身体发热本很厉害，而寸口、人迎的脉象反现沉静的，就不可以针刺了。但凡还有针刺的可能，就当立即针刺，虽不能出汗，犹可泄其病邪。所谓不可以针刺者，是指有死亡征象的人。

患热病已七八天，寸口脉象躁动，并有气喘、头眩症状的，应尽快施治，汗将自出，浅刺手大拇指之间的穴位即可。

同样已经七八日，而脉象微小，现尿血，口干的，过一日半就会死亡。若出现代脉的，一天内就死。热病已经出汗，而脉象仍呈现躁动

明代何柬《针灸捷径》针灸方图中的伤寒热病取穴图

且呼吸喘促，身复发热时，就不要再刺其肌表，否则易导致气喘加重而死亡。

热病已经七八日，脉没有躁象，或虽有躁象，但力不大，也不数疾的，若三日中能有汗出，可望痊愈；若三日后仍不能出汗，第四天就会死亡。未尝出汗的，就不能通过肌腠进行针刺治疗。

热病，发展到皮肤疼痛，鼻塞不通，面部浮肿的，应该用浅刺皮肤的针法，以九针中的镵针，在治热病的五十九个穴位里选穴针刺。如果鼻部生有小疹子，就同样用浅刺针法刺肺经穴位，但不能针刺属火的心经穴位，因为心火能克制肺金。

热病开始就出现皮肤粗涩，烦躁不安而发热，咽干唇燥等症，当治血脉，用九针中的镵针，在五十九穴里，选取与脉有关的穴位进行针刺。如果出现皮肤肿胀、口干、出冷汗等现象，也是邪在心脉，当刺其血脉。但不能刺肾经穴位，因肾水能克心火。

热病，有咽干、饮水多，时常惊悸不宁、不能安卧等症状的，当以针刺肌肉为主，用九针中的圆利针，刺五十九穴中与肌肉有关的穴位。其间若有眼角发青的，同样

以刺肌肉取脾经穴，但不能取肝经穴位，因肝木能克脾土。

热病，有面色发青，头脑作痛，手足躁动等症状的，应当刺其筋结之间，用九针中的锋针，刺其四肢末端的腧穴。如有抽筋拘挛，目生白翳的症状，同样治筋病取肝经穴位，但不能取肺经腧穴，因肺金能克肝木。

热病，有屡发惊悸、手足抽搐、精神狂乱等症状的，应当刺血络，用九针中的锋针，立泻热邪，如因癫狂而使毛发脱落的，同样针刺血脉，取心经腧穴，但不能取肾经穴位，因为肾水能克制心火。

热病，有身体沉重，骨节疼痛，耳聋而欲闭目的症状的，应刺于骨，可用九针中的锋针在五十九个有关的穴位上进行针刺。如果患骨病不愿吃东西、咬牙、耳呈青色，同样应取肾经穴位，但不能刺脾经穴位，因脾土能克肾水。

热病，有痛而不知其处，耳聋、四肢弛缓不收，口发干，时有阳气偏盛而热烦，时有阴气偏盛而畏冷的，此乃热邪已深入骨髓，为不治之死症。

热病，有头痛，鬓骨部位及眼区筋脉抽掣作痛，时常鼻出血的，此乃是热邪厥逆于上，应用九针中的锃针，根据病情虚实，泻实邪之有余，补正气之不足。

热病，有身体沉重，胃肠中热的，应用九针中的锋针，取脾胃二经的腧穴以及在下部的各足趾间的穴位，同时还可以针刺胃经的络穴，以调治脾胃之气。

热病，有脐周拘急疼痛，胸胁胀满的，可取涌泉穴与阴陵泉穴，并用九针中的锋针，刺廉泉穴。

热病而汗将出以及脉症相合而认为可用汗法去热的，当取手太阴经穴鱼际、太渊，足太阴经穴大都、太白刺之。针刺时用泻法就可以退热，用补法可使汗出。如出汗过多，可针刺内踝上横纹三阴交穴，以止汗。

热病，汗已出，而脉象仍呈躁盛实乃阴脉虚弱至极的，为死症；若出汗之后，脉象转为平静的，愈后良好。若脉现躁象而不能出汗的，阴脉亢盛至极，亦是死症；若脉虽躁盛，而在汗出以后脉象转为平静的，是顺症，愈后必良。

热病，不可以针刺治疗的死症有九种：一是汗不得出，两颧发赤，呃逆呕吐的；二是泄泻而腹部胀满极严重的；三是两眼视物不清、发热不退的；四是老年人和婴儿发热而腹部胀满的；五是汗不得出，呕吐而兼有下血的；六是舌根溃烂，发热不退的；七是咳嗽，鼻孔出血，汗不得出，或虽汗出而达不到足部的；八是热邪已深入骨髓的；九是发热而出现痉病情况的（痉病，就是脊背反张，手足抽搐，牙关紧闭以及牙齿相切等症状——译注）。凡上述九种症候，均不可以针刺。

治疗热病有五十九穴：两手外侧各三穴，两手内侧各有三穴，左右共十二个穴。五指之间，各有一穴，左右共八穴。足小拇趾间也各有一穴。头部入发际一寸，向两侧旁开分为三处，每侧各有三穴，左右共六穴。再向上入发际三寸，两边各有五

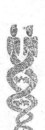

穴,左右共十六。耳前耳后各有一穴,口下一穴,项中一穴,合起来共六穴。巅顶一穴,前发际一穴,后发际一穴,廉泉一穴,风池二穴,天柱二穴,共九穴。总计为五十九穴。

胸中气满而呼吸喘促的,可针刺足太阴脾经在足大拇趾之端的穴位,距趾甲像薤叶那样宽。症属寒的,留针宜久;症属热的,去针宜疾。一旦逆气下降,喘安气间,即可止针。

心疝病突发疼痛,可取足太阴经与足厥阴经,在这两经的血络上,针刺放血。咽喉肿痛,吞咽困难,舌体卷缩,口干,心烦,胸痛,手臂内侧作痛,不能上举,应刺无名指端的关冲穴,其穴距指甲角像韭叶那样宽。

眼球发红疼痛,病从眼内角开始的,取阴跷脉的照海穴刺之。

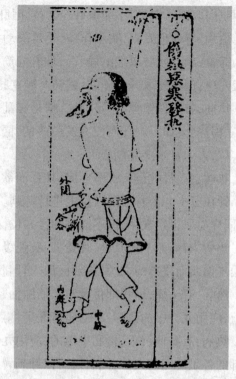

明代何柬《针灸捷径》针灸方图中的伤寒恶寒发热取穴图

风痉出现颈项强直、角弓反张症状,当先取足太阳经在腘窝中央的委中穴,并在表浅的血络上针刺出血。如腹中有寒,就兼取足阳明经的足三里穴。

小便不通,治疗时可取用阴跷以及足大拇趾外侧三毛上的大敦穴,并在肝肾二经的血络上针刺出血。

男子腹胀满犹如蛊病,女子腹阻塞犹如妊娠,通身无力,食欲不振,当先取涌泉穴针刺出血,再刺脚面上有充血现象的血络,针刺出血。

【专家评鉴】

本篇名为热病篇,主要介绍了热病的症候、诊断、刺治和转归预后等问题,但在篇首和篇末,却叙述了偏枯、痱、气满胸中喘息、心疝、喉痹、心痛、目中赤痛、风痉、癃、男子如蛊、女子如怚等病的诊治和预后,其意似令人费解,历代医家对此也认识不一。一些疑本段为错简,如刘衡如《灵枢经》校勘本校语曾提出"本段在此,文所不属"的看法,更多的医家则认为本篇主论热病,兼论它病,如马莳注云:"篇内所言诸病,而论热病更多,故名篇",没有指出它们之间的内在联系。但纵观《内经》一书,每篇多自成体系,系统性、逻辑性较强,内容杂乱者少见,本篇也不例外,不但系统论述了热病的辨证,刺治和预后,还通过对偏枯等十余病的叙述,对热病的类症做了鉴别。

一、热病的辨证

张介宾在对本篇热病一词进行注释时说:"此下所言热病,皆伤寒时疫也。"指出本篇所论之热病为外感热病。《素问·热论》说:"今夫热病者,皆伤寒之类也。"明确指出了一切外感热病皆属于伤寒的范畴。外感病称为热病,是以其症状特点而言,因发热是外感病的共同特征,也是其主要症状,外感病称为伤寒,乃以其病因特点言之,因外感病的病因是包括寒邪在内的六淫时邪。故综上可见,热病是指感受外邪引起的以发热为主要特征的一类疾病。是临床上最常见的一类疾病,其病也见于全身任何部位,如皮肤、脉、筋、肉、骨髓、胃肠、五脏等,又可伴随多种症状

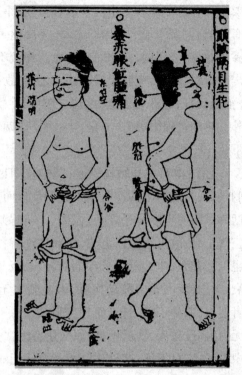

明代何東《针灸捷径》针灸方图中的两目生花及暴赤眼红肿取穴图

同时出现,如热而头痛,溲血、苛轸鼻、口唇嗌干、烦悗、善惊、善衄等等。又因热病易耗气伤津,在脉象和汗液方面也表现出了突出的特点。因此,有关热病的辨证问题比较复杂,仅本篇就有 17 条之多,内容广,症状杂,临症往往摸不着头绪,故就本篇内容我们从以下几个方面对其辨证要领做一归纳。

(一)辨脉辨汗

脉象是反映全身脏腑气血经脉变化的一个窗口,通过辨脉可以判断疾病的病位、性质、邪正盛衰以及预后吉凶。《素问·五脏别论》说:"气口何以独为五脏主……胃者,水谷之海,六腑之大源也。五味入口,藏于胃,以养五脏气,气口亦太阴也。是以五脏六腑之气味,皆出于胃,变见于气味。"因此,历代医家都十分重视热病过程中的脉象变化;汗为津液所化,汗出的多少及有无,反映着机体内的津液变化情况及疾病的预后转归。仅就本篇而言,就有 20 多处提到了汗的问题,一部《伤寒论》300 余条原文,涉及到汗的条文达 60 余条之多,尤其是温病自成辨证体系

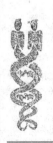

后，医家们进一步认识到了汗液与热病的关系，提出了"存得一分津液，便有一分生机"的著名观点，可见汗液问题也是历代医家十分重视的问题，辨汗是热病辨证的重要一环。血和津液均来源于水谷精气，津液渗注于脉中即成为血液的组成部分，故有"津血同源""血汗同源"之说。《灵枢·痈疽》说："中焦出气如雾，上注溪谷，而渗孙脉，津液和调，变化而赤为血。"津液不足则血脉空虚，津枯血燥，血液不足则可出现口渴、尿少、皮肤干燥等津亏之症，故有"衄家不可发汗""亡血家不可发汗""夺血者无汗，夺汗者无血"之说。因此，在临床辨证中，常脉汗并提互参，本篇也不例外。热病过程中可有"有汗"与"无汗"两种情况，脉象也随之有不同变化，分述如下：

1.无汗：本篇一开始就说道："热病三日，而气口静，人迎躁者，取之诸阳，五十九刺，以泻其热而出其汗"，就人迎与气口而言，气口为手太阴肺经所过之处，候阴，人迎为足阳明胃经所过之处，候阳。气口静，人迎躁，提示邪尚在三阳经，病位浅，且正气未衰，故可用发汗之法，使邪从汗解；原文接着说："身热甚，阴阳皆静者，勿刺也"，身热甚，本应脉显躁象而有汗出，反见寸口、人迎脉象皆静，无汗，说明邪盛正衰，无力作汗，无力鼓动血脉，因此刺之无功，"勿刺也"；原文还指出："脉微小，病者溲血，口中干，一日半而死""脉代者，一日死"，均说明邪盛正衰，脏气衰微，鼓动无力，病位较深，预后不良；原文还指出："热病七日八日，脉不躁，躁不散数，后三日中有汗；三日不汗，四日死"，揭示有汗无汗对疾病预后好坏至关重要，有汗则生，无汗则死；原文还指出："热病者脉尚盛躁而不得汗者，此阳脉之极也，死；脉盛躁得汗静者，生。"说明热病脉盛躁又不得汗出者，为阳热亢盛之极，津液亏乏，邪不能从汗而解，故预后不良，如果脉盛躁能够有汗使邪从汗解，则预后较好，再次强调了汗液的有无在热病过程中的重要性。

2.有汗：一般情况下，热病有汗，标志着正气未衰，邪有出路，预后良好，但在热病的危重阶段，常常虽有汗出，但脉象仍躁，此时说明邪盛正衰，预后多不良。如《素问·评热病论》说："有病温者，汗出辄复热，而脉躁疾，不为汗衰，狂言不能食……病名阴阳交，交者死也。"本篇原文也说："热病已得汗，而脉尚躁盛，此阴脉之极也，死"，"热病已得汗出，而脉尚躁，喘且复热，勿刺肤，喘甚者死。"又如"脉盛躁得汗静者，生。"

（二）辨病位

通过热病症状的分析，可以判断疾病部位的深浅及具体在何经、何脏。如原文中说："气口静，人迎躁者，取之诸阳。"说明病位表浅，邪尚在三阳经；"脉口动喘而短者……"说明邪在手太阴肺经，应急刺少商穴泻热；"热病先肤痛窒鼻充面……苛轸鼻"，提示病位在皮属肺；"热病先身涩，倚而热，烦悗，干唇口嗌……肤胀口干，寒汗出",提示病位在脉属心;"热病嗌干多饮,善惊,卧不能起……目眦青",提示病位在肌肉属脾;"热病面青脑痛,手足躁……筋躄目浸",提示病位在筋属肝;"热病数惊,瘛疭而狂……癫疾毛发去",提示病位在脉属心;"热病身重骨痛,耳聋而好瞑……骨病不食,啮齿耳青"说明病位在骨属肾;"热病不知所痛,耳聋不能自收,口干,阳热甚,阴颇有寒者,热在髓","热病头痛颞颥目瘛脉痛,善衄",提示邪热在头;"热病体重,肠中热","热病挟脐急痛,胸胁满",提示病位在足少阴、太阴二经。辨清热病病位所在,对于临床正确施治有重要意义。

（三）辨主症、兼症

热病的主症是发热,但在热病过程中,由于发病时日不同,邪客部位不同,伴随症状又有差异,应注意识别。一般来说,病变时间短,症状就简单,主要观察了解其脉象的大小、汗的有无及发热的程度。脉盛躁有汗或得汗而解者,预后一般较好;脉微小,身热甚,无汗者,预后一般较差。病变时间越长,症状也就越复杂,此时不但需注意脉象的大小、汗的有无和发热的程度,还要注意辨别邪客不同部位的症状差异。一般来说,热病的症状与邪在部位、邪客脏腑的生理功能及经脉循行部位有关。如邪在三阳经则人迎脉躁,气口脉静;邪客于头部则头痛;邪在皮肤则肤痛;邪热客肺,肺宣肃失常则可出现窒鼻、喘息、苛轸鼻等症状;邪热客于心脉,心神被扰,则可见烦悗、惊狂等症状;邪热客肾,则见身重骨痛,耳聋等症;邪在足太阴、少阴经,则见脐痛、胸胁满等经循部位的症状。临症辨清其主症、兼症,有助于判断病位,抓住病机,恰当诊治。

二、热病的刺治

关于热病的刺治,本篇论述颇详,不但详细说明了不同热病的针具选择,还详细介绍了各病热病的施刺和禁针,尤其对皮毛、肌肉、血脉、筋骨等各种不同部位的热病,依照五行相克的关系,详细介绍了在相应之脏的经脉进行刺治的方法,同时还介绍了五十九个治疗热病的穴位。

（一）针具选择

本篇所用针具,主为"九针"。《灵枢·九针十二原》说:"九针之名,各不同形。一曰镵针……二曰员针……三曰鍉针……四曰锋针……五曰铍针……六曰员利针……七曰毫针……八曰长针……九曰大针……镵针者,头大末锐,去泻阳气;员针者,针如卵形,按摩分间,不得伤肌肉,去泻分气;鍉针者……主按脉勿陷,以致其气;锋针者……以发痼疾;铍针者……以取大脓;员利针者……以取暴气;毫针者……以取痛痹;长针者……可以取远痹;大针者……以泻机关之水也。"据上可知,不同的针具具有不同的治疗作用。因此,原文对于病位表浅的热病,选用镶针进行治疗,以泻肌表之热,如"热病肤痛,窒鼻充面""热病先身涩,倚而热,烦悗,干唇口嗌"均"取之皮,以第一针"。对于邪在筋、骨、心、肠中及足太阴少阴经,病位深在的热病,均选用锋针,以放血治痼疾。对于邪热上逆之厥热病,则选用锭针,以按摩经脉,匡正驱邪;对于邪在肌肉,嗌干、多饮、善惊、卧不能安的热病,则选用员利针,以治暴乱之气。可见恰当地选择针具对于治疗是十分必要的。

(二)治热病五十九穴的分布、名称

本篇提出了治疗热病的五十九穴,所谓"五十九刺者,两手外内侧各三,凡十二痏;五指间各一,凡八痏,足亦如是;头入发一寸傍三分各三,凡六痏;更入发三寸边五,凡十痏;耳前后口下者各一,项中一,凡六痏;巅上一,囟会一,发际一,廉泉一,风池二,天柱二。"指出了五十九穴的分布,其具体穴位名称,据原文精神及注家看法,简析如下:

1.手足部穴:"两手外内侧各三,凡十二痏",两手外侧指少泽、关冲、商阳三穴及两手内侧指少商、中冲、少冲三穴,左右共十二穴;"五指间各一"指本节后的后溪、中渚、三间、少府四穴,左右共八穴;"足亦如是"指在足趾间也同样各有一穴,即本节后的束骨、足临泣、陷谷、太白四穴,左右共八穴,以上二十八穴均为五腧穴,其中少商、少冲、中冲、少泽、关冲、商阳分别为肺经、心经、心包经、小肠经、三焦经及大肠经的井穴,后溪、中渚、三间、束骨、足临泣、陷谷、太白分别为小肠经、三焦经、大肠经、膀胱经、胆经、胃经和脾经的腧穴,少府为心经之荥穴。这些穴位以阳经穴居多,而五腧穴这些分布于膝肘关节以下的特定穴,只所以有其特殊的治疗作用,理论依据之一就是古人通过长期的医疗实践观察,发现人体的阳气是从四肢的末端开始运行的。故《灵枢·终始》云:"阳受气于四末,阴受气于五脏。"《素问·厥论》亦云:"阳气起于足五指之表。"而热病之所以发热,正是在邪气侵袭人体时,正气与之抗争,正邪交争,阳气郁遏于肌表所致,因此,本篇在此取五腧穴以泻阳热之气。

2.头部穴位:"头入发一寸傍三分各三"指头部入发际一寸,中行向两侧旁开分为三处,每侧各有三穴,即五处、承光、通天三穴,左右共六穴,均为足太阳膀胱经穴;"更入发三寸边五"指再从入发际的中间向后三寸的两边各有五穴,即足少阳胆经的临泣、目窗、正营、承灵、脑空五穴,左右共十穴;"耳前后口下者各一"指耳前后各一穴,即耳前的听会,耳后的完谷,两耳计四穴,均为足少阳胆经穴;口下一穴即任脉之承浆穴;"项中一"指项中哑门穴,"巅上一"指巅顶百会穴,"囟会一"指囟会穴,"发际一"指前发际神庭穴或后发际风府穴,均为督脉经穴;"廉泉一",此穴为任脉经穴;"风池二",风池为足少阳胆经穴;"天柱二",天柱为足太阳膀胱经穴。

以上三十一穴除承浆、廉穴二穴外，均为阳经穴位，尤以其中督脉为"阳脉之海"，膀胱经行于背部阳分之地，为"诸阳之属"，如《素问·热论》所言："巨阳者，诸阳之属也，其脉连于风府，故为诸阳主气也"，故针刺督脉及膀胱经穴位可起到调节诸阳，治疗热病的作用。

本篇与《素问·水热穴论》均载有治热病 59 穴，二者除百会、囟会、五处、承光、通天、临泣、目窗、正营、承灵、脑空等 18 穴相同外，其余皆异，有些医家认为本篇有错误，应从《水热穴论》，张介宾根据《灵枢》在前，《素问》在后和穴位的治疗应用情况，认为二篇是互相补充的，非孰正孰谬的问题。比较二篇的 59 个穴位，《素问·水热穴论》的 59 个穴位，偏重于病邪所在的局部，如"泻胸中之热也""泻胃中之热也""泻五脏之热也"，可作为泻热的治标之用，而本篇提出的 59 个穴位，偏重于头面及四肢，而作为泻热的治本之用，如二者结合应用，标本兼治，则效果更佳。故张介宾说："除去重复十八穴，则总得一百一十四穴，皆热俞也。均不可废。凡刺热者，当总求二篇之义。各随其宜而取用之。庶乎尽刺热之善矣。"

（三）针刺方法

本篇不但对针刺的穴位及针具选用做了论述，在刺法方面也为后世留下了宝贵的经验，其中列举的许多原则，至今仍有效地指导着临床。

1.根据病情取穴：发热程度不同，刺法不同。原文说："热病三日，气口静，人迎躁者，取之诸阳，五十九刺"，指出如热病邪尚在表，可随症选用阳经穴位，发汗除表邪，并要补阴经的有关穴位，以滋补阴液；"身热甚，阴阳皆静者，勿刺也，其可刺者，急取之"，指出发热甚者，应用疾刺法；"热病七日八日，脉口动喘而短者，急刺之，汗且自出，浅刺手大指间"，指出病变深及手太阴肺经者，应立即用浅刺法泻肺热。

2.随症选穴：热病有在阳经、阴经之不同，有肺热、心热、脾热、肝热、肾热之别，兼症亦不全同，故原文选穴用针也不同。如热病体重，肠中热者，取之以第四针锋针，选穴用其腧（太白、陷谷）及下诸趾间（历兑、大都、内庭），索气于胃络（丰隆），热病挟脐急痛，胸胁满，取之井穴涌泉与合穴阴陵泉，针噫里（廉泉）。

3.根据五行生克理论选穴刺治：如原文对于邪在浅表皮毛属于肺热之热病，用浅刺皮肤的刺法，如不见效，则加刺其所不胜之脏的经脉，即属火的心经来治疗；邪客血脉属心热的热病，在治心经不见效时，加刺肾经属水的经脉；邪客肌肉属脾热的热病，在治脾经不见效时，加刺肝经属木的经脉；邪客筋脉属肝热的热病，治肝经不见效时，加刺肺经属金的经脉；邪客于骨属肾热之病变，刺治肾经不见效时，加刺脾经属土的经脉。

4.根据汗出情况选穴补泻：如篇中所列："热病而汗且出，及脉顺可汗者，取之鱼际、太渊、大都、太白，泻之则热去，补之则汗出，汗出太甚，取内踝上横脉以止之。"汗出是热病很重要的症状,故临床可根据汗出间甚,灵活选穴补泻,热病虽可汗出而解,但汗为阴液,为阳气所化。寒邪入里,化热伤阴或素体阴虚,或在亡血、失精的情况下,则无力作汗,此时应补足太阴经之大都、太白穴,使津液得出,汗出邪解,如汗出太甚,则取三阴交以止汗。

(四)刺禁

对于一些死症,不可妄行针刺,原文说:"身热甚,阴阳皆静者,勿刺也",说明正气衰微,无力鼓动者,预后不良,不宜妄刺;"热病不知所痛,耳聋不能自收,口干,阳热甚阴颇有寒者,热在髓,死不可治。"说明邪热深在骨髓,预后不良,不可妄刺;本篇还集中论述了热病的九种死症,强调指出此九者不可刺,归纳起来,告诫人们脾胃气败、精气衰竭、真阴亏耗太甚、脏气衰微者,采用针刺疗法,一不能作汗驱邪,二不能益气扶正,反而可使真气从针孔外泄,正气更亏,故不可妄行针刺。虽然随着医疗水平的提高,许多不治之症已成为可生之症,但临床仍应注意恰当补泻刺治。

【临床应用】

一、《灵枢·热病》与《素问·热论》辨异

本篇与《热论》均为讨论外感热病的专篇,所言热病均指的是感受外邪引起的以发热为主要特征的一类疾病,即广义伤寒。《热论》系统论述了外感热病的概念,明确了"今夫热病者,皆伤寒之类也",即热病就是伤寒,指出发热的机理是正邪相争,阳气郁遏,首创了六经辨证的方法,提出了外感热病的传变规律是由表入里,由浅入深,还论述了热病的治疗大法、饮食宜忌和预后问题,可见该篇偏重于热病总规律的探讨;本篇从上面的分析可知其偏重于实践应用,治疗方法及热病类症鉴别。

辨证方法,《热论》以经脉辨证为主重热在经脉,所述症状均为实热症,未及虚热症;《热病》则较多地论述了脏腑的热症,重热在经脉脏腑,如热在肺则"窒鼻充面""苛轸鼻",热在心则"数惊,瘛疭而狂","烦悗",热在肝则"面青脑痛","筋躄目浸",在肾则"身重骨痛,耳聋而好瞑",热在脾则"卧不能起""嗌干",在肠胃则"体重肠中热",所述症状不仅有实热症,还有虚热症。重视辨脉辨汗、辨病位、辨主症兼症,提示发热时日不同,邪客部位不同,脉汗症的反映不同。

治疗方面,《热论》提出汗、泄二法,未做深入论述,而《热病》一篇,则用了大量的篇幅详细论述了其治疗,从治疗针具的选择,穴位的名称及分布到穴位的选取及刺禁都做了较全面的阐述,其所论述的根据发热程度取穴,随症取穴,根据五行生克理论取穴及汗出情况取穴的四大原则及禁刺原则,为后世针刺理论及临床应用提供了宝贵的经验,奠定了针灸学发展的基础。

关于热病的预后,《热论》以正气的盛衰、病情的单纯与复杂笼统进行了论述,而《热病》则以脉、汗关系、脉症顺逆、发热程度及兼症详论预后,其对热病九种死症的论述,提示脾、胃、肾气败绝,真阴亏竭,脏气衰微者,预后不良,重视脏气盛衰对热病预后的作用,其对肝汗关系及"阴极""阳极"的论述均强调了阴液在热病过程中的重要性,阴液的有无多少,是决定热病预后吉凶的重要因素,为后世治温病顾护阴液的理论奠定了基础。

热病的鉴别:《热论》篇提出"凡病伤寒而成温者,先夏至日为病温,后夏至日为病暑"的以感邪时令为温病鉴别要点及按感受四时不正之气所患病症的分类方法对后世温病学的发展有一定贡献,而《热病》篇对热病的类证鉴别及对热病发展不同阶段的主兼症鉴别,也为后世温病学所重视,是瘟病临床辨证不可缺少的重要环节。

总之,《素问·热论》及《灵枢·热病》从不同的角度对热病的诸多问题进行了探讨,《热病》的内容较分散,庞杂,而《热论》的内容则较系统,如《热病》以取阳经穴为治疗原则,《热论》则总结到"巨阳者,诸阳之属也,其脉连于风府,故为诸阳主气也","人之伤于寒也则为病热,热虽甚不死",提出了太阳经在十二经脉中的统帅地位,说明了发热是阳气不衰的标志;又如《热病》论述了刺治热病的多个问题,而《热论》则对热病的治疗归纳了汗、泄二法;《热病》辨预后重视脉、汗及脏气的盛衰,而《热论》则言"水浆不入,不知人,六日死",强调了胃气和神气,对《热病》内容也做了一定的概括。可见《灵枢》在前,《素问》在后是可信的。二篇内容,相互补充,共同为后世温病学及外感病的发展做出了贡献。

二、关于津液在热病中的抗病机理

本篇在热病的辨证中,将辨汗作为辨证的重要一环,在热病的预后中,也将辨汗作为辨预后的主要方面,汗为津液所化,那么为什么汗与津液在热病中有如此重要的地位呢?翟双庆在《黄帝内经研究大成》"精血津液"研究中据《灵枢·邪气脏腑病形》"天寒则裂地凌冰,其卒寒或手足懈惰,然其面不衣,何也……其气之津液皆上熏于面……故天气甚寒不能胜之也"及《素问·评热病论》所言在热病过程中,"邪气交争于骨肉而得汗者,是邪却而精胜也……汗者,精气也……人所以汗出者,皆生于谷,谷生于精",指出:"热病之汗常常是正邪相争,正胜邪却的反应。'精'是人体的正气,从原文所说精生于谷而化为汗液来看,当包括津液。《伤寒论》在揭示太阳病转入阳明的机理时,一再强调,这种转变之所以发生,是因为病人'亡津液'。这说明津液确有抗病的作用。"

关于津液抗病的机理,归纳为以下几点:第一,阴胜克阳。从正气作用看,阴邪来犯则阳气挡之,阳邪来犯则阴气拒之,津液属于人体阴气的一部分,其性清凉濡润,故能制胜阳热。第二,协同原理。正气是一个整体,津液的抗病能力实际上也是人体各方面正气因素(包括气、血、津液、脏腑经络结构及功能等),通力协作而形成的能力,只是津液在其中发挥着主要的作用。津液与其正气因素协作的形式有互相化生、补充、藏纳、负载和促动等。通过协作,津液一方面增强其他正气因素的抗病能力,另一方面也得到这些因素的辅助,这样,津液或直接作用于病邪,或间接作用于病邪。如病入太阳后,若邪为风寒,阳气则解其凝滞,开腠理而鼓津液,津液则协助阳气托邪外出;若为温热,津液则制约阳热,使之衰减,而有达邪之望,阳气开腠理,启汗孔,而有液通邪出之路。可见津液的抗病作用正是在与其他因素的协作中得到发挥的。第三,新陈出入。津液在人体内不息不滞地流行,上下表里,无处不到。它一方面不断地渗出,离开人体;另一方面又不断地从脾胃水谷得到补偿。新陈更谢,升降出入,从而为人体健康、为疾病痊愈创造了条件。健康机体要不断地排出各种废物,而一切废物的排除都要以津液为载体,以津液外渗为条件。病邪进入人体后,机体的这种"排废除浊"机制也同时作用于病邪,而病邪的排除同样要以津液为载体,借津液新陈出入的门户为道路。因此治疗热病时,既要刻刻保护其津液,而在津伤之后则要积极补救,同时要时时注意保持津液新陈出入之道的通畅,还要注意维持津液与人体其他因素之间的协调配合关系。

正是由于津液的这些功用,对人体至关重要,所以温病学家强调在热病中"存得一分津液,便有一分生机"。